Abdul Nasser Al-Masri, Gerhard Franz Walter

Einblick in die traditionelle islamische Medizin

Medizin

Band 15

LIT

Abdul Nasser Al-Masri, Gerhard Franz Walter

Einblick in die traditionelle islamische Medizin

LIT

Gedruckt auf alterungsbeständigem Werkdruckpapier entsprechend
ANSI Z3948 DIN ISO 9706

Bibliografische Information der Deutschen Nationalbibliothek
Die Deutsche Nationalbibliothek verzeichnet diese Publikation in der Deutschen Nationalbibliografie; detaillierte bibliografische Daten sind im Internet über http://dnb.dnb.de abrufbar.

2., erweiterte und verbesserte Auflage 2020

ISBN 978-3-643-14721-9 (br.)
ISBN 978-3-643-34721-3 (PDF)

Verlagskontakt:
Fresnostr. 2 D-48159 Münster
Tel. +49 (0) 2 51-62 03 20
E-Mail: lit@lit-verlag.de http://www.lit-verlag.de

Auslieferung:
Deutschland: LIT Verlag, Fresnostr. 2, D-48159 Münster
Tel. +49 (0) 2 51-620 32 22, E-Mail: vertrieb@lit-verlag.de

Erweiterte und verbesserte 2. Auflage 2020

Widmung

Meinem Bruder und Freund Dr. Ing. Youssef Al-Masri gewidmet

Danksagung

Unser Dank gilt den beiden Damen und dem Herrn, die ihre Namen nicht veröffentlichen möchten, für Vorschläge, orthographische Bearbeitung sowie ihre Anregungen.

Schlüsselwörter

Koran – Sunna – Islam – Propheten-Medizin – Traditionelle Islamische Medizin – Seelsorge – Patient – Krankenpflege – Krankenhaus – Hospiz

Inhaltsverzeichnis

Teil 2: Einblick in die Propheten-Medizin

Teil 3: Medizin während des Kalifats

Teil 4:
Krankenpflege für muslimische Patienten in der Gegenwart

ملخص

يتناول هذا الكتاب موقف الإسلام والسنة النبوية من الطب والتداوي وما كتب ونقل عنه وخاصة في الزمن الأول من الإسلام، أي منذ فترة بداية الدعوة وما تلاها من الفترات اللاحقة من الخلافة الراشدة (تقريباً من 620 حتى نهاية دولة الخلافة في الأندلس 1492 م) وحتى الآن.

فقد سُخرت الأرض لهذا الإنسان بحكم المعرفة المعطاة له من الله تعالى وبإستخلافة في الأرض ومعرفته بطبيعة الحياة والكائنات، ولكن بنفس الوقت هو يتحمل المسؤولية والأمانة عن نفسه وعن كل الأرض وأحياناً عن الكائنات التي يسيطر عليها كالنباتات والحيوانات التي يربيها أو يأكلها والتي تساعد وتؤثر على صحته، وإن أهمال الإنسان لجسده وصحته في نظر الإسلام شيئ سيحاسب الإنسان عليه يوم القيامة.

وتم في هذه الحقبة الزمنية من خلال بداية الدعوة الإسلامية إلى الله، أي التوحيد، وهي آخر رسالة للوحي الإلهي في الديانات السامية المعروفة (والمسماة أيضا بالإبراهيمية أو الديانات الحنفية)، التطبيق الشامل للأسس العملية للتعامل مع المرض والمرضى وثواب المرض وأنواعه المعروفة آنذاك والتعامل مع الأوبئة وطرق الوقاية منها بشكل أخلاقي وديني كأمراض لها دواء ويجب معالجتها، بغض النظر عن نوع العلاج أكان دينياً أو بمواد العلاج.

المهم وغير المعروف عند بعض المسلمين والغرب بأنه توجد كثير من قواعد الطب والوقاية في الإسلام التي تستخدم حتى الآن، وأن المسلمين نقلوا وطوروا الطب العربي آنذاك وترجموا من الكثير من المعارف من اليونان والرومان والصين والهند وغيرهم بلا حرج ونقلوا وصدَّروا هذه العلوم للناس كافة لينتفعوا بها حتى اليوم.

كما توجد نصوص كثيرة في القرآن والسنة تؤكد هذه المسؤولية وطرق التعامل مع الكون والمخلوقات. وحسب هذا تكون المسؤولية جزء أساسي للتعامل برحمة وحكمة مع الذات ومع كل الخلائق في هذا الكون ورمز للسلوك في هذا الشكل في القانون الإسلامي في العصر الأول من الإسلام، أي زمن الرسول محمد بن عبد الله (ﷺ) والخلفاء الراشدين المهديين من بعده.

فالأفعال الحميدة والفاضلة والتطور العلمي الجيد الذي نُقل إلينا عن الخلفاء وولاة الأمور في أزمنة مختلفة من العصور الإسلامية توضح هذا المبدأ. للأسف تُفتقد هذه الصفات والتصرفات عند كثير من المسلمين في هذا الزمن. وقد تم هنا التعليق على هذا الأمر في بعض المواضع وأسبابه بإختصار.

بالتوازي مع القرآن والسنة تتواجد كمية كبيرة من المعرفة الشعبية عن الطب وتطوره وكتب ومقالات ودراسات كثيرة غنية تشرح كثيراً من علوم الطب البشري والبيطري أكانت دينية أم لا. لم تجمع النصوص العلمية الوحيدة في العالم والمعروفة جميعها في زمن الخلفاء بحسب، إنما تم أيضاً بجهود علماء مشهورين نشر الكثير والجديد من المعرفة وترجمتها، والتي أثرت في وقت لاحق وما زالت تؤثر على أوروبا وعلى أساسات ومبادئ تفكيرها العلمي والإجتماعي حتى الآن.

Teil 1
Religiöse Grundlagen der Traditionellen Islamischen Medizin

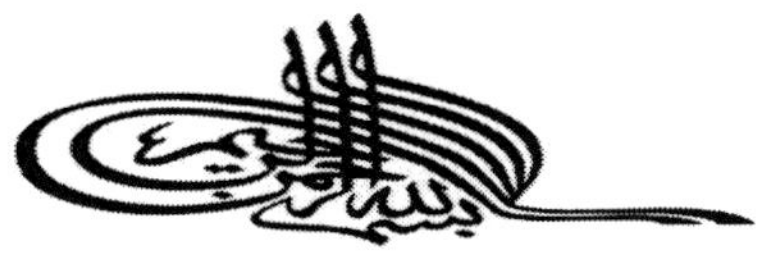

Mit dem Namen Allāhs, des Gnädigen, des Allerbarmers

" الحمد لله رب العالمين والصلاة والسلام على عبده ونبيه ورسوله محمد وعلى جميع الأنبياء والمرسلين وعلى آله وصحبه أجمعين "

Lob gebührt Allāh, dem Herrn der Welten, und Allāhs Segens- und Friedensgrüße an Seinen Diener, Propheten und Gesandten Muḥammad, an alle Gesandten und Propheten, an seine Familie und an alle seine Gefährten.

Vorwort

Die islamische Gesellschaftsform ist im Alltag sehr viel stärker von der Religion geprägt, als wir es in der weitgehend säkularen europäischen Welt gewöhnt sind. Das Wort Islam bedeutet in wörtlicher Übersetzung Hingabe zu Gott, Ergebung in Gottes Willen. Es stammt aus der Wurzel „slm, salama ausgesprochen; salim unversehrt, wohlbehalten sein, (vgl. auch salâm Frieden)“[1] und hat mehrere Bedeutungen wie Friede, freiwilliges Ergeben zu Gott oder bewusste innere Gottesergebung bzw. -unterwerfung. Eine wichtige Bedeutung dieses Wortes im Gesundheitsverständnis ist: gesundes Wohlsein in Körper und Seele. Der Gruß „assalamu àlaikum“ bedeutet in diesem Zusammenhang: „Frieden mit Euch (von Gott)“. Der Gläubige selbst nennt sich Muslim, der Gottergebene. Die religiösen Besonderheiten, die das Leben muslimischer Mitbürger auch in deutschsprachigen Ländern bestimmen, wollen wir mit dem Blickpunkt auf Gesundheit und Krankheit näher betrachten.

Die Gesundheit spielt eine zentrale Rolle im Leben eines Muslims, weil er nach seinem Tod befragt wird, ob er seinen Körper gut nährte und pflegte. Dies ist einer der vier Bereiche, zu denen jeder Muslim am Tag des Jüngsten Gerichts von Allāh befragt wird. Weitere Fragen beziehen sich auf die Verwertung von Vermögen, die Anwendung von Wissen und sein Verhalten in der Jugend. Manche muslimische Gelehrte meinen, dass beispielsweise Reinigungsrituale nicht aus medizinischen Gründen vorgeschrieben wurden, sondern dass die Reinheit eines Muslims zuerst gegenüber Gott stattfinden soll. Andererseits ist es sicher so, dass Allāh im Koran vielseitig erklärbare Gebote herab sandte, die auch aus der Sicht der Medizin beleuchtet werden können. Über die Bedeutung der Gesundheit im Islam sei ein berühmter Ḥadîth des Propheten Muḥammad, die korrekte arabische Aussprache der im Deutschen üblichen Version Mohammed, zitiert:

[1] Krotkoff, 1987.

" روي أن امرأة عجوزا جاءته ﷺ تقول له: يا رسول الله ادع الله لي أن يدخلني الجنة فقال لها يا أم فلان إن الجنة لايدخلها عجوز وانزعجت المرأة وبكت ظنا منها أنها لن تدخل الجنة فلما رأى ذلك منها بين لها غرضه أن العجوز لن تدخل الجنة عجوزا بل ينشئها الله خلقا آخر فتدخلها شابة بكرا وتلا عليها قول الله تعالى: " إنا أنشاهن إنشاء فجعلناهن أبكارا عربا أترابا "

Eine alte Frau kam zum Propheten und sagte: „Oh du Allāhs Gesandter, bitte Allāh, dass Er mich ins Paradies hinein lässt“. Er sagte ihr: „Oh du Mutter, ins Paradies treten keine alten Frauen ein!“ Die alte Frau ärgerte sich und weinte, weil sie dachte, sie würde nie ins Paradies kommen. Als er dies bemerkte, erklärte er ihr den Sinn seiner Worte: „Es kommt keine alte Frau ins Paradies, weil Allāh sie neu erschafft und dann als junge und Jungfrau ins Paradies eintreten lässt.“ Er las den Vers Allāhs, des Allererhabenen: „Wir haben sie in herrlicher Schöpfung gestaltet, und sie zu Jungfrauen gemacht, zu liebevollen Altersgenossinnen.“

(Al-Tirmithi 3218 und Al-Albani I. HH. Der letzte Satz ist der Vers 34-35 von Sure Al-Waqià 56)

Das bedeutet, dass die Bewohner des Paradieses, das von allen Gläubigen angestrebt wird, jung, gesund und begnadet sind. Eine Erkrankung zeigt die Schwäche der Menschen, aber auch die Macht des Allheilers. Krankheit kann als indirekte Botschaft an die Menschen betrachtet werden, sich mit ihrem Leben und dessen Sinn auseinanderzusetzen.

In einer Studie vom Jahr 2007 glaubten mehr als drei Viertel der Weltbevölkerung an eine Religion.[2] In einer anderen Studie wurden über 7000 junge Leute in 17 Ländern befragt, die zu 75 % an Gott oder an eine höhere Institution glauben.[3] 74% aller amerikanischen Ärzte glauben an Gott und an das Leben nach dem Tod.[4] Laut einer Studie der Bertelsmanns Stiftung, veröffentlicht im Jahre 2008, kennzeichnet die Muslime in Deutschland eine hohe Religiosität. 90 Prozent der Muslime in Deutschland über 18 Jahre sind religiös, 41 Prozent davon sogar tief religiös.[5] Die Zahlen gelten wohl auch für die anderen deutschsprachigen Länder.

Der Islam ist erst in den letzten Jahrzehnten durch muslimische Einwanderer mehr in das öffentliche Interesse gerückt, dies obwohl es bereits seit 1790 Muslime in Deutschland gibt. Aber auch durch weltpolitische Konflikte, die scheinbar oder tatsächlich im Namen dieser Religion ausgetragen werden, entsteht in manchen Medien oft der Eindruck einer intoleranten, restriktiven Weltanschauung, die klar zwischen Muslimen und Nicht-Muslimen, Männern und Frauen, aber auch Menschen und Tieren unterscheidet. In der mitteleuropäischen Gesellschaft wird der Islam – wenn man einmal die politische Dimension außer Betrachtung lässt – eher mit dem rituellen Schlachten[6] und jüngst mit der rituellen Beschneidung als mit religiösen Inhalten in Verbindung gebracht.

Aber gerade die religiösen Ansichten und Belange dieser zahlenmäßig großen Minderheit in Deutschland und allen anderen deutschsprachigen Ländern sind besonders im medizinisch-gesundheitlichen Bereich bedeutungsvoll. Nicht nur Ärztinnen und Ärzte, sondern alle im Gesundheitswesen beruflich Tätigen sollten für ihre ärztlichen und pfle-

---

[2] Bertelsmann Stiftung, 2007.
[3] Christian Science Monitor, 2008.
[4] Curlin, 2007.
[5] Thielmann, 2008
[6] Al-Masri, 2008.

gerischen Entscheidungen auf die Gedanken- und Vorstellungswelt und die damit verbundenen Gefühle ihrer Patientinnen und Patienten eingehen, um medizinisch und psychologisch einen besseren Heilerfolg erzielen zu können. Das gilt natürlich generell und nicht nur für muslimische Patienten und ist Teil der ärztlichen Kunst, wobei es für den Arzt oder die Ärztin nicht erforderlich ist, einer bestimmten Religion anzugehören oder selbst religiös zu sein.

Wir haben uns die Aufgabe gestellt, den Lesern dieser Abhandlung die Wahrnehmung der Muslime in Bezug auf Gesundheit und Krankheit näher zu bringen. Obwohl Religiosität eine positive Rolle in der Medizin, Seelsorge und Psychotherapie spielen kann und spielt, wird ihre Rolle durch die professionelle Medizin nicht immer genügend beachtet.[7] Einer der Autoren (A.N.M.) ist Biologe sowie sunnitischer Muslim und zuständig für alle religiösen Texte, Kommentare und Studien, daher ist diese Abhandlung auch aus der sunnitischen Sicht auf den Islam geschrieben. Weltweit gehören ungefähr 85% der Muslime der sunnitischen Glaubensrichtung an, bei den in Europa ansässigen Muslimen ist dieser Prozentsatz noch höher. Der zweite Autor (G.F.W.) ist nichtmuslimischer Arzt, dem es aus ärztlichen Gründen am Herzen liegt bei den Lesern dieser Abhandlung mehr Verständnis für die Gedankenwelt und die von Koran und Sunna geprägten religiösen Vorstellungen und Einschränkungen unserer gläubigen muslimischen Patientinnen und Patienten zu erzeugen.

Die Besonderheit und das Kernstück dieser Abhandlung sind die Verse des Korans und die Zitate der Sunna im arabischen Original und in deutscher Übersetzung, die im Hinblick auf das medizinische Hauptthema ausgewählt und geordnet wurden. Die rund 1400 Jahre alten Texte geben einen eindrucksvoll plastischen Einblick in die damaligen Lebensumstände in Arabien und lassen in zahlreichen Versen anhand kleiner Geschichten ein farbiges Bild entstehen. Viele dieser Geschichten, der sprachliche Duktus und die Wortwahl – zum Teil aber in abweichender islamischer Wortbedeutung - erinnern sehr stark an die Texte, die uns in Europa aus der Bibel, besonders dem Alten Testament (Thora) geläufig sind und zeigen somit die enge Verwandtschaft der islamischen Religion mit den christlichen und jüdischen Religionen. Um die islamische Sichtweise auf Gesundheit und Krankheit besser zu verstehen, erschien es uns nötig einen weiter gefassten Überblick zum Islam voranzustellen. Um den Lesern einen möglichst authentischen Zugang zur islamischen Denkweise zu ermöglichen, war es nötig, die stark religiös geprägte Darstellung in dieser Abhandlung zu respektieren. Dadurch kann der Leser gewissermaßen direkt in einen Gedankenaustausch treten. Berücksichtigt wurden auch medizinische Aspekte in der modernen Gesellschaft und die jetzige Entwicklung und Auseinandersetzung mit der damaligen und jetzigen Medizin mit zugehörigen Therapien. Auch berücksichtigt wurde, wie die Praxis des Glaubens in den Medien reflektiert und diskutiert wird, um zu zeigen, welchen Einfluss die modernen Medien darauf haben. Die Kommentare zu den Versen und Zitaten sollen die Texte aus heutiger Sicht erläutern und einzelne Begriffe erklären. Sie sind möglichst kurz gehalten und in intensiver Diskussion beider Autoren entstanden.

[7] Ehm und Utsch, 2010.

Vorwort zur 2. Auflage

Wir freuen uns über das Interesse und danken für die freundliche Aufnahme, die unser Buch „Einblick in die Traditionelle Islamische Medizin" im islamischen, im interkulturellen wie auch im medizinischen Umfeld gefunden hat.

Hinweise aus Rezensionen und persönlichen Anmerkungen haben Eingang in diese erweiterte und verbesserte 2. Auflage gefunden, wobei wir uns bemüht haben - wo nötig und sinnvoll - sprachliche Präzisierungen vorzunehmen und ganz besonders an verschiedenen Stellen inhaltliche Ergänzungen wie zum Beispiel zu muslimischen Beurteilungen in Bezug auf Intersexualität oder zur Problematik der weiblichen Genitalbeschneidung zur Diskussion zu stellen.

Weitere inhaltliche Ergänzungen, Präzisierungen oder Fallbeispiele stammen vor allem aus der unmittelbaren praktischen Berufserfahrung eines der Autoren (A.N.M) als muslimischer Krankenhausseelsorge-Referent.

Durch den Ausbruch der Corona-Pandemie, deren Ausmaß die Menschen in der ganzen Welt überraschte, wurden die Informationen über den Umgang mit Seuchen bzw. Epidemien und Schutzmaßnahmen erweitert und entsprechend den neuesten Erkenntnissen aktualisiert.

Wir hoffen, dass diese 2. Auflage in gleicher Weise zum besseren Verständnis sowohl unserer ärztlichen und pflegerischen Kolleginnen und Kollegen als auch der vielen Menschen, die in interkultureller und interreligiöser Arbeit engagiert tätig sind, für die oft stark religiös geprägte Gedanken- und Gefühlswelt ihrer gläubigen muslimischen Patientinnen und Patienten beitragen kann und damit das erreicht, was wir alle wünschen, nämlich eine Hilfe in schwierigen Lebensumständen, einen möglichst guten Heilungsverlauf und, wenn nicht anders möglich, zumindest eine Linderung des Leidens.

Definition (تعريف)

Traditionelle islamische Medizin, wie wir sie verstehen, ist weiter gefasst als der herkömmliche Begriff der Propheten-Medizin. Wir beziehen uns auf die zutreffenden Koran-Zitate, Propheten-Ḥadîthe der diesbezüglichen Taten des Gesandten und Propheten Muḥammad[8], Aufzeichnungen der entsprechenden Taten und Werke der ersten Kalifen und die Beschreibung der Entwicklung der Medizin in der frühislamischen Zeit inklusive ihrer Regeln, Ärzte, Heilhäuser, Empfehlungen, Grundregeln des Lebens, Umgang mit erkrankten Menschen, epidemiologischen Regeln, Umweltmedizin und zugehörige historische Entwicklungen. Alle Zitate stammen aus Originalquellen und wurden, wo nötig, kommentiert. Stellenweise werden Erklärungen von Gelehrten (Koran-Erläuterern „Mufassiroun“) herangezogen, um die Deutung einzelner Zitate zu erhellen.

Andere berichtete Praktiken wie z.B. durch sogenannte Wunderheiler, Munaǰǰim (Sterneleser), Knochenheiler, Scheichs (Hodschas), Sufis, Derwische, Tabib Àrabai oder Barbiere, die nicht koranische Ruqyas (Bittgebete) anwenden, oder Leute, die behaupten, dass sie Beziehungen zu Dschinns (Dämonen) haben, gehören nicht zur traditionellen islamischen Medizin, sondern zur Volksmedizin, die aus vorislamischer Zeit stammt oder in der Zeit der Abschwächung des Islam manchmal durch Übernahme von Praktiken umgebender Völker entstanden ist.

Aufbau und Methodik (البناء والطريقة)

Grundlage dieser Abhandlung sind die Verse (Ayat) des Korans, der im Islam als Botschaftsschrift des wahren Wortes Gottes gilt, und die Sunna als Sammlung der Tradition des Propheten Muḥammad. Letztere fand ihre Niederschrift in den Ḥadîthen-Überlieferungen. Grundlage für das vorliegende Buch sind die wichtigsten und populärsten neun Ḥadîth-Sammlungen von Ṣaḥîḥ Al-Buchâri, Ṣaḥîḥ Muslim, Sunan Abi Dawud, Sunan Al-Nassaaii, Sunan Ibn Mâdschah, Sunan Al-Darimi, Sunan Al-Tirmithi, Muaṭṭaa Malik und Musnad Aḥmad. Die Ḥadîthe, die nicht in diesen Büchern zu finden sind, wurden im Einzelfall nach ihren Quellen genannt. Bei vielen Ḥadîthen gibt es mehr als eine Überlieferungsvariante. Der Unterschied unter diesen Varianten ist manchmal ein Wort bis zu vielen langen Sätze. Zu der jeweils in dieser Abhandlung gewählten Variante, werden im Einzelfall andere Varianten in Fußnoten kommentiert[9].

Auch unbestätigte Propheten-Zitate wurden einbezogen, soweit diese von historischer Bedeutung in Bezug auf den Umgang mit Gesundheit sind, um daraus Kenntnisse über die Volksmedizin in der frühislamischen Zeit zu gewinnen.

Verschiedene muslimische Rechtsschulen erleichtern oder erschweren die Befolgung einiger Gesetze, je nach Auffassung der jeweiligen Schule.[10] Wenn es sich um zeit- oder ortsabhängige Angelegenheiten handelt, gibt es feste Texte und Rechtleitungsgesetze,

---

[8] Ein Prophet (نبي) ist nur für sein Volk von Gott gesandt. Ein Gesandter (رسول) ist für die ganze Welt gesandt.

[9] Die wenigen Quellen, die aus Zeitungen stammen, beruhen auf Interviews oder dienten als Vergleich zwischen der islamischen Lehre und der Reflexion der Bevölkerung und dürfen somit als subjektiv gelten.

[10] Viele der Koranverse oder Ḥadîthe brauchen zum Verstehen Ruhe, Geduld und gründliches Nachdenken. Es empfiehlt sich die Texte mehrere Male auf Arabisch (wenn möglich) und auf Deutsch zu lesen und ggf. den dazu empfohlenen Tafsir (Erklärung, Exegese) aus Fachbüchern zu Rate zu ziehen.

aber oft keine Details, wie im Fall der „Schura“ (islamischer Rat) und des Verwaltungssystems.[11] In dieser Abhandlung wurden die Rechtsschulen und ihre Aussagen und Rechtsschlüsse bzw. religiöse Rechtgutachten (Fatwas) nicht immer berücksichtigt, da dies den geplanten Rahmen sprengen würde. Alle in diesem Buch geschriebenen Meinungen sind persönliche Meinungen und keine Fatwas, solange keine Zitat-Quelle angegeben wird.

Tabelle 1: In den Zitaten verwendete Abkürzungen zur Authentizität der Ḥadîthen, der überlieferten mündlichen Mitteilungen des Propheten Muḥammad

HS	Ḥadîth saḥîḥ حديث صحيح	authentisch überliefert
HH	Ḥadîth ḥassan حديث حسن	mäßig überliefert
HD	Ḥadîth dhaìif حديث ضعيف	schwach überliefert
HDJ	Ḥadîth dhaiif dschiddan حديث جدا ضعيف	sehr schwach überliefert
HM	Ḥadîth mursal حديث مرسل	ohne Angaben der Namen der Gefährten und der Nachfolger-Tradenten
HMA	Ḥadîth mauqouf حديث موقوف	wird durch das Verhalten und Aussagen der Gefährten tradiert
HSD	Ḥadîth Ṣaḥîḥ bis dhaìif حديث bis صحيح bis ضعيف حسن	authentisch bis schwach überliefert, je nach Tradentenquelle
HG	Ḥadîth gharib حديث غريب	Überlieferung fremd, aus nur einer einzigen Quelle
HM	Ḥadîth mawdhu` حديث موضوع	erfundener Ḥadîth (ungültig)

Um der Authentizität der Koran- und Ḥadîthen-Texte, die vor rund 1400 Jahren entstanden sind, Rechnung zu tragen, wurde dem jeweiligen Zitat der originale arabische Text vorangestellt. Jede deutsche Übersetzung lässt immer einen gewissen Spielraum in Wortwahl und Wortbedeutung offen.[12] Die für diese Abhandlung gewählte deutsche Koranausgabe ist diejenige von Muḥammad Rassoul sowie die Exegese-Bände (Tafsir) „Die Bedeutung des Korans“[13]. Die Interpretation der einzelnen religiösen Zitate zu Gesundheitsfragen hängt einerseits vom individuellen Glaubensverständnis ab, ist aber andererseits in unserer Gegenwart nicht von unseren Einsichten in die aktuelle wissenschaftliche Medizin zu trennen. So lange es keine originale Erklärung zu der frühislamischen Zeit gibt, muss eine Interpretation zwangsläufig an ihre Grenzen stoßen. Für die vorliegende Abhandlung wurden neben bereits in deutscher Sprache vorhandener Literatur auch Literatur konsultiert, die sonst nur dem arabischsprachigen Interessierten zugängig ist.

Die Leser werden eingeladen sich nicht nur mit dem Inhalt sondern auch der sprachlichen Schönheit und Bildhaftigkeit der Texte auseinander zu setzen. In Gesundheitsberufen Tätige sollten damit ihre islamischen Patienten besser verstehen, was zunehmend

[11] Bakkar, 2009.
[12] Allein für den Koran existieren mehr als 30 verschiedene Übersetzungen ins Deutsche, die sich manchmal sogar im Inhalt, manchmal vom Sprachstil oder der Wortbedeutung unterscheiden.
[13] Rassoul, 1984, Anon I, 1998.

wichtig wird, nachdem die muslimische Gemeinschaft ein Teil Europas geworden ist. Darüber hinaus mag es interessant sein, wie weit traditionelle islamische Kenntnisse mit modernen Gesellschaften vereinbar sind. Parallelen und Unterschiede mit anderen Kulturen und Religionen, aber auch mit der Gesetzeslage in Deutschland bzw. Europa werden diskutiert, um eine Brücke zwischen damals und heute zu bauen.

Niemand ist wissend geboren und jeder lernt etwas von den anderen. Wir sollten auch nicht vergessen, dass in der Geschichte der Medizin eine ganze Reihe von Kenntnissen und Fertigkeiten ihre Wiege in der traditionellen islamischen Medizin findet. Gerechte Anerkennung wie auch gute wissenschaftliche Praxis verlangen, dass man sich dieser wichtigen ursprünglichen Quellen unserer modernen wissenschaftlichen Medizin bewusst bleibt.

Grundlagen der islamischen Denkweise (أساسات الفكر الإسلامي)

Die Entstehung des Islam (نشأة الإسلام)

Mitten in einem Wüstenort, der wenige Bewohner hatte, entstand die aus islamischer Sicht letzte Botschaft Gottes. Im Jahre 610 u.Z. kehrte Muḥammad Ibn Àbd Allāh aus der Familie Haschim (ca. 570 - 632 u.Z.) in einer Höhle auf dem von Wüste umgebenen Berg Ḥirâ' bei Mekka in sich. Unerwartet erschien der Erzengel Gabriel (Dschibril) und übermittelte ihm von Gott (Allāh ﷲ, auch die Bezeichnung für Gott bei den christlichen Arabern) die Sure (Kapitel) mit dem Befehl „Lies“ (Iqraa d.h. Lies), dem ersten Satz der späteren 96. Sure. Damit entstand mit dem Islam, nach dem Juden- und Christentum, die letzte große monotheistische Religion. Über die Offenbarungsbotschaft sagte Àischa (رضي الله عنها), die Gattin des Propheten:

" عن عائش رضي الله عنها أنها قالت ... حتى فجئه الحق وهو في غار حراء فجاءه الملك فيه فقال اقرأ فقال له النبي ﷺ فقلت ما أنا بقارئ فأخذني فغطني حتى بلغ مني الجهد ثم أرسلني فقال اقرأ فقلت ما أنا بقارئ فأخذني فغطني الثانية حتى بلغ مني الجهد ثم أرسلني فقال اقرأ فقلت ما أنا بقارئ فأخذني فغطني الثالثة حتى بلغ مني الجهد ثم أرسلني فقال " اقرأ باسم ربك الذي خلق" حتى بلغ "علم الإنسان ما لم يعلم" ...

Als er einmal in der Ḥirâ'-Höhle war, kam der Engel Gabriel zu ihm und sagte: „اقرأ Iqraa - Lies“. Der Prophet Muḥammad (ﷺ) sagte ihm: „Ich kann nicht lesen“. Er nahm mich, drückte mich stark, bis ich kraftlos war, ließ mich los und sagte: „Lies“. Der Prophet Muḥammad (ﷺ) sagte ihm: „Ich kann nicht lesen“. Er nahm mich zum zweiten Mal, drückte mich stark, bis ich kraftlos war, ließ mich los und sagte: „Lies“. Der Prophet Muḥammad (ﷺ) sagte ihm: „Ich kann nicht lesen“. Er nahm mich zum dritten Mal, drückte mich stark, bis ich kraftlos war, ließ mich los und sagte: „Lies im Namen deines Herrn, Der erschuf. Er erschuf den Menschen aus einem Blutklumpen. Lies; denn dein Herr ist Allgütig, Der mit dem Schreibrohr lehrt, lehrt den Menschen, was er nicht wusste“

(Ṣaḥîḥ Al-Buchâri Nr. 6467. HS)

Tabelle 2: Abkürzungen der standardisierten Ehrenformeln bei der Nennung des Namen Gottes und verehrter Namen

Abkürzung	Bedeutung
(ﷺ)	صلى الله عليه وسلم „Sallal Lāhu `Alaihi wa Sallam“, was mehrere Bedeutungen hat: Allāhs Gnade und Frieden sei mit ihm, Allāhs Gruß auf ihn oder Friede, Segen und Heil auf ihn.
(عليه السلام)	عليه السلام „Friede sei mit ihm“
(رضي الله عنه) für Männer	رضي الله عنه „Möge Allāh Wohlgefallen an ihm haben“ oder „Allāhs Zufriedenheit auf ihn“.
(رضي الله عنها) für Frauen	رضي الله عنها „Möge Allāh Wohlgefallen an ihr haben“ oder „Allāhs Zufriedenheit auf ihr“.
(جل جلاله)	جل جلاله „Geehrt Seine Allmajestät“ oder „Erhaben Seine Allmajestät“

Der Prophet Muḥammad, als Waisenkind von seinem Onkel Àbdul Muṭṭalib erzogen, gehörte dem Stamm der Koreischiten (Quraiyschi) an, die sich seit einigen Generationen als ehrenhafte Kaufleute und Hüter der Kaa`ba, und damit faktisch Verwalter von Mekka, hervorgetan hatten und großes Ansehen genossen.[14] Eine besondere Legitimierung erreichte Muḥammad über seine Abstammung, da er sagte, sein 28. Großvater sei Ismael (der Stammvater der arabischen Stämme), Sohn des Abraham und Bruder des Isaak, sein 39. Großvater sei Noah und sein 47. Großvater Adam selbst gewesen. Der Prophet Muḥammad sagte:

" ابن عباس ﵄ ما قال: سمعت رسول الله ﷺ يقول: " أنا محمد بن عبد الله بن عبد المطلب بن هاشم بن عبد مناف بن قصي بن كلاب بن مرة بن كعب بن ابن لؤي بن غالب بن فهر بن مالك بن النضر بن كنانة بن خزيمة بن مدركة بن الياس بن مصر بن نزار بن معد بن عدنان بن أد بن أدد بن الهميسع بن عابر بن صلح بن نبت بن إسماعيل بن إبراهيم بن أزر وهو تارح بن ناحور بن شاروغ بن فالغ بن عابر وهو هود النبي ﷺ ابن شالخ بن أرفخشذ بن سام بن نوح بن لمك بن متوشلخ بن أخنوخ وهو إدريس بن برد بن قينان بن أنوش بن شيث بن آدم صلوات الله على الأنبياء أجمعين "

Ich bin Muḥammad Bin Àbdul Lāh, Bin Àbdul Muṭṭalib, Bin Haschim, Bin Àbdu Manaf, Bin Quśai, Bin Kilab, Bin Murrah, Bin Ka`b, Bin Ibn Lu‹ai, Bin Ġalib, Bin Fahr, Bin Malik, Bin Al-Nuḍar, Bin Kinanah, Bin Chuzaimah, Bin Mudrakah, Bin Ilias, Bin Mudhsr, Bin Nizar, Bin Ma`d, Bin Àdnan, Bin Àad, Bin Adad, Bin Al-Humaissaha, Bin Àbir, Bin Salh, Bin Bint, Bin Isma`il (Prophet Ismael), Bin Ibrahim (Prophet Abraham), Bin Àzar (Tariḥ), Bin Naḥour, Bin Scharouġ, Bin Falidsch, Bin Àbir (Hud, Prophet Allāhs), Bin Schaliḫ, Bin Arfaḫschad, Bin Sam (Sem), Bin Nuḥ (Prophet Noah), Bin Lamk, Bin Mtoschlaḫ, Bin Aḫnuḫ (Idris), Bin Bard, Bin Kinan, Bin Anousch, Bin Seth, Bin Adam, Friede, Segen und Gnade Allāhs seien mit allen Propheten.[15]

(Al- Al-Ansab. HH)

Prophet Muḥammad und die Araber gehören auch zum Semitenstamm, Nachkommen des oben genannten Sem, was in Europa zu wenig bekannt ist[16]. Nach der Definition des Islam und des Korans sind alle diese Propheten von Adam bis Muḥammad Muslime, das heißt Gott ergeben. Außerdem sind alle Menschen die Kinder des Propheten Adam, Adams-Kinder wie es in zahlreichen Versen genannt wird. Die Propheten werden im Deutschen oft als Gesandte oder Botschafter bezeichnet.

" آمَنَ الرَّسُولُ بِمَا أُنزِلَ إِلَيْهِ مِن رَّبِّهِ وَالْمُؤْمِنُونَ كُلٌّ آمَنَ بِاللهِ وَمَلآئِكَتِهِ وَكُتُبِهِ وَرُسُلِهِ لاَ نُفَرِّقُ بَيْنَ أَحَدٍ مِّن رُّسُلِهِ وَقَالُواْ سَمِعْنَا وَأَطَعْنَا غُفْرَانَكَ رَبَّنَا وَإِلَيْكَ الْمَصِيرُ "

Der Gesandte glaubt an das, was ihm von seinem Herrn herabgesandt worden ist, ebenso die Gläubigen; sie alle glauben an Allāh und an Seine Engel und an Seine Bücher und an Seine Gesandten. Wir machen keinen Unterschied zwischen Seinen Gesandten. Und sie sagen: „Wir hören und gehorchen. Gewähre uns Deine Vergebung, unser Herr, und zu Dir ist die Heimkehr.“

(Sure Al-Baqara 2: Vers 285)

Die Erweisung des Respekts und das Bittgebet für die Propheten wiederholt sich fünfmal am Tage: So beten die gläubigen Muslime sowohl in ihren Pflichtgebeten als auch in ihren freiwilligen Gebeten folgendes:

---

[14] Weiß, 2003

[15] Al-Sam'âni, 2007. Hier handelt es sich lediglich um die wichtigsten Vorfahren.

[16] Der Begriff „Semiten“ trifft auf Juden, Araber und einen kleinen Teil der Byzantiner zu. Laut Propheten Hadîthen und islamischen Überlieferungen hat Moses ﵇ die Tochter des Propheten Schu`aib ﵇ aus dem arabisch-semitischen Stamm im Madyan-Gebiet geheiratet. Es wurde auch überliefert, dass Salomon ﵇ die Königin Balqis von Saba geheiratet hat, die vom arabisch-semitischen Stamm Ḥimyar (حِمْيَر) kam (vgl. Ibn Kathier, 2009, http://quran.ksu.edu.sa/tafseer/qortobi/sura27-aya44.html und https://library.islamweb.net/newlibrary/display_book.php?idfrom=77&idto=78&bk_no=59&ID=93).

" عبد الرحمن بن أبي ليلى قال لقيني كعب بن عجرة فقال: سألنا رسول الله ﷺ فقلنا يا رسول الله كيف الصلاة عليكم أهل البيت فإن الله قد علمنا كيف نسلم عليكم قال: قولوا: " اللهم صل على محمد وعلى آل محمد كما صليت على إبراهيم وعلى آل إبراهيم إنك حميد مجيد اللهم بارك على محمد وعلى آل محمد كما باركت على إبراهيم وعلى آل إبراهيم إنك حميد مجيد "

Oh Allāh, sende Frieden auf Muḥammad und seine Angehörigen, wie Du Abraham und seinen Angehörigen Frieden gesendet hast und segne Muḥammad und seine Angehörigen, wie Du Abraham und seine Angehörigen gesegnet hast, wahrlich Du bist der Glorreiche, der Erhabene.

(Ṣaḥîḥ Al-Buchâri 3119. HS)

Die Propheten (الأنبياء)

"اللَّهُ يَصْطَفِي مِنَ الْمَلَائِكَةِ رُسُلًا وَمِنَ النَّاسِ إِنَّ اللَّهَ سَمِيعٌ بَصِيرٌ"

Allāh erwählt aus den Engeln Boten und (ebenfalls) aus den Menschen. Siehe, Allāh ist Allhörend, Allsehend.

(Sure Al-Ḥadsch 22: Vers 75)

Ein Prophet oder Gesandter Gottes darf sich in der religiösen Lehre nicht irren oder falsch verhalten. Tut er das, so korrigiert Gott seinen Fehler, so dass am Ende die religiöse Unfehlbarkeit (عصمة İşmah) aller Gesandten Gottes zum Tragen kommt. Laut Gelehrten sandte Gott im Laufe der Geschichte 125.000 Propheten und Gesandte. Im Koran findet man die Namen von nur 25 Propheten und Gesandten. Allāh sagte im Koran:

" إِنَّا أَرْسَلْنَاكَ بِالْحَقِّ بَشِيرًا وَنَذِيرًا وَإِن مِّنْ أُمَّةٍ إِلَّا خلَا فِيهَا نَذِيرٌ "

Wahrlich, Wir haben dich mit der Wahrheit als Bringer froher Botschaft und als Warner entsandt; und es gibt kein Volk, in dem es nicht schon einmal Warner gegeben hätte.

(Sure Fatir 35: Vers 24)

Alle Propheten waren einfache, aber auserwählte Menschen, denen Gott eine unmittelbare Botschaft sandte:

" قُلْ إِنَّمَا أَنَا بَشَرٌ مِّثْلُكُمْ يُوحَى إِلَيَّ أَنَّمَا إِلَهُكُمْ إِلَهٌ وَاحِدٌ فَمَن كَانَ يَرْجُو لِقَاء رَبِّهِ فَلْيَعْمَلْ عَمَلًا صَالِحًا وَلَا يُشْرِكْ بِعِبَادَةِ رَبِّهِ أَحَدًا "

Sprich (immer eine Aufforderung Gottes an Muḥammad): „Ich bin nur ein Mensch wie ihr, doch mir ist offenbart worden, dass euer Gott ein Einziger Gott ist. Möge denn derjenige, der auf die Begegnung mit seinem Herrn hofft, gute Werke tun und keinen anderen einbeziehen in den Dienst an seinem Herrn."

(Sure Al-Kahf 18: Vers 110)

" قَالَتْ لَهُمْ رُسُلُهُمْ إِن نَّحْنُ إِلاَّ بَشَرٌ مِّثْلُكُمْ وَلَـكِنَّ اللهَ يَمُنُّ عَلَى مَن يَشَاء مِنْ عِبَادِهِ وَمَا كَانَ لَنَا أَن نَّأْتِيَكُم بِسُلْطَانٍ إِلاَّ بِإِذْنِ اللهِ وَعَلَى اللهِ فَلْيَتَوَكَّلِ الْمُؤْمِنُونَ "

Ihre Gesandten sagten zu ihnen: „Wir sind nur Menschen wie ihr, jedoch Allāh erweist Gnade, wem von Seinen Dienern Er will. Und wir besitzen keine Macht dazu, euch einen Beweis zu bringen, es sei denn mit Allāhs Erlaubnis. Und auf Allāh sollen die Gläubigen vertrauen.

(Sure Ibrahim 14: Vers 10)

Nur Gott heilt, weder ein Arzt noch ein Medikament kann eine Erkrankung ohne Gottes Einwirken heilen. Das ist eine Grundsatzregel im Islam und gilt auch für Propheten und Gesandte Gottes. Der Prophet Abraham sagte:

" الَّذِي خَلَقَنِي فَهُوَ يَهْدِينِ * وَالَّذِي هُوَ يُطْعِمُنِي وَيَسْقِينِ * وَإِذَا مَرِضْتُ فَهُوَ يَشْفِينِ * وَالَّذِي يُمِيتُنِي ثُمَّ يُحْيِينِ * وَالَّذِي أَطْمَعُ أَن
يَغْفِرَ لِي خَطِيئَتِي يَوْمَ الدِّينِ * رَبِّ هَبْ لِي حُكْمًا وَأَلْحِقْنِي بِالصَّالِحِينَ * وَاجْعَل لِّي لِسَانَ صِدْقٍ فِي الْآخِرِينَ * وَاجْعَلْنِي مِن وَرَثَةِ
جَنَّةِ النَّعِيمِ * وَاغْفِرْ لِأَبِي إِنَّهُ كَانَ مِنَ الضَّالِّينَ * وَلَا تُخْزِنِي يَوْمَ يُبْعَثُونَ * يَوْمَ لَا يَنفَعُ مَالٌ وَلَا بَنُونَ * إِلَّا مَنْ أَتَى اللَّهَ بِقَلْبٍ سَلِيمٍ"

Der mich (Abraham) erschaffen hat; und Er ist es, Der mich richtig führt und Der mir Speise und Trank gibt. Und wenn ich krank bin, ist Er es, Der mich heilt, und (Er ist es,) Der mich sterben lassen wird und mich dann wieder zum Leben zurückbringt, und von Dem ich hoffe, dass Er mir meine Fehler am Tage des Gerichts vergeben werde. Mein Herr, schenke mir Weisheit und füge mich zu den Rechtschaffenen; und verleih mir einen guten Ruf bei den künftigen Geschlechtern. Und mache mich zu einem der Erben des Paradieses der Wonne; und vergib meinem Vater; denn er war einer der Irrenden; und tue mir an dem Tage, da (die Menschen) auferweckt werden, keine Schande an, an dem Tage, da weder Besitz noch Söhne (etwas) nützen, sondern nur der (gerettet werden wird), der mit reinem Herzen zu Allāh kommt.

(Sure Al-Schu`araa 26: Vers 78-89)

Einige Muslime benutzen diesen Vers als Ablehnungsgrund für eine Behandlung durch Mediziner oder in Form des Belesens (Ruqya). Dies ist laut vielen Gelehrten nicht korrekt, weil der Prophet Muḥammad sich durch Ärzte behandeln ließ und den Menschen gebot, sich zu behandeln bzw. behandeln zu lassen. Der bereits in vorislamischer Zeit geltende Satz[17]: „Medicus curat, natura sanat. Der Arzt behandelt, die Natur heilt" wird in der Lehre des Islam mit „Der Arzt behandelt, Gott heilt" abgewandelt, weil die Natur im islamischen Sinne Gottes Schöpfung ist und Gott gehört. Weder der Mensch noch die Natur sind eigenständig.

Gott gab einigen Propheten die Fähigkeit Wunder zu vollbringen. Allāh sagte im Koran über die Wunder des Propheten Ìssa (Jesus), dass dieser die Menschen mit Gottes Hilfe und nicht durch seine eigene Kraft heilte:

" وَرَسُولاً إِلَى بَنِي إِسْرَائِيلَ أَنِّي قَدْ جِئْتُكُم بِآيَةٍ مِّن رَّبِّكُمْ أَنِّي أَخْلُقُ لَكُم مِّنَ الطِّينِ كَهَيْئَةِ الطَّيْرِ فَأَنفُخُ فِيهِ فَيَكُونُ طَيْرًا بِإِذْنِ اللهِ
وَأُبْرِئُ الأَكْمَهَ والأَبْرَصَ وَأُحْيِي الْمَوْتَى بِإِذْنِ اللهِ وَأُنَبِّئُكُم بِمَا تَأْكُلُونَ وَمَا تَدَّخِرُونَ فِي بُيُوتِكُمْ إِنَّ فِي ذَلِكَ لآيَةً لَّكُمْ إِن كُنتُم
مُّؤْمِنِينَ * وَمُصَدِّقًا لِّمَا بَيْنَ يَدَيَّ مِنَ التَّوْرَاةِ وَلِأُحِلَّ لَكُم بَعْضَ الَّذِي حُرِّمَ عَلَيْكُمْ وَجِئْتُكُم بِآيَةٍ مِّن رَّبِّكُمْ فَاتَّقُواْ اللهَ وَأَطِيعُونِ "

Und Er wird ihn entsenden zu den Kindern Israels. (Sprechen wird er:) „Seht, ich bin zu euch mit einem Zeichen von eurem Herrn gekommen. Seht, ich erschaffe für euch aus Ton die Gestalt eines Vogels und werde in sie (das Leben) hauchen, und sie soll mit Allāhs Erlaubnis ein Vogel werden; und ich heile den Blindgeborenen und den Aussätzigen und mache die Toten mit Allāhs Erlaubnis lebendig, und ich verkünde euch, was ihr esset und was ihr in euren Häusern speichert. Wahrlich, darin ist ein Zeichen für euch, wenn ihr gläubig seid. Und als ein Bestätiger der Thora, die vor mir da war, und um euch einen Teil von dem zu erlauben, was euch verboten war, bin ich zueuch gekommen mit einem Zeichen von eurem Herrn. So fürchtet Allāh und gehorcht mir."

(Sure Aali Imran: Vers 49-50)

Nur Gott oder seine Engel hauchen den Geist in den Körper eines Menschen oder Tieres ein. Eine Ausnahme bildet die Aya oben, in der Jesus die Materie, mit Gottes Hilfe, zum Leben umwandelt.

---

[17] Der Großgelehrte Al-Scha`rawi meinte, dass eine nicht muslimische Aussage, die zu Lebzeiten des Gesandten von ihm anerkannt oder angewandt wurde, als islamisch gilt.

Das Heilen ist in Allāhs Macht und niemand kann einen anderen ohne Allāhs Macht oder Zustimmung heilen. Der Glaube an einen Arzt ist nicht genug, Ärzte sind keine Heiligen. Darüber sagte der Prophet Muḥammad zu seinen Verwandten:

" أبا هريرة قال قام رسول الله ﷺ حين أنزل عليه: " وأنذر عشيرتك الأقربين" فقال: " يا معشر قريش اشتروا أنفسكم من الله لا أغني عنكم من الله شيئا يا بني عبد مناف لا أغني عنكم من الله شيئا يا عباس بن عبد المطلب لا أغني عنك من الله شيئا يا صفية عمة رسول الله لا أغني عنك من الله شيئا يا فاطمة سليني ما شئت لا أغني عنك من الله شيئا "

Als Gott vom Propheten verlangte, die Gottesbotschaft seinen Verwandten zu verbreiten, sagte er: „Oh ihr Quraiyschis, kauft eure Seelen von Allāh, ich kann euch vor Allāh nicht schützen. Oh ihr Àbd Manaf-Söhne, ich kann euch vor Allāh nicht schützen. Oh du Àbbas Bin Àbdul Muṭṭalib, ich kann dich vor Allāh nicht schützen. Oh du Ṣafiya, Tante von Allāhs Gesandten, ich kann dich vor Allāh nicht schützen. Oh du Fatima, frage mich was du willst. Ich kann dich vor Allāh nicht schützen.“

(Sunan Al-Nassaaii 3587 und Ṣaḥîḥ al-Buchâri. HS)

Gewissermaßen Fallberichte über Krankheiten von Propheten und ihr Umgang mit Krankheit finden sich an verschiedenen Stellen des Korans, hier einige Beispiele:

Prophet Ayyoub (Hiob)

Ein bekanntes Beispiel für Krankheit eines Propheten und dessen besondere Fähigkeit Schmerzen mit Geduld zu ertragen, wird im Koran über den Propheten Ayyoub (Hiob) berichtet:

" وَأَيُّوبَ إِذْ نَادَى رَبَّهُ أَنِّي مَسَّنِيَ الضُّرُّ وَأَنتَ أَرْحَمُ الرَّاحِمِينَ * فَاسْتَجَبْنَا لَهُ فَكَشَفْنَا مَا بِهِ مِن ضُرٍّ وَآتَيْنَاهُ أَهْلَهُ وَمِثْلَهُم مَّعَهُمْ رَحْمَةً مِّنْ عِندِنَا وَذِكْرَى لِلْعَابِدِينَ "

Und (gedenke) Hiobs als er zu seinem Herrn rief: „Unheil hat mich geschlagen, und Du bist der Barmherzigste aller Barmherzigen.“ Da erhörten Wir ihn und nahmen sein Unheil hinweg, und Wir gaben ihm seine Familie (wieder) und noch einmal so viele dazu - aus Unserer Barmherzigkeit und als Ermahnung für die (Uns) Verehrenden.

(Sure Al-Anbiyaa 21: Vers 83-84)

" وَاذْكُرْ عَبْدَنَا أَيُّوبَ إِذْ نَادَى رَبَّهُ أَنِّي مَسَّنِيَ الشَّيْطَانُ بِنُصْبٍ وَعَذَابٍ * ارْكُضْ بِرِجْلِكَ هَذَا مُغْتَسَلٌ بَارِدٌ وَشَرَابٌ * وَوَهَبْنَا لَهُ أَهْلَهُ وَمِثْلَهُم مَّعَهُمْ رَحْمَةً مِّنَّا وَذِكْرَى لِأُوْلِي الْأَلْبَابِ "

Und gedenke Unseres Dieners Hiob, als er seinen Herrn anrief: „Satan hat mich berührt mit Mühsal und Pein.“. „Stampfe mit deinem Fuß auf. Hier ist kühles Wasser zum Waschen und zum Trinken.“ Und Wir schenkten ihm seine Angehörigen (wieder) und noch einmal so viele dazu von Uns als Barmherzigkeit und als Ermahnung für die Verständigen.

(Sure Ṣaad 38: Vers 41-43)

Prophet Ibrahim (Abraham)

Abraham, als sein Volk, das an Götzenstatuen glaubte, ihn zu Götzenfeiern mitnehmen wollte, täuschte sie und behauptete, dass er krank sei. Sie glaubten es und ließen ihn allein, also gewissermaßen in Isolation. Er zerstörte anschließend alle ihre Statuen:

" وَإِنَّ مِن شِيعَتِهِ لَإِبْرَاهِيمَ * إِذْ جَاء رَبَّهُ بِقَلْبٍ سَلِيمٍ * إِذْ قَالَ لِأَبِيهِ وَقَوْمِهِ مَاذَا تَعْبُدُونَ * أَئِفْكًا آلِهَةً دُونَ اللَّهِ تُرِيدُونَ * فَمَا ظَنُّكُم
بِرَبِّ الْعَالَمِينَ * فَنَظَرَ نَظْرَةً فِي النُّجُومِ * فَقَالَ إِنِّي سَقِيمٌ * فَتَوَلَّوْا عَنْهُ مُدْبِرِينَ * فَرَاغَ إِلَى آلِهَتِهِمْ فَقَالَ أَلَا تَأْكُلُونَ * مَا لَكُمْ لَا
تَنطِقُونَ * فَرَاغَ عَلَيْهِمْ ضَرْبًا بِالْيَمِينِ * فَأَقْبَلُوا إِلَيْهِ يَزِفُّونَ * قَالَ أَتَعْبُدُونَ مَا تَنْحِتُونَ * وَاللَّهُ خَلَقَكُمْ وَمَا تَعْمَلُونَ * قَالُوا ابْنُوا لَهُ
بُنْيَانًا فَأَلْقُوهُ فِي الْجَحِيمِ * فَأَرَادُوا بِهِ كَيْدًا فَجَعَلْنَاهُمُ الْأَسْفَلِينَ "

Und wahrlich, von seiner Art war Abraham, als er zu seinem Herrn mit heilem Herzen kam (und) als er zu seinem Vater und zu seinem Volk sagte: „Was verehrt ihr da? Ist es eine Lüge (Götter außer Allāh), was ihr begehrt? Was denkt ihr denn vom Herrn der Welten?" Dann warf er einen Blick zu den Sternen und sagte: „Ich bin bestimmt krank." Da kehrten sie ihm den Rücken (und) gingen fort. Nun wandte er sich heimlich an ihre Götter und sagte: „Wollt ihr nicht essen? Was ist euch, dass ihr nicht redet?" Dann begann er sie plötzlich mit der Rechten zu schlagen. Da kamen sie zu ihm geeilt. Er sagte: „Verehrt ihr das, was ihr gemeißelt habt, obwohl Allāh euch und das, was ihr gemacht habt, erschaffen hat?" Sie sagten: „Baut einen Bau für ihn und werft ihn in die Dschaḥim-Feuer! Sie wollten Ränke gegen ihn schmieden, allein Wir machten sie zu den Niedrigsten.

(Sure Al- Ṣaffat 37: Vers 83-98)

Gott befahl dem Feuer den Körper Abrahams nicht zu verbrennen.

" قَالَ أَفَتَعْبُدُونَ مِن دُونِ اللَّهِ مَا لَا يَنفَعُكُمْ شَيْئًا وَلَا يَضُرُّكُمْ * أُفٍّ لَّكُمْ وَلِمَا تَعْبُدُونَ مِن دُونِ اللَّهِ أَفَلَا تَعْقِلُونَ * قَالُوا حَرِّقُوهُ
وَانصُرُوا آلِهَتَكُمْ إِن كُنتُمْ فَاعِلِينَ * قُلْنَا يَا نَارُ كُونِي بَرْدًا وَسَلَامًا عَلَى إِبْرَاهِيمَ * وَأَرَادُوا بِهِ كَيْدًا فَجَعَلْنَاهُمُ الْأَخْسَرِينَ "

Er (Abraham) sagte: „Verehrt ihr denn statt Allāh das, was euch weder den geringsten Nutzen bringen noch euch schaden kann? Pfui über euch und über das, was ihr statt Allāh anbetet! Wollt ihr es denn nicht begreifen?" Sie sagten: „Verbrennt ihn und helft euren Göttern, wenn ihr etwas tun wollt." (Jedoch) Wir sprachen: „Oh Feuer, sei kühl und ein Frieden für Abraham!" Und sie strebten, ihm Böses zu tun, allein Wir machten sie zu den größten Verlierern.

(Sure Al-Anbiyaa 23: Vers 66-71)

Prophet Ya`qoub (Jakob)

Der Prophet Jakob, der aus Traurigkeit das Sehvermögen verloren hatte, konnte durch das Riechen des Hemdes seines verlorenen Sohnes Josef (Yusuf) die Sehkraft wieder erlangen.[18]

" وَتَوَلَّى عَنْهُمْ وَقَالَ يَا أَسَفَى عَلَى يُوسُفَ وَابْيَضَّتْ عَيْنَاهُ مِنَ الْحُزْنِ فَهُوَ كَظِيمٌ * قَالُواْ تَاللهِ تَفْتَأُ تَذْكُرُ يُوسُفَ حَتَّى
تَكُونَ حَرَضًا أَوْ تَكُونَ مِنَ الْهَالِكِينَ * قَالَ إِنَّمَا أَشْكُو بَثِّي وَحُزْنِي إِلَى اللهِ وَأَعْلَمُ مِنَ اللهِ مَا لاَ تَعْلَمُونَ * يَا بَنِيَّ اذْهَبُواْ فَتَحَسَّسُواْ
مِن يُوسُفَ وَأَخِيهِ وَلاَ تَيْأَسُواْ مِن رَّوْحِ اللهِ إِنَّهُ لاَ يَيْأَسُ مِن رَّوْحِ اللهِ إِلاَّ الْقَوْمُ الْكَافِرُونَ* ... اذْهَبُواْ بِقَمِيصِي هَذَا فَأَلْقُوهُ عَلَى
وَجْهِ أَبِي يَأْتِ بَصِيرًا وَأْتُونِي بِأَهْلِكُمْ أَجْمَعِينَ * وَلَمَّا فَصَلَتِ الْعِيرُ قَالَ أَبُوهُمْ إِنِّي لَأَجِدُ رِيحَ يُوسُفَ لَوْلاَ أَن
تُفَنِّدُونِ * قَالُواْ تَاللهِ إِنَّكَ لَفِي ضَلاَلِكَ الْقَدِيمِ * فَلَمَّا أَن جَاء الْبَشِيرُ أَلْقَاهُ عَلَى وَجْهِهِ فَارْتَدَّ بَصِيرًا قَالَ أَلَمْ أَقُل
لَّكُمْ إِنِّي أَعْلَمُ مِنَ اللهِ مَا لاَ تَعْلَمُونَ "

---

[18] Vielleicht vergleichbar mit dem heutigen Medizinbegriff „Posttraumatische Seelenblindheit".

Und er (Jakob) wandte sich von ihnen (seinen Kindern) ab und sagte: „Oh mein Kummer um Yusuf!“ Und seine Augen wurden vor Traurigkeit trüb, (doch) dann beherrschte er sich. Sie sagten: „Bei Allāh, du hörst nicht auf, von Yusuf zu sprechen, bis du dich ganz verzehrt hast oder zu denen gehörst, die zugrunde gehen.“ Er sagte: „Ich beklage nur meinen Kummer und meinen Gram vor Allāh, und ich weiß von Allāh, was ihr nicht wisset. Oh meine Söhne, zieht aus und forscht nach Yusuf und seinem Bruder und zweifelt nicht an Allāhs Erbarmen; denn an Allāhs Erbarmen zweifelt nur das ungläubige Volk.“ … (Yusuf sagte zu seinen Brüdern): „Nehmt dies mein Hemd und legt es auf das Gesicht meines Vaters; dann kann er (wieder) sehen. Und bringt eure Familien allesamt zu mir (nach Ägypten).“ Als die Karawane aufgebrochen war, sagte ihr Vater: „Wahrlich, ich spüre den Geruch Yusufs, auch wenn ihr mich für schwachsinnig haltet.“ Sie sagten: „Bei Allāh, du befindest dich gewiß in deinem alten Irrtum.“ Als dann der Freudenbote kam, da legte er es (das Hemd) auf sein Gesicht, und da wurde er wieder sehend. Er (Jakob) sagte: „Habe ich euch nicht gesagt: Ich weiß von Allāh, was ihr nicht wisset?“

(Sure Yusuf 12: Vers 84-84 und 90-96)

Nicht das Hemd war das Heilmittel für Jakob, sondern Gott, weil er sagte, dass er von Gott wusste, was sie nicht wussten. Das Hemd war nur ein Hinweis auf das Leben Josefs und, dass seine Brüder logen, als sie behaupteten, dass der Wolf ihn gefressen habe. Die Schäden solcher psychischen Traumata sind zu beseitigen, wenn die Ursachen beseitigt werden. Außerdem hat der Prophet Jakob sich bei Gott beklagt, Ein Verhalten, das erlaubt ist, besonders bei harten Lebenssituationen, wo manche in der westlichen Kultur sich fragen, ob es so etwas im Islam überhaupt gibt.

Prophet Yunus (Jonas)

" وَإِنَّ يُونُسَ لَمِنَ الْمُرْسَلِينَ * إِذْ أَبَقَ إِلَى الْفُلْكِ الْمَشْحُونِ * فَسَاهَمَ فَكَانَ مِنَ الْمُدْحَضِينَ * فَالْتَقَمَهُ الْحُوتُ وَهُوَ مُلِيمٌ * فَلَوْلَا أَنَّهُ كَانَ مِنَ الْمُسَبِّحِينَ * لَلَبِثَ فِي بَطْنِهِ إِلَى يَوْمِ يُبْعَثُونَ * فَنَبَذْنَاهُ بِالْعَرَاءِ وَهُوَ سَقِيمٌ * وَأَنبَتْنَا عَلَيْهِ شَجَرَةً مِّن يَقْطِينٍ * وَأَرْسَلْنَاهُ إِلَى مِئَةِ أَلْفٍ أَوْ يَزِيدُونَ "

Und sicher war Jonas einer der Gesandten. Da floh er zu dem beladenen Schiff und loste und verlor dabei. Und der große Fisch verschlang ihn, während er (Jonas, sich selbst) tadelte. Wenn er nicht zu jenen gehört hätte, die (Allāh) preisen, wäre er gewiss in dessen Bauch bis zum Tage der Auferstehung geblieben. Dann warfen Wir ihn ins Freie, und er war krank. Und Wir ließen einen Kürbis-Baum über ihm wachsen. Und Wir entsandten ihn zu hunderttausend (Menschen) oder mehr.

(Sure Al-Ṣaffat 37: Vers 139-147)

Eine Exegese durch Al-Sabouni nimmt folgendes an: Durch die Säure und die Atmosphäre im Bauch des Wals hatte die Haut von Yunus gelitten. Der Kürbis half ihm, mit Befehl Allāhs, sich davon zu erholen. Al-Sabouni erklärte, dass dieses Gemüse Stoffe enthält, die den Menschen bei Erkrankungen helfen können. Viele gläubige Muslime finden alles, was der Gesandte aß, als erlaubt und manche glauben daran, dass es gesegnet ist. Der Prophet Muḥammad hat gerne Kürbis gegessen[19].

[19] Al-Sabouni, 1981.

Prophet Moussa (Moses)

Laut unbestätigten Berichten wollte Pharao Moses, als er Kind war, prüfen, ob er der Prophet ist, der ihn vernichten wird. Er gab ihm Glut zu essen. Moses aß sie und verbrannte seine Zunge. Für Pharao war es ein Beweis, dass Moses kein Prophet ist. Moses bat Gott seine Sprachbehinderung zu heilen, damit er die Botschaft Gottes richtig verbreiten kann. Gott sagte:

" اذْهَبْ إِلَى فِرْعَوْنَ إِنَّهُ طَغَى * قَالَ رَبِّ اشْرَحْ لِي صَدْرِي * وَيَسِّرْ لِي أَمْرِي * وَاحْلُلْ عُقْدَةً مِّن لِّسَانِي * يَفْقَهُوا قَوْلِي * وَاجْعَل
لِّي وَزِيرًا مِّنْ أَهْلِي * هَارُونَ أَخِي * اشْدُدْ بِهِ أَزْرِي * وَأَشْرِكْهُ فِي أَمْرِي * كَيْ نُسَبِّحَكَ كَثِيرًا * وَنَذْكُرَكَ كَثِيرًا * إِنَّكَ كُنتَ بِنَا
بَصِيرًا * قَالَ قَدْ أُوتِيتَ سُؤْلَكَ يَا مُوسَى "

„Gehe zu Pharao; denn er ist aufsässig geworden." Er sagte: „Mein Herr, gib mir die Bereitschaft (dazu) und erleichtere mir meine Aufgabe und löse den Knoten meiner Zunge, damit sie meine Rede verstehen mögen. Und gib mir einen Beistand aus meiner Familie mit, Aaron, meinen Bruder, mit dem ich meine Kraft steigere; und lass ihn an meiner Aufgabe teilhaben, auf dass wir Dich oft preisen mögen und Deiner oft gedenken; denn Du kennst uns am besten." Er sprach: „Dein Wunsch ist dir gewährt, oh Moses!"[20]

(Sure Ṭaha 20: Vers 23-35)

Prophet Sulaimān (Salomon)

König Sulaimān (Salomon) beherrschte nach muslimischer Ansicht die Sprachen der Tiere und die Steuerung der Windbewegung. So konnte er auf die Warnrufe eines Ameisenvolkes reagieren, das von seinen Truppen sonst unachtsam zertreten worden wäre; da es sich auch bei den Ameisen um Geschöpfe handelt, die Gott preisen und eine Gemeinschaft bilden, veranlasste Salomon seine Truppen, ihren Lebensraum zu umgehen:

" وَلَقَدْ آتَيْنَا دَاوُودَ وَسُلَيْمَانَ عِلْمًا وَقَالَا الْحَمْدُ لِلَّهِ الَّذِي فَضَّلَنَا عَلَى كَثِيرٍ مِّنْ عِبَادِهِ الْمُؤْمِنِينَ * وَوَرِثَ سُلَيْمَانُ دَاوُودَ وَقَالَ يَا أَيُّهَا
النَّاسُ عُلِّمْنَا مَنطِقَ الطَّيْرِ وَأُوتِينَا مِن كُلِّ شَيْءٍ إِنَّ هَذَا لَهُوَ الْفَضْلُ الْمُبِينُ * وَحُشِرَ لِسُلَيْمَانَ جُنُودُهُ مِنَ الْجِنِّ وَالْإِنسِ وَالطَّيْرِ فَهُمْ
يُوزَعُونَ * حَتَّى إِذَا أَتَوْا عَلَى وَادِي النَّمْلِ قَالَتْ نَمْلَةٌ يَا أَيُّهَا النَّمْلُ ادْخُلُوا مَسَاكِنَكُمْ لَا يَحْطِمَنَّكُمْ سُلَيْمَانُ وَجُنُودُهُ وَهُمْ لَا يَشْعُرُونَ *
فَتَبَسَّمَ ضَاحِكًا مِّن قَوْلِهَا وَقَالَ رَبِّ أَوْزِعْنِي أَنْ أَشْكُرَ نِعْمَتَكَ الَّتِي أَنْعَمْتَ عَلَيَّ وَعَلَى وَالِدَيَّ وَأَنْ أَعْمَلَ صَالِحًا تَرْضَاهُ وَأَدْخِلْنِي
بِرَحْمَتِكَ فِي عِبَادِكَ الصَّالِحِينَ "

Und wahrlich, Wir gaben David und Salomon Wissen, und beide sagten: „Alles Lob gebührt Allāh, Der uns erhöht hat über viele Seiner gläubigen Diener. Und Salomon wurde Davids Erbe, und er sagte: „Oh ihr Menschen, die Sprache der Vögel ist uns gelehrt worden; und alles wurde uns beschert. Das ist wahrlich die offenbare Huld." Und dort vor Salomon wurden dessen Heerscharen der Dschinn (Dämonen) und Menschen und Vögel versammelt, und sie standen in Reih' und Glied geordnet, bis dann, als sie zum Tale der Ameisen kamen, eine Ameise (darunter) sagte: „Oh ihr Ameisen, geht in eure Wohnungen hinein, damit euch Salomon und seine Heerscharen nicht zertreten, ohne dass sie es merken". Da lächelte er heiter über ihre Worte und sagte: „Mein Herr, gib mir ein, dankbar für die Gnade zu sein, die Du mir und meinen Eltern gewährt hast, und (gib mir ein,) Gutes zu tun, das Dir wohlgefällig sei, und nimm mich in Deiner Barmherzigkeit unter Deine rechtschaffenen Diener auf."

(Sure Al-Naml 27: Vers 15-19)

---

[20] Daraus wurde der Begriff „verbrannte Zunge" abgeleitet.

Selbst bei Salomons Tod spielten Tiere eine Rolle:

" فَلَمَّا قَضَيْنَا عَلَيْهِ الْمَوْتَ مَا دَلَّهُمْ عَلَى مَوْتِهِ إِلَّا دَابَّةُ الْأَرْضِ تَأْكُلُ مِنسَأَتَهُ فَلَمَّا خَرَّ تَبَيَّنَتِ الْجِنُّ أَن لَّوْ كَانُوا يَعْلَمُونَ الْغَيْبَ مَا لَبِثُوا فِي الْعَذَابِ الْمُهِينِ "

Und als Wir über ihn (Salomon) den Tod verhängt hatten, da zeigte ihnen nichts seinen Tod an außer einem Tier aus der Erde, das seinen Stock zerfraß; so gewahrten die Dschinn deutlich, wie er fiel, so dass sie, hätten sie das Verborgene gekannt, nicht in schmählicher Pein hätten bleiben müssen.

(Sure Saba` 34: Vers 14)

Dieser Vers beschreibt den Tod des Propheten Salomon beim Beten im Stand. Er soll sich ein Jahr tot auf seinen Stock gestützt haben, bis dieser von Tieren zerfressen worden war, und Salomons Leiche niederfiel.

Die Wunderheilung durch Propheten Muḥammad

Im Uḥud-Krieg gegen die Qurayischis verlor der Gefährte Qatada bin Al-Nu`man sein Auge, so dass dieses heraustrat und die Wangen erreichte. Der Gesandte nahm es und brachte es zurück an seinen Platz. Qatadas Auge wurde geheilt.[21]

Propheten und verschiedene Wunder

Gott verwandelte den Stab von Moussa (Moses) in eine Schlange. Gott spricht direkt zu Moses:

" وَمَا تِلْكَ بِيَمِينِكَ يَا مُوسَى * قَالَ هِيَ عَصَايَ أَتَوَكَّأُ عَلَيْهَا وَأَهُشُّ بِهَا عَلَى غَنَمِي وَلِيَ فِيهَا مَآرِبُ أُخْرَى * قَالَ أَلْقِهَا يَا مُوسَى * فَأَلْقَاهَا فَإِذَا هِيَ حَيَّةٌ تَسْعَى * قَالَ خُذْهَا وَلَا تَخَفْ سَنُعِيدُهَا سِيرَتَهَا الْأُولَى * وَاضْمُمْ يَدَكَ إِلَى جَنَاحِكَ تَخْرُجْ بَيْضَاءَ مِنْ غَيْرِ سُوءٍ آيَةً أُخْرَى * لِنُرِيَكَ مِنْ آيَاتِنَا الْكُبْرَى "

„Und was ist das in deiner Rechten, oh Moses?“ Er sagte: „Das ist mein Stock; ich stütze mich darauf und schlage damit Laub für meine Schafe ab, und ich habe für ihn noch andere Verwendungen.“ Er sprach: „Wirf ihn hin, oh Moses!“ Da warf er ihn hin, und siehe, er wurde zu einer Schlange, die umhereilte. Er sprach: „Ergreife ihn und fürchte dich nicht. Wir werden ihn in seinen früheren Zustand zurückbringen. Und stecke deine Hand dicht unter deinen Arm: sie wird weiß hervorkommen, ohne ein Übel - (dies ist) noch ein weiteres Zeichen, auf dass Wir dir etwas von Unseren größten Zeichen zeigen.“

(Sure Ṭaha 20: Vers 17-22)

Es handelte sich um mehrere Wunder, die Moses mit Gottes Hilfe tat. Den Stock in eine Schlange zu verwandeln; den gleichen Stock hat Moses benutzt, um das Meer zu teilen und die Israeliten zu retten, und andere sieben Wunder, die er gegen Pharao bewirkte.

Aber auch wer sich dem Gebote Gottes widersetzte, konnte in ein Tier verwandelt werden. Dergestalt verflucht entzog Gott den Betroffenen sogar das Anrecht auf Barmherzigkeit[22] und die menschlichen Eigenschaften:

---

[21] Ibn Kathier, 2009.

[22] Al-Sabouni, 1981.

" فَلَمَّا عَتَوْا عَن مَّا نُهُوا عَنْهُ قُلْنَا لَهُمْ كُونُوا قِرَدَةً خَاسِئِينَ "

Und als sie trotzig bei dem verharrten, was ihnen verboten worden war, da sprachen Wir zu ihnen: „Werdet denn verächtliche Affen!“

(Sure Al-A`raf 7: Vers 165)

" وَلَقَدْ عَلِمْتُمُ الَّذِينَ اعْتَدَوْا مِنكُمْ فِي السَّبْتِ فَقُلْنَا لَهُمْ كُونُوا قِرَدَةً خَاسِئِينَ "

Und gewiss habt ihr diejenigen unter euch gekannt, die das Sabbat-Gebot brachen. Da sprachen Wir zu ihnen: „Werdet ausgestoßene Affen.“

(Sure Al-Baqara 2: Vers 66)

" قُلْ هَلْ أُنَبِّئُكُم بِشَرٍّ مِّن ذَٰلِكَ مَثُوبَةً عِندَ اللَّهِ مَن لَّعَنَهُ اللَّهُ وَغَضِبَ عَلَيْهِ وَجَعَلَ مِنْهُمُ الْقِرَدَةَ وَالْخَنَازِيرَ وَعَبَدَ الطَّاغُوتَ أُولَٰئِكَ شَرٌّ مَّكَانًا وَأَضَلُّ عَن سَوَاءِ السَّبِيلِ "

Sprich: „Soll ich euch über die belehren, deren Lohn bei Allāh noch schlimmer ist als das? Es sind, die Allāh verflucht hat und denen Er zürnt und aus denen Er Affen, Schweine und Götzendiener[23] gemacht hat. Diese befinden sich in einer noch schlimmeren Lage und sind noch weiter vom rechten Weg abgeirrt.

(Sure Al-Maaida 5: Vers 60)

Laut der Überlieferung wurden die Jüngeren zu Affen, die Älteren in Schweine umgewandelt, worauf sie binnen Dreitagesfrist starben[24], was wohl so zu deuten ist, dass diese Verse nicht nur metaphorisch gemeint sind[25]. Wer ohne Sünde war, blieb Mensch. Diese Strafe Gottes war damals für die vorislamischen Völker gedacht, aber Er droht auch den Muslimen mit ähnlichen Strafen, wenn sie sich nicht gerecht verhalten.[26] So warnte der Gesandte seine Gemeinde, beim Gebet diszipliniert und gottesfürchtig zu sein:

" أبو هريرة قال قال محمد ﷺ: " أما يخشى الذي يرفع رأسه قبل الإمام أن يحول الله رأسه رأس حمار "

Wahrlich, hätte denn derjenige keine Angst, dass Gott seinen Kopf in einen Eselskopf umwandelt, wenn er seinen Kopf vor dem des Imams beim Gebet hebt.

(Sunan Ibn Mâdschah 651. HS)

Die „Chimäre“ Menschenkörper mit Tierkopf findet man häufig in der Archäologie auf Standbildern z.B. der ägyptischen Pharaos.

Al-Dadschschal (auch der vorhergesagte falsche Messias oder Anti-Christ genannt), durch dessen Wunder Allāh die Gläubigen prüfen wollte, kommt kurz vor dem Jüngsten Gericht, bevor Prophet Jesus wiederkommt. Al-Dadschschal ist ein behinderter und nicht vollkommener Mensch, den Gott mit Wundertätigkeit ausrüstet. Der Prophet Muḥammad berichtete in vielen Zitaten über seine Wunder und wie die frommen Muslime sich schützen können.[27]

" عبد الله بن عمر ﷺ قال قام رسول الله ﷺ فقال: "... إنه أعور وإن الله ليس بأعور"

Wahrlich, er ist einäugig und Gott ist nicht einäugig.

(Ṣaḥîḥ Al-Buchâri 6708. HS)

---

[23] Im Arabischen wird hier von „Ṭaghout طاغوت“ gesprochen, was bedeutet «anderen ausser Allāh dienen«, also in mehreren Bedeutungen Götzen-, Menschen-, Dschinn- oder Teufelsdiener.

[24] Al-Sabouni, 1981.

[25] Eine Reinkernation gibt es im Islam nicht.

[26] Ṣaḥīḥ Muslim 647. HS.

[27] Vgl. originale Ṣiḥaḥ-Bücher bzw. Ṣaḥīḥ-Zitae über die Vorzeichen des Jüngsten Gerichtes.

" أن أبا سعيد قال حدثنا رسول الله ﷺ يوما حديثا طويلا عن الدجال فكان فيما يحدثنا به أنه قال: " يأتي الدجال وهو محرم عليه أن يدخل نقاب المدينة فينزل بعض السباخ التي تلي المدينة فيخرج إليه يومئذ رجل وهو خير الناس أو من خيار الناس فيقول أشهد أنك الدجال الذي حدثنا رسول الله ﷺ حديثه فيقول الدجال أرأيتم إن قتلت هذا ثم أحييته هل تشكون في الأمر فيقولون لا فيقتله ثم يحييه فيقول والله ما كنت فيك أشد بصيرة مني اليوم فيريد الدجال أن يقتله فلا يسلط عليه "

Der Dadschschal will in Al-Madina-Stadt, aber es ist ihm verboten die Al-Madina zu betreten. Er behaust sich am Rande der Al-Madina. Einer der besten Männer geht zu ihm und sagt ihm: „Ich bezeuge, dass du der Dadschschal bist, über den der Gesandte (ﷺ) uns berichtet hat. Der Dadschschal sagt: „Wenn ich ihn töte und dann lebendig mache, zweifelt ihr dann an mir?". Sie (die Menschen) sagen: „Nein". Er tötet ihn und dann macht er ihn lebendig. Der Mann sagte: „Ich bin heute fester überzeugt als vorher!" Der Dadschschal versucht nochmal ihn zu töten, aber er verliert die Macht es zu tun.

(Ṣaḥîḥ Al-Buchâri 6713. HS)

Einige Nicht-Propheten haben Wundermacht

Einigen Frommen erlaubt Allāh kleine Wunder zu vollbringen, wie es z.B. über den rechtgeleiteten Kalif Ùmar Bin Al-Chaṭṭab und seine Wunder und den Umayyaden Kalif Ùmar Bin Abdul Aziz (Ùmar II.) berichtet wurde. Der Prophet Muḥammad sagte über die Macht auserwählter Menschen:

" عن أبي هريرة قال قال رسول الله ﷺ: " إن الله قال: " من عادى لي وليا فقد آذنته بالحرب وما تقرب إلي عبدي بشيء أحب إلي مما افترضت عليه وما يزال عبدي يتقرب إلي بالنوافل حتى أحبه فإذا أحببته كنت سمعه الذي يسمع به وبصره الذي يبصر به ويده التي يبطش بها ورجله التي يمشي بها وإن سألني لأعطينه ولئن استعاذني لأعيذنه وما ترددت عن شيء أنا فاعله ترددي عن نفس المؤمن يكره الموت وأنا أكره مساءته "

Allāh sagte: „Wahrlich, wer für einen Meiner Wali (von Gott Beschützte) Feindschaft schmiedet, dem werde Ich den Krieg erklären und je mehr Mein Diener sich Mir mit Taten nähert, die er über seine Pflichten hinaus tut, und je mehr Mein Diener sich Mir mit freiwilligen Taten (Nawafil) nähert, bis Ich ihn liebe, und wenn Ich ihn liebe, dann bin ich sein ‚Ohr', mit dem er hört, und sein ‚Auge', mit dem er sieht, und seine ‚Hand', mit der er zupackt, und sein ‚Bein', mit dem er geht, und wenn er Mich bittet, werde Ich ihm seine Bitte erfüllen und wenn er bei Mir Zuflucht sucht, werde Ich ihm Zuflucht gewähren und Ich hätte gezögert, die Seele des Gläubigen zu nehmen, er mag den Tod nicht und Ich vermag ihm nicht weh zu tun."[28]

(Ṣaḥîḥ Al-Buchâri 6021. HS)

Obwohl im oberen Vers vermerkt ist, dass Gott dem Gläubigen nicht weh zu tun vermag, gibt es Hinweise, dass es beim Sterben zu Schmerzen kommen kann:

" عن عطاء بن يسار عن النبي ﷺ قال: " معالجة ملك الموت أشد من ألف ضربة بالسيف وما من مؤمن يموت إلا وكل عرق منه يألم على حدة "

Wahrlich, Die Tat durch den Todesengel (Aushauchen des Geistes) ist leichter als tausend Säbelschläge. Jeder Tiefgläubige, der stirbt, wird jede seiner Adern einzeln schmerzen spüren.

(Ḥadîth in Ḥilatul Awliyaa wa Tabaqatul Asfiyaa. HM)

---

[28] Dies bezieht sich auf die die Person selbst und nicht auf Weiterleitung dieser Macht an einen Anderen, so dass er danach wie ein „Heiliger" angebetet würde.

Die Zuflucht bei Allāh suchen zu können ist der Schutz des Schöpfers gegenüber seinem Geschöpf. Wenn der Schöpfer den Menschen oder den anderen Lebewesen Schutz gewährt, können sie sich gegenseitig nicht schlecht behandeln oder schaden.

Die Beziehung zu anderen Religionen (العلاقة مع الديانات الأخرى)

Vor und während der Zeit des Propheten gab es Anhänger verschiedener Religionen und Richtungen in Mekka, mit denen sich der Prophet Muḥammad auseinandersetzte. Viele von ihnen sollen aus Überzeugung Muslime, also Gottergebene, geworden sein.

Sonnen-Anbeter: Es führte dazu, dass der Prophet Muḥammad nicht erlaubte während des Sonnenaufgangs und Sonnenuntergangs zu beten, um zu vermeiden, dass dieser Glaube von ihm bestätigt wurde.

Engel-Anbeter: Dazu sprach Allāh:

" وَلاَ يَأْمُرَكُمْ أَن تَتَّخِذُواْ الْمَلاَئِكَةَ وَالنِّبِيِّيْنَ أَرْبَابًا أَيَأْمُرُكُم بِالْكُفْرِ بَعْدَ إِذْ أَنتُم مُّسْلِمُونَ "

Und Er gebietet euch nicht, euch die Engel oder die Propheten zu Herren zu nehmen. Sollte Er euch den Unglauben gebieten, nachdem ihr (Ihm) ergeben geworden seid?

(Sure Aali Imran 3: Vers 79)

" وَيَوْمَ يَحْشُرُهُمْ جَمِيعًا ثُمَّ يَقُولُ لِلْمَلاَئِكَةِ أَهَؤُلاَء إِيَّاكُمْ كَانُوا يَعْبُدُونَ * قَالُوا سُبْحَانَكَ أَنتَ وَلِيُّنَا مِن دُونِهِم بَلْ كَانُوا يَعْبُدُونَ الْجِنَّ أَكْثَرُهُم بِهِم مُّؤْمِنُونَ "

Und am Tage, wo Er sie alle versammeln (und) dann zu den Engeln sprechen wird: „Sind diese es, die euch dienten?“ werden sie sagen: „Preis (sei) Dir! Dich haben wir zum Beschützer, nicht sie. Nein, sie dienten den Dschinn; an sie haben die meisten von ihnen geglaubt.“

(Sure Saba 35: Vers 41-42)

Planeten- Anbeter: Dazu sprach Allāh über den Gott Sirius:

" وَأَنَّهُ هُوَ رَبُّ الشِّعْرَى "

Und dass Er der Herr des Sirius ist.

(Sure Al-Nadschm 53: Vers 49)

Dahrioun (الدهريون, die Jetztzeit, das irdische Leben): Leute, die nur an das irdische Leben und ihre Vergänglichkeit durch die Zeit glaubten. Dazu sprach Allāh:

" وَقَالُوا مَا هِيَ إِلَّا حَيَاتُنَا الدُّنْيَا نَمُوتُ وَنَحْيَا وَمَا يُهْلِكُنَا إِلَّا الدَّهْرُ وَمَا لَهُم بِذَلِكَ مِنْ عِلْمٍ إِنْ هُمْ إِلَّا يَظُنُّونَ "

Und sie sagen: „Es gibt nichts als dies unser irdisches Leben - wir sterben und wir leben - und nichts als die Zeit, die uns vernichtet.“ Jedoch sie besitzen darüber kein Wissen; sie vermuten es nur.

(Sure Al-Jathia 45: Vers 24)

Ähnlich, wie heutzutage der Begriff der „Atheisten“, die absolut nicht an die Existenz eines Gottes glauben. Trotzdem: „Oft versuchen Atheisten vor dem Tod zum Glauben zurück zu kehren, weil sie unsicher sind, ob es einen Gott gibt oder nicht.“[29]

Abrahamiten (الأحناف Aḥnaf): Es gab unterschiedliche Auffassungen, nämlich einige, die nur an den Jüngsten Tag glaubten wie z.B. Suaid Bin Amir Al-Musstaliqy, einige,

[29] Sternstunde Philosophie.

die nur an einen einzigen Gott glaubten wie z.B. Bin Taghlib Bin Durrah, und einige, die an einem Gott Abrahams glaubten wie z.B. Abu Qais Bin Anas.

Christen (النصارى Nazarener) in Nadschran/Syrien: Sie hatten Kenntnisse über die Ankunft eines neuen Propheten, so dass sie vor manchen anderen Stämmen damit prahlten, dass sie mit diesem neuen Propheten die anderen besiegen würden. Viele Jahre später hat der Prophet mit diesen einen religiösen Unabhängigkeitsvertrag in Nadschran (Nadschran-Vertrag) abgeschlossen.

Juden (Yahoud) in Al-Madina: Auch sie, wie die Christen, hatten Kenntnisse über die Ankunft eines neuen Propheten, einige von ihnen sahen diesbezüglich bestimme Zeichen, später schloss der Prophet auch mit ihnen einen religiösen Unabhängigkeitsvertrag (Al-Madina-Vertrag).[30]

Anhänger der Zarathustra-Religion (Zoroastrier, auch Feuer-Anbeter bzw. المجوس Madschus genannt): Sie wurden in Al-Madina als eine Religionsgemeinschaft vom Propheten grundsätzlich anerkannt, und er verlangte von den Gefährten, sie als „Vertragspartner" wie die Christen und Juden zu behandeln.[31]

" عن عبد الله بن عمر أن رسول الله ﷺ قال: " لكل أمة مجوس ومجوس أمتي الذين يقولون لا قدر إن مرضوا فلا تعودوهم وإن ماتوا فلا تشهدوهم "

Wahrlich, für jede Gemeinschaft gibt es ... "Madschus" und die "Madschus" meiner Gemeinschaft sind diejenigen, die das Schicksal (Verborgene) verleugnen. Wenn sie krank sind, so besucht sie nicht, und wenn sie gestorben sind, so geht nicht zu ihrer Beerdigung.

(Musnad Aḥmad 5327. HD)

Nach Lehre der Zoroastrier der vorislamischen Zeit gibt es das von Gott gegebene Schicksal nicht.

Dämonen-Anhänger wie Banu Maliḥ von Chuzaàh, die an die Macht von Dämonen glaubten.[32]

Die Al-Madina- und Nadschran-Verträge regelten, dass jeder Mensch in einer islamischen Gesellschaft leben kann und darf, unabhängig von seiner Religion und ohne Zwang Muslim zu werden.[33] Die Stadt Al-Madina war multikulturell und multireligiös mit allen oben genannten Gruppen. Eine Dienerin des zweiten rechtgeleiteten Kalifen Ùmar bin Al-Chaṭṭab war Götzendienerin und er bat sie Muslimin zu werden, aber sie lehnte es ab. Er antwortete: „Es gibt keinen Zwang im Glauben."[34]

Die im Koran erwähnte enge Verbundenheit mit Juden und Christen schlägt sich sowohl in der Verbundenheit ihrer Propheten als auch in der Anerkennung von Nicht-Muslimen in der muslimischen Gesellschaft nieder. Sie leben gleichberechtigt und religiös unab-

[30] Der Al-Madina-Vertrag ist ein Vertrag zwischen dem Gesandten Muḥammad und den jüdischen Stämmen in Al-Madina. Er regelt sowohl die Unabhängigkeit der Juden, das Zusammenleben mit den Muslimen und auch die Verteidigung der Stadt Al-Madina. Chalid, 1987, Al-Choudhari, 2001.

[31] Muattaa Malik 544.

[32] Al-Nadawi, 1960.

[33] Eine authentische deutsche Übersetzung dieser Verträge gibt es noch nicht.

[34] Sure Al-Baqara 2: Vers 255.

hängig, solange sie praktizierende Juden oder Christen sind (Ahl Al-Kitâb oder Ahl Al-Thimmah, Buchreligion oder Buchbesitzer oder Vertragspartner).[35] Mehrere Zitate des Propheten Muḥammad betonen dies:

" عبد الله بن عمرو عن النبي ﷺ قال: " من قتل نفسا معاهدا لم يرح رائحة الجنة وإن ريحها ليوجد من مسيرة أربعين عاما "

Wahrlich, wer einen Angehörigen eines Friedensvertrages tötet, wird nicht einmal den Duft des Paradieses einatmen dürfen, und dieser Duft wird wahrlich von einer Entfernung wahrgenommen, die eine vierzigjährige Marschroute ausmacht.

(Ṣaḥîḥ al-Buchâri 6403. HS)

" عن رجل من أصحاب النبي ﷺ عن النبي ﷺ أنه قال: " من قتل رجلا من أهل الذمة لم يرح رائحة الجنة أو لم يجد ريح الجنة منصور الشاك إن ريحها توجد من قدر سبعين عاما "

Wahrlich, wer einen Angehörigen eines Buch-Vertrags tötet, wird nicht einmal den Duft des Paradieses einatmen dürfen, und dieser Duft wird wahrlich von einer Entfernung wahrgenommen, die eine siebzigjährige Marschroute ausmacht.

(Musnad Aḥmad 22047. HS)

Der Gesandte erweiterte seine Warnung auf die schlechte Behandlung oder ungerechte Belastung der Nicht- Muslime und sagte:

"عن عدة من أبناء أصحاب رسول الله ﷺ عن آبائهم دنية عن رسول الله ﷺ قال: " ألا من ظلم معاهدا أو انتقصه أو كلفه فوق طاقته أو أخذ منه شيئا بغير طيب نفس فأنا حجيجه يوم القيامة "

Wahrlich, wer einem Vertragspartner Unrecht tut, oder ihn mehr belastet, als was er ertragen kann, oder etwas von ihm nimmt ohne seine Erlaubnis, dessen Gegner und Richter werde ich am Jüngsten Tag sein.

(Sunan Abi Dawoud 2654. HH)

Der Gesandte war ausnahmsweise mit neun Frauen verheiratet, darunter mit der Jüdin Ṣafia Bint Ḥuyai, der Tochter eines jüdischen Stammführers, und der Christin Maria Al-Quptia. Außerdem neigte er dazu das Verhalten der Buchbesitzer anzunehmen, wenn er keinen anderen Gottesbefehl erhielt. Er erlaubte auch über die Kinder Israels zu berichten, soweit es nicht dem Islam widerspricht und sagte:

" عن أبي هريرة قال قال رسول الله ﷺ: "حدثوا عن بني إسرائيل ولا حرج..."

Berichtet über die Kinder Israels ohne sündig zu werden.

(Musnad Aḥmad 10125. HH)

In Mitteleuropa ist wenig bekannt, dass im Islam Jesus (arab. Ìssa) als einer der anerkannten Propheten gilt und auch seine Mutter Maria (arab. Maryam) hervorgehoben wird. Zur Geburt Marias wird im Koran berichtet:

" فَلَمَّا وَضَعَتْهَا قَالَتْ رَبِّ إِنِّي وَضَعْتُهَا أُنثَى وَاللَّهُ أَعْلَمُ بِمَا وَضَعَتْ وَلَيْسَ الذَّكَرُ كَالأُنثَى وَإِنِّي سَمَّيْتُهَا مَرْيَمَ وِإِنِّي أُعِيذُهَا بِكَ وَذُرِّيَّتَهَا مِنَ الشَّيْطَانِ الرَّجِيمِ "

Und als sie es geboren hatte, sagte sie: „Mein Herr, siehe, ich habe es als Mädchen geboren." Und Allāh wusste wohl, was sie geboren hatte; denn der Knabe ist nicht wie das Mädchen. „Und ich habe sie Maria genannt, und siehe, ich möchte, dass sie und ihre Nachkommen bei Dir Zuflucht nehmen vor dem gesteinigten Satan."

(Sure Aali-Imran 3: Vers 36)

---

[35] Viele muslimische Gruppierungen und Gelehrte verwenden diese Begriffe nicht mehr und ersetzen sie durch den modernen Begriff „Bürger". Saad Al-Din, 2008.

Und zur Geburt Jesu wird im Koran berichtet:

" وَاذْكُرْ فِي الْكِتَابِ مَرْيَمَ إِذِ انتَبَذَتْ مِنْ أَهْلِهَا مَكَانًا شَرْقِيًّا * فَاتَّخَذَتْ مِن دُونِهِمْ حِجَابًا فَأَرْسَلْنَا إِلَيْهَا رُوحَنَا فَتَمَثَّلَ لَهَا بَشَرًا سَوِيًّا * قَالَتْ إِنِّي أَعُوذُ بِالرَّحْمَن مِنكَ إِن كُنتَ تَقِيًّا * قَالَ إِنَّمَا أَنَا رَسُولُ رَبِّكِ لِأَهَبَ لَكِ غُلَامًا زَكِيًّا * قَالَتْ أَنَّى يَكُونُ لِي غُلَامٌ وَلَمْ يَمْسَسْنِي بَشَرٌ وَلَمْ أَكُ بَغِيًّا * قَالَ كَذَلِكِ قَالَ رَبُّكِ هُوَ عَلَيَّ هَيِّنٌ وَلِنَجْعَلَهُ آيَةً لِلنَّاسِ وَرَحْمَةً مِّنَّا وَكَانَ أَمْرًا مَّقْضِيًّا * فَحَمَلَتْهُ فَانتَبَذَتْ بِهِ مَكَانًا قَصِيًّا * فَأَجَاءهَا الْمَخَاضُ إِلَى جِذْعِ النَّخْلَةِ قَالَتْ يَا لَيْتَنِي مِتُّ قَبْلَ هَذَا وَكُنتُ نَسْيًا مَّنسِيًّا * فَنَادَاهَا مِن تَحْتِهَا أَلَّا تَحْزَنِي قَدْ جَعَلَ رَبُّكِ تَحْتَكِ سَرِيًّا * وَهُزِّي إِلَيْكِ بِجِذْعِ النَّخْلَةِ تُسَاقِطْ عَلَيْكِ رُطَبًا جَنِيًّا * فَكُلِي وَاشْرَبِي وَقَرِّي عَيْنًا فَإِمَّا تَرَيِنَّ مِنَ الْبَشَرِ أَحَدًا فَقُولِي إِنِّي نَذَرْتُ لِلرَّحْمَنِ صَوْمًا فَلَنْ أُكَلِّمَ الْيَوْمَ إِنسِيًّا * فَأَتَتْ بِهِ قَوْمَهَا تَحْمِلُهُ قَالُوا يَا مَرْيَمُ لَقَدْ جِئْتِ شَيْئًا فَرِيًّا * يَا أُخْتَ هَارُونَ مَا كَانَ أَبُوكِ امْرَأَ سَوْءٍ وَمَا كَانَتْ أُمُّكِ بَغِيًّا * فَأَشَارَتْ إِلَيْهِ قَالُوا كَيْفَ نُكَلِّمُ مَن كَانَ فِي الْمَهْدِ صَبِيًّا * قَالَ إِنِّي عَبْدُ اللَّهِ آتَانِيَ الْكِتَابَ وَجَعَلَنِي نَبِيًّا * وَجَعَلَنِي مُبَارَكًا أَيْنَ مَا كُنتُ وَأَوْصَانِي بِالصَّلَاةِ وَالزَّكَاةِ مَا دُمْتُ حَيًّا * وَبَرًّا بِوَالِدَتِي وَلَمْ يَجْعَلْنِي جَبَّارًا شَقِيًّا * وَالسَّلَامُ عَلَيَّ يَوْمَ وُلِدتُّ وَيَوْمَ أَمُوتُ وَيَوْمَ أُبْعَثُ حَيًّا "

Und erwähne im Buch Maria. Als sie sich von ihrer Familie nach einem östlichen Ort zurückzog, und sich vor ihr abschirmte, da sandten Wir Unseren Engel Gabriel zu ihr, und er erschien ihr in der Gestalt eines vollkommenen Menschen und sie sagte: „Ich nehme meine Zuflucht vor dir beim Allerbarmer (lass ab von mir), wenn du Gottesfurcht hast." Er sprach: „Ich bin der Bote deines Herrn. (Er hat mich zu dir geschickt,) auf dass ich dir einen reinen Sohn beschere." Sie sagte: „Wie soll mir ein Sohn (geschenkt) werden, wo mich doch kein Mann (je) berührt hat und ich auch keine Hure bin?" Er sprach: „So ist es; dein Herr aber spricht: Es ist Mir ein leichtes, und Wir machen ihn zu einem Zeichen für die Menschen und zu Unserer Barmherzigkeit, und dies ist eine beschlossene Sache." Und so empfing sie ihn und zog sich mit ihm an einen entlegenen Ort zurück. Und die Wehen der Geburt trieben sie zum Stamm einer Dattelpalme. Sie sagte: „Oh wäre ich doch zuvor gestorben und wäre ganz und gar vergessen!". Da rief er ihr von unten her zu: „Sei nicht traurig. Dein Herr hat dir ein Bächlein fließen lassen; und schüttle den Stamm der Palme in deine Richtung, und sie wird frische reife Datteln auf dich fallen lassen. So iss und trink und sei frohen Mutes. Und wenn du einen Menschen siehst, dann sprich: Ich habe dem Allerbarmer zu fasten gelobt, darum will ich heute mit keinem Menschen reden." Dann brachte sie ihn auf dem Arm zu den Ihren. Sie sagten: „Oh Maria, du hast etwas Unerhörtes getan. Oh Schwester Aarons, dein Vater war kein Bösewicht, und deine Mutter war keine Hure. Da zeigte sie auf ihn. Sie sagten: „Wie sollen wir zu einem reden, der noch ein Kind in der Wiege ist?" Er (Jesus) sagte: „Ich bin ein Diener Allāhs; Er hat mir das Buch (Al-Indschil, das Evangelium) gegeben und mich zu einem Propheten gemacht. Und Er gab mir Seinen Segen, wo ich auch sein möge, und Er befahl mir Gebet und Zakat (Geld für die Armen), solange ich am Leben bin; und ehrerbietig gegen meine Mutter (zu sein); Er hat mich nicht gewalttätig und unselig gemacht. Und Friede war über mir an dem Tage, als ich geboren wurde, und (Friede wird über mir sein) an dem Tage, wenn ich sterben werde, und an dem Tage, wenn ich wieder zum Leben erweckt werde."

(Sure Maryam 19: Vers 16-33)

Maria (Maryam) suchte Schutz bei Gott, da sie den Engel nicht kannte und Furcht empfand. Der Vers deutet darauf hin, dass die Geburt eher am Tage und nicht in der Nacht vor sich ging. In diesem Vers ist übrigens auch ein Hinweis auf die Jahreszeit, in der Jesus geboren wurde, weil die Rutab (reife aber noch nicht getrocknete Datteln) ungefähr in den Monaten April und Mai geerntet werden. Einige Gelehrten kommentierten diesen Vers, dass man Frauen im Geburtszustand (kurz vor und nach der Geburt) mit

Rutab-Datteln ernähren solle, weil der Engel Gabriel es Maryam so empfohlen hatte. Reife Rutab-Datteln sollen die Geburt beschleunigen und das Oxytocin bei den Gebärenden verstärken, sowie gegen Verstopfung helfen.[36]

Es gibt auch eine religiöse Deutung zum ersten Schrei des Neugeborenen, den der Satan berührt. Die „Berührung" bedeutet, dass der Satan versucht diesen Mensch vom richtigen Weg zu entgleisen. Maria und Jesus sind von dieser Berührung ausgenommen. Der Prophet sagte:

" عن أبي هريرة ﷺ قال قال النبي ﷺ: " كل بني آدم يطعن الشيطان في جنبيه بإصبعه حين يولد غير عيسى ابن مريم ذهب يطعن فطعن في الحجاب "

Es gibt unter den Menschen keinen Neugeborenen, der nicht bei seiner Geburt von Satan berührt wird, und der auf Grund der Berührung durch Satan zu schreien beginnt. Nur Maryam (Maria) und ihr Sohn (Jesus) sind die Ausnahme davon.

(Ṣaḥîḥ Al-Buchâri 3044. HS)

Der Koran berichtet über die Botschaft Jesu an seine Anhänger, dass nach ihm ein Prophet mit Namen Aḥmad (Muḥammad) kommen werde. Nach dem Propheten Jesus (um 40 u.Z.) gab es laut islamischer Überlieferung rund 600 Jahre lang keinen Gesandten in der Welt. Aber es gab unter Arabern viele Zeichen, die darauf hindeuteten, dass ein neuer Prophet kommen wird.

"وَإِذْ قَالَ عِيسَى ابْنُ مَرْيَمَ يَا بَنِي إِسْرَائِيلَ إِنِّي رَسُولُ اللَّهِ إِلَيْكُم مُّصَدِّقًا لِّمَا بَيْنَ يَدَيَّ مِنَ التَّوْرَاةِ وَمُبَشِّرًا بِرَسُولٍ يَأْتِي مِن بَعْدِي اسْمُهُ أَحْمَدُ فَلَمَّا جَاءَهُم بِالْبَيِّنَاتِ قَالُوا هَذَا سِحْرٌ مُّبِينٌ "

Und da sagte Jesus, der Sohn der Maria: „Oh ihr Kinder Israels, ich bin Allāhs Gesandter bei euch, der Bestätiger dessen, was von der Thora vor mir gewesen ist, und Bringer der frohen Botschaft eines Gesandten, der nach mir kommen wird. Sein Name wird Aḥmad sein." Und als er zu ihnen mit den Beweisen kam, sagten sie: „Das ist ein offenkundiger Zauber."

(Sure As-Saff 61: Vers 6)

Der Koran (القرآن)

Der erste Vers des Korans (arab. قرآن *Qur'ân*, die Lesung, Rezitieren, von *qarâ'a* lesen), der dem Propheten Muḥammad durch den Erzengel Gabriel offenbart wurde, lautet:

" اقْرَأْ بِاسْمِ رَبِّكَ الَّذِي خَلَقَ * خَلَقَ الْإِنسَانَ مِنْ عَلَقٍ * اقْرَأْ وَرَبُّكَ الْأَكْرَمُ * الَّذِي عَلَّمَ بِالْقَلَمِ * عَلَّمَ الْإِنسَانَ مَا لَمْ يَعْلَمْ "

Lies im Namen deines Herrn, Der erschuf, Er erschuf den Menschen aus einem Blutklumpen. Lies; denn dein Herr ist Allgütig, Der mit dem Schreibrohr lehrt, lehrt den Menschen, was er nicht wusste.

(Sure Al-Àlaq 96: Vers 1-5)

Der Koran wurde im Laufe von 23 Jahre herabgesandt und enthält 6324 Verse unterschiedlicher Länge nach Kufi-Zählung oder 6214 nach Madani-Zählung. Die Gläubigen haben diese Verse täglich im Gebet zu rezitieren und jedes Jahr im Fastenmonat Ramadan den Koran komplett zu wiederholen, was ihnen hilft, die Verse auswendig und genau zu lernen.

[36] Al-Zawi, 2008, Al-Mawsili, 2008.

Um Probleme durch die Mundarten der arabischen Sprache (لهجات Lahadschat) zu vermeiden, empfahl der Prophet Muḥammad seinen Gefährten im Falle eines Meinungsunterschiedes über die Wortwahl oder die Aussprache des Korans die Mundart der Quraiysch[37] zu übernehmen und als Standard zu akzeptieren, weil man selbst Quraiyschi ist. Er sagte ihnen, dass der Koran in sieben verschiedenen „Lesart-Dialekten" ausgesprochen werden kann, die nach den Namen der Rezitatoren bezeichnet werden (Ḥafs حفص-, Àssim عاصم-, Nafi` نافع-, Warsch- ورش, Qaloun قالون, Ḥamza حمزه und Ibn Kathier إبن كثير). Einige Gelehrte erhöhen die Zahl auf zehn verschiedene Dialekte.[38] Der Prophet Muḥammad sagte:

" عن ابن عباس ﷺ أن رسول الله ﷺ قال: " أقرأني جبريل على حرف فلم أزل أستزيده حتى انتهى إلى سبعة أحرف "

Dschibril lehrte mich den Koran in einem Ḥarf (Ḥafs)-Dialekt. Ich verlangte von ihm mehr, so dass er mich sieben Dialekte lehrte.

(Ṣaḥîḥ Al-Buchâri 2980 und Musnad Aḥmad 2255. HS)

Ùthman, der dritte Kalif, sammelte die Dokumente in den weiteren sechs Dialekten und verbrannte sie. Er vervielfältigte den Koran im Quraiysch-Dialekt und verteilte ihn in verschiedenen islamischen Provinzen. Der Koran, der heutzutage verwendet wird, ist in den meisten Fällen der Quraiysch-Koran (Ùthman-Koran genannt). In einigen Ländern, wie in Libyen, Tunesien oder Marokko, wird die Warsch- oder Qaloun-Version rezitiert.

Der Koran wurde nach den Anweisungen des Propheten Muḥammad in seiner Anwesenheit von den Gefährten geschrieben. Mit der Übermittlung der einzelnen Suren durch den Erzengel Gabriel, ihrer Niederschrift und Zusammenstellung im Koran sammelten der Prophet Muḥammad und seine Anhänger die Suren im Gottes-Buch, als letzten Teil der Botschaft[39] Allāhs, nach den heiligen Büchern der Juden und Christen. Allāh ist demzufolge derselbe Gott, an den auch Juden und Christen glauben und den sie ehren. Der Prophet berief sich ab und zu auf einige Aspekte und Rituale, die schon im Juden- und Christentum und davor vorhanden waren.[40]

Der Prophet Muḥammad lehrte die Gefährten die Säulen des Islam: Der Glaube an Allāh als den einzigen Gott (Al-Tawḥid = Monotheismus), der Glaube an Muḥammad als Allāhs Gesandten, das Verrichten des Gebetes fünf Mal am Tage, die Zahlung der Zakat (Reinheitsgelder, Almosen, oder Armen-Steuer), das Fasten nach dem Mondkalender im Monat Ramadan und die Pilger-Reise nach Mekka, verpflichtend für diejenigen, die finanziell und/oder gesundheitlich dazu in der Lage sind.

Der Prophet Muḥammad lehrte die Gefährten außerdem die Säulen des Iman (tiefe Frömmigkeit oder verinnerlichter Glaube): Die Muslime glauben an Allāh, an seine Engel, an seine Bücher (die verlorenen Schriften-Blätter gesandt an Abraham, die Thora gesandt an Moses, die verlorenen Zabour [Psalmen] gesandt an David und das Evangelium [das neue Testament] gesandt an Jesus), an die Propheten und Gesandten Gottes, an das Jüngste Gericht und das Jenseits, und schließlich an das Schicksal[41] (Qadhaa قضاء

[37] Quraiysch: der Stamm in Mekka, der aus Gottes Sicht am besten Hocharabisch sprach.
[38] Anon II, 2008.
[39] Der Begriff Offenbarung hat im Islam eine andere Bedeutung als in anderen Religionen. Vgl. Exegese-Bücher.
[40] Vgl. Sure Al-Baqara 2: Vers 285 oben.
[41] Siehe unten über Schicksal.

= Fügung und Qadar قدر = Vorbestimmung), sei es positiv oder negativ. Nicht nur die Muslime, sondern auch viele andere Religionen glauben an Engel. Studien zeigen, dass ca. 50 % der amerikanischen Bevölkerung an Schutzengel glauben.[42] In verschiedenen Kulturen gibt es viele fantasievolle Bilder von Engeln.

Innerhalb von rund 20 Jahren verbreitete sich die Botschaft der neuen Religion fast auf der ganzen arabischen Halbinsel.[43] Die Vermutung einiger Menschen, dass nach dem Tod des Propheten die Verbreitung des Islam abnehmen oder sogar gestoppt würde, war schnell verflogen, so dass die Ausbreitung des Islams stärker voranschritt als zu Lebzeiten des Propheten. Außerdem war dies nicht nur eine Eroberung von „Beduinen", sondern eine Öffnung zum Glauben mit Akzeptanz und Respekt, so ist die Generation der Gefährten mit Hilfe des Propheten eine zivilisierte Generation geworden. Die Herrscherfamilie Tang in China ließ im siebten Jahrhundert den durch arabischen Händler verbreiteten Koran ins Chinesische übersetzen. Dies ist wahrscheinlich die erste Übersetzung des Korans in eine andere Sprache.[44]

Heutzutage bekennen sich ca. 1,6 Milliarden Menschen in über 60 Nationen zum Islam, was fast einem Viertel der Weltbevölkerung entspricht.

Die Sunna (السنة)

Die Sunna (arab. Brauchtum im weitesten Sinne) ist die Überlieferung der Aussagen, Taten, Empfehlungen, Werke und Verhaltensweisen sowie der Akzeptanz, Ablehnung oder Tolerierung bestimmter Regeln durch den Prophet Muḥammad. Ein Teil der Sunna behandelt die Medizin und medizinische Regeln und Therapien, die eigentliche „Propheten-Medizin, Al-Tibb Al-Nabawi الطب النبوي".

Nach dem Koran, der Hauptquelle der Interpretationen und Gesetze, ist die Sunna die zweite Quelle im Islam. Die Sunna ergänzt und erklärt den Koran. Die dritte Quelle ist der Konsens der Kalifen (Al-Idschma`) und die vierte Quelle ist Al-Qiyas, d. h. das Messen eines Urteils oder Geschehens an der Lösung eines Problems in der Zeit der rechtgeleiteten Kalifen und deren Nachfolger, besonders in den ersten 300 Jahren des Islams. Es gibt auch weitere Quellen, wie Al-Idschtihad (persönliche Fleißinterpretation, also persönliche Weiterentwicklung in Glaubensfragen) und andere.

Die Ḥadîthe (Aussprüche des Propheten) wurden direkt übersetzt unter Berücksichtigung der ursprünglichen Quellen und Zitate, religiöse Rechtsgutachten (Fatwas) wurden ab und zu herangezogen. Hervorzuheben aber ist, dass versucht wurde, die Bedeutung auf den Dialekt der Quraiysch in Verbindung mit dem jetzigen Sprachverständnis zurückzuführen und dass nicht die Meinungen derjenigen berücksichtigt wurden, die einige arabische Wörter auf den aramäischen Sinn zurückführen. Die arabische Sprache der Quraiysch hatte sich weiter entwickelt und entsprach nicht mehr immer dem aramäischen Sinn von vor 2000 Jahren.

---

[42] EKKW, 2012.
[43] Al-Choudhari, 2001.
[44] Mustafa, 1998.

Das Gebet ist die zweite Säule des Islam. Gott sagte den Muslimen, dass sie beten, aber nicht wie sie beten. Der Gesandte erklärte und zeigte ihnen, wie man betet.

" عن العرباض بن سارية السلمي ثم صلى بهم النبي ﷺ ثم قام فقال: " أيحسب أحدكم متكئا على أريكته قد يظن أن الله لم يحرم شيئا إلا ما في هذا القرآن ألا وإني والله قد وعظت وأمرت ونهيت عن أشياء إنها لمثل القرآن أو أكثر وإن الله ﷻ لم يحل لكم أن تدخلوا بيوت أهل الكتاب إلا بإذن ولا ضرب نسائهم ولا أكل ثمارهم إذا أعطوكم الذي عليهم "

Wahrlich, unter euch wird manch einer sich auf sein Sofa legen und denken, dass Allāh, der Allerhabene, der Allmajestätische, nur das verboten hat, was in diesem Koran steht. Ich aber schwöre bei Allāh, dass ich ermahnt und Sachen verboten habe, die im Koran erwähnt werden und mehr. Und dass Allāh, der Allerhabene, der Allmajestätische euch nicht erlaubt hat, die Häuser der „Ahl Al-Kitâb“[45] ohne Erlaubnis zu betreten und ihre Frauen zu schlagen und ihre Früchte zu essen, wenn sie euch geben, was sie abgeben sollen.

(Sunan Abi Dawoud 2652. HS)

Das Wort „mehr“ bezieht sich in diesem Ḥadîth auf die Sunna und die darin enthaltenen Gesetze. Gott sandte den letzten Propheten, um Seine zuvor offenbarten Botschaften entweder zu erneuern oder zu ersetzen.[46] Der Gesandte Allāhs sagt:

" عن أبي هريرة ﷺ أن رسول الله ﷺ قال: " إن مثلي ومثل الأنبياء من قبلي كمثل رجل بنى بيتا فأحسنه وأجمله إلا موضع لبنة من زاوية فجعل الناس يطوفون به ويعجبون له ويقولون هلا وضعت هذه اللبنة قال فأنا اللبنة وأنا خاتم النبيين "

Mein Gleichnis mit den Propheten vor mir ist das eines Mannes, der ein Haus gut und schön gebaut, aber einen Ziegel an einer Stelle in einer Ecke ausgelassen hatte. Die Leute, die um das Haus herumgingen und es zu bewundern anfingen, sagten: „Es wäre doch schöner gewesen, wenn der Stein an dieser Stelle angebracht worden wäre!“ Der Prophet sagte: „Ich bin dieser Ziegel, und ich bin der letzte aller Propheten.“

(Ṣaḥîḥ Al-Buchâri Nr. 3534 und 3535. HS)

Wer an die vorherigen Botschaften glaubt und sich der neuen anschließt, der wird von Gott reichlich belohnt werden. Dazu sagte der Prophet Muḥammad:

" أبو بردة عن أبيه قال: قال رسول الله ﷺ: " ثلاثة لهم أجران رجل من أهل الكتاب آمن بنبيه وآمن بمحمد ﷺ والعبد المملوك إذا أدى حق الله وحق مواليه ورجل كانت عنده أمة فأدبها فأحسن تأديبها وعلمها فأحسن تعليمها ثم أعتقها فتزوجها فله أجران "

Drei Menschen bekommen bei Allāh doppelten Lohn: Derjenige von den Buchbesitzern (Juden oder Christen), der sowohl an seinen Propheten als auch den Propheten Muḥammad (ﷺ) glaubt; der Diener (Sklave), der an Gott glaubt und sowohl seinen Pflichten Gott gegenüber als auch den Pflichten seinem Herrn (Besitzer) gegenüber nachkommt, und derjenige, der seine Dienerin (Sklavin) gut lehrt und ausbildet, von der Sklaverei befreit und sie heiratet.

(Ṣaḥîḥ Al-Buchâri 95. HS)

Immer wieder wird die Frage gestellt, warum man auch die Sunna befolgen solle. Dazu sagt Gott:

---

[45] Gemeint sind die beiden monotheistischen Religionen Christen und Juden. Auch Buchbesitzer (Ahl Al-Kitâb) genannt.

[46] Al-Scha`rawi, 1994.

" وَمَا آتَاكُمُ الرَّسُولُ فَخُذُوهُ وَمَا نَهَاكُمْ عَنْهُ فَانتَهُوا وَاتَّقُوا اللَّهَ إِنَّ اللَّهَ شَدِيدُ الْعِقَابِ "

Und was euch der Gesandte gibt, das nehmt an; und was er euch untersagt, dessen enthaltet euch. Und fürchtet Allāh; wahrlich, Allāh ist streng im Strafen.

(Sure Al-Haschr 59: Vers 7)

" تِلْكَ حُدُودُ اللهِ وَمَن يُطِعِ اللهَ وَرَسُولَهُ يُدْخِلْهُ جَنَّاتٍ تَجْرِي مِن تَحْتِهَا الأَنْهَارُ خَالِدِينَ فِيهَا وَذَلِكَ الْفَوْزُ الْعَظِيمُ * وَمَن يَعْصِ اللهَ وَرَسُولَهُ وَيَتَعَدَّ حُدُودَهُ يُدْخِلْهُ نَارًا خَالِدًا فِيهَا وَلَهُ عَذَابٌ مُّهِينٌ "

Dies sind die Schranken Allāhs; und wer Allāh und Seinem Gesandten gehorcht, den führt Er in Gärten ein, durch die Bäche fließen; darin sollen sie ewig weilen; und das ist die große Glückseligkeit. Und wer Allāh und Seinem Gesandten den Gehorsam versagt und Seine Schranken übertritt, den führt Er ins Feuer; darin muss er ewig bleiben; und ihm wird eine schmähliche Strafe zuteil.

(Sure Al-Nissaa 4: Vers 13-14)

Die in der Sunna empfohlenen Taten ersetzen, wenn sie umgesetzt werden, nicht ausgeführte oder nicht vollendete Pflichten des Muslims. Dazu sagte Prophet Muḥammad:

" عن تميم الداري عن النبي ﷺ قال: " أول ما يحاسب به العبد يوم القيامة صلاته فإن أكملها كتبت له نافلة فإن لم يكن أكملها قال الله سبحانه لملائكته: "انظروا هل تجدون لعبدي من تطوع فأكملوا بها ما ضيع من فريضته" ثم تؤخذ الأعمال على حسب ذلك "

Wahrlich, zuerst wird der Diener beim Jüngsten Gericht nach seinem Gebet befragt. Wenn er es richtig verrichtet hat, wird es für ihn als freiwillige Tat geschrieben. Und hinsichtlich der nicht richtig verrichteten Gebete sagte Allāh, gepriesen sei Er, zu Seinen Engeln: „Seht, ob ihr freiwillige Taten meines Dieners findet und ergänzt damit die nicht richtig ausgeführten Pflichttaten." Danach werden diese Taten als Pflichttaten angerechnet.

(Sunan Ibn Mâdschah 1416. HS)

Nach den meisten islamischen Gelehrten wird alles, was der Prophet gesagt haben soll, aber nicht den Lehren des Korans entspricht, nicht als „richtig oder authentisch" anerkannt. Sollte eine Sunna in irgendeiner Weise dem Koran widersprechen, wird nur der Koran-Text angenommen, der Sunna-Text wird nicht berücksichtigt.

" عن عبد الله بن عمرو قال: كنت أكتب كل شيء أسمعه من رسول الله ﷺ أريد حفظه فنهتني قريش عن ذلك وقالوا تكتب ورسول الله ﷺ يقول في الغضب والرضا فأمسكت حتى ذكرت ذلك لرسول الله ﷺ فقال: " اكتب فوالذي نفسي بيده ما خرج منه إلا حق "

Der Prophet Muḥammad (ﷺ) sagte zu Àbdul Lāh Bin Àmru, der alles notierte, was der Prophet aussprach: „Schreib, ich schwöre bei Dem, in Dessen Hand meine Seele ist (Allāh), was aus ihm heraus kommt, ist nur wahr (gemeint ist, was aus dem Mund des Propheten Muḥammad kommt, ist wahr)."

(Musnad Aḥmad 6511. HS) [47]

"وَالنَّجْمِ إِذَا هَوَى * مَا ضَلَّ صَاحِبُكُمْ وَمَا غَوَى * وَمَا يَنطِقُ عَنِ الْهَوَى * إِنْ هُوَ إِلَّا وَحْيٌ يُوحَى * عَلَّمَهُ شَدِيدُ الْقُوَى "

Beim Stern, wenn er heruntersaust! Euer Gefährte (gemeint Muḥammad) ist weder verwirrt, noch befindet er sich im Unrecht, noch spricht er aus Begierde. Vielmehr ist es eine Offenbarung, die (ihm) eingegeben wird. Gelehrt hat ihn Einer, der über starke Macht verfügt.

(Sure Al-Nadschm 53: Verse 1-5)

---

[47] Al-Masri, 2008.

Die Sunna wurde zum Teil bereits zu Lebzeiten Muḥammads niedergeschrieben. Der fromme Kalif und Großgelehrte Ùmar bin Àbdul Aziz (Ùmar II., 681 - 720 u.Z.) befahl ca. 85 Jahre nach dem Tod des Gesandten Gottes, die Sunna vollständig zusammen- zutragen und zu dokumentieren, aber, weil er nur zweieinhalb Jahre regierte, bevor er getötet wurde, konnte er sie nicht komplett identifizieren und sortieren lassen. Zu seiner Zeit lebten noch einige Gefährten des Propheten, von denen viele sehr alt wurden.

Die einzelnen Informationen über das Leben des Propheten wurden mühselig und gewissenhaft gesammelt, gesichtet, überprüft und niedergeschrieben nach der Tradenten- und Identifizierungsmethode. Dabei wurden die Richtigkeit und Akzeptanz der Überlieferungen am tadellosen Lebenswandel der Informanten gemessen. Eine einzelne Episode und ihr Inhalt (Matn) wird Ḥadîth (arab. Mitteilung, Verkündung) genannt und ist in der Kette der Informanten (Tradenten) überliefert, die sich möglichst bis auf den Propheten zurückverfolgen lassen sollte (Isnad und Riwayah). Daraus hat sich eine systematische Wissenschaft entwickelt, aus der die Teilbiographie mit Überlieferungen von ca. 30.000 Tradenten (Ruwat) hervorgegangen ist. Eine einzige Lücke in der Kette der Ḥadîth-Überlieferer kann zur Ablehnung eines Ḥadîthes führen.

Der Gelehrte Al-Buchâri (810 - 870 u.Z.), der später in seiner Sammlung Ṣaḥîḥ Al-Buchâri einen wichtigen Teil der Sunna zusammengetragen hat, unternahm einst eine 800 km lange Reise zu einem Informanten, um die Glaubwürdigkeit eines Ḥadîth zu überprüfen. Als er bei seiner Ankunft sah, dass der betreffende Informant sein Kamel zum Narren hielt, indem er ihm vortäuschte, in seiner Hand befände sich Nahrung, kehrte er zurück und weigerte sich, die Aussage des Mannes anzuerkennen, denn derjenige, der Tiere betrügt, könne auch Menschen belügen und sei daher unglaubwürdig.

Alle nicht bestätigten Ḥadîthe, die dem Koran und der bestätigten Sunna nicht widersprechen, werden in diesem Buch als Grundregeln der Volksmedizin in der Zeit des Propheten und danach anerkannt, aber nicht als Sunna, obwohl sie größtenteils aus derselben Zeit wie die Ḥadîth-Dokumentation stammen (ca. 650 - 850 u.Z.).

Die klassische Sammlung der Sunna (ca. 705 - 915 u.Z.) umfasst neun Bücher, von denen die wichtigsten das „Ṣaḥîḥ Al-Buchâri" und das „Ṣaḥîḥ Muslim" mit mehr als 7.000 bzw. 9.000 Ḥadîthen (arab. pl. Aḥadîth), auch „die authentische Sammlung" (Al-Dschâmi` Al-Ṣaḥîḥ) genannt, sind.[48]

Diese neun Werke gelten in der islamischen Welt als die Hauptwerke der dokumentierten Sunna: Ṣaḥîḥ Al-Buchari, Ṣaḥîḥ Muslim, Sunan Al-Tirmithi, Sunan Al-Nassaaii, Sunan Abi Dawoud, Sunan Ibn Mâdschah, Musnad Aḥmad (Ibn Ḥanbal), Muaṭṭaa Malik und Sunan Al-Darimi.[49]

[48] Al- Buchâri, 1991 und 2001.
[49] Al-Masri, 2008.

Tabelle 3: Lebzeiten der neun bedeutendsten Ḥadîthsammler

Name	Hidschri	u.Z.
Al-Buchâri	194-256	810-870
Muslim	216-261	817–875
Al-Tirmithi	223-279	824–892
Al-Nassaaii	230-303	830–915
Abi Dawoud	216-275	817–889
Ibn Mâdschah	208-272	824-887
Aḥmad Ibn Ḥanbal	165-243	780-855
Malik	094-179	715-795
Al-Darimi	186-255	797-869

Die hier zitierten Ḥadîthe des Propheten sind direkt den oben genannten Büchern entnommen, ohne zusätzliche Analyse, ob sie saḥîḥ صحيح (authentisch tradiert), ḥassan حسن (mäßig tradiert), dhaìif ضعيف (schwach tradiert) oder موضوع mawdhu` (erfunden) sind. In der arabischen Version wurde nur der letzte Tradent angegeben und im Einzelfall die Länge des Ḥadîthes auf die in unserem Zusammenhang wichtige Stelle gekürzt. Die Zitate des Propheten und seiner Gefährten und ihre Berichte über Ereignisse wurden soweit wie möglich sinn- und zeitgemäß übersetzt und nicht immer nach dem Sprachverständnis der damaligen Zeit, denn wie die deutsche hat sich auch die arabische Sprache innerhalb der vergangenen mehr als 1400 Hidschri-Jahre weiter entwickelt. Deshalb sind nicht alle zitierten und übersetzten Ḥadîthe hundertprozentig identisch mit den arabischen Originaltexten, was daran liegt, dass ein Zitat teilweise aus 10-20 Ḥadîthen abgeleitet wurde, die zwar den gleichen Inhalt oder Sinn, aber nicht den gleichen Wortlaut haben.

Der Prophet Muḥammad öffnete den Gefährten, seinen zu seinen Lebzeiten in den Islam eingetretenen Anhängern, die sein Wissen mündlich oder schriftlich weitergegeben haben, eine neue Tür, um unter anderem Fragen über die Gesundheit zu stellen. Die Gefährten und danach die nachfolgenden Chronisten schrieben alles, was der Prophet Muḥammad tat, nieder, egal ob es sich dabei um rein religiöse oder um weltliche Aussagen handelte. Es existieren schriftlich mehr als 200.000 Ḥadîthen in verschiedenen Längen. In dieser Zeit wurde durch den Koran und die Sunna bestimmt, was für islamische Ethik von Bedeutung ist: Menschen und Tiere gehören in die Kategorie der beseelten Lebewesen, und ein Missbrauch beseelter Lebewesen wird am Tage des Gerichtes schwer belangt werden. Dabei steht der Mensch aufgrund seiner Kenntnisse und Überlegenheit über dem Tier. Zahlreiche Zitate aus Koran und Sunna betonen diese Denkweise. Dementsprechend ist die „Barmherzigkeit" gegenüber Menschen, Tieren und Pflanzen integraler Bestandteil des frühislamischen Verhaltenskodex, der für gläubige Muslime nach wie vor bindend ist. Der Prophet sagte:

" عن جرير بن عبد الله قال قال رسول الله ﷺ: " من لا يرحم الناس لا يرحمه الله ﷻ "

Wahrlich, Derjenige, der keine Barmherzigkeit gegenüber den Menschen besitzt, dem wird sich Allāh, der Allerhabene, der Allmajestätische, nicht erbarmen.

(Musnad Aḥmad 18407. HS)

Islamische Medizin (الطب الإسلامي التقليدي)

Der Prophet Noah gilt im Islam als der Schützer und Retter aller Lebewesen, im modernen Sinne der Biodiversität, da er Menschen, Tiere und Pflanzen vor der Sintflut rettete und somit das Erdgleichgewicht herstellte:

" حَتَّى إِذَا جَاء أَمْرُنَا وَفَارَ التَّنُّورُ قُلْنَا احْمِلْ فِيهَا مِن كُلٍّ زَوْجَيْنِ اثْنَيْنِ وَأَهْلَكَ إِلاَّ مَن سَبَقَ عَلَيْهِ الْقَوْلُ وَمَنْ آمَنَ وَمَا آمَنَ مَعَهُ إِلاَّ قَلِيلٌ "

Alsdann erging Unser Befehl und die Fluten (der Erde) brachen hervor. Da sprachen Wir: „Bringe in das Schiff je zwei von allen (Arten) hinein, Pärchen, und deine Familie mit Ausnahme derer, gegen die das Wort bereits ergangen ist, und die Gläubigen.“ Und keiner glaubte ihm, außer einer kleinen Schar.

(Sure Hud 11: Vers 40)

Mit Bezug auf spezifisch medizinische Aspekte zeigt sich, dass die traditionelle islamische Medizin vorwiegend einen Schutzsinn, also gewissermaßen einen präventiven Charakter hat. Viele Verse sind durch Vorgabe bestimmter Regeln und Verhaltensweisen als Warnung vor seelischen, körperlichen oder sozialen Gefahren zu verstehen, also gezielt Muḥammad offenbart, um die Menschen zu warnen[50] und zu schützen.

Aber nicht nur Prävention, sondern auch Heilung ist in den Geboten des Islams in „Al-Schar`, Scharià“ im Koran wie auch in der Sunna durch Taten und Aussagen des Gesandten erlaubt. Heilen schützt die Seele, was ein allgemeines Ziel der islamischen Religion ist.[51] Entweder wendet der Leidende selbst die Heilbehandlung an oder er lässt Ärzte oder Fachleute das für ihn tun, gegen oder ohne Honorar.

Der Koran spricht über die Seele und ihre inneren Konflikte mit sich und mit Gott. Seltener werden Angaben über bestimmte Heilungen oder Heilprozesse gemacht. Auch bietet Gott den Gläubigen den Koran selbst als Heilmittel an. Der Koran gilt unter den Gläubigen als Heilmittel und Hilfestellung ihre Religiosität zu verstärken und ihr Leid durch das Verstärken des Glaubens zu ertragen. Gott sagt:

"وَنُنَزِّلُ مِنَ الْقُرْآنِ مَا هُوَ شِفَاء وَرَحْمَةٌ لِّلْمُؤْمِنِينَ وَلاَ يَزِيدُ الظَّالِمِينَ إَلاَّ خَسَارًا "

Und Wir senden vom Koran das hinab, was eine Heilung und Barmherzigkeit für die Gläubigen ist; den Ungerechten aber mehrt es nur den Schaden.

(Sure Al-Israa 17: Vers 82)

"وَلَوْ جَعَلْنَاهُ قُرْآنًا أَعْجَمِيًّا لَّقَالُوا لَوْلَا فُصِّلَتْ آيَاتُهُ أَأَعْجَمِيٌّ وَعَرَبِيٌّ قُلْ هُوَ لِلَّذِينَ آمَنُوا هُدًى وَشِفَاء وَالَّذِينَ لَا يُؤْمِنُونَ فِي آذَانِهِمْ وَقْرٌ وَهُوَ عَلَيْهِمْ عَمًى أُوْلَئِكَ يُنَادَوْنَ مِن مَّكَانٍ بَعِيدٍ "

Hätten Wir ihn als einen Koran in einer fremden Sprache abgefasst, hätten sie gesagt: „Warum sind seine Verse nicht in einer fremden und in einer arabischen (Sprache) klar gemacht worden?“ Sprich: „Er ist eine Führung und eine Heilung für die Gläubigen.“ Doch diejenigen, die nicht glauben - ihre Ohren sind taub, und er bleibt ihrem Blick entzogen; diese werden von einem weit entfernten Ort angerufen.

(Sure Fussilat 41: Vers 44)

---

[50] Die Wörter warnen bzw. Warnung findet man mehr als 40 Mal im Koran.
[51] Islamischer Kongress, 1985.

Viele Verse im Koran haben verschiedene Bedeutungen über verschiedene Themen. Hier steht das Verständnis der Verse bezüglich ihrer Bedeutung im Bereich der Gesundheit und im Bereich der Wirkung auf die Seele im Blickpunkt. Die andere Dimension der Bedeutung der Verse ist hier nicht zu berücksichtigen.

Al-Fatiḥa[52], als erste Sure im Koran, gilt bei den Muslimen als Heilmittel (فاتحة الكتاب شفاء). Die Gelehrten erklärten Al-Fatiha daher zu einem Bittgebet bei Erkrankungen. Der Prophet Muḥammad sagte darüber:

" عن عبد الملك بن عمير قال قال رسول الله ﷺ: " في فاتحة الكتاب شفاء من كل داء "

Al-Fatiḥa des Korans enthält ein Heilmittel gegen jede Erkrankung.

(Sunan Al-Darimi 3236. HD HM)

Muslime, die krank sind, sind mehr oder weniger je nach ihrem Krankheitszustand von den Pflichten der Religion befreit. Sie erhalten bestimmte Erleichterungen, wie sie ihre Religiosität ausüben können, solange ihr Körper und seelischer Zustand es erlauben.

Ähnlich wie im Koran kommen auch in der Sunna Empfehlungen für Heilmittel vor, welche zum Teil auch einen Volksglauben widerspiegeln und diesen damit legitimieren. Die meisten Empfehlungen des Propheten Muḥammad lagen in den Bereichen der Präventivmedizin oder der Naturheilkunde, insbesondere im Bereich der pflanzlichen Heilkunde. Die Araber der damaligen Zeit in den ländlichen Gebieten nahmen nur einfache Einzelmedikamente, entsprechend den einfachen Speisen, die man damals in der ländlichen Gesellschaft zu sich nahm. Gemischte Medikamente (Aqrabathien اقراباذين) waren auf dem Lande unbekannt. Die komplexe Medikation mit gemischten oder mehreren Medikamenten war eher bei Stadtbewohnern zu finden, da deren Essgewohnheiten ebenfalls viel komplexer waren. Auch hat man aufgrund von Beobachtungen der Tiere und deren Umgang mit ihren Erkrankungen profitiert und davon Medikationen abgeleitet, etabliert und angewandt.[53]

Die Stadt Mekka ist eine kleine Oase in der trockenen Wüstenlandschaft der arabischen Halbinsel, wo es nur kargen Pflanzenwuchs gibt. Der Kontakt zu den Nachbarn war zu damaliger Zeit aufgrund fehlender Transportmöglichkeiten sehr schwierig. Allerdings gab es zwei bekannte Routen nach Damaskus bzw. Bilad Al-Scham (Altsyrien) sowie nach Jemen, die dem regelmäßigen Handel mit diesen Gebieten dienten. Außerdem wurde die Gebetsstätte Abrahams in Mekka bereits vor dem Islam von sehr vielen „Monotheisten“ aufgesucht. Über die Gesundheitslage in Mekka und Al-Madina ist mit Ausnahme dessen, was in religiösen Büchern und in den Ḥadîthen zu finden ist, wenig bekannt. Informationen über die vorislamische Zeit (Al-Dschahiliya, „Unkenntnis“-Zeit) wurden durch Gedichte, Literatur und mündliche Überlieferungen der Araber vermittelt.

Der Prophet Muḥammad hat auf verschiedene Weisen psychologische, ernährungs- und verhaltensbedingte Heilmethoden überliefert, erstens indem er Zitate anderer bzw. Geschichten wiedergab, in denen es teilweise oder ausschließlich um Heilung ging, zwei-

---

[52]Die Eröffnende, auch Um-al-Qur'ân, Mutter des Korans, genannt.

[53] Al-Jauziah, 2006.

tens indem er Empfehlungen über bestimmte Therapien oder Heilmittel gab und drittens indem er selbst bestimmte, in der damaligen Zeit bereits existierende Therapien, Heilmittel oder medizinische Methoden anwandte und sie dadurch bestätigte oder ablehnte.

Der Prophet Muḥammad empfahl verschiedene Therapiemethoden abhängig von der Stufe der Frömmigkeit der Muslime. Bei einigen Erkrankungen, besonders bei seelischen, empfahl er die Rezitation bestimmter Koran-Zitate, die Ruqya (das Belesen, Bittgebet), als Heilmittel und die Geduld die Erkrankung zu ertragen, vor allem den besonders frommen Gefährten, die einen starken inneren Glauben besaßen, also Gebete als göttliche Medizin. Bei körperlichen Beschwerden empfahl er eine materielle Therapie, also irdische Medizin. Bei einigen Erkrankungen, besonders bei seelischen und körperlichen, empfahl er, bestimmte Koran-Zitate in Verbindung mit materiellen Heilmitteln anzuwenden, also göttliche und irdische Medizin. Für die Seelenreinigung empfahl er den Betroffenen die Reue, die Pilgerfahrt oder das Gebet, also seelische göttliche Medizin.[54] Bestimmten Menschen empfahl er bestimmte Therapien, je nach Stärke ihres Glaubens. Demjenigen, der stark im Glauben war, wurde eine bestimmte Therapie, die zu ihm passte, empfohlen, und wer weniger stark im Glauben war, bekam eine andere Therapie auferlegt, die zum Beispiel aus Vorsichtsmaßnahmen oder Präventivregeln bestand. Seinen Gefährten erlaubte er, gegenseitig Ruqya anzuwenden, dazu folgender Ḥadîth:

" خير الناس انفعهم للناس "

Der Wohltätigste[55] unter den Menschen ist derjenige, der den Menschen nützt.

(Al-Albani 3289. HH)

Und der Prophet sagte auch:

" عن جابر قال كان لي خال يرقي من العقرب فنهى رسول الله ﷺ عن الرقى قال فأتاه فقال يا رسول الله إنك نهيت عن الرقى وأنا أرقي من العقرب فقال: " من استطاع منكم أن ينفع أخاه فليفعل "

Dschabir berichtete, dass einer seiner Onkel die Ruqya gegen Skorpionstiche anwandte. Der Prophet (ﷺ) verbot ihm dies. Der Onkel ging daraufhin zum Propheten und sagte: „Oh Allāhs Gesandter, du hast die Ruqya verboten, die ich gegen Skorpionstiche anwende." Der Prophet antwortete ihm: „Wer von euch seinem Bruder[56] helfen (von Nutzen sein) kann, der soll das tun."

(Ṣaḥîḥ Muslim 4077. HS)

Quellen zur Propheten-Medizin (مصادر الطب النبوي)

Die neun bedeutendsten Ḥadîth-Bücher (Ṣiḥaḥ) enthalten zum Teil ganze Kapitel über Gesundheitsregeln und verstreut in den anderen Kapiteln weitere Ḥadîthe zu diesem Thema. Einige Wissenschaftler verschiedener Epochen haben diese Ḥadîthe in Schriften

[54] Al-Kaḥḥal, 2004.

[55] Wenn der Koran oder der Gesandte über einen Menschen oder Mann sprechen, sind damit meistens Männer und Frauen gemeint.

[56] Das Wort Bruder hat in diesem Zusammenhang im Arabischen die Bedeutung für den Mensch, also Mann und Frau gemeinsam. In manchen Stellen hat auch das Wort „Mann" die gleiche Bedeutung.

(Rassayil) gesammelt und mit dem Oberbegriff „Die Propheten-Medizin, الطب النبوي Al-Tibb Al-Nabawi"[57] betitelt.

Der Prophet Muḥammad sagte, dass behandeln und sich behandeln lassen Pflicht ist (وجوب التداوي):

" عن جابر عن النبي ﷺ أنه قال: " لكل داء دواء فإذا أصيبت دواء الداء برأ بإذن الله تعالى "

Für jede Erkrankung gibt es ein Heilmittel, wenn dieses Heilmittel die Krankheit trifft (auf die Krankheit wirkt), wird der Betroffene mit Allāhs Erlaubnis geheilt.
(Musnad Aḥmad 14070 und Ṣaḥīḥ Muslim. HS)

Der Gesandte wirkte selbst als Arzt, der mit Gottes Hilfe Menschen heilte. Gleichzeitig ließ er sich von Ärzten behandeln und gab ihnen Honorar dafür. Der Prophet betonte das Vorhandensein eines Heilmittels für jede Erkrankung, d.h. die Aufgabe des Muslims bzw. des Arztes ist die Suche nach diesem Heilmittel und seine Anwendung mit der richtigen Dosis und gegen die richtige Krankheit. Das bedeutet auch die Forderung und Förderung der Medizinlehre im Islam und deren Entwicklung. Nach einem unbestätigten Ḥadîth fragte Abraham Allāh:

„Oh mein Gott, von wem kommt die Krankheit?" Allāh, der Gepriesene und der Allerhabene antwortete ihm: „Von Mir!" Er fragte: „Von wem kommt das Heilmittel?" Allāh, der Gepriesene, der Allerhabene antwortete: „Von Mir!" Er fragte: „Oh Allāh, was ist mit dem Arzt?" Allāh, der Gepriesene, der Allerhabene antwortete: „ Ein Mensch, durch den Ich das Heilmittel gebe.[58]

Über die Herabsendung der Heilmittel sagte der Gesandte:

"عن زيد بن أسلم أن رجلا في زمان رسول الله ﷺ أصابه جرح فاحتقن الجرح الدم وأن الرجل دعا رجلين من بني أنمار فنظرا إليه فزعما أن رسول الله ﷺ قال لهما أيكما أطب فقالا أو في الطب خير يا رسول الله فزعم زيد أن رسول الله ﷺ قال: " أنزل الدواء الذي أنزل الأدواء "

Der Gefährte Zaid Bin Aslam sagte, dass ein Mann in der Prophetenzeit verletzt wurde, sein Blut verstaute sich und seine Verletzung verschlimmerte sich. Er rief zwei Behandelnde vom Stamm Bani Anmar, die ihm behandelten. Sie behaupteten, dass der Gesandte (ﷺ) sie fragte, wer von ihnen besser behandeln kann. Zaid berichtete weiter, dass sie fragten, ob es bei der Behandlung das Wohl Gottes gibt, er sagte: „Er (Allāh) hat die Krankheit herabgesandt, so wie auch die Heilung."
(Muaṭṭaa Malik 1482. HM)

Hier wurde nach dem besseren Arzt gefragt, ein Hinweis auf das Behandeln durch erfahrene Ärzte (Fachärzte).

[57] Der Begriff =الطب *Al-Tibb,* auch *Al-Ṭibb* geschrieben kommt vom Verb طَبَّ ṭabba und bedeutet eine Lage verändern, insbesondere verbessern.
[58] Al-Kaḥḥal, 2004.

Tabelle 4: Schriften zur Propheten-Medizin[59]

Brief des Imams Abi Al-Ḥassan Àli Bin Moussa Al-Ridha für Al-Maamoun (ca. 820 u.Z.).	رسالة الإمام أبي الحسن علي بن موسى الرضا التي كتبها للمأمون
Buch: Die Propheten-Medizin von Àbdul Malik Bin Habib Al-Andalusi (790 - 853 u.Z.).	الطب النبوي لعبد الملك بن حبيب الأندلسي
Buch: Die Propheten-Medizin von Abi Bakr Al-Sinni (894 - 974 u.Z.).	(الطب النبوي) لأبي بكر بن السني
Buch: Die Propheten-Medizin von Al-Ḥamidi (1095 u.Z.).	(الطب النبوي) للحميدي
Buch: Die Propheten-Medizin von Àbdul Ḥassan Al-Ischbili (ca. 1200 u.Z.).	(الطب النبوي) لعبد الحسن الأشبيلي
Buch: Die Propheten-Medizin von Al-Hafiz Al-Sakhawi (ca. 1450 u.Z.).	(الطب النبوي) للحافظ السخاوي
Buch: Die Propheten-Medizin von Ḥabib Al-Naysabouri (1016 u.Z.).	(الطب النبوي) لحبيب النيسابوري
Buch: Die Propheten-Medizin von Abi Na`ym Al-Asfahani (1038 u.Z.).	(الطب النبوي) لأبي نعيم الأصفهاني
Buch: Die Vierzig Medizinen, hergeleitet aus den Sunan-Werken von Ibn Mâdschah, von Muḥammad Al-Barzali (1267-1339 u.Z.).	كتاب (الأربعين الطبية المستخرجة من سنن ابن ماجه) لمحمد البرزالي.
Buch: Die Heilung in der Medizin von Al-Tifaschi (1184 - 1253 u.Z.).	(الشفا في الطب) للتيفاشي
Buch: Die Propheten-Urteile in der Medizinlehre von Ibn Tàrchan (1252 - 1320 u.Z.).	(الأحكام النبوية في الصناعة الطبية) لابن طرخان
Buch: Die Erinnerung an die Propheten-Medizin von Badr Bin Dschamaàh (1241 - 1335 u.Z.).	(تذكرة في الطب النبوي) للبدر بن جماعة
Buch: Die Propheten-Medizin von Al-Thahabi (1434 u.Z.).	(الطب النبوي) للذهبي.
Buch: Die Propheten-Medizin von Ibn Al-Qayim Al-Jauziah (1292 - 1349 u.Z.).	(الطب النبوي) - وهو جزء من زاد المعاد - لابن القيم.

Das Verb im unten angeführten Ḥadîth „تداووا lasst euch behandeln bzw. nehmet ein Heilmittel an“ ist in Imperativform. Gelehrten zu Folge gilt das als Gesetz und Grundregel in der Islamlehre. Es gibt auch Meinungen, dass die Obrigkeit das Volk zur Heilung zwingen darf, wie im Fall einer Epidemie, die die Gemeinschaft bedrohen könnte.[60] Eine Behandlung mit nicht erlaubten Mitteln ist nicht nur aus ethischen Gründen prinzipiell verboten, sondern auch deshalb, weil die Seele eines frommen Menschen eine derartige Behandlung ungern annimmt. Khabith-Mittel sind verbotene Dinge wie Rauschmittel (Alkohol) und Gifte oder für den Menschen unverträgliche Mittel, z.B. wegen ihres bitteren, unangenehmen Geschmacks oder unangenehmen Geruchs. Der Prophet Muḥammad sagte:

---

[59] Abu Anas, 2003.
[60] Al-Barr, 1992.

" عن أبي الدرداء قال قال رسول الله ﷺ: " إن الله أنزل الداء والدواء وجعل لكل داء دواء فتداووا ولا تداووا بحرام "

Wahrlich, Allāh hat sowohl die Krankheit als auch die Heilung herabgesandt. So lasst euch behandeln, aber verwendet keine verbotenen (Ḥaram) Mittel.

(Sunan Abi Dawoud 3376. HH)

Abu Hurayrah berichtete:

" عن أبي هريرة قال نهى رسول الله ﷺ عن الدواء الخبيث يعني السم "

Der Prophet Muḥammad (ﷺ) verbot das Behandeln mit Giften.

(Sunan Ibn Mâdschah 3450, Musnad Aḥmad 9804 und Musnad Aḥmad 14070. HS)

" نهى رسول الله ﷺ عن الدواء الخبيث "

Der Prophet Muḥammad (ﷺ) verbot das Behandeln mit Khabith-Mitteln (verbotene oder schwer verträgliche Mittel).

(Musnad Aḥmad 7703. HS)

Einige Gelehrte vertreten allerdings die Meinung, dass die Behandlung mit verbotenen (Ḥaram) Mitteln im Notfall erlaubt sei, dies jedoch nur in Ausnahmefällen, die nicht zur Regel werden dürfen.[61] Trotzdem verbreiten sich in einigen islamischen Ländern sogenannte „neue „Heilmethoden", die gemäß der Sunna nicht erwünscht sind, wie z.B. Behandlung mit Schlangengift, was in einigen irakischen Dörfern praktiziert wird.[62]

Im Notfall darf ein Muslim Verbotenes essen oder trinken, sobald aber die Notlage vorüber ist, gelten wieder die allgemeinen Verbote.

" فَمَنِ اضْطُرَّ فِي مَخْمَصَةٍ غَيْرَ مُتَجَانِفٍ لِّإِثْمٍ فَإِنَّ اللهَ غَفُورٌ رَّحِيمٌ "

Wer aber durch Hungersnot gezwungen wird, ohne sündhafte Neigung, so ist Allāh Allverzeihend, Barmherzig.

(Sure Al-Anàam 5: Vers 3)

Gott erlaubt den Gläubigen „die schönen und guten Dinge" zu nehmen, ohne dadurch eine Sünde zu begehen:

" قُلْ مَنْ حَرَّمَ زِينَةَ اللهِ الَّتِيَ أَخْرَجَ لِعِبَادِهِ وَالْطَّيِّبَاتِ مِنَ الرِّزْقِ قُلْ هِي لِلَّذِينَ آمَنُواْ فِي الْحَيَاةِ الدُّنْيَا خَالِصَةً يَوْمَ الْقِيَامَةِ كَذَلِكَ نُفَصِّلُ الآيَاتِ لِقَوْمٍ يَعْلَمُونَ "

Sprich: „Wer hat die schönen Dinge Allāhs verboten, die Er für Seine Diener hervorgebracht hat und die guten Dinge der Versorgung?" Sprich: „Sie sind für die Gläubigen in diesem Leben (und) ausschließlich (für sie) am Tage der Auferstehung. So machen Wir die Zeichen klar für Leute, die Wissen haben."

(Sure Al-A`raf 7: Vers 32)

Der Mensch soll seinen Körper wie eine „Amana" (Treuepfand, Anvertrautes) behandeln und er ist für die Schäden, die er ihm absichtlich zufügt, verantwortlich. Der Prophet Muḥammad sagte:

" عن أبي برزة الأسلمي قال قال رسول الله ﷺ: " لا تزول قدما عبد يوم القيامة حتى يسأل عن عمره فيما أفناه وعن علمه فيم فعل وعن ماله من أين اكتسبه وفيم أنفقه وعن جسمه فيم أبلاه "

Die beiden Füße des Sohnes Adams werden sich im Jüngsten Gericht nicht weiter bewegen, bis er nach seinem Leben befragt worden ist, danach wie er es verbracht hat,

[61] Al-Kaḥḥal, 2004, Al-Bouti, 2008.
[62] Anon III, 2008.

nach seinen Kenntnissen, was er damit gemacht hat, nach seinem Vermögen, woher er es bekommen hat und wofür er es ausgegeben hat und nach seinem Körper, womit er ihn verbraucht hat.
(Sunan Al-Tirmithi 2341 und Sunan Al-Darimi 536. HS)

Àischa (ﷺ), die Gattin des Propheten Muḥammad berichtete:

" كان عروة يقول لعائشة يا أمتاه ... ولكن أعجب من علمك بالطب كيف هو ومن أين هو قال فضربت على منكبه وقالت أي عرية إن رسول الله ﷺ كان يسقم عند آخر عمره أو في آخر عمره فكانت تقدم عليه وفود العرب من كل وجه فتنعت له الأنعات وكنت أعالجها له فمن ثم "

Allāhs Gesandter (ﷺ) war in seinem letzten Alter häufig krank. Viele arabische Arztdelegationen aus verschiedenen Richtungen haben ihn aufgesucht und ihm Heilrezepte verschrieben, die ich ihm gab.
(Musnad Aḥmad 23244. HM)

Dieser Ḥadîth zeigt, dass es damals Ärzte gegeben hat, die versuchten den Propheten zu behandeln, und dass dieser sie nicht abgelehnt hat.

Aber auch über die Operation des Propheten durch Engel und die Entfernung eines bösen Teils wird berichtet:

" عن أنس بن مالك أن رسول الله ﷺ أتاه جبريل وهو يلعب مع الغلمان فأخذه فصرعه وشق عن قلبه فاستخرج القلب ثم شق القلب فاستخرج منه علقة فقال هذه حظ الشيطان منك قال فغسله في طست من ذهب من ماء زمزم ثم لأمه ثم أعاده في مكانه قال وجاء الغلمان يسعون إلى أمه يعني ظئره فقالوا إن محمدا قد قتل قال فاستقبلوه وهو منتقع اللون قال أنس وكنت أرى أثر المخيط في صدره "

Anas bin Malik berichtete, dass der Engel Dschibril (Gabriel) zum Propheten Muḥammad (ﷺ) kam, als er mit Kindern spielte. Er ergriff ihn und schlug ihn bewusstlos, öffnete seine Brust, holte das Herz heraus, schnitt es auf und entfernte einen Blutklumpen daraus und sagte: „Das ist der Anteil des Teufels in dir." Er wusch das Herz in einer Schüssel aus Gold, gefüllt mit Zamzam[63]-Wasser, dann fügte er es wieder zusammen und brachte es an seinen Platz zurück. Die Kinder rannten zu ihrer Mutter (ihrer Amme) und berichteten ihr, Muḥammad sei tot. Er wurde in blassem Zustand gefunden. Anas sagte, dass er die Schnittstellen auf seiner Brust sehen konnte.
(Musnad Aḥmad 12048 und Sunan Al-Darimi 13. HS)

Unter einigen Gläubigen ist es umstritten, ob ein Muslim sich behandeln lassen sollte oder nicht. Einige interpretieren einen Ḥadîth über Epilepsie-Kranke dahingehend, dass sie mehr jenseitigen Lohn durch die Erkrankung bekämen und sich deshalb nicht behandeln lassen sollten. Hierbei handelt es sich jedoch um eine sehr kleine Minderheit unter den Gläubigen. Der Gesandte jedenfalls ließ sich immer behandeln. Die Ablehnung des Eingriffs eines Arztes in einem berichteten Einzelfall kann so begründet werden, dass der Patient von der Fähigkeit des Arztes nicht überzeugt war, weil er diesen Arzt zum ersten Mal traf.

[63] Zamzam ist ein gesegneter Brunnen, den Gott Hagar, der Frau des Propheten Ibrahim (Abraham) und ihremSohn Ismail (Ismael) schenkte, als sie nach Mekka kamen und dort von Ibrahim alleingelassen wurden.

" عَنْ أَبِي رِمْثَةَ قَالَ انْطَلَقْتُ مَعَ أَبِي نَحْوَ رَسُولِ اللَّهِ ﷺ ... قَالَ ثُمَّ نَظَرَ إِلَى مِثْلِ السِّلْعَةِ بَيْنَ كَتِفَيْهِ فَقَالَ يَا رَسُولَ اللَّهِ إِنِّي لَأَطَبُّ الرِّجَالِ أَلَا أُعَالِجُهَا لَكَ قَالَ: " لَا طَبِيبُهَا الَّذِي خَلَقَهَا "

Abu Rimtha ging mit seinem Vater den Gesandten (ﷺ) zu treffen. ... Beim Treffen merkte er ein geschwollenes Gewebe zwischen dessen Schulterseiten. Er sagte: „Oh Gesandter Allāhs, ich behandle die Männer, ich kann dein geschwollenes Gewebe behandeln." Der Gesandte sagte, sein Arzt sei sein Schöpfer!

(Musnad Aḥmad 7069. HS)

Es ist auch unter den Gelehrten umstritten, ob die medizinischen Empfehlungen, ebenso wie die Hauptteile der Sunna, für jeden Muslim bindend sind, und ob der Prophet „Allāhs Worte" sprach, oder ob sie weltlich zu betrachten und nicht bindend für die Muslime, sondern freiwillig zu befolgen sind. In einem Interview lehnte Dr. Al-Khayat, einer der Berater der WHO und Mitglied des Sitzungskommitees der Generalsekretäre des Weltvereins muslimischer Gelehrter, den Begriff „Propheten-Medizin" ab.[64] Eines der Argumente ist, dass man die Heilung verweigern kann, weil der Allheiler Gott ist. Ein anders Argument ist, dass diese Propheten-Aussagen weltliche Aussagen sind. Ibn Qayim Al-Jauziah kommentiert, dass die Prinzipien des Propheten die Gesundheit betreffend nicht bindend für die Muslime sind, sondern freiwillig angewandt werden können. Der Prophet Muḥammad gab gemäß einem Ḥadîth folgenden Kommentar, und zwar:

" أنتم أعلم بأمر دنياكم "

Ihr kennt euch aus in euren weltlichen Sachen.

(Ṣaḥîḥ Muslim 4358. HS)

Deshalb war es auch leicht Medizin-Anwendungen von anderen Völkern zu übernehmen[65]. Die Nachfolger der Gefährten (Tabiìen) übernahmen später Teile der griechischen und der ägyptischen Medizin, parallel zum Al-Tibb Al-Nabawi, ohne dass es irgendeinen Widerstand von Seiten muslimischer Gelehrter gab.

Die Diskussion darüber, ob eine ärztliche Behandlung und eine Gabe von Medikamenten sinnvoll sind und ob man diese annehmen solle, dauert bis heute an. Imam Al-Nawawi schrieb, dass einige Sufi Gruppen eine solche Behandlung ablehnten und Imam Al-Ghazali gibt Erklärungen über die Nutzung und Nichtnutzung solcher Heilmethoden.[66] In der heutigen Zeit spielt zusätzlich eine Rolle, wie behandelt wird, wer behandelt und unter welchen Bedingungen die Behandlung stattfindet, und auch ob man sich die Behandlung finanziell leisten kann.

[64] Vgl. die Einleitung von Ibn Al-Qayim Al-Jauziah, Al-Kaḥḥal und Al-Bandari.

[65] Habasch, 2008, 2009.

[66] Al-Dikr, 2008a.

Die Schöpfung (الخلق)

" عن أبي هريرة قال قال أخذ رسول الله ﷺ بيدي فقال: " خلق الله التربة يوم السبت وخلق الجبال فيها يوم الأحد وخلق الشجر فيها يوم الاثنين وخلق المكروه يوم الثلاثاء وخلق النور يوم الأربعاء وبث فيها الدواب يوم الخميس وخلق آدم عليه السلام بعد العصر يوم الجمعة آخر الخلق في آخر ساعة من ساعات الجمعة فيما بين العصر إلى الليل "

Gott schuf die Erdfläche am Samstag, die Berge am Sonntag, die Bäume am Montag, was „nicht erwünscht“ am Dienstag, das Licht am Mittwoch, die Tiere am Donnerstag und er schuf Adam, Friede sei mit ihm, als letzte Schöpfung am Freitag in der letzten Stunde zwischen Nachmittag und der Nacht.

(Musnad Aḥmad 7991. HS)

Allāh spricht über seine Macht alles zu erschaffen und zugleich über die Ohnmacht des Menschen, es ihm gleich zu tun, nicht einmal mit der Erschaffung kleiner Lebewesen wie einer Fliege und nicht einmal, dass man einer „Fliege“, die etwa menschliches Blut gesaugt hat, dieses wieder entreißen könnte.

" يَا أَيُّهَا النَّاسُ ضُرِبَ مَثَلٌ فَاسْتَمِعُوا لَهُ إِنَّ الَّذِينَ تَدْعُونَ مِن دُونِ اللَّهِ لَن يَخْلُقُوا ذُبَابًا وَلَوِ اجْتَمَعُوا لَهُ وَإِن يَسْلُبْهُمُ الذُّبَابُ شَيْئًا لَّا يَسْتَنقِذُوهُ مِنْهُ ضَعُفَ الطَّالِبُ وَالْمَطْلُوبُ "

Oh ihr Menschen, ein Gleichnis ist geprägt, so hört darauf: Gewiss, jene, die ihr an Allāhs statt anruft, werden in keiner Weise vermögen, eine Fliege zu erschaffen, auch dann nicht, wenn sie sich dazu zusammentäten. Und wenn die Fliege ihnen etwas raubte, könnten sie es ihr nicht entreißen. Schwach ist der Suchende wie der Gesuchte.

(Sure Al-Ḥadsch 22: Vers 73)

Ohne Erklärung von Begriffen wie „Schöpfung“ und „Schöpfer“, deren Verbindung mit der „Seele“ und anderen Grundlagen der islamischen Denkweise, kann die islamische Medizin nicht verstanden werden, und die muslimischen Patienten werden auch nicht verstanden, wenn Ärzte und Angehörige anderer Gesundheitsberufe diese Denkweise nicht berücksichtigen.

Eigenschaften Gottes (صفات الله العلى)

Gott ist gemäß dem Koran und den Aussagen des Propheten Muḥammad der Schöpfer und Besitzer von allem, was in diesem Universum vorhanden ist. Gott ist der Erste und der Letzte, nichts ist vor Gott und nichts ist nach Gott. Gott gebärt nicht und wurde nicht geboren. Er hat keine menschlichen Eigenschaften. Wer als Mensch gebärt oder geboren wurde, soll leben, heiraten, eine Familie gründen und doch sterben. Aber Gott ist unsterblich. Er besitzt keine menschlichen Verhaltensweisen wie Essen, Trinken, Schlafen, Erkranken, Vergessen und Ermüden. Niemand ist Allāh (Gott)[67] ebenbürtig: Gott ist kein Mensch sondern dessen Schöpfer:

" قُلْ هُوَ اللَّهُ أَحَدٌ * اللَّهُ الصَّمَدُ * لَمْ يَلِدْ وَلَمْ يُولَدْ * وَلَمْ يَكُن لَّهُ كُفُوًا أَحَدٌ "

Sprich: „Er ist Allāh (Gott), ein Einziger, Allāh, der Absolute (Ewige Unabhängige, von Dem alles abhängt). Er zeugt nicht und ist nicht gezeugt worden, und Ihm ebenbürtig ist keiner.“

(Sure Al-Samad 112: Vers 1-4)

---

[67] Allāh ist das arabische Wort für Gott bei Muslimen und Christen und ist der gleiche Gott der Christen in Europa. Es gibt nur einen Gott in diesem Universum. Auch in christlich-orthodoxen arabischen Familien ist der Name „Àbd Allah, Gottes Diener“ gebräuchlich. Die Behauptung, dass die Muslime einen anderen Gott haben als die Christen, ist falsch.

" سَبَّحَ لِلَّهِ مَا فِي السَّمَاوَاتِ وَالْأَرْضِ وَهُوَ الْعَزِيزُ الْحَكِيمُ * لَهُ مُلْكُ السَّمَاوَاتِ وَالْأَرْضِ يُحْيِي وَيُمِيتُ وَهُوَ عَلَى كُلِّ شَيْءٍ قَدِيرٌ * هُوَ الْأَوَّلُ وَالْآخِرُ وَالظَّاهِرُ وَالْبَاطِنُ وَهُوَ بِكُلِّ شَيْءٍ عَلِيمٌ * هُوَ الَّذِي خَلَقَ السَّمَاوَاتِ وَالْأَرْضَ فِي سِتَّةِ أَيَّامٍ ثُمَّ اسْتَوَى عَلَى الْعَرْشِ يَعْلَمُ مَا يَلِجُ فِي الْأَرْضِ وَمَا يَخْرُجُ مِنْهَا وَمَا يَنزِلُ مِنَ السَّمَاءِ وَمَا يَعْرُجُ فِيهَا وَهُوَ مَعَكُمْ أَيْنَ مَا كُنتُمْ وَاللَّهُ بِمَا تَعْمَلُونَ بَصِيرٌ * لَهُ مُلْكُ السَّمَاوَاتِ وَالْأَرْضِ وَإِلَى اللَّهِ تُرْجَعُ الْأُمُورُ * يُولِجُ اللَّيْلَ فِي النَّهَارِ وَيُولِجُ النَّهَارَ فِي اللَّيْلِ وَهُوَ عَلِيمٌ بِذَاتِ الصُّدُورِ "

Es preist Allāh, was in den Himmeln und was auf der Erde ist, und Er ist der Erhabene, der Allweise. Sein ist das Königreich der Himmel und der Erde. Er macht lebendig und lässt sterben, und Er hat Macht über alle Dinge. Er ist der Erste und der Letzte, der Offenbare und der Verborgene, und Er ist der Kenner aller Dinge. Er ist es, Der die Himmel und die Erde in sechs Tagen erschuf, dann wandte Er Sich majestätisch Seinem Reich zu. Er weiß, was in die Erde eingeht und was aus ihr hervorkommt, was vom Himmel herniederkommt und was zu ihm aufsteigt. Und Er ist mit euch, wo immer ihr (auch) sein möget. Und Allāh sieht alles, was ihr tut. Sein ist das Königreich der Himmel und der Erde; und zu Allāh werden alle Dinge zurückgebracht. Er lässt die Nacht in den Tag und den Tag in die Nacht eintreten; und Er ist der Kenner all dessen, was (ihr) in den Herzen hegt.

(Sure Al-Ḥadid 57: Vers 1-6)

Zu den Attributen Gottes gehört auch, dass Er nicht schläft und nicht müde wird. Im berühmten Thronvers sagt Gott:

" اللهُ لاَ إِلَـهَ إِلاَّ هُوَ الْحَيُّ الْقَيُّومُ لاَ تَأْخُذُهُ سِنَةٌ وَلاَ نَوْمٌ لَّهُ مَا فِي السَّمَاوَاتِ وَمَا فِي الأَرْضِ مَن ذَا الَّذِي يَشْفَعُ عِنْدَهُ إِلاَّ بِإِذْنِهِ يَعْلَمُ مَا بَيْنَ أَيْدِيهِمْ وَمَا خَلْفَهُمْ وَلاَ يُحِيطُونَ بِشَيْءٍ مِّنْ عِلْمِهِ إِلاَّ بِمَا شَاء وَسِعَ كُرْسِيُّهُ السَّمَاوَاتِ وَالأَرْضَ وَلاَ يَؤُودُهُ حِفْظُهُمَا وَهُوَ الْعَلِيُّ الْعَظِيمُ "

Allāh - kein Gott ist da außer Ihm, dem Ewiglebenden, dem Einzigerhaltenden. Ihn ergreift weder Schlummer noch Schlaf. Ihm gehört, was in den Himmeln und was auf der Erde ist. Wer ist es, der bei Ihm Fürsprache einlegen könnte außer mit Seiner Erlaubnis? Er weiß, was vor ihnen und was hinter ihnen liegt; sie aber begreifen nichts von Seinem Wissen, es sei denn das, was Er will. Weit reicht Sein Thron über die Himmel und die Erde, und es fällt Ihm nicht schwer, sie (beide) zu bewahren. Und Er ist der Hohe, der Erhabene.

(Sure Al-Baqara 2: Der Thron-Vers 255)

" وَلَقَدْ خَلَقْنَا السَّمَاوَاتِ وَالْأَرْضَ وَمَا بَيْنَهُمَا فِي سِتَّةِ أَيَّامٍ وَمَا مَسَّنَا مِن لُّغُوبٍ "

Und wahrlich, Wir erschufen die Himmel und die Erde und das, was zwischen beiden ist, in sechs Tagen, und keine Ermüdung berührte Uns.

(Sure Qaaf 50: Vers 38)

Müdigkeit, Schlafbedürfnis, Hunger und Durst sind menschliche, tierische und pflanzliche Eigenschaften und nicht göttliche.

"أَوَلَمْ يَرَوْا أَنَّ اللَّهَ الَّذِي خَلَقَ السَّمَاوَاتِ وَالْأَرْضَ وَلَمْ يَعْيَ بِخَلْقِهِنَّ بِقَادِرٍ عَلَى أَنْ يُحْيِيَ الْمَوْتَى بَلَى إِنَّهُ عَلَى كُلِّ شَيْءٍ قَدِيرٌ "

Haben sie nicht gesehen, dass Allāh, Der die Himmel und die Erde erschuf und bei ihrer Erschaffung nicht müde wurde, auch vermag, die Toten lebendig zu machen? Wahrlich, Er hat Macht über alle Dinge.

(Sure Fatir 46: Vers 33)

Die Lebewesen, die wir kennen sind ein Teil der Schöpfung Gottes. Gott teilte uns mit, dass Er auch andere Geschöpfe schaffen kann, die wir nicht kennen:

"خَلَقَ الإنسَانَ مِن نُّطْفَةٍ فَإِذَا هُوَ خَصِيمٌ مُّبِينٌ * وَالأَنْعَامَ خَلَقَهَا لَكُمْ فِيهَا دِفْءٌ وَمَنَافِعُ وَمِنْهَا تَأْكُلُونَ * وَلَكُمْ فِيهَا جَمَالٌ حِينَ تُرِيحُونَ وَحِينَ تَسْرَحُونَ * وَتَحْمِلُ أَثْقَالَكُمْ إِلَى بَلَدٍ لَّمْ تَكُونُواْ بَالِغِيهِ إِلاَّ بِشِقِّ الأَنفُسِ إِنَّ رَبَّكُمْ لَرَؤُوفٌ رَّحِيمٌ * وَالْخَيْلَ وَالْبِغَالَ وَالْحَمِيرَ لِتَرْكَبُوهَا وَزِينَةً وَيَخْلُقُ مَا لاَ تَعْلَمُونَ "

Er hat den Menschen aus einem Tropfen erschaffen, doch seht, nun ist er (der Mensch) ein offenkundiger Gegner. Und das Vieh hat Er erschaffen, ihr habt an ihm Wärme und Nutzen; und davon esset ihr. Und es ist schön für euch, wenn ihr (es) abends eintreibt und morgens austreibt; und sie tragen eure Lasten in ein Land, das ihr nicht erreichen könntet, es sei denn mit großer Mühsal. Wahrlich, euer Herr ist Gütig, Barmherzig. Und (erschaffen hat Er) Pferde, Maultiere und Esel zum Reiten und zum Schmuck. Und Er wird erschaffen, was ihr (noch) nicht kennt.

(Sure Al-Naḥl 16: Vers 4-8)

Gott kann heilen. Zu den schönen Namen Gottes gehören: Al-Schafi, der Allheiler, und All-Mu`afi, der, welcher die Gesundheit schenkt. Einer des üblichsten (Vor)namen unter den Muslimen ist „Àbdul Schafi“ und bedeutet „der Diener des Allheilers“.

"وَلِلّهِ الأَسْمَاء الْحُسْنَى فَادْعُوهُ بِهَا "

Und Allāhs sind die schönsten Namen; so ruft Ihn mit ihnen an...

(Sure Al-Schuàraa 7: Vers 180)

Die Erschaffung des Menschen (خلق الإنسان)

In verschiedenen Beschreibungen der Erschaffung der Menschen, die sich gegenseitig ergänzen und erklären, spricht Gott über seine Wunder und macht die Menschen auf die Schönheit der Schöpfung aufmerksam, aufdass sie an der Schöpfung die Wahrheit erkennen sollen. Die Erschaffung des Menschen ist bei Gott kleiner als die Schöpfung der Himmel und der Erde:

" لَخَلْقُ السَّمَاوَاتِ وَالْأَرْضِ أَكْبَرُ مِنْ خَلْقِ النَّاسِ وَلَكِنَّ أَكْثَرَ النَّاسِ لَا يَعْلَمُونَ "

Wahrlich, die Schöpfung der Himmel und der Erde ist größer als die Schöpfung der Menschen; allein die meisten Menschen wissen es nicht.

(Sure Ghafir 40: Vers 56)

Gott erschuf alles Lebendige, Pflanzen, Tiere und auch Menschen, aus Wasser.[68]

" وَاللَّهُ خَلَقَ كُلَّ دَابَّةٍ مِن مَّاء فَمِنْهُم مَّن يَمْشِي عَلَى بَطْنِهِ وَمِنْهُم مَّن يَمْشِي عَلَى رِجْلَيْنِ وَمِنْهُم مَّن يَمْشِي عَلَى أَرْبَعٍ يَخْلُقُ اللَّهُ مَا يَشَاء إِنَّ اللَّهَ عَلَى كُلِّ شَيْءٍ قَدِيرٌ "

Und Allāh hat jedes Lebewesen aus Wasser erschaffen. Unter ihnen sind manche, die auf ihren Bäuchen kriechen, und unter ihnen sind manche, die auf zwei Beinen gehen, und unter ihnen sind manche, die sich auf allen Vieren fortbewegen. Allāh schafft, was Er will. Wahrlich, Allāh hat Macht über alle Dinge.

(Sure Al-Nour 24: Vers 45)

" وَنَزَّلْنَا مِنَ السَّمَاء مَاء مُّبَارَكًا فَأَنبَتْنَا بِهِ جَنَّاتٍ وَحَبَّ الْحَصِيدِ "

Und vom Himmel senden Wir Wasser hernieder, das voll des Segens ist, und bringen damit Gärten und Korn zum Ernten hervor.

(Sure Qaaf 50: Vers 9)

---

[68] Vgl. auch Erklärung und Kommentar zu diesem Vers im Zusammenhang mit modernen Wissenschaftstheorien in: „Bibel, Koran und Wissenschaft“ von Maurice Bucaille.

" وَهُوَ الَّذِي خَلَقَ مِنَ الْمَاء بَشَرًا فَجَعَلَهُ نَسَبًا وَصِهْرًا وَكَانَ رَبُّكَ قَدِيرًا "

Und Er ist es, Der den Menschen aus Wasser erschaffen hat und ihm Blutsverwandtschaft und Schwägerschaft gab; und Allmächtig ist dein Herr.

(Sure Al-Furqan 25: Vers 54)

" وَجَعَلْنَا مِنَ الْمَاء كُلَّ شَيْءٍ حَيٍّ أَفَلَا يُؤْمِنُونَ "

Und Wir machten aus dem Wasser alles Lebendige. Wollen sie denn nicht glauben?

(Sure Al-Anbiyaa 21: Vers 30)

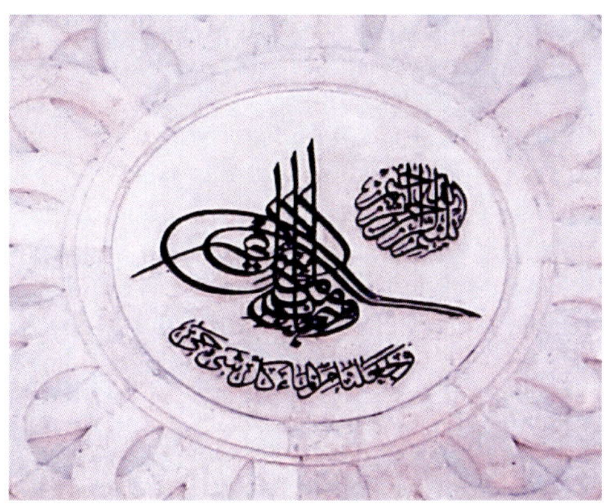

Abbildung 1: Kalligraphie-Gravur auf einem Marmorstein über einem Süßwasserspender in der Altstadt von Damaskus mit folgendem Text aus Sure Al-Anbiyaa 21, Vers 30: „Mit dem Namen Gottes, des gnädigen, des Allerbarmers … Und Wir machten aus dem Wasser alles Lebendige."

Gott schuf Himmel und Erde, Tiere, Pflanzen und den Menschen und machte den Menschen als einzigen irdischen Besitzer von Verstand zu seinem Stellvertreter auf dieser Erde für dieses Leben. Er veranlasste die Engel, sich dem Menschen unterzuordnen, da der Mensch über ein größeres Wissen als die Engel verfügt. Im folgenden Vers verweist Gott auf die Erschaffung des Menschen mit vollem Verstand, sprachfähig, klarem Willen, dem er Kenntnisse (Namen) über die Dinge und eine Position, die höher als die der Engel ist, gab.

" وَإِذْ قَالَ رَبُّكَ لِلْمَلاَئِكَةِ إِنِّي جَاعِلٌ فِي الأَرْضِ خَلِيفَةً قَالُواْ أَتَجْعَلُ فِيهَا مَن يُفْسِدُ فِيهَا وَيَسْفِكُ الدِّمَاء وَنَحْنُ نُسَبِّحُ بِحَمْدِكَ وَنُقَدِّسُ لَكَ قَالَ إِنِّي أَعْلَمُ مَا لاَ تَعْلَمُونَ * وَعَلَّمَ آدَمَ الأَسْمَاء كُلَّهَا ثُمَّ عَرَضَهُمْ عَلَى الْمَلاَئِكَةِ فَقَالَ أَنبِئُونِي بِأَسْمَاء هَـؤُلاء إِن كُنتُمْ صَادِقِينَ * قَالُواْ سُبْحَانَكَ لاَ عِلْمَ لَنَا إِلاَّ مَا عَلَّمْتَنَا إِنَّكَ أَنتَ الْعَلِيمُ الْحَكِيمُ * قَالَ يَا آدَمُ أَنبِئْهُم بِأَسْمَآئِهِمْ فَلَمَّا أَنبَأَهُمْ بِأَسْمَآئِهِمْ قَالَ أَلَمْ أَقُل لَّكُمْ إِنِّي أَعْلَمُ غَيْبَ السَّمَاوَاتِ وَالأَرْضِ وَأَعْلَمُ مَا تُبْدُونَ وَمَا كُنتُمْ تَكْتُمُونَ * وَإِذْ قُلْنَا لِلْمَلاَئِكَةِ اسْجُدُواْ لآدَمَ فَسَجَدُواْ إِلاَّ إِبْلِيسَ أَبَى وَاسْتَكْبَرَ وَكَانَ مِنَ الْكَافِرِينَ "

Und als dein Herr zu den Engeln sprach: „Wahrlich, Ich werde auf der Erde einen Nachfolger (Kalifa Adam) einsetzen", sagten sie: „Willst Du auf ihr jemanden einsetzen, der auf ihr Unheil anrichtet und Blut vergießt, wo wir doch Dein Lob preisen und Deine Herrlichkeit rühmen?" Er sagte: „Wahrlich, Ich weiß, was ihr nicht wisset." Und Er brachte ihm (dem Menschen) alle Namen bei, dann brachte Er diese vor die Engel und sagte: „Nennt mir die Namen dieser Dinge, wenn ihr wahrhaftig seid!" Sie sprachen: „Gepriesen seiest Du. Wir haben kein Wissen außer dem, was Du uns gelehrt hast; wahrlich, Du bist der Allwissende, der Allweise". Er sprach: „Oh Adam, nenne ihnen ihre Namen!“ Und als er ihnen ihre Namen nannte, sprach Er: „Habe Ich nicht gesagt, dass Ich das Verborgene der Himmel und der Erde kenne, und dass Ich kenne, was ihr offenbart und was ihr verborgen gehalten habt.“ Und als Wir zu den Engeln sprachen: „Werft euch vor Adam nieder“, da warfen sie sich nieder bis auf Iblis; er weigerte sich und war hochmütig. Und damit wurde er einer der Gottesverleugner.

(Sure Al-Baqara 2: Vers 30-34[69])

Der Mensch war vor der Schöpfung ein Nichts.

" وَمَا نَتَنَزَّلُ إِلَّا بِأَمْرِ رَبِّكَ لَهُ مَا بَيْنَ أَيْدِينَا وَمَا خَلْفَنَا وَمَا بَيْنَ ذَلِكَ وَمَا كَانَ رَبُّكَ نَسِيًّا * رَبُّ السَّمَاوَاتِ وَالْأَرْضِ وَمَا بَيْنَهُمَا فَاعْبُدْهُ وَاصْطَبِرْ لِعِبَادَتِهِ هَلْ تَعْلَمُ لَهُ سَمِيًّا * وَيَقُولُ الْإِنسَانُ أَئِذَا مَا مِتُّ لَسَوْفَ أُخْرَجُ حَيًّا * أَوَلَا يَذْكُرُ الْإِنسَانُ أَنَّا خَلَقْنَاهُ مِن قَبْلُ وَلَمْ يَكُ شَيْئًا "

„Wir (Engel) kommen nur auf den Befehl deines (Muḥammads) Herrn hernieder. Sein ist alles, was vor uns und was hinter uns und was dazwischen ist; und dein Herr ist nicht vergesslich. (Er ist der) Herr der Himmel und der Erde und all dessen, was zwischen beiden liegt. So diene Ihm, und sei beharrlich in Seinem Dienst. Kennst du etwa einen, der Ihm gleich wäre?“ Und der Mensch sagt: „Wie? Wenn ich tot bin, soll ich dann wirklich (wieder) zum Leben auferstehen?“ Bedenkt der Mensch denn nicht, dass Wir ihn zuvor erschufen, als er ein Nichts war?

(Sure Maryam 19: Vers 64-66)

Darüber hinaus kritisiert der Koran die Zweifler am Schöpfer und verlangt von ihnen in einer Frage zu beweisen, ob sie durch nichts geschaffen wurden:

" أَمْ خُلِقُوا مِنْ غَيْرِ شَيْءٍ أَمْ هُمُ الْخَالِقُونَ"

Oder sind sie wohl durch nichts erschaffen worden, oder sind sie gar selbst die Schöpfer?

(Sure Al-Ţur 52: Vers 37)

" إِنَّ فِي خَلْقِ السَّمَاوَاتِ وَالأَرْضِ وَاخْتِلاَفِ اللَّيْلِ وَالنَّهَارِ لآيَاتٍ لِّأُوْلِي الألْبَابِ * الَّذِينَ يَذْكُرُونَ اللّهَ قِيَامًا وَقُعُودًا وَعَلَىَ جُنُوبِهِمْ وَيَتَفَكَّرُونَ فِي خَلْقِ السَّمَاوَاتِ وَالأَرْضِ رَبَّنَا مَا خَلَقْتَ هَذا بَاطِلاً سُبْحَانَكَ فَقِنَا عَذَابَ النَّارِ "

Wahrlich, in der Schöpfung der Himmel und der Erde und in dem Wechsel der Nacht und des Tages, liegen wahre Zeichen für die Verständigen, die Allāhs gedenken im Stehen und im Sitzen und (Liegen) auf ihren Seiten und über die Schöpfung der Himmel und der Erde nachdenken (und sagen): „Unser Herr, Du hast dieses nicht umsonst erschaffen. Gepriesen seist Du, darum hüte uns vor der Strafe des Feuers.“

(Sure Aali Imran 3: Vers 190-191)

Der Genuss eines Lebens im Paradies und das Verbrennen im Feuer sind laut islamischer Überlieferung erst nach dem Tag des Jüngsten Gerichtes und nicht davor zu erwarten. Aber das Paradies existiert und wartet auf seine Bewohner, genau so ist das Feuer entzündet und wartet ebenso auf seine Bewohner.

Der „Mensch“ oder Adam heißt im Koran auch „insân“, dem die Wurzel „anis“ (freundlich, gesellig, nett sein) zugrunde liegt.[70] Im Koran werden Menschen und Tiere, genauso wie im heutigen westlichen Kulturkreis, als Lebewesen definiert. Der arabische Aus-

[69] Die Engel diskutieren in dieser Aya mit Gott über die Sünde und Zerstörungsgewalt des Menschen, und sie fragten Ihn, ob Er das wirklich tun würde.

[70] Krotkoff, 1987.

druck für „Tier“, Ḥayawân, ist abgeleitet von Ḥayat (Leben), dies enthält aber auch, dass sie von Gott zur Versorgung der Menschen (als Lebensmittel) zur Verfügung gestellt werden.[71]

" وَلَقَدْ كَرَّمْنَا بَنِي آدَمَ وَحَمَلْنَاهُمْ فِي الْبَرِّ وَالْبَحْرِ وَرَزَقْنَاهُم مِّنَ الطَّيِّبَاتِ وَفَضَّلْنَاهُمْ عَلَى كَثِيرٍ مِّمَّنْ خَلَقْنَا تَفْضِيلاً "

Und wahrlich, Wir haben die Adams-Kinder geehrt und sie über Land und Meer getragen und sie mit guten Dingen versorgt und sie ausgezeichnet, eine Auszeichnung vor jenen vielen, die Wir erschaffen haben.

(Sure Al-Israa 17: Vers 70)

Diese Ehre der „Adams-Kinder“ erinnert an den § 1 des deutschen Grundgesetzes: „Die Würde des Menschen ist unantastbar. Sie zu achten und zu schützen ist Verpflichtung aller staatlichen Gewalt“. Das bedeutet, dass nicht nur der Stammvater Adam allein geehrt wurde, sondern auch seine Nachfolger, die Adams-Kinder, somit alle Menschen ohne Ausnahme.[72] Diese Ehre ist jedoch mit Verantwortung, sowie ethischen und moralischen Verpflichtungen verbunden; der Mensch ist, anders als die Tiere oder Pflanzen oder die feste Materie, wie Stein, Erde oder Wasser, für seine Taten ebenso verantwortlich wie für die belebte und unbelebte Umwelt. Für gute Taten wird der Mensch am Tag der Auferstehung belohnt, für schlechte Taten wird er bestraft oder ihm wird verziehen.[73] Die herausgehobene Ehrung des Menschen hat wenige Ausnahmen, die Gott in diesem Vers nicht nannte. Deshalb kommentieren einige Gelehrten, dass einige Engel wie der Engel Gabriel bei Gott angesehener waren als der Mensch. Wer diese von Gott bevorzugte Stellung nicht ernst nimmt, den erniedrigt Er und macht seinen Wert geringer als den der Tiere, die keine Verantwortung besitzen. Das Tier wird im Jüngsten Gericht nicht im Höllenfeuer bestraft. Diese Art von Menschen doch, indem ihr Wert bei Gott geringer als der eines Tieres ist:

" وَلَقَدْ ذَرَأْنَا لِجَهَنَّمَ كَثِيرًا مِّنَ الْجِنِّ وَالإِنسِ لَهُمْ قُلُوبٌ لاَّ يَفْقَهُونَ بِهَا وَلَهُمْ أَعْيُنٌ لاَّ يُبْصِرُونَ بِهَا وَلَهُمْ آذَانٌ لاَّ يَسْمَعُونَ بِهَا أُوْلَـئِكَ كَالأَنْعَامِ بَلْ هُمْ أَضَلُّ أُوْلَـئِكَ هُمُ الْغَافِلُونَ "

Und Wir haben wahrlich viele Dschinn und Menschen erschaffen, deren Ende Dschahannam (die Hölle) sein wird! Sie haben Herzen, mit denen sie nicht begreifen, und sie haben Augen, mit denen sie nicht sehen, und sie haben Ohren, mit denen sie nicht hören; sie sind wie das Vieh; nein, sie irren noch eher (vom Weg) ab. Sie sind wahrlich unbedacht.

(Sure Al-Schuàraa 7: Vers 179)

Der Koran berichtet, dass Adam aus Erde (Ton) geschaffen wurde, und in einem Vers wird berichtet, dass dies auch für Jesus gilt.

" إِنَّ مَثَلَ عِيسَى عِندَ اللهِ كَمَثَلِ آدَمَ خَلَقَهُ مِن تُرَابٍ ثِمَّ قَالَ لَهُ كُن فَيَكُونُ "

Wahrlich, Jesus ist vor Allāh gleich Adam; Er erschuf ihn aus Erde, alsdann sprach Er zu ihm: „Sei!“ und da war er.

(Sure Aali Imran 3: Vers 59)

---

[71] Al-Masri, 2008.
[72] Abdah, 2008.
[73] Al-Masri, 2008.

"يَا أَيُّهَا النَّاسُ اتَّقُواْ رَبَّكُمُ الَّذِي خَلَقَكُم مِّن نَّفْسٍ وَاحِدَةٍ وَخَلَقَ مِنْهَا زَوْجَهَا وَبَثَّ مِنْهُمَا رِجَالاً كَثِيرًا وَنِسَاءً وَاتَّقُواْ اللّهَ الَّذِي تَسَاءلُونَ بِهِ وَالأَرْحَامَ إِنَّ اللّهَ كَانَ عَلَيْكُمْ رَقِيبًا "

Oh ihr Menschen, fürchtet euren Herrn, Der euch erschaffen hat aus einem einzigen Wesen (Adam); und aus ihm erschuf Er seine Gattin, und aus den beiden ließ Er viele Männer und Frauen entstehen. Und fürchtet Allāh, in Dessen Namen ihr einander bittet, sowie (im Namen eurer) Blutsverwandtschaft. Wahrlich, Allāh wacht über euch.

(Sure Al-Nissaa 4: Vers 1)

Es gibt nur vier Fälle der Schöpfung: Der Stammvater und Prophet Adam hatte weder eine Mutter noch einen Vater, da er als erster Mensch erschaffen wurde. Eva (Ḥawaa), die Mutter aller Menschen, stammt aus Adam und hatte keine Mutter. Prophet Ìssa (Jesus) hatte eine Mutter, aber keinen Vater. Alle anderen Menschen haben sowohl eine Mutter als auch einen Vater und sind die Kinder des Propheten Adam.

Nach verschiedenen Versen, meist Makkiya-Versen (Verse, die in Mekka offenbart wurden), erschuf Gott den Menschen aus Erde (Ton) und im weiteren aus einem Samentropfen, einem Blutklumpen und einem Klumpen Fleisch. Das Wort Erde stammt aus dem Arabischen „Ardh أرض“ und hat die gleiche Bedeutung. Dieser Mensch „Adam“, der aus Ton gemischt und dem ein „Geist“ eingehaucht wurde, besitzt laut vielen anderen Zitaten des Korans und der Sunna alle Eigenschaften, die wir heutzutage kennen. Die jetzige Menschheit ist seine Nachkommenschaft. Diese kreationistische und nicht evolutionäre Sichtweise besagt, dass Adam ein vollkommener und nicht ein aus anderen vorherigen Lebewesen entwickelter Mensch ist, ansonsten hätten die Koranverse eine andere Wortwahl gehabt. Gott sprach auch über den Konflikt zwischen Adam und Iblis, einem Wesen, das aus Feuer erschaffen wurde und Adam und Eva verführte gegen Gott und Gottesbefehle zu verstoßen.

" يَا أَيُّهَا النَّاسُ إِن كُنتُمْ فِي رَيْبٍ مِّنَ الْبَعْثِ فَإِنَّا خَلَقْنَاكُم مِّن تُرَابٍ ثُمَّ مِن نُّطْفَةٍ ثُمَّ مِنْ عَلَقَةٍ ثُمَّ مِن مُّضْغَةٍ مُّخَلَّقَةٍ وَغَيْرِ مُخَلَّقَةٍ لِّنُبَيِّنَ لَكُمْ وَنُقِرُّ فِي الْأَرْحَامِ مَا نَشَاء إِلَى أَجَلٍ مُّسَمًّى ثُمَّ نُخْرِجُكُمْ طِفْلًا ثُمَّ لِتَبْلُغُوا أَشُدَّكُمْ وَمِنكُم مَّن يُتَوَفَّى وَمِنكُم مَّن يُرَدُّ إِلَى أَرْذَلِ الْعُمُرِ لِكَيْلَا يَعْلَمَ مِن بَعْدِ عِلْمٍ شَيْئًا وَتَرَى الْأَرْضَ هَامِدَةً فَإِذَا أَنزَلْنَا عَلَيْهَا الْمَاء اهْتَزَّتْ وَرَبَتْ وَأَنبَتَتْ مِن كُلِّ زَوْجٍ بَهِيجٍ * ذَلِكَ بِأَنَّ اللَّهَ هُوَ الْحَقُّ وَأَنَّهُ يُحْيِي الْمَوْتَى وَأَنَّهُ عَلَى كُلِّ شَيْءٍ قَدِيرٌ * وَأَنَّ السَّاعَةَ آتِيَةٌ لَّا رَيْبَ فِيهَا وَأَنَّ اللَّهَ يَبْعَثُ مَن فِي الْقُبُورِ "

Oh ihr Menschen, wenn ihr über die Auferstehung im Zweifel seid, so (bedenkt,) dass Wir euch aus Erde erschaffen haben, dann aus einem Samentropfen, dann aus einem Blutklumpen, dann aus einem Klumpen Fleisch, teils geformt und teils ungeformt, auf dass Wir es euch deutlich machen. Und Wir lassen bis zu einem bestimmten Zeitpunkt in den Mutterschößen ruhen, was Wir wollen; dann bringen Wir euch als Kinder hervor; dann (lassen Wir euch groß werden,) aufdass ihr eure Vollkraft erreicht. Und mancher von euch wird abberufen, und mancher von euch wird zu einem hinfälligen Greisenalter geführt, so dass er, nachdem er gewusst hatte, nichts mehr weiß. Und du siehst die Erde leblos, doch wenn Wir Wasser über sie niedersenden, dann regt sie sich und schwillt und lässt alle Arten von entzückenden Paaren hervorsprießen. Dies (ist so), weil Allāh die Wahrheit ist und weil Er es ist, Der die Toten lebendig macht, und weil Er die Macht über alles hat; und weil die Stunde kommt - darüber herrscht kein Zweifel - und weil Allāh alle erwecken wird, die in den Gräbern ruhen.

(Sure Al-Ḥadsch 22: Vers 5-7)

" وَلَقَدْ خَلَقْنَا الْإِنسَانَ مِن سُلَالَةٍ مِّن طِينٍ * ثُمَّ جَعَلْنَاهُ نُطْفَةً فِي قَرَارٍ مَّكِينٍ * ثُمَّ خَلَقْنَا النُّطْفَةَ عَلَقَةً فَخَلَقْنَا الْعَلَقَةَ مُضْغَةً فَخَلَقْنَا الْمُضْغَةَ عِظَامًا فَكَسَوْنَا الْعِظَامَ لَحْمًا ثُمَّ أَنشَأْنَاهُ خَلْقًا آخَرَ فَتَبَارَكَ اللَّهُ أَحْسَنُ الْخَالِقِينَ * ثُمَّ إِنَّكُمْ بَعْدَ ذَلِكَ لَمَيِّتُونَ * ثُمَّ إِنَّكُمْ يَوْمَ الْقِيَامَةِ تُبْعَثُونَ "

Und wahrlich, Wir erschufen den Menschen aus einer Substanz aus Lehm. Alsdann setzten Wir ihn als Samentropfen an eine sichere Ruhestätte. Dann bildeten Wir den Tropfen zu einem Blutklumpen; dann bildeten Wir den Blutklumpen zu einem Fleischklumpen; dann bildeten Wir aus dem Fleischklumpen Knochen; dann bekleideten Wir die Knochen mit Fleisch; dann entwickelten Wir es zu einer anderen Schöpfung. So sei denn Allāh gepriesen, der beste Schöpfer. Dann, danach, werdet ihr mit Gewißheit sterben. Dann werdet ihr am Tage der Auferstehung erweckt werden.[74]

(Sure Al-Muminun 23: Vers 13-16)

" عن عبد الله قال مر يهودي برسول الله ﷺ وهو يحدث أصحابه فقالت قريش يا يهودي إن هذا يزعم أنه نبي فقال لأسألنه عن شيء لا يعلمه إلا نبي قال فجاء حتى جلس ثم قال يا محمد مم يخلق الإنسان قال: " يا يهودي من كل يخلق من نطفة الرجل ومن نطفة المرأة فأما نطفة الرجل فنطفة غليظة منها العظم والعصب وأما نطفة المرأة فنطفة رقيقة منها اللحم والدم " فقام اليهودي فقال هكذا كان يقول من قبلك."

Die Quraiysch wollten die jüdischen Stämme gegen den Propheten ‚umstimmen'. Sie erzählten daher einem Juden, Muḥammad (ﷺ) hätte behauptet, er sei ein Prophet. Der Jude sagte ihnen, er würde ihm eine Frage stellen, die nur Propheten beantworten können. Die Quraiysch schickten den Juden zum Propheten, der ihn fragte: „Oh du Muḥammad, wovon wird der Mensch geschaffen?" Der Prophet antwortete: „Oh du Jude, der Mensch wird aus den Flüssigkeiten der Männer und Frauen geschaffen. Die Flüssigkeit der Männer ist dick, daraus werden die Knochen und Nerven entstehen. Und die Flüssigkeit der Frauen ist dünn, daraus werden das Fleisch und das Blut entstehen." Der Jude stand auf und sagte: „So hatten die Propheten vor Dir auch gesagt!"

(Musnad Aḥmad 4206. HD)

Laut Koran und vielen muslimischen Quellen waren die jüdischen Gelehrten in Mekka und Medina sehr angesehen. Unter ihnen gab es hohe Gelehrte, die eine umfangreiche Kenntnis über das Prophetentum und die Schöpfung besaßen, so dass die Araber sie häufig in solchen Angelegenheiten befragten oder Rat bei ihnen suchten. Sie hatten auch Kenntnis über die Ankunft eines neuen Propheten. Durch die oben zitierte medizinische Frage wollten sie sich vergewissern, ob er wirklich der in ihren Büchern vorhergesagte kommende Prophet ist.

Gott erschuf den Menschen in bester Form und von schöner Gestalt (الشكل والقوام)

Die Gestalt des Menschen wird im Mutterleib bestimmt:

" هُوَ الَّذِي يُصَوِّرُكُمْ فِي الأَرْحَامِ كَيْفَ يَشَاء لاَ إِلَـهَ إِلاَّ هُوَ الْعَزِيزُ الْحَكِيمِ "

Er ist es, Der euch im Mutterschoß gestaltet, wie Er will. Es ist kein Gott außer Ihm, dem Allmächtigen, dem Allweisen.

(Sure Aali Imran 3: Vers 4-5)

" لَقَدْ خَلَقْنَا الْإِنسَانَ فِي أَحْسَنِ تَقْوِيمٍ "

Wahrlich, Wir haben den Menschen in bester Form erschaffen.

(Sure Al-Tin 95: Vers 4)

---

[74] Weitere Verse über die Schöpfung finden sich in Sure Al-Rum 30: Vers 54, Sure Al-Rum 30: Vers 19-23, Sure Fatir 35: Vers 11, Sure Ghafir 40: Vers 67.

Die Erschaffung des Menschen in bester Form erleichtert es ihm diese Welt mit voller Kraft und Verantwortung zu regieren.

" اللَّهُ الَّذِي جَعَلَ لَكُمُ الْأَرْضَ قَرَارًا وَالسَّمَاءَ بِنَاءً وَصَوَّرَكُمْ فَأَحْسَنَ صُوَرَكُمْ وَرَزَقَكُم مِّنَ الطَّيِّبَاتِ ..."

Allāh ist es, Der die Erde für euch als festen Grund und den Himmel als Bau geschaffen hat und Der euch Gestalt gegeben und eure Gestalten schön gemacht hat und euch mit guten Dingen versorgt hat.

(Sure Ghafir 40: Vers 64)

Gott schuf die Lebewesen einschließlich des Menschen in verschiedenen Farben und Gestalten:

" أَلَمْ تَرَ أَنَّ اللَّهَ أَنزَلَ مِنَ السَّمَاءِ مَاءً فَأَخْرَجْنَا بِهِ ثَمَرَاتٍ مُّخْتَلِفًا أَلْوَانُهَا وَمِنَ الْجِبَالِ جُدَدٌ بِيضٌ وَحُمْرٌ مُّخْتَلِفٌ أَلْوَانُهَا وَغَرَابِيبُ سُودٌ * وَمِنَ النَّاسِ وَالدَّوَابِّ وَالْأَنْعَامِ مُخْتَلِفٌ أَلْوَانُهُ كَذَٰلِكَ إِنَّمَا يَخْشَى اللَّهَ مِنْ عِبَادِهِ الْعُلَمَاءُ إِنَّ اللَّهَ عَزِيزٌ غَفُورٌ "

Hast du nicht gesehen, dass Allāh Wasser vom Himmel herniedersendet? Dann bringen Wir damit Früchte mit mannigfachen Farben hervor; und in den Bergen sind weiße und rote, verschiedenfarbige und rabenschwarze Schichten. Und bei Mensch und Tier und Vieh (gibt es) auch verschiedene Farben. Wahrlich, nur die Wissenden unter Seinen Dienern fürchten Allāh. Wahrlich, Allāh ist Erhaben, Allverzeihend.

(Sure Al-A`raf 27: Vers 27-28)

Um die weitere Existenz der Schöpfung zu sichern, schuf Gott von allen Arten ein Paar. Alle Menschen sind im Islam in der Menschlichkeit Brüder und Schwestern.

" وَالَّذِي نَزَّلَ مِنَ السَّمَاءِ مَاءً بِقَدَرٍ فَأَنشَرْنَا بِهِ بَلْدَةً مَّيْتًا كَذَٰلِكَ تُخْرَجُونَ * وَالَّذِي خَلَقَ الْأَزْوَاجَ كُلَّهَا وَجَعَلَ لَكُم مِّنَ الْفُلْكِ وَالْأَنْعَامِ مَا تَرْكَبُونَ * لِتَسْتَوُوا عَلَىٰ ظُهُورِهِ ثُمَّ تَذْكُرُوا نِعْمَةَ رَبِّكُمْ إِذَا اسْتَوَيْتُمْ عَلَيْهِ وَتَقُولُوا سُبْحَانَ الَّذِي سَخَّرَ لَنَا هَٰذَا وَمَا كُنَّا لَهُ مُقْرِنِينَ * وَإِنَّا إِلَىٰ رَبِّنَا لَمُنقَلِبُونَ "

Und (Er ist es,) Der alle Arten paarweise erschaffen hat und für euch Schiffe gemacht hat und Tiere, auf denen ihr reitet, so dass ihr fest auf ihrem Rücken sitzt (und) dann, wenn ihr euch fest auf sie gesetzt habt, der Gnade eures Herrn eingedenk sein möget und sprecht: „Preis (sei) Ihm, Der uns dies dienstbar gemacht hat, und wir wären hierzu nicht imstande gewesen. Und zu unserem Herrn werden wir sicher zurückkehren.“

(Sure Al-Zukhruf 43: Vers 11-13)

" وَمِن كُلِّ شَيْءٍ خَلَقْنَا زَوْجَيْنِ لَعَلَّكُمْ تَذَكَّرُونَ "

Und von jeglichem Wesen haben Wir Paare erschaffen, aufdass ihr euch vielleicht doch besinnen möget.

(Sure Al-Thariat 51: Vers 49)

" سُبْحَانَ الَّذِي خَلَقَ الْأَزْوَاجَ كُلَّهَا مِمَّا تُنبِتُ الْأَرْضُ وَمِنْ أَنفُسِهِمْ وَمِمَّا لَا يَعْلَمُونَ "

Preis (sei) Ihm, Der die Arten alle paarweise geschaffen hat von dem, was die Erde sprießen lässt, und von ihnen selber und von dem, was sie nicht kennen.

(Sure Yasin 36: Vers 35)

Die Schöpfung eines Paares und damit die Sicherung der Fortpflanzung werden im Bericht über Noah aufgenommen, der von jeglichen Wesen Paare auf seiner Arche vor der Sintflut bewahrt hatte.

Aber es bleibt ein Hauptprinzip der Menschenschöpfung das Gute zu tun und den Menschen zu prüfen, ob er das tut:

„الَّذِي خَلَقَ الْمَوْتَ وَالْحَيَاةَ لِيَبْلُوَكُمْ أَيُّكُمْ أَحْسَنُ عَمَلًا وَهُوَ الْعَزِيزُ الْغَفُورُ"

(Er,) Der den Tod erschaffen hat und das Leben, auf dass Er euch prüfe, wer von euch die besseren Taten verrichte; und Er ist der Erhabene, der Allvergebende.

(Sure Al-Mulk 67: Vers 2)

Darf die Schöpfung von Menschen verändert werden? (تغيير الخلق)

Satan will den Menschen verleiten Gottes Schöpfung zu verändern:

" وَلأُضِلَّنَّهُمْ وَلأُمَنِّيَنَّهُمْ وَلآمُرَنَّهُمْ فَلَيُبَتِّكُنَّ آذَانَ الأَنْعَامِ وَلآمُرَنَّهُمْ فَلَيُغَيِّرُنَّ خَلْقَ اللهِ وَمَن يَتَّخِذِ الشَّيْطَانَ وَلِيًّا مِّن دُونِ اللهِ فَقَدْ خَسِرَ خُسْرَانًا مُّبِينًا "

Und ich (Satan) werde sie irreleiten und ihre Hoffnungen anregen und ihnen Befehle erteilen, dem Vieh die Ohren aufzuschlitzen, und ich werde ihnen befehlen, und sie werden Allāhs Schöpfung verändern. Und wer sich Satan statt Allāh zum Beschützer nimmt, der hat sicherlich einen offenkundigen Verlust erlitten.[75]

(Sure Al-Nissaa 4: Vers 119)

Aus dem Verbot Gottes Schöpfung zu verändern könnte man die medizinisch-wissenschaftliche Fragestellung ableiten, ob muslimischen Forschern medizinische Experimente mit transgenen Tieren, knock-out Mäusen oder anderen gentechnischen Methoden wie Gentherapien erlaubt sind. Die bisherigen Antworten islamischer Gelehrter sind uneinheitlich.

Zu Tierversuchen in der Medizin ist zu sagen, dass Tiere den Menschen zur Verfügung gestellt sind. Tierversuche sind darauf angelegt Erkrankungen zu analysieren, um verbesserte diagnostische und therapeutische Anwendungen für Menschen, aber auch für Tiere selbst zu finden. Zur Frage, in wieweit diese Experimente gehen und wo Einschränkungen sein sollen, sagt Professor Ardschawi von der islamischen Theologischen Fakultät in Kuweit, dass Tierversuche unter bestimmten Bedingungen erlaubt sind. Es muss gewährleistet sein, dass das Ziel Menschenhilfe ist, für Menschen kein Schaden entstehen darf wie genetische oder andere Schäden, und dass der Umgang mit den Versuchstieren islamkonform sein soll, dazu gehören Einschränkung dieser Versuche auf das Nötige, keine unnötige Qual der Tiere während der Experimentphase, fürsorglicher Umgang mit den Tieren während der Experimente einschließlich einer möglichst guten Haltung und Ernährung der Tiere[76], also Vorbedingungen wie wir sie aus europäischen Vorschriften zum Umgang mit Versuchstieren auch kennen.

" قال رسول الله ﷺ: "... ونهى عن الوشم "

Allāhs Gesandter (ﷺ) verbot die Tätowierung.

(Ṣaḥîḥ al-Buchâri 5740 und Musnad Aḥmad 7897. HS)

Tätowieren[77] gilt als verboten, Piercing gilt bei vielen muslimischen Gelehrten als ein Eingriff in den Körper und wird abgelehnt.[78] Ohrgehänge bei Frauen sind aber erlaubt. Ärzte in Deutschland sehen das Piercing als Verstümmelung mit damit verbundenen

[75] Die Machenschaften des Teufels werden im koptischen Christentum ähnlich wie im Islam beschrieben wie z.B. Reizen, Beeinflussung, Verursachung von Aggression, Kaltherzigkeit und Hoffnungslosigkeit. Papst Schnudah, 2009.

[76] إجراء التجارب على الحيوانات.رؤية فقهية 22.07.2007. www.onislam.net/arabic/ask-the-scholar/8308/8347/53781-2004-08-01%2017-37-04.html

[77] Über die Problematik der Tätowierung s. Armstrong et.al., 2008, Wollina et al., 2008.

[78] Vgl. Fatwa über Piercing für Männer „حكم القرط للرجال" in www.islamonline.net. Abu Zaid, 2011.

Gesundheitsgefahren.[79] Das Färben der Haare ist Frauen erlaubt. Das Färben grauen Haars bei Männern ist, außer mit Henna, nicht erlaubt. Der Gesandte sagte:

" عن ابن عباس قال قال رسول الله ﷺ: " يكون قوم يخضبون في آخر الزمان بالسواد كحواصل الحمام لا يريحون رائحة الجنة"

Wahrlich, kurz vor Ende der Welt wird es eine Gruppe (Männer) geben, die ihr Haar mit schwarzem Mittel färben wie die Vögelmägen. Sie werden den Paradiesduft nicht riechen.

(Sunan Abi Dawoud 3679. HS)

Als Ausnahme vom Verbot der körperlichen Veränderung gelten plastische Operationen, die eine Verstellung des Gesichts mit Epithesen ausgleichen.

" زعم عبد الرحمن أنه رأى عرفجة قال أصيب أنف عرفجة يوم الكلاب فاتخذ أنفا من ورق فأنتن عليه فأمره النبي ﷺ أن يتخذ أنفا من ذهب "

Die Nase des Gefährten Àrfadschah wurde beim Streit des „Hundetags" in der vorislamischen Zeit abgeschnitten. Er bastelte eine Nase aus Papier. Die Stelle entzündete sich und eiterte. Der Gesandte (ﷺ) befahl ihm eine Nase aus Gold zu tragen.

(Musnad Aḥmad, 19394. HH)

Grundsätzlich dürfen Männer wie Frauen ihre geschlechtliche Körpernatur und Eigenschaften nicht ändern.

" عن ابن عباس ﷺ قال: " لعن رسول الله ﷺ المتشبهين من الرجال بالنساء والمتشبهات من النساء بالرجال "

Der Gesandte Allāhs (ﷺ) verdammte diejenigen Männer, die die Frauen nachahmen, und verdammte ebenfalls diejenigen Frauen, die die Männer nachahmen.

(Ṣaḥīḥ Al-Buchâri 5435. HS)

Religiös gibt es aber eine Ausnahme, wenn es sich um „Zwitter مخنث" handelt. Die Medizin versucht soweit wie möglich eine geschlechtliche Identität herzustellen, so dass der Mensch entweder Mann oder Frau wird. Denjenigen, die aber z.B. als Transsexuelle ihr natürliches Geschlecht verändern wollen, wird in einigen islamischen Ländern die Behandlung verwehrt.[80]

Die Erschaffung weiterer Wesen – Engel und Dschinn (خلق الملائكة والجن وغيرهم)

Wie beschrieben wird, schuf Allāh Adam aus Ton, die Engel aus Licht und die Dämonen (Dschinn) aus Feuer. Engel können nicht krank werden, nur Menschen, Tiere, Dschinn[81] (Geisterwesen, Dämonen) und Pflanzen können krank werden. Engel sündigen nicht und tun nichts Übles, so dass sie nicht zur Abrechnung im Jüngsten Gericht stehen. Eine sehr schöne Aufgabe der Engel ist, für diejenigen Diener, die Reue zeigen, bei Gott um Vergebung zu bitten:

" الَّذِينَ يَحْمِلُونَ الْعَرْشَ وَمَنْ حَوْلَهُ يُسَبِّحُونَ بِحَمْدِ رَبِّهِمْ وَيُؤْمِنُونَ بِهِ وَيَسْتَغْفِرُونَ لِلَّذِينَ آمَنُوا رَبَّنَا وَسِعْتَ كُلَّ شَيْءٍ رَّحْمَةً وَعِلْمًا فَاغْفِرْ لِلَّذِينَ تَابُوا وَاتَّبَعُوا سَبِيلَكَ وَقِهِمْ عَذَابَ الْجَحِيمِ "

Die (Engel), die den Thron tragen, und die, die ihn umringen, preisen das Lob ihres Herrn und glauben an Ihn und erbitten Vergebung für jene, die gläubig sind: „Unser

[79] Vgl. Wir heilen und verstümmeln nicht. Ärztekammer lehnt Piercing durch Mediziner ab / Warnung vor Gesundheitsgefahren. Hannoversche Allgemeine Zeitung. 22.02.2001.

[80] Al-Schammas, 2009.

[81] Laut Koran- und Prophetenzitaten leben sie ähnlich wie die Menschen.

Herr, Du umfasst alle Dinge mit Barmherzigkeit und Wissen. Vergib darum denen, die bereuen und Deinem Weg folgen, und bewahre sie vor der Strafe des Höllenfeuers.“
(Sure Ghafir 40: Vers 7)

Eine der vielfältigen Aufgaben der Engel ist die Registrierung der Taten, Schritte und ausgesprochenen Worte des Menschen. Aber nicht, was mit dem Verstand („mit dem Herz“) gedacht ist. Das innerliche Denken, Absichten und Gewissen (Niyah) kennt nur Allāh und Er wird den Menschen am Tag der Abrechnung danach belohnen oder bestrafen. Außerdem, können die Engel in Männergestalt erscheinen, aber ohne männliche Geschlechtsorgane.[82] Alle Engel glauben an Gott und sind gottergeben.

Das Wort Dschinn im Arabischen ist abgeleitet von Dschann und bedeutet versteckt oder unsichtbar geworden. Viele muslimische Gelehrte erklären, dass es vermutlich andere Lebewesen vor Adam gab.[83] Dschinn sind in zwei Gruppen einzuteilen: Einige sind gottergeben und die anderen wie der Teufel (Iblis, Lucifer und seine Anhänger) nicht.[84] Wer von ihnen Gott verleugnet, wird Satan genannt.[85] Darüber berichtet der Koran:

" قَالَ ادْخُلُواْ فِي أُمَمٍ قَدْ خَلَتْ مِن قَبْلِكُم مِّن الْجِنِّ وَالإِنسِ فِي النَّارِ كُلَّمَا دَخَلَتْ أُمَّةٌ لَّعَنَتْ أُخْتَهَا حَتَّى إِذَا ادَّارَكُواْ فِيهَا جَمِيعًا قَالَتْ أُخْرَاهُمْ لأُولاَهُمْ رَبَّنَا هَـؤُلاء أَضَلُّونَا فَآتِهِمْ عَذَابًا ضِعْفًا مِّنَ النَّارِ قَالَ لِكُلٍّ ضِعْفٌ وَلَـكِن لاَّ تَعْلَمُونَ "

Er wird sprechen: „Tretet ein in das Feuer zu den Scharen der Dschinn und der Menschen, die vor euch dahingingen.“ Sooft eine Schar eintritt, wird sie ihre Schwesterschar verfluchen, bis endlich, wenn sie alle nacheinander darin angekommen sind, die letzten zu den ersten sagen werden: „Unser Herr, diese da haben uns irregeführt, so gib ihnen die Pein des Feuers mehrfach.“ Er wird sprechen: „Jeder hat (sie) mehrfach, allein ihr wisset es nicht.“
(Sure Al-A`raf 7: Vers 38)

Dschinn, wie die Menschen, sind männlich und weiblich und sind fähig Nachkommen zu zeugen. Dass sie Nachkommen haben, sagte Gott im Koran:

" وَإِذْ قُلْنَا لِلْمَلَائِكَةِ اسْجُدُوا لِآدَمَ فَسَجَدُوا إِلَّا إِبْلِيسَ كَانَ مِنَ الْجِنِّ فَفَسَقَ عَنْ أَمْرِ رَبِّهِ أَفَتَتَّخِذُونَهُ وَذُرِّيَّتَهُ أَوْلِيَاء مِن دُونِي وَهُمْ لَكُمْ عَدُوٌّ بِئْسَ لِلظَّالِمِينَ بَدَلًا "

Und da sprachen Wir zu den Engeln: „Werft euch vor Adam nieder“ und sie warfen sich nieder, außer Iblis. Er war einer der Dschinn, so war er ungehorsam gegen den Befehl seines Herrn. Wollt ihr nun ihn und seine Nachkommenschaft statt Meiner zu Beschützern nehmen, wo sie doch eure Feinde sind? Schlimm ist dieser Tausch für die Frevler.“
(Sure Al-Kahf 18: Vers 50)

Über die Eigenschaften der Dschinn wissen wir wenig. Al-Ţabarani, ein bekannter Tradent, liefert ein Ḥadîth, das die Dschinn in drei verschiedene Arten einteilt. Einige, die Flügel haben und damit fliegen können; einige, die wie Schlangen sind oder sich in schlangenähnliche Gestalt umwandeln können, und die dritte Art sind solche, die

[82] El-Mahdaoui, 2008.
[83] Al-Scha`rawi, 1994.
[84] S. Sure 72 Al-Dschinn.
[85] Al-Damiri, 2006.

schnell wie der Wind laufen können.[86] Sehr wenige auserwählte Menschen (wie die Propheten) dürfen diese Dämonen im Leben und vor dem Tod sehen.

Einen außergewöhnlich seltenen Fall berichtete Imam Malik in seinem Ḥadîth-Muaṭṭaa über das Auftreten eines Dschinn in Form einer Schlange in einem Haus. Der Gesandte verbot ihm ihn (sie) sofort zu töten, wenn er (sie) nicht zu den bekannten Hausschlangen gehört, und sagte, dass man höflich ihm (ihr) eine Frist von drei Tagen geben soll das Haus zu verlassen und nicht wiederzukehren:

" عَنْ أَبِي السَّائِبِ مَوْلَى هِشَامِ بْنِ زُهْرَةَ ... فَدَخَلَ فَإِذَا هُوَ بِحَيَّةٍ مُنْطَوِيَةٍ عَلَى فِرَاشِهِ... فَذُكِرَ ذَلِكَ لِرَسُولِ اللَّهِ ﷺ فَقَالَ: " إِنَّ بِالْمَدِينَةِ جِنًّا قَدْ أَسْلَمُوا فَإِذَا رَأَيْتُمْ مِنْهُمْ شَيْئًا فَآذِنُوهُ ثَلَاثَةَ أَيَّامٍ فَإِنْ بَدَا لَكُمْ بَعْدَ ذَلِكَ فَاقْتُلُوهُ فَإِنَّمَا هُوَ شَيْطَانٌ "

Wahrlich, gibt es in Al-Madina Dschinn, die gottergeben geworden sind. Falls ihr etwas von ihnen seht „in Form einer Schlange", so gebt ihm drei Tage Frist. Wenn ihr ihn (sie) wiederseht, so tötet ihr ihn (sie), weil er (sie) ein Satan ist.

(Muaṭṭaa Malik 1828 und Ṣaḥīḥ Muslim 2236. HS)

In einem schwach überlieferten Ḥadîth wurde diese Geschichte mit folgendem Bittgebet ergänzt, das man diesem Dschinn (Schlange) sagen soll:

" عَنْ عَبْدِ الرَّحْمَنِ بْنِ أَبِي لَيْلَى قَالَ قَالَ أَبُو لَيْلَى قَالَ رَسُولُ اللَّهِ ﷺ: إِذَا ظَهَرَتْ الْحَيَّةُ فِي الْمَسْكَنِ فَقُولُوا لَهَا إِنَّا نَسْأَلُكِ بِعَهْدِ نُوحٍ وَبِعَهْدِ سُلَيْمَانَ بْنِ دَاوُدَ أَنْ لَا تُؤْذِينَا فَإِنْ عَادَتْ فَاقْتُلُوهَا "

Wir bitten dich mit deinem Noah- und Salomon Sohn David-Eid, dass du uns nicht mehr sichtbar würdest und uns keine Schaden zufügst.

(Sunan Al-Tirmithi 1485. HHG)

Al-Damiri berichtete, dass der rechtgeleitete Gerechte und Prinz der Gläubigen Kalif Ùmar Bin Àbdul Àziz (Ùmar II.) unterwegs war und eine tote Schlange fand. Er beerdigte sie. Er hörte eine Stimme: „Sei Zeuge, oh du Sūrraq (Name des Dämons)". Ich hörte den Gesandten sagen: „Du wirst sterben und ein frommer Mann wird dich beerdigen!" Ùmar fragte: „Wer spricht, Gott erbarm dich?" Die Stimme sagte: „Ich bin einer der Dschinn, die den Koran des Gesandten (ﷺ) hörten. Ich und der verstorbene Sūrraq sind im Übrigen am Leben."[87]

Außer, dass Gott den Propheten Salomon die Sprache der Tiere lehrte, erlaubte Er dem Propheten Salomon die positiven Dienste der Dämonen zu nutzen. Gott sagt:

" وَلَقَدْ فَتَنَّا سُلَيْمَانَ وَأَلْقَيْنَا عَلَى كُرْسِيِّهِ جَسَدًا ثُمَّ أَنَابَ * قَالَ رَبِّ اغْفِرْ لِي وَهَبْ لِي مُلْكًا لَّا يَنبَغِي لِأَحَدٍ مِّنْ بَعْدِي إِنَّكَ أَنتَ الْوَهَّابُ * فَسَخَّرْنَا لَهُ الرِّيحَ تَجْرِي بِأَمْرِهِ رُخَاءً حَيْثُ أَصَابَ * وَالشَّيَاطِينَ كُلَّ بَنَّاءٍ وَغَوَّاصٍ * وَآخَرِينَ مُقَرَّنِينَ فِي الْأَصْفَادِ * هَذَا عَطَاؤُنَا فَامْنُنْ أَوْ أَمْسِكْ بِغَيْرِ حِسَابٍ * وَإِنَّ لَهُ عِندَنَا لَزُلْفَى وَحُسْنَ مَآبٍ "

Und wahrlich, Wir stellten Salomon auf die Probe, und Wir setzten einen Leib auf seinen Thron. Dann bekehrte er sich. Er sagte: „Oh mein Herr, vergib mir und gewähre mir ein Königreich, wie es keinem nach mir geziemt; wahrlich, Du bist der Gabenverleiher." Darauf machten Wir ihm den Wind dienstbar, aufdass er auf sein Geheiß hin sanft wehte, wohin er wollte. Und (Wir machten ihm) die Satane (Dämonen), all die Erbauer und Taucher wie auch andere, die in Fesseln aneinander gekettet waren, (dienstbar). „Dies ist Unsere Gabe, so erweise dich als Wohltäter oder sei zurückhaltend (im Ge-

---

[86] Al-Damiri, 2006.
[87] Al-Damiri, 2006.

ben), ohne abzurechnen. Und sicher hatte er nahen Zutritt zu Uns und eine herrliche Einkehr (bei Uns).“
(Sure Ṣaad 38: Vers 34-40)

Für jeden Menschen existiert ein Dschinn (Qaryn), der ihn begleitet und ihm im Unterbewusstsein hilft das Gute oder das Schlechte zu tun. Der Koran spricht darüber:

" وَجَاءَتْ سَكْرَةُ الْمَوْتِ بِالْحَقِّ ذَلِكَ مَا كُنتَ مِنْهُ تَحِيدُ * وَنُفِخَ فِي الصُّورِ ذَلِكَ يَوْمُ الْوَعِيدِ * وَجَاءَتْ كُلُّ نَفْسٍ مَّعَهَا سَائِقٌ وَشَهِيدٌ * لَقَدْ كُنتَ فِي غَفْلَةٍ مِّنْ هَذَا فَكَشَفْنَا عَنكَ غِطَاءَكَ فَبَصَرُكَ الْيَوْمَ حَدِيدٌ * وَقَالَ قَرِينُهُ هَذَا مَا لَدَيَّ عَتِيدٌ * أَلْقِيَا فِي جَهَنَّمَ كُلَّ كَفَّارٍ عَنِيدٍ *مَّنَّاعٍ لِّلْخَيْرِ مُعْتَدٍ مُّرِيبٍ * الَّذِي جَعَلَ مَعَ اللَّهِ إِلَهًا آخَرَ فَأَلْقِيَاهُ فِي الْعَذَابِ الشَّدِيدِ * قَالَ قَرِينُهُ رَبَّنَا مَا أَطْغَيْتُهُ وَلَكِن كَانَ فِي ضَلَالٍ بَعِيدٍ * قَالَ لَا تَخْتَصِمُوا لَدَيَّ وَقَدْ قَدَّمْتُ إِلَيْكُم بِالْوَعِيدِ * مَا يُبَدَّلُ الْقَوْلُ لَدَيَّ وَمَا أَنَا بِظَلَّامٍ لِّلْعَبِيدِ "

Und es kam die Benommenheit des Todeskampfes in Gerechtigkeit: „Das ist es, dem du zu entrinnen suchtest.“ Und es wird in den Al-Ŝur[88] gestoßen: „Dies ist der Tag der Drohung.“ Und jede Seele ist gekommen; mit ihr werden ein Treiber und ein Zeuge sein. „Wahrlich, du warst dessen ahnungslos gewesen; nun haben Wir deine Augenbinde von dir genommen, so dass dein Blick heute scharf ist.“ Und sein Gefährte spricht: „Hier (ist), was ich bereit habe. Werft ihr beide in Dschahannam einen jeden undankbaren Hartnäckigen, den Behinderer des Guten, den Übertreter, den Zweifler, der einen anderen Gott neben Allāh setzte. Werft denn ihr beide ihn in die schreckliche Pein!“ Sein Gefährte spricht: „Oh unser Herr, ich verführte ihn nicht zur Empörung, sondern er selbst ging zu weit in die Irre.“ Er spricht: „Streitet nicht vor Mir, wo Ich euch doch die Warnung im Voraus gesandt hatte. Das Wort wird bei Mir nicht abgeändert, und Ich bin in nichts ungerecht gegen die Diener.“
(Sure Qaaf 50: Vers 19-29)

" وَمَن يَعْشُ عَن ذِكْرِ الرَّحْمَنِ نُقَيِّضْ لَهُ شَيْطَانًا فَهُوَ لَهُ قَرِينٌ "

Und für den, der sich vom Gedenken an den Allerbarmer abwendet, bestimmen Wir einen Satan, der sein Begleiter sein wird.
(Sure Al-Zukhruf 43: Vers 36)

Und der Gesandte Muḥammad sagte:

" عبد الله بن مسعود قال: قال رسول الله ﷺ: " ما منكم من أحد إلا وقد وكل به قرينه من الجن قالوا وإياك يا رسول الله قال وإياي إلا أن الله أعانني عليه فأسلم "

„Wahrlich, Für jeden von euch wurde ein Gefährte von den Dschinn (Dämonen) beauftragt.“ Sie fragte: „Und du, Allāhs Gesandter?“ Er sagte: „Und ich auch, aber Allāh half mir ihn zu zähmen, so dass er gottergeben wurde.“
(Ṣaḥīḥ Muslim 5034, Musnad Aḥmad 3591 und Sunan Al-Darimi 2618. HS)

Der Koran berichtete uns, dass der Satan unsichtbar ist, aber die Menschen sieht. Prophetenzitaten und Gelehrten zu Folge werden die Satane, die Dschinn und die Engel in der jenseitigen Welt für uns sichtbar.

" إِنَّهُ يَرَاكُمْ هُوَ وَقَبِيلُهُ مِنْ حَيْثُ لاَ تَرَوْنَهُمْ "

Wahrlich, er sieht euch, er und seine Schar, von wo ihr sie nicht seht.
(Sure Al-A`raf 7: Vers 27)

Anderweitig schützt Gott den Gläubigen vor dem Teufel und verspricht dabei seine Unterstützung:

---

[88] Posaune des Jüngsten Gerichtes wie im Christentum.

" إِنَّ عِبَادِي لَيْسَ لَكَ عَلَيْهِمْ سُلْطَانٌ إِلاَّ مَنِ اتَّبَعَكَ مِنَ الْغَاوِينَ "

Wahrlich, du (Teufel) sollst keine Macht über Meine Diener haben, bis auf jene der Verführten, die dir folgen.

(Sure Al-Hidschr 15: Vers 41)

Der Gesandte warnt davor, die Schuld auf die Macht der Teufel zu schieben, sondern die Macht Gottes zu verstärken. So berichtete der Gefährte al-Hudschaimi:

" عن أبي تميمة الهجيمي عمن كان رديف النبي ﷺ قال: " كنت رديفه على حمار فعثر الحمار فقلت تعس الشيطان فقال لي النبي ﷺ لا تقل تعس الشيطان فإنك إذا قلت تعس الشيطان تعاظم الشيطان في نفسه وقال صرعته بقوتي فإذا قلت بسم الله تصاغرت إليه نفسه حتى يكون أصغر من ذباب "

Ich war hinter dem Gesandten (ﷺ) auf einem Esel. Der Esel stolperte unterwegs. Ich sagte: „Unglücklich ist der Teufel." Der Gesandte (ﷺ) sagte mir: „Sprich nicht: ‚Unglücklich ist der Teufel', weil sich der Satan sonst gigantisch fühlen und sich sagen wird: ‚Ich habe ihn (den Menschen) mit meiner Kraft besiegt'. Wenn Du aber sprichst: ‚Im Namen Gottes', wird er sich so klein wie eine Fliege fühlen."

(Musnad Aḥmad 19682. HS)

Auf das „Erfassen" des Menschen durch den Teufel und über den Einfluss der Dämonen wies der Koran in allegorischer Art und Weise in folgenden Sätzen hin:

" الَّذِينَ يَأْكُلُونَ الرِّبَا لاَ يَقُومُونَ إِلاَّ كَمَا يَقُومُ الَّذِي يَتَخَبَّطُهُ الشَّيْطَانُ مِنَ الْمَسِّ ذَلِكَ بِأَنَّهُمْ قَالُواْ إِنَّمَا الْبَيْعُ مِثْلُ الرِّبَا وَأَحَلَّ اللهُ الْبَيْعَ وَحَرَّمَ الرِّبَا فَمَن جَاءهُ مَوْعِظَةٌ مِّن رَّبِّهِ فَانتَهَىَ فَلَهُ مَا سَلَفَ وَأَمْرُهُ إِلَى اللهِ وَمَنْ عَادَ فَأُوْلَـئِكَ أَصْحَابُ النَّارِ هُمْ فِيهَا خَالِدُونَ "

Diejenigen, die Zinsen verschlingen, sollen nicht anders dastehen als wie einer, der vom Satan erfasst und zum Wahnsinn getrieben wird. Dies (soll so sein,) weil sie sagen: „Handel ist dasselbe wie Zinsnehmen." Doch Allāh hat den Handel erlaubt und das Zinsnehmen verboten. Und wenn zu jemandem eine Ermahnung von seinem Herrn kommt und er dann aufhört - dem soll verbleiben, was bereits geschehen ist. Und seine Sache ist bei Allāh. Wer es aber von neuem tut - die werden Bewohner des Feuers sein, darin werden sie ewig bleiben."

(Sure Al-Baqara 2: Vers 274)

" وَكَذَلِكَ جَعَلْنَا لِكُلِّ نِبِيٍّ عَدُوًّا شَيَاطِينَ الإِنسِ وَالْجِنِّ يُوحِي بَعْضُهُمْ إِلَى بَعْضٍ زُخْرُفَ الْقَوْلِ غُرُورًا وَلَوْ شَاء رَبُّكَ مَا فَعَلُوهُ فَذَرْهُمْ وَمَا يَفْتَرُونَ "

Und so hatten Wir für jeden Propheten Feinde bestimmt: die Satane (aus den Reihen) der Menschen und der Dschinn. Sie geben einander zum Trug prunkende Rede ein - und hätte es dein Herr gewollt, hätten sie es nicht getan; so überlass sie sich selbst mit dem, was sie erdichten.

(Sure Al-Anàm 6: Vers 112)

" عن عثمان بن أبي العاص قال:" لما استعملني رسول الله ﷺ على الطائف جعل يعرض لي شيء في صلاتي حتى ما أدري ما أصلي فلما رأيت ذلك رحلت إلى رسول الله ﷺ فقال: " ابن أبي العاص" قلت: " نعم يا رسول الله " قال: "ما جاء بك" قلت: " يا رسول الله عرض لي شيء في صلواتي حتى ما أدري ما أصلي" قال: " ذاك الشيطان ادنه " فدنوت منه فجلست على صدور قدمي قال فضرب صدري بيده وتفل في فمي وقال: " اخرج عدو الله " ففعل ذلك ثلاث مرات ثم قال الحق بعملك. قال فقال عثمان فلعمري ما أحسبه خالطني بعد "

Ùthman Ibn Abi Al-Àŝ berichtete: „Als der Gesandte (ﷺ) mich auf der Taaif[89] als Verwalter beauftragte, ist es mir während meines Gebetes passiert, dass ich nicht mehr wusste, wie ich betete. Als ich es merkte, reiste ich zum Gesandten (ﷺ)". Als er mich

[89] Ein Ort auf der arabischen Halbinsel.

sah, sagte er: „Ibn Abi Al-Àŝ?“ Ich antwortete: „Ja, oh Du Gesandter Allāhs“. Er fragte: „Warum bist Du gekommen?“ Ich sagte: „Oh Du Gesandter Allāhs, es ist mir während meines Gebetes etwas passiert, dass ich nicht mehr wusste, wie ich bete“. Er sagte: „Das ist der Satan, nähere dich mir.“ Ich kam ihm näher und setzte mich auf meine Fußsohlen. Er schlug mit seiner Hand auf meine Brust, spuckte in meinen Mund und sagte: „Geh raus, oh du Feind Allāhs“. Er tat das drei Mal und sagte mir: „Fahre zurück zu deiner Arbeit.“ … „Danach habe ich dergleichen nie mehr erlebt.“
(Sunan Ibn Mâdschah 3538 und Musnad Aḥmad 16905. HS)

Ein Mensch kann nicht vom Teufel besessen sondern nur „erfasst“ sein, im Islam gibt es keine Besessenen. In Fällen von krankheitsbedingten Halluzinationen ist eine konventionelle medizinische Behandlung angesagt. Es gibt wohl Bittgebete (Ruqya) für bestimmte Anzeichen, die der Prophet Muḥammad als Teufelswerk bezeichnete, aber es werden keine körperlichen Maßnahmen wie im Christentum (Exorzismus) unternommen, um den Teufelseinfluss aus dem Körper zu vertreiben. Der Großgelehrte Al-Qaradawi meint, dass es keine Besessenheit im islamischen Sinne gibt.[90]

Manche Patienten behaupten, besessen zu sein oder unter dem bösen Blick (Nazar) zu leiden. Differentialdiagnostisch kann eine psychische Erkrankung, aber immer wieder auch eine Simulation vorliegen, um sich vor einer ungeliebten Aufgabe zu drücken. Bei manchen handelt es um ein übersteigertes Ehrgefühl, um durch eine vorgeschobene Beeinträchtigung durch den bösen Blick von eigenem Scheitern abzulenken.

Der Koran beschreibt also das Vorhandensein einer verborgenen Welt der Engel und Dschinn (Dämonen) und unbekannter Wesen, aber nicht als „Unterwelt“. Wie lange sie leben, ist unbekannt. In mancher Literatur steht, dass sie länger als die Menschen leben.

[90] Al-Qaradawi, 2007.

Die Seele (النفس)

Die Menschen wurden laut dem Koran aus einer Seele (Adam) erschaffen:

" يَا أَيُّهَا النَّاسُ اتَّقُواْ رَبَّكُمُ الَّذِي خَلَقَكُم مِّن نَّفْسٍ وَاحِدَةٍ وَخَلَقَ مِنْهَا زَوْجَهَا وَبَثَّ مِنْهُمَا رِجَالاً كَثِيرًا وَنِسَاء وَاتَّقُواْ اللهَ الَّذِي تَسَاءلُونَ بِهِ وَالأَرْحَامَ إِنَّ اللهَ كَانَ عَلَيْكُمْ رَقِيبًا "

Oh ihr Menschen, fürchtet euren Herrn, Der euch erschaffen hat aus einem einzigen Wesen (Seele); und aus ihm erschuf Er seine Gattin, und aus den beiden ließ Er viele Männer und Frauen entstehen. Und fürchtet Allāh, in Dessen Namen ihr einander bittet, sowie (im Namen eurer) Blutsverwandtschaft. Wahrlich, Allāh wacht über euch.

(Sure Al-Nissaa 4: Vers 1)

" وَهُوَ الَّذِيَ أَنشَأَكُم مِّن نَّفْسٍ وَاحِدَةٍ فَمُسْتَقَرٌّ وَمُسْتَوْدَعٌ قَدْ فَصَّلْنَا الآيَاتِ لِقَوْمٍ يَفْقَهُونَ "

Er ist es, Der euch aus einem einzigen Wesen (Seele) hervorbrachte, alsdann für euch eine Bleibe (im Mutterleib) und einen Aufbewahrungsort (im Grab) bestimmte. Wir haben die Zeichen für Leute dargelegt, die es begreifen.

(Sure Al-Anàm 6: Vers 97)

Auch Tiere sind beseelt und haben einen Geist, aber besitzen nicht den höheren Verstand der Menschen.

" وَمَا مِن دَآبَّةٍ فِي الأَرْضِ وَلاَ طَائِرٍ يَطِيرُ بِجَنَاحَيْهِ إِلاَّ أُمَمٌ أَمْثَالُكُم مَّا فَرَّطْنَا فِي الكِتَابِ مِن شَيْءٍ ثُمَّ إِلَى رَبِّهِمْ يُحْشَرُونَ "

Es gibt kein Getier auf Erden und keinen Vogel, der auf seinen zwei Schwingen dahinfliegt, die nicht Gemeinschaften wären so wie ihr. Nichts haben Wir in dem Buch ausgelassen. Vor ihrem Herrn sollen sie dann versammelt werden.

(Sure Al-Anàm 6: Vers 38)

In der Thora (hebr. „Unterweisung") in Genesis 3:14 wird das Tier Behema genannt, was so viel wie „nicht viel verstehen oder sprechen" bedeutet.[91] Das arabische Pendant Bahima bedeutet ähnliches und wird auch für Tiere angewendet. Im Islam werden Tiere als Lebewesen und nicht als Sache definiert. Wie bereits oben genannt ist ein anderer arabischer Ausdruck für „Tier", Ḥayawân, abgeleitet von Ḥayat (Leben).[92]

Laut Prophetem Muḥammad ist es nicht erlaubt, Seelen (Menschen und Tiere) in Malerei oder Bildhauerei abzubilden.

" عن القاسم بن محمد عن عائشة أم المؤمنين ﵄ أنها أخبرته أنها اشترت نمرقة فيها تصاوير فلما رآها رسول الله ﷺ قام على الباب فلم يدخله فعرفت في وجهه الكراهية فقلت يا رسول الله أتوب إلى الله وإلى رسوله ﷺ ماذا أذنبت فقال رسول الله ﷺ ما بال هذه النمرقة قلت اشتريتها لك لتقعد عليها وتوسدها فقال رسول الله ﷺ: " إن أصحاب هذه الصور يوم القيامة يعذبون فيقال لهم أحيوا ما خلقتم وقال إن البيت الذي فيه الصور لا تدخله الملائكة."

Àischa (﵄) berichtete dem Gesandten Allāhs (ﷺ), dass sie ein Kissen gekauft hat, worauf Abbildungen sind. Als er es sah, verließ er den Raum und ging zur Tür und trat nicht mehr in den Raum. Sie sah seine Gesichtsauszüge, die deuteten, dass er es nicht mag. Sie sagte: „Oh du Allāhs Gesandter, was habe ich gesündigt?" Er antwortete: „Was ist mit diesem Kissen?" Sie antwortete: „Ich habe es gekauft, damit du darauf sitzt." Er sagte: „Diejenigen Menschen, die diese Bilder machen, werden am Tage der Auferstehung bestraft. Es wird ihnen gesagt: Belebt ihr, was ihr geschaffen habt!" Er

---

[91] Kaufmann, 2006; Jugel, 2000.

[92] Krotkoff, 1987; Gayed, 1970.

sagte auch: „Das Haus, in dem es solche Bilder gibt, wird von den Engeln nicht besucht“.

(Ṣaḥîḥ Al-Buchâri 5504 5494 und 5492-5963. HS)

Deswegen gab es bis zum Ende der Abbassiden-Dynastie im späten Mittelalter im religiösen Umfeld der Sunniten keine Bilder von Menschen oder Tieren. Ausnahmen wurden lediglich zu wissenschaftlichen Zwecken (Lehre der Biologie oder Anatomie) erlaubt. Eine Sonderstellung nehmen in dieser Hinsicht die kunstvollen Kalligraphien und Paradiesbilder ein, die an der Fassade im Sommerhof der Umayyaden-Moschee in Damaskus vom Baujahr 715 u.Z. zu sehen sind.[93] Auch Mädchenpuppen sind erlaubt.[94] Heutzutage ist die Fotografie erlaubt, fast alle Web-Seiten von bekannten Gelehrten enthalten auch ihre Bilder.

In einigen Kulturen ging man davon aus, dass nicht alle Menschen oder gar Tiere über eine Seele verfügen. In bestimmten Zeitepochen wurde einigen Menschen, z.B. den Sklaven im Römischen Reich oder den indianischen Völkern unter spanischer Herrschaft, eine Seele aberkannt. Auch das deutsche Gesetz hat erst vor kurzer Zeit dem Tier eine juristische Sonderstellung als Lebewesen eingeräumt und dieses nicht mehr als „Sache“ definiert.[95]

Im Christentum schrieb das verstorbene Oberhaupt der koptischen Kirche Papst Schnudah III. in der Al-Ahram-Zeitung: „Die Engel bestehen aus Seele (Geist) ohne Materie, mit Eigenschaften, die den Mencheneigenschaften nicht entsprechen. Berge, Flüsse, Steine und Sand sind aus Materie ohne Seele und Geist. Andere Lebewesen wie Tiere, Vögel, Fische und Insekten haben sowohl Materie als auch Seele (Geist). Der Mensch hat Materie, Seele und Geist und besitzt Gewissen und Denken.“[96]

Eine Definition Seele in der psychologischen Medizin, der Medizin der seelischen Erkrankungen, lautet: „Die Gesamtheit aller mentalen und emotionalen - bewussten wie unbewussten- Vorgänge im Gehirn.“[97] In der Psychosomatik werden die Auswirkungen seelischer Erkrankungen auf den Körper untersucht.

Seele (Nafs النفس) und Geist (Ruḥ الروح)

Der Begriff der Seele, im Koran oft gebraucht als Synonym für den Menschen, spielt im Islam eine besondere Rolle. Mit dem Einhauchen des Geistes in die Materie entsteht das beseelte Lebewesen, die Seele, mit dem Verlassen des Geistes im Tode entsteht wieder Materie.

Die „Natur“ des Geistes, der im menschlichen Embryo nach 120 Tagen durch Engel eingehaucht wird, ist unbekannt. Der Geist ist Gottes Sache. Aus Respekt beschäftigten sich die meisten muslimischen Wissenschaftler fast ausschließlich mit den Problemen

[93] Alle Nachfolger der Umayyaden haben bis heute diese Kunst aus der Blütezeit des Islam in der Moschee respektiert und behalten. Ähnliches findet sich auch in Al-Andalus in Spanien.

[94] Al-Jaziri, 1987. Im Ḥadîth von Ṣaḥīḥ Abi Dawoud Nr. 4932 lachte der Gesandte, als er Àischa als Kind mit einem Pferd mit zwei Flügeln spielend sah.

[95] Schmitz, 2006.

[96] Papst Schnudah III. 2008.

[97] Persönliche Mitteilung von Prof. Bleich, Zentrum für seelische Gesundheit der Medizinischen Hochschule Hannover, 2009.

der Seele. Nur wenige versuchten zu forschen, was der Geist sein könnte. Al-Suhayli definierte den Geist als einen feinen Körper wie der Wind, der im Körper fließt, so wie das Wasser in den Gefäßen des Baumes läuft.[98]

Bei vielen muslimischen Gelehrten ist Seele (Nafs) die Verbindung zwischen Körper und Geist (Ruḥ), woraus beseelte Lebewesen entstehen. Der Begriff „Seele" bedeutet also die Lebensphase vom Geist-Einhauchen bis zum Tod. Im Koran wird an 295 Stellen das Wort Seele (Nafs, pl. Anfus) als Begriff für den Menschen verwendet.

Adam wurde aus Erde (Ton) erschaffen und durch das Einhauchen des Geistes (Ruḥ) zur lebendigen Seele (Nafs), also einem integralen Lebewesen aus der Materie Ton und Geist. Nicht nur der Mensch hat einen Geist, sondern auch die Tiere, die vor dem Menschen auf der Erde waren.[99] Die Engel (ملائكة Malâ'ika) und die Dämonen (جن Dschinn) haben auch Geist, aber keinen Körper aus Ton sondern aus Licht oder Feuer. Ob auch Pflanzen einen Geist in diesem Sinne haben, ist aus dem Koran nicht ersichtlich.

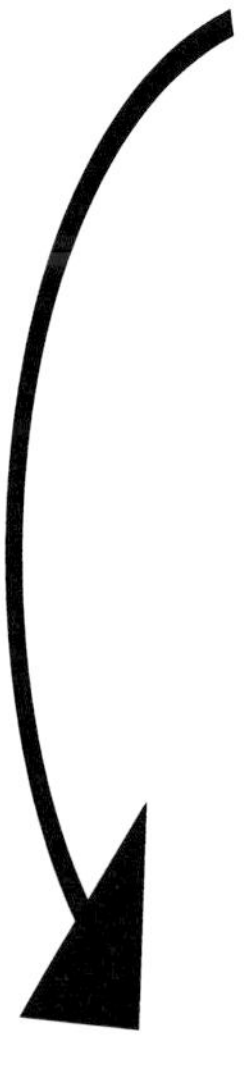

Ewigkeit
Weltschöpfung
Engel- und Teufel- (Dschinn) Schöpfung
Andere, uns nicht bekannte Lebewesen?
Erschaffung Adams
Adamskinder
Paarung
Embryo (Einhauchen des Geistes)
Geburt
Wachsen
Erwachsene Menschen
Altern
Tod (Aushauchen des Geistes)
Barzach-Phase (die Vorstufe des Jüngsten Gerichts)
Auferstehung
Jüngstes Gericht
Paradies oder Hölle
Zeitlose Ewigkeit im neuen Universum Gottes

Abbildung 2: Schematische Darstellung der in die Schöpfung eingebetteten Phasen im Leben eines Muslims.

Der Körper (Dschassad, Materie) bildet mit dem eingehauchten Geist (Rūḥ) während der gesamten Existenz eines beseelten Lebewesens die „Seele" (Nafs). Im Tod verlässt der Geist den Körper. In der Barzach-Phase (برزخ), der Ruhe- und Wartephase der Toten bis zum Jüngsten Gericht, wird unmittelbar nach dem Tod für eine kurze Frist der Geist wieder eingehaucht, damit zwei Engel den Verstorbenen nach seinen Taten wäh-

[98] Al-Sabouni, 1981. Vgl. auch Ḥadîth: Saḥîḥ Al-Buchâri 4352.
[99] Es ist in der islamischen Literatur nicht beschrieben, ob der Geist des Menschen der gleiche wie beim Tier ist.

rend des Lebens befragen können. Das Jüngste Gericht wird dann von Gott einberufen, wenn alle Menschen und anderen Lebewesen gestorben sind.

Der Begriff Geist ist sehr alt. Ägypter kannten ihn schon vor ca. 5000 Jahren.[100] Sie meißelten Bilder und stellten ihre Vorstellung über den Geist dar. Der Islam erlaubt diese Darstellung nicht. Nur der Sterbende sieht den Geist in dem Moment, in dem er seinen Körper verlässt. Allāh sagte:

" وَيَسْأَلُونَكَ عَنِ الرُّوحِ قُلِ الرُّوحُ مِنْ أَمْرِ رَبِّي وَمَا أُوتِيتُم مِّن الْعِلْمِ إِلاَّ قَلِيلاً "

Und sie befragen dich über den Geist. Sprich: „Der Geist ist eine Angelegenheit meines Herrn; und euch ist vom Wissen nur wenig gegeben.“

(Sure Al-Israa 17: Vers 85)

Bis zum heutigen Tag wird über die Seele diskutiert, ob sie vorhanden und fassbar ist oder nicht existiert. Im Jahre 2011 fand in Hannover ein bundesweit einmaliges Festival der Philosophie zum Thema “Seele“ statt. Philosophen, Psychologen und Naturwissenschaftler diskutierten damals, welche Bedeutung die Seele für den Menschen im Allgemeinen und den Wissenschaftler im Besonderen hat.[101] Einige Denker und Philosophen glauben nicht an Gott, aber sie stellen fest, dass der Glaube an Gott vorhanden ist. Und sie glauben, dass diese Kraft nützlich und stark zielgerichtet ist. Sie ist eine Schubkraft und eine schöpferische Kraft.[102] Sie stellen auch fest, dass diese Kraft Heilung und Beruhigung bei Erkrankungen bewirkt.

In manchen Erklärungen vermischen sich die Grenzen der Definition von Seele und Geist. Einige islamische Gelehrte definieren Ruḥ als Seele, andere als einen Teil der Seele. Wieder andere definieren die Gesamtheit von Geist und Körper als Seele (beseeltes Lebewesen), eine Definition, der wir uns in dieser Abhandlung anschließen, so dass wir sinnentsprechend die Begriffe Geist und Seele in den folgenden Zitaten als unterschiedlich verwenden.

Und über die Schöpfung und das Einhauchen des Geistes in den Menschen sagte Allāh:

" وَلَقَدْ خَلَقْنَا الإنسَانَ مِن صَلْصَالٍ مِّنْ حَمَإٍ مَّسْنُونٍ * وَالْجَآنَّ خَلَقْنَاهُ مِن قَبْلُ مِن نَّارِ السَّمُومِ * وَإِذْ قَالَ رَبُّكَ لِلْمَلاَئِكَةِ إِنِّي خَالِقٌ بَشَرًا مِّن صَلْصَالٍ مِّنْ حَمَإٍ مَّسْنُونٍ * فَإِذَا سَوَّيْتُهُ وَنَفَخْتُ فِيهِ مِن رُّوحِي فَقَعُواْ لَهُ سَاجِدِينَ * فَسَجَدَ الْمَلآئِكَةُ كُلُّهُمْ أَجْمَعُونَ * إِلاَّ إِبْلِيسَ أَبَى أَن يَكُونَ مَعَ السَّاجِدِينَ * قَالَ يَا إِبْلِيسُ مَا لَكَ أَلاَّ تَكُونَ مَعَ السَّاجِدِينَ * قَالَ لَمْ أَكُن لِّأَسْجُدَ لِبَشَرٍ خَلَقْتَهُ مِن صَلْصَالٍ مِّنْ حَمَإٍ مَّسْنُونٍ * قَالَ فَاخْرُجْ مِنْهَا فَإِنَّكَ رَجِيمٌ * وَإِنَّ عَلَيْكَ اللَّعْنَةَ إِلَى يَوْمِ الدِّينِ * قَالَ رَبِّ فَأَنظِرْنِي إِلَى يَوْمِ يُبْعَثُونَ * قَالَ فَإِنَّكَ مِنَ الْمُنظَرِينَ * إِلَى يَومِ الْوَقْتِ الْمَعْلُومِ "

Und wahrlich, Wir haben den Menschen erschaffen aus trockenem, tönernem Lehm, aus schwarzem, zu Gestalt gebildetem Schlamm. Und die Dschinn erschufen Wir zuvor aus dem Feuer der sengenden Glut. Und damals sprach dein Herr zu den Engeln: „Ich bin im Begriff, den Menschen aus trockenem, tönernem Lehm zu erschaffen, aus schwarzem, zu Gestalt gebildetem Schlamm. Wenn Ich ihn nun vollkommen geformt und ihm vom Meinen Geist eingehaucht habe, dann werft euch vor ihm nieder.“ Da warfen sich die Engel allesamt nieder, außer Iblis (der Teufel); er weigerte sich, unter den Sich-Niederwerfenden zu sein. Er sprach: „Oh Iblis, was ist mit dir, dass du nicht unter den

---

[100] Al-Dschusmani, 1997.

[101] Schinkel, 2008.

[102] Al-Qaradawi, 1987.

Sich-Niederwerfenden sein wolltest?“ Er sprach: „Nimmermehr werde ich mich vor einem Menschen niederwerfen, den Du aus trockenem, tönernem Lehm geschaffen hast, aus schwarzem, zu Gestalt gebildetem Schlamm.“ Er sprach: „Hinaus denn von hier; denn wahrlich, du bist verflucht. Der Fluch soll auf dir lasten bis zum Tage des Gerichts.“ Er sprach: „Mein Herr, so gewähre mir einen Aufschub bis zu dem Tage, an dem sie auferweckt werden.“ Er sprach: „Du bist unter denen, die Aufschub erlangen bis zur vorbestimmten Zeit.“

(Sure 15: Vers 26-38)

Hier handelt es sich um das erstmalige Einhauchen des Geistes „Ruḥ“ in Adam durch Allāh selbst. Bei den Adams-Nachkommen sendet Gott einen Engel, der das übernimmt.

Die Frage, zu welchem Zeitpunkt der Entwicklung dem Menschen Geist eingehaucht wird und ab wann damit ein beseelter Mensch existiert, hat durchaus auch medizinische Implikationen. Der Gefährte Ibn Masòud berichtete:

" حدثنا عبد الله بن مسعود قال حدثنا رسول الله ﷺ وهو الصادق المصدوق: " إن خلق أحدكم يجمع في بطن أمه أربعين يوما ثم يكون علقة مثل ذلك ثم يكون مضغة مثل ذلك ثم يبعث إليه ملك فيؤمر بأربع كلمات فيكتب رزقه وأجله وعمله ثم يكتب شقي أو سعيد ثم ينفخ فيه الروح فإن أحدكم ليعمل بعمل أهل الجنة حتى ما يكون بينه وبينها إلا ذراع أو قيد ذراع فيسبق عليه الكتاب فيعمل بعمل أهل النار فيدخلها وإن أحدكم ليعمل بعمل أهل النار حتى ما يكون بينه وبينها إلا ذراع أو قيد ذراع فيسبق عليه الكتاب فيعمل بعمل أهل الجنة فيدخلها "

Wahrlich, die Schöpfung eines jeden von euch wird im Leibe seiner Mutter in vierzig Tagen (als Samentropfen) zusammengebracht, danach ist er eben solange ein Blutklumpen, danach ist er eben solange ein kleiner Fleischklumpen. Danach entsendet Allāh einen Engel, der mit viererlei beauftragt wird: Mit der Bestimmung des Lebensunterhalts, der Lebensdauer und ob der Mensch elend oder glückselig sein wird. Dann haucht er ihm den Geist ein. Ich schwöre bei Allāh, dass es einige unter euch gibt, die wahrhaftig Werke der Bewohner der Hölle vollbringen, bis sie von ihr nur um eine Ellenlänge entfernt sind, dann ereilt sie das Vorherbestimmte, und somit vollbringen sie die Werke der Bewohner des Paradieses und gehen in dieses ein. Und es gibt einige unter euch, die wahrhaftig Werke der Bewohner des Paradieses vollbringen, bis sie von ihm nur um eine Ellenlänge oder zwei Ellenlängen entfernt sind, dann ereilt sie das Vorherbestimmte, und somit vollbringen sie die Werke der Bewohner der Hölle und gehen in diese ein.

(Sunan Abi Dawoud 4085 und Ṣaḥîḥ Al-Buchâri 2969. HS)

Die meisten muslimischen Gelehrten und die meisten Rechtsschulen berufen sich bei ihren religiösen Rechtsgutachten (Fatwas) hinsichtlich der in bestimmten Situationen beabsichtigten und erlaubten Abtreibung (induzierter Abortus) auf diesen Ḥadîth, wonach der Embryo in den ersten vier Monaten (volle Mondmonate) noch keine Seele besitzt bzw. der Geist noch nicht in ihn eingehaucht wurde und er somit nur aus purer Materie besteht. Deshalb könne eine Abtreibung in den ersten vier Monaten der Schwangerschaft erlaubt sein.[103] Einzelne Rechtsschulen vertreten unterschiedliche Auffassungen. Nach dem vierten Monat ist laut den Muftis, den Gelehrten, eine Abtreibung aus-

[103] Al-Kaḥḥal, 2004.

nahmsweise noch erlaubt, wenn der Embryo deutliche Gesundheitsschäden aufweist.[104] Eine Gruppe von Gelehrten erlaubt die Abtreibung prinzipiell vor dem embryonalen Tag 120, ohne dass Gründe genannt werden müssten, eine andere Gruppe erlaubt sie im Notfall, oder „es ist möglich, aber besser ist es nicht abzutreiben“ (Makrouh Karahah Tanzihiyah مكروه كراهة تنزيهية), also nicht erwünscht (verpönt) und verboten[105] (Makrouh Karahah Taḥrimiyah مكروه كراهة تحريمية), jedoch erlaubt vor dem Tag 40.“[106]

Einem Arzt ist es nicht erlaubt einer schwangeren Frau ohne Gefahr ihres eigenen Lebens bei einer Abtreibung zu helfen, unabhängig vom Alter oder möglichen Erkrankungen des Embryos.[107] Über mögliche Gefahren für Mutter und Ungeborenes entscheidet eine Kommission von drei Ärzten, unter ihnen ein Spezialist.[108] Laut den Großgelehrten Ibn Al-Baz und anderen muss ein Embryo nach dem embryonalen Tag 120 rituell gewaschen, für ihn das Totengebet verrichtet und islamisch beerdigt werden. Vor dem Tag 120 muss das nicht geschehen.[109]

In diesem Zusammenhang sei zu erwähnen, dass eine Witwe nach dem Tod ihres Mannes vier Monate und zehn Tage (`Iddah) warten soll, bevor sie eine neue Ehe eingeht. Diese Frist entspricht ungefähr der Zeit, in der der Engel durch Gottes Befehl den Geist im Embryo einhaucht. Innerhalb dieser Frist ist festzustellen, ob sie ein Kind erwartet und ob es gesund ist. Erbberechtigt ist dieses Kind jedoch erst, wenn es nach seiner Geburt geschrien hat. Die Frauen, die die Wechseljahre erreicht haben, sollen nur drei Monate warten.[110]

In der modernen medizinischen Diskussion zur Abortusfrage (induziert oder spontan) wird unter anderem der Embryo von dem Zeitpunkt an als Lebewesen betrachtet, zu dem sich die Nervenstränge und das Gehirn entwickelt haben. Dies entspricht in etwa der muslimischen Vorstellung hinsichtlich des Zeitraums, in dem eine Abtreibung noch erlaubt ist.[111]

Fast alle Kulturen haben sich mit dem Begriff der Seele oder des Geistes und ihrer Verbindung zum Körper auseinander gesetzt. Einer der allerersten Tempel, der als Gebetsplatz diente, wurde in Syrien ca. 8700 vor u.Z. in Dscha`dat Al-Magharah am Euphrat errichtet. Die Phönizier dokumentierten auf ihren bei Ausgrabungen entdeckten Tontafeln, dass die Seelen ihrer Toten in den Himmel empor gehen, und sie benannten die

---

[104] Al-Arabiya, 2007, Karima, 2012. Voraussetzung ist, dass die Genehmigung beider Elternteile sowie die Zustimmung von drei „religiösen“ Fachärzten vorliegen, z.B haben viele Fachärzte aus der Al-Azhar-Universität im Laufe ihres Medizinstudiums einen Schwerpunkt islamische Theologie studiert. Wenn es keine religiösen Fachärzte gibt, werden staatliche anerkannte Ärzte gerufen, unabhängig davon ob sie religiös sind. In den islamischen Ländern gibt es dazu keine einheitliche Regel.

[105] Unerlaubt kann im religiösen Sinne strafbar bedeuten, auch wenn das jeweilige säkulare Gesetz eine Handlung nicht mit Strafe bewehrt. Ein beabsichtigter Abortus ohne medizinischen Grund nach dem 120. Tag wird im Islam jedenfalls als Tötung eines Menschen betrachtet.

[106] Jakoub, 2010.

[107] Murra, 2012.

[108] Vgl. „الوثيقة الإسلامية لأخلاقيات الطب والصحة. Das islamische Dokument für die Medizin- und Gesundheitsethik“.

[109] www.binbaz.org.sa/mat/2621, aber es gibt unterschiedliche Meinungen darüber. Eine Gemeinde-Imam-Meinung wäre hier im Ausland eine gute Hilfe für die betroffenen Eltern.

[110] Vgl. Sure Al-Ṭalaq (die Scheidung) 65: Vers 4.

[111] Baum, 2009.

Sterne mit den Namen ihrer Toten.[112] Das bestätigt die vorislamische Vorstellung des Propheten Abraham (ca. 2100 - 1600 vor u.Z.)[113], der Gott suchte:

" وَإِذْ قَالَ إِبْرَاهِيمُ لأَبِيهِ آزَرَ أَتَتَّخِذُ أَصْنَامًا آلِهَةً إِنِّي أَرَاكَ وَقَوْمَكَ فِي ضَلاَلٍ مُّبِينٍ * وَكَذَلِكَ نُرِي إِبْرَاهِيمَ مَلَكُوتَ السَّمَاوَاتِ وَالأَرْضِ وَلِيَكُونَ مِنَ الْمُوقِنِينَ * فَلَمَّا جَنَّ عَلَيْهِ اللَّيْلُ رَأَى كَوْكَبًا قَالَ هَـذَا رَبِّي فَلَمَّا أَفَلَ قَالَ لا أُحِبُّ الآفِلِينَ * فَلَمَّا رَأَى الْقَمَرَ بَازِغًا قَالَ هَـذَا رَبِّي فَلَمَّا أَفَلَ قَالَ لَئِن لَّمْ يَهْدِنِي رَبِّي لأَكُونَنَّ مِنَ الْقَوْمِ الضَّالِّينَ * فَلَمَّا رَأَى الشَّمْسَ بَازِغَةً قَالَ هَـذَا رَبِّي هَـذَآ أَكْبَرُ فَلَمَّا أَفَلَتْ قَالَ يَا قَوْمِ إِنِّي بَرِيءٌ مِّمَّا تُشْرِكُونَ * إِنِّي وَجَّهْتُ وَجْهِيَ لِلَّذِي فَطَرَ السَّمَاوَاتِ وَالأَرْضَ حَنِيفًا وَمَا أَنَاْ مِنَ الْمُشْرِكِينَ "

Und als Abraham zu seinem Vater Azar sagte: „Nimmst du Götzen zu Göttern? Ich sehe dich und dein Volk in einem offenbaren Irrtum“, da zeigten Wir Abraham das Reich der Himmel und der Erde, aufdass er zu den Festen im Glauben zählen möge. Als ihn nun die Nacht überschattete, da erblickte er einen Stern. Er sagte: „Das ist mein Herr.“ Doch da er unterging, sagte er: „Ich liebe nicht die Untergehenden.“ Als er den Mond sah, wie er sein Licht ausbreitete, da sagte er: „Das ist mein Herr.“ Doch da er unterging, sagte er: „Wenn mein Herr mich nicht rechtleitet, werde ich gewiss unter den Verirrten sein.“ Als er die Sonne sah, wie sie ihr Licht ausbreitete, da sagte er: „Das ist mein Herr, das ist noch größer.“ Da sie aber unterging, sagte er: „Oh mein Volk, ich habe nichts mit dem zu tun, was ihr (Allāh) zur Seite stellt. Seht, ich habe mein Angesicht in Aufrichtigkeit zu Dem gewandt, Der die Himmel und die Erde schuf, und ich gehöre nicht zu den Götzendienern.“

(Sure Al-Anàm 6: Vers 74-79)

Aber nicht nur Sterne, sondern auch Tiere wurden in vorislamischer Zeit angebetet. In Moses‘ Zeit entstand der Glaube an Tiermacht, am Beispiel des Kalbs, das einige Kinder Israels als Gott ansahen. Gott verbot den Glauben an Tiere und drohte mit großer Strafe, wenn der Mensch neben Gott auch ein Tier anbäte. Der Koran berichtet über Israeliten, die ein Kalb als Gottesmacht anbaten, als Moses Gott treffen wollte. Der Samiriy, ein israelitischer „Zauberer“, soll aus dem Gold, das die Israeliten von den Kopten geliehen haben, ein Kalb geformt haben.[114]

" فَكَذَلِكَ أَلْقَى السَّامِرِيُّ * فَأَخْرَجَ لَهُمْ عِجْلًا جَسَدًا لَهُ خُوَارٌ فَقَالُوا هَذَا إِلَهُكُمْ وَإِلَهُ مُوسَى فَنَسِيَ "

Und das gleiche tat auch der Samiriy. Dann brachte er ihnen ein leibhaftiges Kalb, das blökte, hervor. Und sie sagten: „Das ist euer Gott und der Gott Moses‘; er hat (ihn) vergessen.“

(Sure Ţaha 20: Vers 87-88)

" وَإِذْ وَاعَدْنَا مُوسَى أَرْبَعِينَ لَيْلَةً ثُمَّ اتَّخَذْتُمُ الْعِجْلَ مِن بَعْدِهِ وَأَنتُمْ ظَالِمُونَ * ثُمَّ عَفَوْنَا عَنكُم مِّن بَعْدِ ذَلِكَ لَعَلَّكُمْ تَشْكُرُونَ * وَإِذْ آتَيْنَا مُوسَى الْكِتَابَ وَالْفُرْقَانَ لَعَلَّكُمْ تَهْتَدُونَ * وَإِذْ قَالَ مُوسَى لِقَوْمِهِ يَا قَوْمِ إِنَّكُمْ ظَلَمْتُمْ أَنفُسَكُمْ بِاتِّخَاذِكُمُ الْعِجْلَ فَتُوبُواْ إِلَى بَارِئِكُمْ... وَلَقَدْ جَاءكُم مُّوسَى بِالْبَيِّنَاتِ ثُمَّ اتَّخَذْتُمُ الْعِجْلَ مِن بَعْدِهِ وَأَنتُمْ ظَالِمُونَ * وَإِذْ أَخَذْنَا مِيثَاقَكُمْ وَرَفَعْنَا فَوْقَكُمُ الطُّورَ خُذُواْ مَا آتَيْنَاكُم بِقُوَّةٍ وَاسْمَعُواْ قَالُواْ سَمِعْنَا وَعَصَيْنَا وَأُشْرِبُواْ فِي قُلُوبِهِمُ الْعِجْلَ بِكُفْرِهِمْ قُلْ بِئْسَمَا يَأْمُرُكُمْ بِهِ إِيمَانُكُمْ إِن كُنتُمْ مُّؤْمِنِينَ "

Und denkt daran, dass Wir Uns mit Moses vierzig Nächte verabredeten, als ihr dann hinter seinem Rücken das Kalb nahmt und damit Unrecht begingt. Alsdann vergaben Wir euch, auf dass ihr dankbar sein möget. Und denkt daran, dass Wir Moses das Buch gaben, sowie die Unterscheidung, aufdass ihr rechtgeleitet werden möget. Und da sagte Moses zu seinen Leuten: „Oh meine Leute! Ihr habt auf euch selbst eine schwere Schuld geladen, indem ihr euch das Kalb nahmt; so kehrt reumütig zu eurem Schöpfer zurück.“

[112] Dietrich, 2008.
[113] Smart, 2000, Szulc, 2001.
[114] Al-Sabouni, 1981.

… Und Moses war zu euch mit den klaren Beweisen gekommen. Dann nahmt ihr euch das Kalb, nachdem er weggegangen war, und habt Unrecht getan. Und als Wir mit euch einen Bund schlossen und über euch den Berg emporragen ließen: „Haltet fest an dem, was Wir euch gegeben haben und höret“, da sagten sie: „Wir hören, doch wir widersetzen uns.“ Und sie wurden in ihren Herzen durch das Kalb trunken gemacht um ihres Unglaubens willen. Sprich: „Schlecht ist das, was euer Glaube euch befiehlt, wenn ihr Gläubige seid.“

(Sure Al-Baqara 2: Vers 51-54 und 91-92)

" يَسْأَلُكَ أَهْلُ الْكِتَابِ أَن تُنَزِّلَ عَلَيْهِمْ كِتَابًا مِّنَ السَّمَاء فَقَدْ سَأَلُواْ مُوسَى أَكْبَرَ مِن ذَلِكَ فَقَالُواْ أَرِنَا اللهِ جَهْرَةً فَأَخَذَتْهُمُ الصَّاعِقَةُ بِظُلْمِهِمْ
ثُمَّ اتَّخَذُواْ الْعِجْلَ مِن بَعْدِ مَا جَاءتْهُمُ الْبَيِّنَاتُ فَعَفَوْنَا عَن ذَلِكَ وَآتَيْنَا مُوسَى سُلْطَانًا مُّبِينًا "

Die Leute der Schrift verlangen von dir, dass du ein Buch vom Himmel zu ihnen herabkommen lässt. Von Moses aber verlangten sie etwas Größeres als dies, da sie sagten: „Zeig uns Allāh offensichtlich!“ Da traf sie der Blitzschlag wegen ihres Frevels. Danach nahmen sie sich das Kalb, nachdem ihnen doch deutliche Zeichen zuteil geworden waren: aber Wir vergaben das. Und Wir verliehen Moses offensichtliche Beweismacht.

(Sure Al-Nissaa 4: Vers 153)

" وَاتَّخَذَ قَوْمُ مُوسَى مِن بَعْدِهِ مِنْ حُلِيِّهِمْ عِجْلاً جَسَدًا لَّهُ خُوَارٌ أَلَمْ يَرَوْاْ أَنَّهُ لاَ يُكَلِّمُهُمْ وَلاَ يَهْدِيهِمْ سَبِيلاً اتَّخَذُوهُ وَكَانُواْ ظَالِمِينَ *
وَلَمَّا سُقِطَ فَي أَيْدِيهِمْ وَرَأَوْاْ أَنَّهُمْ قَدْ ضَلُّواْ قَالُواْ لَئِن لَّمْ يَرْحَمْنَا رَبُّنَا وَيَغْفِرْ لَنَا لَنَكُونَنَّ مِنَ الْخَاسِرِينَ... إِنَّ الَّذِينَ اتَّخَذُواْ الْعِجْلَ
سَيَنَالُهُمْ غَضَبٌ مِّن رَّبِّهِمْ وَذِلَّةٌ فِي الْحَياةِ الدُّنْيَا وَكَذَلِكَ نَجْزِي الْمُفْتَرِينَ "

Und die Leute Moses‘ nahmen sich, nachdem er weggegangen war, aus ihren Schmucksachen ein leibhaftiges Kalb, das muhte. Sahen sie denn nicht, dass es nicht zu ihnen sprechen und sie nicht auf den rechten Weg führen konnte? Sie nahmen es sich und sie wurden Frevler. Als sie dann von Reue erfasst wurden und einsahen, dass sie wirklich irregegangen waren, da sagten sie: „Wenn Sich unser Herr nicht unser erbarmt und uns verzeiht, so werden wir ganz gewiss unter den Verlierenden sein.“ … Wahrlich, diejenigen, die sich nun das Kalb nahmen, wird der Zorn ihres Herrn sowie Schmach im diesseitigen Leben treffen. Und so belohnen Wir diejenigen, die Lügen erdichten.

(Sure Al-A`raf 7: Vers 148-149 und 152)

Gott bestrafte den Samiriy, der zu dem Volke Moses‘ gehörte, mit einer „psychosomatischen Erkrankung“, nämlich mit dem Verbot andere Menschen zu berühren, wobei ihm dadurch Schmerzen erzeugt werden.

" قَالَ فَمَا خَطْبُكَ يَا سَامِرِيُّ * قَالَ بَصُرْتُ بِمَا لَمْ يَبْصُرُوا بِهِ فَقَبَضْتُ قَبْضَةً مِّنْ أَثَرِ الرَّسُولِ فَنَبَذْتُهَا وَكَذَلِكَ سَوَّلَتْ لِي نَفْسِي * قَالَ
فَاذْهَبْ فَإِنَّ لَكَ فِي الْحَيَاةِ أَن تَقُولَ لَا مِسَاسَ وَإِنَّ لَكَ مَوْعِدًا لَّنْ تُخْلَفَهُ وَانظُرْ إِلَى إِلَهِكَ الَّذِي ظَلْتَ عَلَيْهِ عَاكِفًا لَّنُحَرِّقَنَّهُ ثُمَّ لَنَنسِفَنَّهُ
فِي الْيَمِّ نَسْفًا * إِنَّمَا إِلَهُكُمُ اللَّهُ الَّذِي لَا إِلَهَ إِلَّا هُوَ وَسِعَ كُلَّ شَيْءٍ عِلْمًا "

Er (Moses) sagte: „Und was hast du zu sagen, oh Samiriy?“ Er sagte: „Ich bemerkte, was sie nicht wahrnehmen konnten. Da fasste ich eine Handvoll Erde von der Spur des Gesandten und warf sie hin. So habe ich es mir selber eingeredet.“ Er (Moses) sagte: „Geh denn hin! Du sollst dein ganzes Leben lang sagen müssen: ‚Berührt (mich) nicht; und dann ist da ein Zeitpunkt für dich, dem du nicht entgehen wirst. So schaue nun auf deinen ‚Gott‘, dessen ergebener Anbeter du geworden bist. Wir werden ihn ganz gewiss verbrennen und ihn darauf ins Meer streuen.“ Wahrlich, euer Gott ist Allāh, außer Dem kein Gott da ist. Er umfasst alle Dinge mit Wissen.

(Sure Ṭaha 20: Vers 95-98)

Der Glaube an eine „Zaubermacht" oder eine „Vermittlerrolle" eines Tieres gibt es in vielen Kulturen und bei vielen Völkern bis heute. Beispiele dafür sind die Macht des „Tinnin = Drachen" in in Südostasien oder der Kuh bei Hindus. Der Islam lehnt das ab und betrachtet das als Parallelität zu Gottes Macht. Ein Geschöpf ist immer unter der Macht des Schöpfers und nicht umgekehrt. Ein Tier, das ja zum Beispiel auch gegessen werden darf, darf nicht als Gott oder heilig betrachtet werden. Das widerspricht dem Grundprinzip des Monotheismus.

Gott schuf den Menschen. Der Mensch macht die Geschehnisse. Die Geschehnisse machen die Geschichte. Die Geschichte macht das Leben und der Lebendige ist der Mensch. Das Leben ist aber kurz. Der Gesandte empfahl seinen Gefährten, sich um ihre Seele zu kümmern und lehrte sie den Umgang damit. Die diesbezüglichen Koran-Verse und Zitate des Propheten deuten darauf hin, dass Seelenqual und das schlechte Gewissen schlimmer sind als körperliche Beschwerden. Deshalb wird in der traditionellen islamischen Medizin die Reinigung der Seele stärker hervorgehoben als die Heilung körperlicher Beschwerden oder Schmerzen. Auch in der heutigen praktischen Medizin und Psychosomatik ist bekannt, dass die Seele einen starken positiven oder negativen Einfluss auf den Körper hat.

Eigenschaften der Seele (صفات النفس)

Der Koran spricht über Eigenschaften der Seele, die alle Menschen haben wie das Lachen und Weinen als natürliche Gefühle oder das Leben und das Sterben als Anfang und Ende des irdischen Lebens.

" وَأَنَّ إِلَى رَبِّكَ الْمُنتَهَى * وَأَنَّهُ هُوَ أَضْحَكَ وَأَبْكَى * وَأَنَّهُ هُوَ أَمَاتَ وَأَحْيَا * وَأَنَّهُ خَلَقَ الزَّوْجَيْنِ الذَّكَرَ وَالْأُنثَى * مِن نُّطْفَةٍ إِذَا تُمْنَى * وَأَنَّ عَلَيْهِ النَّشْأَةَ الْأُخْرَى "

Und (es steht geschrieben,) dass es bei deinem Herrn enden wird, und dass Er es ist, Der zum Lachen und Weinen bringt, und dass Er es ist, Der sterben lässt und lebendig macht, und dass Er die Paare (als) männliche und weibliche (Wesen) erschaffen hat aus einem Samentropfen, der ausgestoßen wird, und dass Ihm die zweite Schöpfung obliegt.

(Sure Al-Nadschm 52: Vers 42-47)

" يَا أَيُّهَا النَّاسُ إِنَّا خَلَقْنَاكُم مِّن ذَكَرٍ وَأُنثَى وَجَعَلْنَاكُمْ شُعُوبًا وَقَبَائِلَ لِتَعَارَفُوا إِنَّ أَكْرَمَكُمْ عِندَ اللَّهِ أَتْقَاكُمْ إِنَّ اللَّهَ عَلِيمٌ خَبِيرٌ "

Oh ihr Menschen, Wir haben euch aus Mann und Frau erschaffen und euch zu Völkern und Stämmen gemacht, auf dass ihr einander erkennen möget. Wahrlich, vor Allāh ist von euch der angesehenste, welcher der gottesfürchtigste ist. Wahrlich, Allāh ist Allwissend, Allkundig.

(Sure Al-Hudschurat 49: Vers 13)

Die Seele ist bei Gott so wichtig, dass er dabei schwört:

" لَا أُقْسِمُ بِيَوْمِ الْقِيَامَةِ * وَلَا أُقْسِمُ بِالنَّفْسِ اللَّوَّامَةِ * أَيَحْسَبُ الْإِنسَانُ أَلَّن نَجْمَعَ عِظَامَهُ * بَلَى قَادِرِينَ عَلَى أَن نُّسَوِّيَ بَنَانَهُ "

Ich schwöre beim Tag der Auferstehung; und Ich schwöre bei jeder reumütigen Seele. Meint der Mensch etwa, dass Wir seine Gebeine nicht sammeln werden? Aber ja, Wir sind imstande, seine Finger gleichmäßig zu formen.

(Sure Al-Qiyama 75: Vers 1-3)

Der Koran spricht in mehreren Stellen über Details der Anatomie des Menschen. Die obere Aya spricht darüber die Finger gleichmäßig zu formen. In der Sure Yasin wird über die Wiederbelebung der Knochen nach dem Tod berichtet.

Über die Verpflichtung die Seele, der ein Sinn für Sündhaftigkeit eingegeben wurde, sich nach freiem Willen rein zu halten, sagte der Koran:

" وَنَفْسٍ وَمَا سَوَّاهَا * فَأَلْهَمَهَا فُجُورَهَا وَتَقْوَاهَا * قَدْ أَفْلَحَ مَن زَكَّاهَا * وَقَدْ خَابَ مَن دَسَّاهَا "

Und bei einer (jeden menschlichen) Seele und bei Dem, Der sie gebildet und ihr den Sinn für ihre Sündhaftigkeit und für ihre Gottesfurcht eingegeben hat! Erfolgreich ist derjenige, der sie rein hält; und versagt hat derjenige, der sie verkommen lässt.
(Sure Al-Schams 91: Vers 7-10)

Laut den meisten Gelehrten besitzt der Mensch einen freien Willen, bis auf das von Gott gegebene Schicksal wie z.B. nicht verschuldete Erkrankungen oder Unfälle, Katastrophen, angeborene Behinderungen oder körperliche und seelische Schäden. Einige sammeln dies auch unter dem Begriff der Denkbewegung „Al-Maturidiyah".[115]

Ob das Gehirn gesteuert oder frei ist, diskutieren Neuroethiker auf Kongressen. Der Neuropsychologe Michael S. Gazzaniga von der University of California in Santa Barbara sagte auf der 56. Jahrestagung der Deutschen Gesellschaft für Klinische Neurophysiologie und funktionelle Bildgebung: „Der freie Wille ist eine Illusion. Wir sind nur – wenngleich wundervoll entworfene – Maschinen, die rein deterministisch arbeiten."[116]

Gott als Schöpfer der Seele und aller Lebewesen hat das Recht auch hart zu kritisieren, aber die von Ihm Geschaffenen haben nicht das Recht Ihn zu kritisieren, weil sie Seine Geschöpfe sind und zu Ihm kehren sie zurück. Die Strafe der Dschaḥim (Hölle) erleiden die Kafir. Bei einigen Islamkommentatoren wird der Begriff „Kafir" als „Nicht-Muslim" definiert.[117] Die exakte Definition von „Kafir" ist nicht ‚ungläubig', sondern vielmehr derjenige, der die Wahrheit kennt, sie aber verleugnet oder ignoriert.

Gott schuf auch die Gegensätze.[118] Er schuf das Gute und das Schlechte, Gläubige und Verleugner wie Adam und den Teufel Iblis, Abraham und Al-Nimrod, Moses und Pharao, Jesus und den falschen Messias (Antichrist), Muḥammad und Abu Dschahl.[119] Der Konflikt zwischen dem Guten und Schlechten dauert bis zum Ende der Menschheit. Der Koran beschreibt mehrere Arten von guten (z.B. ruhige, sanfte) und schlechten (z.B. böse, streitsüchtige) Seelen. Das Innere des Menschen weiß Gott allein, weil Er dem Menschen näher als seine Halsschlagader ist:

---

[115] Die Maturidiyah ماتريدية ist eine Meinungsgruppe, die ca. 920 u.Z. entstand. Sie glauben an den freien Willen, aber auch an das Schicksal (Qadar) in bestimmten Fällen. Sie streiten auch, ob Gott einen physikalischen Platz einnimmt, z.B. einen Ort wie einen Thron.

[116] www.dgkn.de/die-dgkn/pressestelle/pressemitteilungen/pressemitteilungen-2011/newsdetailseite/?tx_ttnews%5Byear%5D=2012&tx_ttnews%5Bmonth%5D=01&tx_ttnews%5Bday%5D=11&tx_ttnews%5Btt_news%5D=103&cHash=0a28204538b9c13d7a5273308ca5620f

[117] Al-Sabouni,1981 und Zaidan, 1999.

[118] Al-Scha`rawi, 1994.

[119] Al-Dalati, 2010b.

" وَلَقَدْ خَلَقْنَا الْإِنسَانَ وَنَعْلَمُ مَا تُوَسْوِسُ بِهِ نَفْسُهُ وَنَحْنُ أَقْرَبُ إِلَيْهِ مِنْ حَبْلِ الْوَرِيدِ * إِذْ يَتَلَقَّى الْمُتَلَقِّيَانِ عَنِ الْيَمِينِ وَعَنِ الشِّمَالِ قَعِيدٌ
* مَا يَلْفِظُ مِن قَوْلٍ إِلَّا لَدَيْهِ رَقِيبٌ عَتِيدٌ "

Und wahrlich, Wir erschufen den Menschen, und Wir wissen, was er in seinem Innern (Seele) hegt; und Wir sind ihm näher als (seine) Halsschlagader. Wenn die zwei aufnehmenden (Engel) etwas niederschreiben, zur Rechten und zur Linken sitzend, spricht er kein Wort aus, ohne dass neben ihm ein Aufpasser wäre, der stets bereit (ist, es aufzuzeichnen).

(Sure Ṣaad 50: Vers 16-18)

Die habgierige Seele ist geprägt von Sucht nach Geld, Vermögen und andere Luxussachen. Gott sagt:

" وَإِنِ امْرَأَةٌ خَافَتْ مِن بَعْلِهَا نُشُوزًا أَوْ إِعْرَاضًا فَلاَ جُنَاحَ عَلَيْهِمَا أَن يُصْلِحَا بَيْنَهُمَا صُلْحًا وَالصُّلْحُ خَيْرٌ وَأُحْضِرَتِ الأَنفُسُ الشُّحَّ
وَإِن تُحْسِنُواْ وَتَتَّقُواْ فَإِنَّ اللّهَ كَانَ بِمَا تَعْمَلُونَ خَبِيرًا "

Und wenn eine Frau von ihrem Ehemann rohe Behandlung oder Gleichgültigkeit befürchtet, so soll es keine Sünde für beide sein, wenn sie sich auf geziemende Art miteinander versöhnen; denn Versöhnung ist gut. Und die Seelen neigen zu Habgier. Tut ihr jedoch Gutes und seid gottesfürchtig, dann ist Allāh eures Tuns kundig.

(Sure Al-Nissaa 4: Vers 128)

" زُيِّنَ لِلنَّاسِ حُبُّ الشَّهَوَاتِ مِنَ النِّسَاء وَالْبَنِينَ وَالْقَنَاطِيرِ الْمُقَنطَرَةِ مِنَ الذَّهَبِ وَالْفِضَّةِ وَالْخَيْلِ الْمُسَوَّمَةِ وَالأَنْعَامِ وَالْحَرْثِ ذَلِكَ
مَتَاعُ الْحَيَاةِ الدُّنْيَا وَاللّهُ عِندَهُ حُسْنُ الْمَآبِ "

Zum Genuss wird den Menschen die Freude gemacht an ihrem Trieb zu Frauen und Kindern und aufgespeicherten Mengen von Gold und Silber und Rassepferden und Vieh und Saatfeldern. Dies ist der Genuss des irdischen Lebens; doch bei Allāh ist die schönste Heimkehr.

(Sure Aali Imran 3: Vers 14)

All das ist weltlich und kann die Seele beschädigen. Der Gesandte sagte über die Habgier:

" عَنْ أَنَسِ بْنِ مَالِكٍ عَنْ رَسُولِ اللَّهِ ﷺ أَنَّهُ قَالَ لَوْ كَانَ لِابْنِ آدَمَ وَادٍ مِنْ ذَهَبٍ أَحَبَّ أَنَّ لَهُ وَادِيًا آخَرَ وَلَنْ يَمْلَأَ فَاهُ إِلَّا التُّرَابُ وَاللَّهُ
يَتُوبُ عَلَى مَنْ تَابَ "

Wahrlich, wenn der Sohn Adams ein Goldtal besitzt, wünscht er sich ein anderes Goldtal. Und Nichts wird seinen Mund vollmachen, bis auf die Erde (nach dem Tod). Und Gott vergibt denjenigen, der Reue zeigten.

(Ṣaḥīḥ Muslim 1738. HS)

Die ängstliche Seele kann Angstzustände erleiden, so dass sie fast am Zusammenbrechen ist oder auch zusammenbricht. Allāh beschreibt eine dieser Situationen bei den Muslimen in einer Begegnung mit ihren Gegnern in einem Krieg und sagte:

" إِذْ جَاؤُوكُم مِّن فَوْقِكُمْ وَمِنْ أَسْفَلَ مِنكُمْ وَإِذْ زَاغَتْ الْأَبْصَارُ وَبَلَغَتِ الْقُلُوبُ الْحَنَاجِرَ وَتَظُنُّونَ بِاللَّهِ الظُّنُونَا * هُنَالِكَ ابْتُلِيَ الْمُؤْمِنُونَ
وَزُلْزِلُوا زِلْزَالًا شَدِيدًا "

Als sie von oben und von unten her über euch kamen, und als die Augen rollten und die Herzen gesprungen sind und ihr verschiedene Gedanken über Allāh hegtet: damals wurden die Gläubigen geprüft, und sie wurden in heftigem Maße erschüttert.

(Sure Al-Aḥzab 33: Vers 10-11)

Dem Sprachbild „mein Herz ist gesprungen" entspricht auf Deutsch „mein Herz schlägt bis zum Hals". Bei Angst oder Panikattacken kann „Herzrasen" auftreten.

Die streitsüchtige Seele wird im Koran an mehreren Stellen erwähnt. Der Mensch neigt von sich aus dazu streitbar zu sein. Gott beschreibt den Menschen als streitsüchtig, eine Eigenschaft, die im Menschendenken verwurzelt zu sein scheint:

" وَلَقَدْ صَرَّفْنَا فِي هَذَا الْقُرْآنِ لِلنَّاسِ مِن كُلِّ مَثَلٍ وَكَانَ الْإِنسَانُ أَكْثَرَ شَيْءٍ جَدَلًا "

Wahrlich, Wir haben in diesem Koran den Menschen allerlei Gleichnisse erläutert, doch von allen Geschöpfen ist der Mensch am streitsüchtigsten.

(Sure Al-Kahf 18: Vers 54)

" وَمِنَ النَّاسِ مَن يُعْجِبُكَ قَوْلُهُ فِي الْحَيَاةِ الدُّنْيَا وَيُشْهِدُ اللهَ عَلَى مَا فِي قَلْبِهِ وَهُوَ أَلَدُّ الْخِصَامِ * وَإِذَا تَوَلَّى سَعَى فِي الأَرْضِ لِيُفْسِدَ فِيِهَا وَيُهْلِكَ الْحَرْثَ وَالنَّسْلَ وَاللهُ لاَ يُحِبُّ الفَسَادَ * وَإِذَا قِيلَ لَهُ اتَّقِ اللهَ أَخَذَتْهُ الْعِزَّةُ بِالإِثْمِ فَحَسْبُهُ جَهَنَّمُ وَلَبِئْسَ الْمِهَادُ "

Und unter den Menschen gibt es manch einen, dessen Rede über diese Welt dich in Verwunderung versetzen mag; und er ruft Allāh zum Zeugen an für das, was in seinem Herzen ist. Und dabei ist er der streitsüchtigste Widersacher. Wenn er sich abwendet, bemüht er sich, überall auf der Erde Unheil zu stiften, und vernichtet das Ackerland und die Nachkommenschaft. Und Allāh liebt das Unheil nicht. Und wenn ihm gesagt wird: „Fürchte Allāh", überwältigt ihn sündhafter Stolz. Dschahannam ist ein angemessenes Entgelt für ihn - was für eine schlechte Ruhestätte!

(Sure Al-Baqara 2: Vers 204-206)

Die ruhige Seele ist anzustreben. Für die Beruhigung der Familienangehörigen und die Barmherzigkeit für den Verstorbenen wird der folgende Vers meistens bei der Todesankündigung in Moscheen oder auf Todesanzeigen verwendet:

" يَا أَيَّتُهَا النَّفْسُ الْمُطْمَئِنَّةُ * ارْجِعِي إِلَى رَبِّكِ رَاضِيَةً مَّرْضِيَّةً * ادْخُلِي فِي عِبَادِي * وَادْخُلِي جَنَّتِي "

Oh du ruhige Seele! Kehre zurück zu deinem Herrn wohlzufrieden und mit (Allāhs) Wohlwollen. So schließ dich dem Kreis Meiner Diener an. Und tritt ein in Mein Paradies.

(Sure Al-Fadschr 89: Vers 27-30)

„Gute" und „schlechte" Eigenschaften der Seele, wie bei der ruhigen Seele, die Gutes tut und dazu neigt, und der Seele, die Böses tut oder dazu neigt, sind in jedem Menschen und bekämpfen sich, solange bis eine Eigenschaft siegt oder der Tod kommt.[120] Dazwischen gibt es eine graue Zone, die manchmal zum Guten und manchmal zum Schlechten führen oder verführen kann. Der Gesandte verlangte in einem Ḥadîth diese Zone zu vermeiden, um sich Gefahren zu ersparen. In einer sensiblen Predigt wirft der Großgelehrte Al-Bouti dem Menschen vor ein allergrößtes wildes (unbändiges) Tier zu sein, wenn er die religiösen Zügel nicht hätte.[121] Der Großgelehrte Radschiḥ definiert den Mensch als ein geehrtes, angesehenes Tier, das nicht unter den Füßen (der Mächtigen) getreten werden darf.[122] Allāhs Gesandter sagte in einem Ḥadîth:

" عن عبد الرحمن بن هلال العبسي قال سمعت جريرا يقولا سمعت رسول الله ﷺ يقول: " من يحرم الرفق يحرم الخير "

Wahrlich, wer den sanften Umgang (mit Allem) nicht besitzt, bekommt die Güte nicht.

(Ṣaḥîḥ Muslim 4695. HS)

---

120 Al-Jauziah, 2006.

121 Großgelehrter Prof. Al-Bouti. الإنسان أعتى حيوان لولا لجام الدين (Der Mensch ist ein allergrößtes wildes [unbändiges] Tier ohne den Zügel der Religion). 11.05.2012. http://naseemalsham.com/ar/Pages.php?page=readSpeech&pg_id=33244&bk_id=42

122 الشيخ الفاضل كريم راجح وكلمه للشعب السوري قبل العيد (Der geehrte Scheich Krayem Radschiḥ und ein Wort zum syrischen Volk vor dem Opferfest). 25.10.2012. www.youtube.com/watch?v=t_NVVL9KoXM&feature=share

Der Koran beschreibt noch andere Arten der Seelen wie die reine, die sündhafte, die reumütige, die verkommene, die gottesfürchtige, die hochfahrende, die trotzige, die unselige oder die sanftmütige Seele.

Eine andere Art den Gläubigen ihre Glaubwürdigkeit zu entziehen, ist sie krank zu nennen und als „verrückt" zu stempeln. Das Wort „verrückt" taucht elf Mal im Koran auf. Psychisch kranke Menschen sind in fast allen Gesellschaften nicht fähig eine Gottesbotschaft zu tragen und werden als unglaubwürdig und unmündig angesehen. Auch die Propheten und Gesandten waren davon betroffen. Hier sind einige Beispiel über den Gesandten:

" وَقَالُواْ يَا أَيُّهَا الَّذِي نُزِّلَ عَلَيْهِ الذِّكْرُ إِنَّكَ لَمَجْنُونٌ * لَّوْ مَا تَأْتِينَا بِالْمَلائِكَةِ إِن كُنتَ مِنَ الصَّادِقِينَ "

Und sie sagten: „Oh du, zu dem die Ermahnung herabgesandt wurde, du bist wahrlich ein Verrückter. Warum bringst du nicht Engel zu uns, wenn du einer der Wahrhaftigen bist?"

(Sure Al-Hidschr 15: Vers 6-7)

" وَيَقُولُونَ أَئِنَّا لَتَارِكُوا آلِهَتِنَا لِشَاعِرٍ مَّجْنُونٍ "

Und sie sagten: „Sollen wir unsere Götter wegen eines verrückten Dichters aufgeben?"

(Sure Al- Ṣaffat 37: Vers 36)

" ثُمَّ تَوَلَّوْا عَنْهُ وَقَالُوا مُعَلَّمٌ مَّجْنُونٌ "

Und sie haben sich von ihm abgewandt und gesagt: „(Er hat es) einstudiert, (er ist) verrückt."[123]

(Sure Al-Thariat 51: Vers 52)

" كَذَلِكَ مَا أَتَى الَّذِينَ مِن قَبْلِهِم مِّن رَّسُولٍ إِلَّا قَالُوا سَاحِرٌ أَوْ مَجْنُونٌ "

So kam auch zu denen vor ihnen kein Gesandter, ohne dass sie gesagt hätten: „(Dies ist) ein Zauberer oder ein Verrückter!"

(Sure Al- Ṣaffat 37: Vers 36)

Der Gesandte Gottes sprach aber nicht nur über die Seele sondern auch über die Anatomie des Menschen wie hier über die Gelenke und verbindet sie mit dem Guttun:

„إنَّه خُلِقَ كُلُّ إنْسانٍ مِن بَنِي آدَمَ علَى سِتِّينَ وثَلاثِ مِئَةِ مَفْصِلٍ، فمَن كَبَّرَ اللَّهَ، وحَمِدَ اللَّهَ، وهَلَّلَ اللَّهَ، وسَبَّحَ اللَّهَ، واسْتَغْفَرَ اللَّهَ، وعَزَلَ حَجَرًا عن طَرِيقِ النَّاسِ، أوْ شَوْكَةً، أوْ عَظْمًا عن طَرِيقِ النَّاسِ، وأَمَرَ بمَعروفٍ، أوْ نَهَى عن مُنْكَرٍ، عَدَدَ تِلكَ السِّتِّينَ والثَّلاثِ مِئَةِ السُّلامَى، فإنَّه يَمْشِي يَومَئذٍ وقدْ زَحْزَحَ نَفْسَهُ عَنِ النَّارِ."

Jeder Mensch von den Adamskindern wurde mit 360 Gelenken erschaffen. Wer Gott mit „Allah ist größer", „Gelobt sei Allah", „Allah ist der Einzige" ehrt, Gott preist und Ihn um Vergebung bittet, einen Stein, Dorn oder Knochen aus dem Weg, auf dem Menschen gehen, entfernt und das Gute gebietet und das Schlechte verbietet, 360 Mal wie der Gelenke Zahl, dann wird er an dem Tag des jüngsten Gerichts gehen und hat sich vom Feuer (Gottes) entfernt.

(Ṣahîh Muslim 1007. HS)

Allegorien und Metaphern zur Seele (الرموز والمجاز حول النفس)

Verschiedene Verse verwenden Bezeichnungen für Organe oder Funktionen des Körpers in allegorischer oder metaphorischer Weise, um die Eigenschaften der Seele ein-

[123] Die Araber damals glaubten, dass „Verrücktheit" eine Art von „Besessenheit" ist. Im manchen Übersetzungen wird das Wort „verrückt" als „besessen" übersetzt.

zelner zu konkretisieren. Der Koran spricht meistens über das Herz, wenn Gefühle gemeint sind. Das entspricht durchaus auch der in europäischen Kulturen benutzten Wortwahl wie „herzliche Grüße, herzlichen Dank oder herzliches Beileid."

" النعمان بن بشير يقول على المنبر وأهوى بإصبعيه إلى أذنيه سمعت رسول الله ﷺ يقول: "...ألا وإن في الجسد مضغة إذا صلحت صلح الجسد كله وإذا فسدت فسد الجسد كله ألا وهي القلب "

Wahrlich, es gibt im Körper des Menschen ein kleines Stück Fleisch; wenn dieses gut ist, so ist der ganze Körper gut; ist es aber verdorben, so ist der ganze Körper verdorben. Wahrlich, das ist das Herz.

(Ṣaḥîḥ Al-Buchâri 52, Sunan Ibn Mâdschah 3974. HS)

Der Gesandte erklärte den Gläubigen, wie viele Arten von Herzen es bei den Menschen gibt. Er sagte:

" عن أبي سعيد قال قال رسول الله ﷺ: " القلوب أربعة قلب أجرد فيه مثل السراج يزهر وقلب أغلف مربوط على غلافه وقلب منكوس وقلب مصفح فأما القلب الأجرد فقلب المؤمن سراجه فيه نوره وأما القلب الأغلف فقلب الكافر وأما القلب المنكوس فقلب المنافق عرف ثم أنكر وأما القلب المصفح فقلب فيه إيمان ونفاق فمثل الإيمان فيه كمثل البقلة يمدها الماء الطيب ومثل النفاق فيه كمثل القرحة يمدها القيح والدم فأي المدتين غلبت على الأخرى غلبت عليه "

Wahrlich, der Herzen sind vier: Ein leeres Herz, in dem es eine Öllampe gibt, die es beleuchtet, ein geschlossenes Herz, das mit einem Band umwickelt ist, ein umgekipptes Herz und ein gemauertes Herz. Das leere Herz ist wie das Herz des Gläubigen, dessen Licht in sich leuchtet. Das geschlossene Herz ist das Herz des Gottesleugners. Das umgekippte Herz ist das Herz des Heuchlers. Er wusste die Wahrheit und lehnte sie ab. Das gemauerte Herz ist das Herz, das sowohl Glaube als auch Heuchelei in sich birgt. Das Gleichnis seines Glaubens ist wie eine Bohne, die aus reinem Wasser versorgt wird und das Gleichnis der Heuchelei ist wie eine Wunde, die mit Blut und Eiter versorgt wird. Je nach dem, was dominiert, das dominiert die entsprechende Seite!

(Musnad Aḥmad 10705. HH)

" مَّا جَعَلَ اللَّهُ لِرَجُلٍ مِّن قَلْبَيْنِ فِي جَوْفِهِ "

Allāh hat keinem Manne zwei Herzen in seinem Inneren gegeben.

(Sure Al-Aḥzab 33: Vers 4)

" يَعْلَمُ خَائِنَةَ الْأَعْيُنِ وَمَا تُخْفِي الصُّدُورُ "

Er kennt den Verrat der Blicke und alles, was die Herzen verbergen.

(Sure Ghafir 40: Vers 19)

Ganz anderes erwähnt der Koran die Reaktion der Haut bei religiösen Gefühlen:

" اللَّهُ نَزَّلَ أَحْسَنَ الْحَدِيثِ كِتَابًا مُّتَشَابِهًا مَّثَانِيَ تَقْشَعِرُّ مِنْهُ جُلُودُ الَّذِينَ يَخْشَوْنَ رَبَّهُمْ ثُمَّ تَلِينُ جُلُودُهُمْ وَقُلُوبُهُمْ إِلَى ذِكْرِ اللَّهِ ذَلِكَ هُدَى اللَّهِ يَهْدِي بِهِ مَنْ يَشَاءُ وَمَن يُضْلِلْ اللَّهُ فَمَا لَهُ مِنْ هَادٍ "

Allāh hat die schönste Botschaft, ein Buch, herabgesandt, eine sich gleichartig wiederholende Schrift, vor der denen, die ihren Herrn fürchten, die Haut erschauert; dann erweicht sich ihre Haut und ihr Herz zum Gedenken Allāhs. Das ist die Führung Allāhs; Er leitet damit recht, wen Er will. Und der, den Allāh zum Irrenden erklärt, wird keinen Führer haben.

(Sure Al-Zummar 39: Vers 23)

In vielen Versen verlangt der Koran von den Menschen den Verstand zu gebrauchen. Das abstrakte Wort „Àql, Gehirn" (àqala = denken, begreifen, vernünftig sein, binden) wurde als solches nicht ausdrücklich im Koran erwähnt, sondern durch mehrere Begriffe wie Begreifen, Denken oder Einsicht haben umschrieben.

" الر تِلْكَ آيَاتُ الْكِتَابِ الْمُبِينِ * إِنَّا أَنزَلْنَاهُ قُرْآنًا عَرَبِيًّا لَّعَلَّكُمْ تَعْقِلُونَ "

Alif Lam Ra'. Das sind die Verse der deutlichen Schrift. Wir haben ihn als Koran auf Arabisch offenbart, auf dass ihr (sie) begreifen möget.
(Sure Yussuf 12: Vers 1-2)

Die Brust gilt als pars pro toto für das Innerste, wo gewissermaßen Verstand und Gefühl zusammenkommen.

" يَا أَيُّهَا النَّاسُ قَدْ جَاءتْكُم مَّوْعِظَةٌ مِّن رَّبِّكُمْ وَشِفَاء لِّمَا فِي الصُّدُورِ وَهُدًى وَرَحْمَةٌ لِّلْمُؤْمِنِينَ "

Oh ihr Menschen! Nunmehr ist von eurem Herrn eine Ermahnung zu euch gekommen und eine Heilung für das, was euch in der Brust bewegt, und eine Führung und Barmherzigkeit für die Gläubigen.
(Sure Yunus 10: Vers 57)

" فَمَن يُرِدِ اللهُ أَن يَهْدِيَهُ يَشْرَحْ صَدْرَهُ لِلإِسْلاَمِ وَمَن يُرِدْ أَن يُضِلَّهُ يَجْعَلْ صَدْرَهُ ضَيِّقًا حَرَجًا كَأَنَّمَا يَصَّعَّدُ فِي السَّمَاء كَذَلِكَ يَجْعَلُ اللهُ الرِّجْسَ عَلَى الَّذِينَ لاَ يُؤْمِنُونَ "

Wen Allāh aber rechtleiten will, dem weitet Er die Brust für die Gottesergebenheit (Islam); und wen Er in die Irre gehen lassen will, dem macht Er die Brust eng und bedrückt, wie wenn er in den Himmel emporsteigen würde. So verhängt Allāh die Strafe über jene, die nicht glauben.
(Sure Al-Anàm 6: Vers 125)

Das Gleichnis „wie wenn er in den Himmel emporsteigen würde“, kennen wir vom Besteigen einer steilen Anhöhe. Je mehr man nach oben steigt, desto schwieriger wird es zu atmen und desto „enger wird die Brust“, metaphorisch reagieren Verstand und Gefühl bedrückt. Es ist bekannt, dass man unter traurigen oder bedrückenden Stimmungen Beklemmungen „der Brust“ bekommt. Gott macht den Propheten aufmerksam auf das harte Herz und seine Folgen bei sowohl den Gläubigen als auch den Nichtgläubigen. Er lehrte seinen Gesandten sanft zu den Gläubigen zu sein, dafür verwendet Er die Metapher des sich senkenden Flügels. Mit dem „Senken des Flügels“ ist die Liebe und Geborgenheit, das Gefühl der Gemeinschaft unter den Gläubigen gemeint, wie ein Vogel seine Küken beschützt.

" لاَ تَمُدَّنَّ عَيْنَيْكَ إِلَى مَا مَتَّعْنَا بِهِ أَزْوَاجًا مِّنْهُمْ وَلاَ تَحْزَنْ عَلَيْهِمْ وَاخْفِضْ جَنَاحَكَ لِلْمُؤْمِنِينَ * وَقُلْ إِنِّي أَنَا النَّذِيرُ الْمُبِينُ * كَمَا أَنزَلْنَا عَلَى الْمُقْتَسِمِينَ * الَّذِينَ جَعَلُوا الْقُرْآنَ عِضِينَ * فَوَرَبِّكَ لَنَسْأَلَنَّهُمْ أَجْمَعِينَ * عَمَّا كَانُوا يَعْمَلُونَ * فَاصْدَعْ بِمَا تُؤْمَرُ وَأَعْرِضْ عَنِ الْمُشْرِكِينَ * إِنَّا كَفَيْنَاكَ الْمُسْتَهْزِئِينَ * الَّذِينَ يَجْعَلُونَ مَعَ اللهِ إِلـهًا آخَرَ فَسَوْفَ يَعْمَلُونَ * وَلَقَدْ نَعْلَمُ أَنَّكَ يَضِيقُ صَدْرُكَ بِمَا يَقُولُونَ * فَسَبِّحْ بِحَمْدِ رَبِّكَ وَكُن مِّنَ السَّاجِدِينَ * وَاعْبُدْ رَبَّكَ حَتَّى يَأْتِيَكَ الْيَقِينُ "

Und lass deine Augen nicht auf das abschweifen, was Wir manchen von ihnen zu kurzer Nutznießung verliehen haben, und sei auch nicht traurig ihretwegen; und senke deinen Flügel auf die Gläubigen. Und sprich: „Ich bin gewiss der deutliche Warner“ (vor einer Strafe) wie Wir sie auf jene herabsandten, die sich abgespalten haben und den Koran für lauter Lügen erklärten. Darum, bei deinem Herrn, werden Wir sie sicherlich alle zur Rechenschaft ziehen um dessentwillen, was sie zu tun pflegten. So tue kund, was dir befohlen wurde, und wende dich von den Götzendienern ab. Wir werden dir sicherlich gegen die Spötter genügen, die einen anderen Gott neben Allāh setzen, doch bald werden sie es wissen. Und wahrlich, Wir wissen, dass deine Brust beklommen wird wegen des-

sen, was sie reden. Aber lobpreise deinen Herrn und sei unter den Sich-Niederwerfenden. Und diene deinem Herrn, bis die Gewissheit zu dir kommt.[124]
(Sure Al-Hidschr 15: Vers 88-99)

" فَبِمَا رَحْمَةٍ مِّنَ اللهِ لِنتَ لَهُمْ وَلَوْ كُنتَ فَظًّا غَلِيظَ الْقَلْبِ لاَنفَضُّواْ مِنْ حَوْلِكَ فَاعْفُ عَنْهُمْ وَاسْتَغْفِرْ لَهُمْ وَشَاوِرْهُمْ فِي الأَمْرِ فَإِذَا عَزَمْتَ فَتَوَكَّلْ عَلَى اللهِ إِنَّ اللهَ يُحِبُّ الْمُتَوَكِّلِينَ "

Und in Anbetracht der Barmherzigkeit Allāhs warst du (Muḥammad) mild zu ihnen; wärst du aber rauh und harten Herzens gewesen, so wären sie dir davongelaufen. Darum vergib ihnen und bitte für sie um Verzeihung und ziehe sie in der Sache zu Rate; und wenn du entschlossen bist, dann vertrau auf Allāh; denn wahrlich, Allāh liebt diejenigen, die auf Ihn vertrauen.
(Sure Aali-Imran 3: Vers 159)

Andere Verse sprechen davon, dass die Herzen der Menschen vor Unsicherheit und Angst beben und wanken können:

" وَالَّذِينَ يُؤْتُونَ مَا آتَوا وَّقُلُوبُهُمْ وَجِلَةٌ أَنَّهُمْ إِلَى رَبِّهِمْ رَاجِعُونَ * أُوْلَئِكَ يُسَارِعُونَ فِي الْخَيْرَاتِ وَهُمْ لَهَا سَابِقُونَ "

Und jene, die da spenden, was zu spenden ist, und jene, deren Herzen beben, weil sie zu ihrem Herrn zurückkehren werden, sie sind es, die sich bei guten Werken beeilen und ihnen darin voraus sind.
(Sure Al-Muminun 23: Vers 60-61)

" لَقَد تَّابَ الله عَلَى النَّبِيِّ وَالْمُهَاجِرِينَ وَالأَنصَارِ الَّذِينَ اتَّبَعُوهُ فِي سَاعَةِ الْعُسْرَةِ مِن بَعْدِ مَا كَادَ يَزِيغُ قُلُوبُ فَرِيقٍ مِّنْهُمْ ثُمَّ تَابَ عَلَيْهِمْ إِنَّهُ بِهِمْ رَؤُوفٌ رَّحِيمٌ "

Allāh hat Sich wahrlich gnadenvoll dem Propheten zugewandt und den Auswanderern und den Helfern, die ihm in der Stunde der Not gefolgt sind, nachdem die Herzen einiger von ihnen fast gewankt hätten. Er aber wandte Sich ihnen abermals mit Erbarmen zu. Wahrlich, Er ist gegen sie Gütig, Barmherzig.
(Sure Al-Taubah 9: Vers 117)

" وَلاَ تَكُونُواْ كَالَّذِينَ قَالُوا سَمِعْنَا وَهُمْ لاَ يَسْمَعُونَ * إِنَّ شَرَّ الدَّوَابَّ عِندَ اللهِ الصُّمُّ الْبُكْمُ الَّذِينَ لاَ يَعْقِلُونَ * وَلَوْ عَلِمَ اللهُ فِيهِمْ خَيْرًا لَّأسْمَعَهُمْ وَلَوْ أَسْمَعَهُمْ لَتَوَلَّواْ وَّهُم مُّعْرِضُونَ "

Und seid nicht wie jene, die sagen: „Wir hören", und doch nicht hören. Wahrlich, als die schlimmsten Getiere gelten bei Allāh die tauben und stummen, die keinen Verstand haben. Und hätte Allāh etwas Gutes in ihnen erkannt, hätte Er sie gewiß hörend gemacht. Und wenn Er sie hörend macht, so werden sie sich in Widerwillen wegwenden.
(Sure Al-Anfal 8: Vers 21-23)

Taub und stumm gilt als keinen Verstand haben. Auch in der niederdeutschen und der niederländischen Sprache wird doof (taub) und stom (stumm) als Synonym für dumm verwendet. Der Koran warnt Gläubige mit der Strafe der Taubheit und Blindheit, womit nicht der physiologische Sinnesverlust, sondern der seelische gemeint ist. Das „blinde Herz" steht für mangelndes Mitgefühl, aber auch für Blindheit für Gottes Wort.

[124] Auch Sure Al-Schuàraa 26: Vers 215.

" فَهَلْ عَسَيْتُمْ إِن تَوَلَّيْتُمْ أَن تُفْسِدُوا فِي الْأَرْضِ وَتُقَطِّعُوا أَرْحَامَكُمْ * أُولَئِكَ الَّذِينَ لَعَنَهُمُ اللَّهُ فَأَصَمَّهُمْ وَأَعْمَى أَبْصَارَهُمْ "

Oder habt ihr die Absicht, wenn ihr euch abwendet, Unheil auf Erden zu stiften und eure Blutsverwandtschaft zu zerschneiden? Diese sind es, die von Allāh verflucht sind, so dass Er sie taub macht und ihre Augen erblinden lässt.

(Sure Muḥammad 47: Vers 22-23)

" أَفَلَمْ يَسِيرُوا فِي الْأَرْضِ فَتَكُونَ لَهُمْ قُلُوبٌ يَعْقِلُونَ بِهَا أَوْ آذَانٌ يَسْمَعُونَ بِهَا فَإِنَّهَا لَا تَعْمَى الْأَبْصَارُ وَلَكِن تَعْمَى الْقُلُوبُ الَّتِي فِي الصُّدُورِ "

Sind sie denn nicht im Lande umhergereist, so dass sie Herzen haben könnten, um zu begreifen, oder Ohren, um zu hören? Denn wahrlich, es sind ja nicht die Augen, die blind sind, sondern blind sind die Herzen in der Brust.

(Sure Al-Ḥadsch 22: Vers 46)

" وَمَن كَانَ فِي هَـذِهِ أَعْمَى فَهُوَ فِي الآخِرَةِ أَعْمَى وَأَضَلُّ سَبِيلاً "

Wer aber blind ist in dieser (Welt), der wird auch im Jenseits blind sein und noch weiter vom Weg abirren.

(Sure Al-Israa 17: Vers 72)

Der Koran berichtete uns in den folgenden Versen über die Übereinstimmung oder Nicht-Übereinstimmung zwischen Herz und Verstand. So wirft Gott den Heuchlern vor im Herzen anderes zu bewahren, als sie nach außen zeigen. Die Heucheleien werden sich kurz vor dem Jüngsten Gericht häufen. Der Gesandte warnte davor im folgenden Ḥadîth:

" أبا هريرة يقول قال رسول الله ﷺ: " يخرج في آخر الزمان رجال يختلون الدنيا بالدين يلبسون للناس جلود الضأن من اللين ألسنتهم أحلى من السكر وقلوبهم قلوب الذئاب يقول الله ﷻ أبي يغترون أم علي يجترئون فبي حلفت لأبعثن على أولئك منهم فتنة تدع الحليم منهم حيرانا "

Wahrlich, vor Ende der Welt werden Männer kommen, die das Weltliche auf Kosten des Jüngsten Gerichtes verlagern. Sie tragen für die Menschen das Kleid der Schafe, wegen ihrer Weichheit, ihre Zungen sind süßer als der Zucker und ihre Herzen gleichen denen von Wölfen. Allāh, der Erhabene, der Majestätische, sagt: „Mir gegenüber sind sie stolz oder sie überschreiten die von mir gesetzten Grenzen. Ich schwöre, dass ich denjenigen eine Versuchung sende, die den Besitzer von Weisheit unter ihnen verwirrt."

(Sunan Al-Tirmithi 2328. HD)

" لاَّ يُؤَاخِذُكُمُ اللهُ بِاللَّغْوِ فِيَ أَيْمَانِكُمْ وَلَكِن يُؤَاخِذُكُم بِمَا كَسَبَتْ قُلُوبُكُمْ وَاللهُ غَفُورٌ حَلِيمٌ "

Allāh wird euch nicht Unachtsamkeit in euren Schwüren zum Vorwurf machen, doch macht Er euch das zum Vorwurf, was eure Herzen erworben haben. Und Allāh ist Allverzeihend, Nachsichtig.

(Sure Al-Baqara 2: Vers 225)

" الْمُنَافِقُونَ وَالْمُنَافِقَاتُ بَعْضُهُم مِّن بَعْضٍ يَأْمُرُونَ بِالْمُنكَرِ وَيَنْهَوْنَ عَنِ الْمَعْرُوفِ وَيَقْبِضُونَ أَيْدِيَهُمْ نَسُواْ اللهَ فَنَسِيَهُمْ إِنَّ الْمُنَافِقِينَ هُمُ الْفَاسِقُونَ "

Die Heuchler und Heuchlerinnen gehören zueinander. Sie gebieten das Böse und verbieten das Gute; und ihre Hände bleiben geschlossen. Sie haben Allāh vergessen, und so hat Er sie vergessen. Wahrlich, die Heuchler sind wahre Frevler.

(Sure Al-Tawbah 9: Vers 67) [125]

---

[125] Hierzu ergänzend als empfohlene Lektüre: Al-Gazzali, Kapitel „Von der Stufe bis zur Gottesliebe", in „Die Belebung der Religionslehren", übersetzt von Gramlich 1985.

Der Koran beschreibt die körperliche Haltung dieser Heuchler in Sure „Al-Munafiqun, die Heuchler" mit folgenden Worten:

" وَإِذَا رَأَيْتَهُمْ تُعْجِبُكَ أَجْسَامُهُمْ وَإِن يَقُولُوا تَسْمَعْ لِقَوْلِهِمْ كَأَنَّهُمْ خُشُبٌ مُّسَنَّدَةٌ يَحْسَبُونَ كُلَّ صَيْحَةٍ عَلَيْهِمْ..."

Und wenn du sie siehst, so gefallen dir ihre Gestalten; und wenn sie sprechen, horchst du auf ihre Rede. Sie sind, als wären sie aufgerichtete Holzklötze. Sie glauben, jeder Schrei sei gegen sie (gerichtet).

(Sure Al-Munafiqun 63: Vers 4)

Die Suche nach physiologisch-neuropsychologische Unterschieden zwischen dem gläubigen und nicht gläubigen Mensch in bestimmten seelisch sensiblen Situationen mit Gottesfurcht, Angst, Hoffnung oder anderem, was die Seele belasten könnte, stellt unter Einsatz von apparativen Mitteln der modernen neurologischen Diagnostik einen interessanten und innovativen Forschungsgegenstand der Neuro-Theologie dar.

Belastung der Seele (تكليف النفس)

Gott definiert die Grenzen der körperlichen und seelischen Belastbarkeit eines Menschen. Im Fall von Kindheit oder von Erkrankungen entlastet ihn Gott.

" لاَ يُكَلِّفُ اللهُ نَفْسًا إِلاَّ وُسْعَهَا لَهَا مَا كَسَبَتْ وَعَلَيْهَا مَا اكْتَسَبَتْ رَبَّنَا لاَ تُؤَاخِذْنَا إِن نَّسِينَا أَوْ أَخْطَأْنَا رَبَّنَا وَلاَ تَحْمِلْ عَلَيْنَا إِصْرًا كَمَا حَمَلْتَهُ عَلَى الَّذِينَ مِن قَبْلِنَا رَبَّنَا وَلاَ تُحَمِّلْنَا مَا لاَ طَاقَةَ لَنَا بِهِ وَاعْفُ عَنَّا وَاغْفِرْ لَنَا وَارْحَمْنَآ أَنتَ مَوْلاَنَا فَانصُرْنَا عَلَى الْقَوْمِ الْكَافِرِينَ "

Allāh fordert von keiner Seele etwas über das hinaus, was sie zu leisten vermag. Ihr wird zuteil, was sie erworben hat, und über sie kommt, was sie sich zuschulden kommen lässt. Unser Herr, mache uns nicht zum Vorwurf, wenn wir (etwas) vergessen oder Fehler begehen. Unser Herr, und lege uns keine Bürde auf, so wie Du sie jenen aufgebürdet hast, die vor uns waren. Unser Herr, und lade uns nichts auf, wofür wir keine Kraft haben. Und verzeihe uns und vergib uns und erbarme Dich unser. Du bist unser Beschützer. So hilf uns gegen das Volk der Gottesverleugner!

(Sure Al-Baqara 2: Vers 284-286)

" وَلَا نُكَلِّفُ نَفْسًا إِلَّا وُسْعَهَا وَلَدَيْنَا كِتَابٌ يَنطِقُ بِالْحَقِّ وَهُمْ لَا يُظْلَمُونَ "

Und Wir fordern von keiner Seele etwas über das hinaus, was sie zu leisten vermag. Und Wir haben ein Buch, das die Wahrheit spricht; und es soll ihnen kein Unrecht geschehen.

(Sure Al-Muminun 23: Vers 62)

In bestimmten Zeiten haben die Menschen mehrere große Lasten zu ertragen, wie z.B. seit fast einem Jahrhundert die Menschheit nicht eine solche große Pademie wie die neue Corona Pandemie erlebt hat, deren Wirkung vieles in der Welt in paar Monaten geändert hat und Millionen, ja Milliarden Menschen wirtschaftlich, sozial, beruflich und vor allem seelisch massiv belastet. Drangsal, Leid und Machtlosigkeit zu ertragen ist keine leichte Sache. Auch starke Menschen können die Belastung nicht immer aushalten. Der Gesandte (ﷺ) empfahl den Gefährten ein Bittgebet als Schutz vor der seelischen Last auszusprechen:

„تَعَوَّذُوا بِاللَّهِ مِن جَهْدِ البَلاءِ، ودَرَكِ الشَّقاءِ، وسُوءِ القَضاءِ، وشَماتَةِ الأعْداءِ."
Nehmet eure Zuflucht bei Allāh vor der Drangsal der Heimsuchung, vor dem Eingriff des Elends, vor der schlechten Fügung und vor der Schadenfreude der Feinde!
(Ṣaḥîḥ Al-Buchâri 6347. HS)

Die Grenze der Belastung erweitert sich auch auf den finanziellen Bereich. Eine Seele (ein Mensch) darf nicht über das hinaus belastet werden, was er leisten kann. Arme Menschen werden von bestimmten Belastungen befreit:

" لِيُنفِقْ ذُو سَعَةٍ مِّن سَعَتِهِ وَمَن قُدِرَ عَلَيْهِ رِزْقُهُ فَلْيُنفِقْ مِمَّا آتَاهُ اللَّهُ لَا يُكَلِّفُ اللَّهُ نَفْسًا إِلَّا مَا آتَاهَا سَيَجْعَلُ اللَّهُ بَعْدَ عُسْرٍ يُسْرًا "
Jeder soll aus seiner Fülle ausgeben, wenn er die Fülle hat; und der, dessen Mittel beschränkt sind, soll gemäß dem ausgeben, was ihm Allāh gegeben hat. Allāh fordert von keiner Seele etwas über das hinaus, was Er ihr gegeben hat. Allāh wird nach einer Bedrängnis Erleichterung schaffen.
(Sure Al-Ṭalaq 65: Vers 7)

Der Vers oben zeigte, dass Gott die harte Lage eines Menschen nach einer bestimmten Zeit erleichtern oder aufheben kann. Der Vers unten wird von vielen Muslimen als Unterstützungssatz und Redewendung angewandt, um den Betroffenen in Notfällen und bei Kummer Mut, Stärke und Beruhigung zu geben.

" فَإِنَّ مَعَ الْعُسْرِ يُسْرًا * إِنَّ مَعَ الْعُسْرِ يُسْرًا "
Also, wahrlich, mit der Drangsal[126] geht Erleichterung einher; wahrlich, mit der Drangsal geht Erleichterung (einher).
(Sure Al-Inschiraḥ 94: Vers 5-6)

Der Fall des Propheten Thu-n Nun (Jonas) zeigt, dass ein Bittgebet in Bedrängnislage diese aufheben kann:
" وَذَا النُّونِ إِذ ذَّهَبَ مُغَاضِبًا فَظَنَّ أَن لَّن نَّقْدِرَ عَلَيْهِ فَنَادَى فِي الظُّلُمَاتِ أَن لَّا إِلَهَ إِلَّا أَنتَ سُبْحَانَكَ إِنِّي كُنتُ مِنَ الظَّالِمِينَ * فَاسْتَجَبْنَا لَهُ وَنَجَّيْنَاهُ مِنَ الْغَمِّ وَكَذَلِكَ نُنجِي الْمُؤْمِنِينَ "
Und (gedenke) Thu-n-Nuns als er im Zorn wegging und meinte, dass Wir keine Macht über ihn hätten. Doch dann rief er in der dichten Finsternis: „Es ist kein Gott außer Dir. Gepriesen seist Du! Ich bin wahrlich einer der Ungerechten gewesen." Da erhörten Wir ihn und retteten ihn aus seiner Bedrängnis; und genauso retten Wir die Gläubigen.[127]
(Sure Al-Anbiyaa 21: Vers 87-88)

Jeder Mensch ist für seine Taten gegenüber Gott und den Menschen verantwortlich. Die Last der Anderen wird einem nicht aufgebürdet:

" وَلاَ تَكْسِبُ كُلُّ نَفْسٍ إِلاَّ عَلَيْهَا وَلاَ تَزِرُ وَازِرَةٌ وِزْرَ أُخْرَى ثُمَّ إِلَى رَبِّكُم مَّرْجِعُكُمْ فَيُنَبِّئُكُم بِمَا كُنتُمْ فِيهِ تَخْتَلِفُونَ "
Und keine Seele wirkt, es sei denn gegen sich selbst, und keine lasttragende (Seele) soll die Last einer anderen tragen. Zu eurem Herrn werdet ihr dann heimkehren, und Er wird euch über all das belehren, worüber ihr uneins wart.
(Sure Al-Anàm 6: Vers 164)

[126] Auch „dem Schweren" übersetzt.
[127] Vgl. Al-Scha`rawi, http://shabab.ahram.org.eg/News/3456.aspx

Interessant ist, dass der Schöpfer eine Belastung nur Adam auferlegt hat und Eva (arab. Ḥawaa, in der Bedeutung ‚die Mutter jedes lebendigen Menschen‘) ausnahm. Bei der Teufelsverführung mahnte Gott beide (Adam und Eva) dem Teufel nicht zu folgen, aber würde es passieren, so würde nur Adam darunter leiden. Der Mann hat mehr Last als die Frau:

" وَلَقَدْ عَهِدْنَا إِلَى آدَمَ مِن قَبْلُ فَنَسِيَ وَلَمْ نَجِدْ لَهُ عَزْمًا * وَإِذْ قُلْنَا لِلْمَلَائِكَةِ اسْجُدُوا لِآدَمَ فَسَجَدُوا إِلَّا إِبْلِيسَ أَبَى * فَقُلْنَا يَا آدَمُ إِنَّ هَذَا عَدُوٌّ لَّكَ وَلِزَوْجِكَ فَلَا يُخْرِجَنَّكُمَا مِنَ الْجَنَّةِ فَتَشْقَى * إِنَّ لَكَ أَلَّا تَجُوعَ فِيهَا وَلَا تَعْرَى * وَأَنَّكَ لَا تَظْمَأُ فِيهَا وَلَا تَضْحَى * فَوَسْوَسَ إِلَيْهِ الشَّيْطَانُ قَالَ يَا آدَمُ هَلْ أَدُلُّكَ عَلَى شَجَرَةِ الْخُلْدِ وَمُلْكٍ لَّا يَبْلَى * فَأَكَلَا مِنْهَا فَبَدَتْ لَهُمَا سَوْآتُهُمَا وَطَفِقَا يَخْصِفَانِ عَلَيْهِمَا مِن وَرَقِ الْجَنَّةِ وَعَصَى آدَمُ رَبَّهُ فَغَوَى * ثُمَّ اجْتَبَاهُ رَبُّهُ فَتَابَ عَلَيْهِ وَهَدَى "

Und wahrlich, Wir schlossen zuvor einen Bund mit Adam, aber er vergaß (ihn); Wir fanden in ihm kein Ausharrungsvermögen. Und als Wir da zu den Engeln sprachen: „Werft euch vor Adam nieder“, da warfen sie sich nieder, außer Iblis. Er weigerte sich. Sodann sprachen Wir: „Oh Adam, dieser ist dir und deiner Frau ein Feind; (achtet darauf,) dass er euch nicht beide aus dem Garten treibt! Sonst würdest du unglücklich sein. Es ist für dich gesorgt, dass du darin weder Hunger fühlen noch nackt sein sollst. Und du sollst darin nicht dürsten noch der Sonnenhitze ausgesetzt sein. Jedoch Satan flüsterte ihm Böses ein; er sagte: „Oh Adam, soll ich dich zum Baume der Ewigkeit führen und zu einem Königreich, das nimmer vergeht?“. Da aßen sie beide davon, so dass ihnen ihre Blöße ersichtlich wurde, und sie begannen, Blätter des Gartens über sich zusammenzustecken. Und Adam befolgte das Gebot seines Herrn nicht und ging irre. Hierauf erwählte ihn sein Herr und wandte Sich ihm mit Erbarmen und Rechtleitung zu.

(Sure Ṭaha 20: Vers 115-122)

Töten einer Seele (قتل النفس)

In mehreren Versen warnt Gott diejenigen, die einen Menschen ohne Erlaubnis töten, und belohnt diejenigen, die einen Menschen retten.

" أَنَّهُ مَن قَتَلَ نَفْسًا بِغَيْرِ نَفْسٍ أَوْ فَسَادٍ فِي الأَرْضِ فَكَأَنَّمَا قَتَلَ النَّاسَ جَمِيعًا وَمَنْ أَحْيَاهَا فَكَأَنَّمَا أَحْيَا النَّاسَ جَمِيعًا "

Wenn jemand einen Menschen (Seele) tötet, ohne dass dieser einen Mord begangen hätte, oder ohne dass ein Unheil im Lande geschehen wäre, soll es so sein, als hätte er die ganze Menschheit getötet; und wenn jemand einem Menschen (Seele) das Leben erhält, soll es so sein, als hätte er der ganzen Menschheit das Leben erhalten.

(Sure Al-Maaida 5: Vers 32)

" وَلاَ تَقْتُلُواْ النَّفْسَ الَّتِي حَرَّمَ اللهُ إِلاَّ بِالحَقِّ "

Und tötet nicht das Leben (die Seele), das Allāh unverletzlich gemacht hat, es sei denn zu Recht.

(Sure Al-Israa 17: Vers 33)

" وَالَّذِينَ لَا يَدْعُونَ مَعَ اللَّهِ إِلَهًا آخَرَ وَلَا يَقْتُلُونَ النَّفْسَ الَّتِي حَرَّمَ اللَّهُ إِلَّا بِالْحَقِّ وَلَا يَزْنُونَ وَمَن يَفْعَلْ ذَلِكَ يَلْقَ أَثَامًا "

Und die, welche keinen anderen Gott außer Allāh anrufen und die keine Seele töten, deren Leben Allāh unverletzlich gemacht hat - es sei denn, (sie töten) dem Recht nach -, und keine Unzucht begehen: und wer das aber tut, der soll dafür zu büßen haben.

(Sure Al-Furqan 25: Vers 68)

" فَطَوَّعَتْ لَهُ نَفْسُهُ قَتْلَ أَخِيهِ فَقَتَلَهُ فَأَصْبَحَ مِنَ الْخَاسِرِينَ "

Da trieb ihn (Kain) seine Seele, seinen Bruder (Abel) zu töten; also erschlug er ihn und wurde einer von den Verlierern.

(Sure Al-Maaida 5: Vers 30)

" وَمَا كَانَ لِمُؤْمِنٍ أَن يَقْتُلَ مُؤْمِنًا إِلاَّ خَطَئًا وَمَن قَتَلَ مُؤْمِنًا خَطَئًا فَتَحْرِيرُ رَقَبَةٍ مُؤْمِنَةٍ وَدِيَةٌ مُسَلَّمَةٌ إِلَى أَهْلِهِ إِلاَّ أَن يَصَّدَّقُواْ فَإِن كَانَ
مِن قَوْمٍ عَدُوٍّ لَّكُمْ وَهُوَ مْؤْمِنٌ فَتَحْرِيرُ رَقَبَةٍ مُؤْمِنَةٍ وَإِن كَانَ مِن قَوْمٍ بَيْنَكُمْ وَبَيْنَهُمْ مِيثَاقٌ فَدِيَةٌ مُسَلَّمَةٌ إِلَى أَهْلِهِ وَتَحْرِيرُ رَقَبَةٍ مُؤْمِنَةً
فَمَن لَّمْ يَجِدْ فَصِيَامُ شَهْرَيْنِ مُتَتَابِعَيْنِ تَوْبَةً مِنَ اللهِ وَكَانَ اللهُ عَلِيمًا حَكِيمًا * وَمَن يَقْتُلْ مُؤْمِنًا مُتَعَمِّدًا فَجَزَآؤُهُ جَهَنَّمُ خَالِدًا فِيهَا
وَغَضِبَ اللهُ عَلَيْهِ وَلَعَنَهُ وَأَعَدَّ لَهُ عَذَابًا عَظِيمًا "

Keinem Gläubigen steht es zu, einen anderen Gläubigen zu töten, es sei denn aus Versehen. Und wer einen Gläubigen aus Versehen tötet, dann soll er einen gläubigen Sklaven befreien und Blutgeld an seine Erben zahlen, es sei denn, sie erlassen es aus Mildtätigkeit. War er (der Getötete) aber von einem Volk, das euer Feind ist, und ist er (der Getötete) gläubig, dann soll er einen gläubigen Sklaven befreien; war er aber von einem Volk, mit dem ihr ein Bündnis habt, dann soll er Blutgeld an seine Erben zahlen und einen gläubigen Sklaven befreien. Wer (das) nicht kann, dann (soll er) zwei Monate hintereinander fasten - (dies ist) eine Vergebung von Allāh. Und Allāh ist Allwissend, Allweise. Und wer einen Gläubigen vorsätzlich tötet, dessen Lohn ist Dschahannam, worin er auf ewig bleibt. Allāh wird ihm zürnen und ihn von Sich weisen und ihm eine schwere Strafe bereiten.

(Sure Al-Nissaa 4: Vers 92-93)

" وَلاَ تَقْتُلُواْ النَّفْسَ الَّتِي حَرَّمَ اللهُ إِلاَّ بِالحَقِّ وَمَن قُتِلَ مَظْلُومًا فَقَدْ جَعَلْنَا لِوَلِيِّهِ سُلْطَانًا فَلاَ يُسْرِف فِّي الْقَتْلِ إِنَّهُ كَانَ مَنْصُورًا "

Und tötet nicht die Seele (das Leben), die Allāh unverletzlich gemacht hat, es sei denn zu Recht. Und wer da ungerechterweise getötet wird - dessen Erben haben Wir gewiss Ermächtigung (zur Vergeltung) gegeben; doch soll er im Töten nicht maßlos sein; denn er findet (Unsere) Hilfe.

(Sure Al-Israa 17: Vers 33)

Eine Rache nach einem Urteil, das der Richter ausspricht, erlaubt Gott nur unter bestimmten Bedingungen, aber Gott gebietet gleichzeitig den Gläubigen, keine Rache zu üben, sondern zu verzeihen.

" وَأَن تَعْفُواْ أَقْرَبُ لِلتَّقْوَى وَلاَ تَنسَوُاْ الْفَضْلَ بَيْنَكُمْ إِنَّ اللهَ بِمَا تَعْمَلُونَ بَصِيرٌ "

Und wenn ihr es erlasst, so kommt das der Gottesfürchtigkeit näher. Und vergesset nicht, einander Güte zu erweisen. Wahrlich, Allāh sieht wohl, was ihr tut.

(Sure Al-Baqara 2: Vers 237)

Michael Barry, Director of Pastoral Care at the Cancer Treatment Centers of America (CTCA), beschreibt die positive psychosomatische Wirkung des Verzeihens auf die Gesundheit in seinem Buch „The Forgiveness Project", dass das Verzeihen positiv auf die Emotion des Menschen wirkt.[128]

Gott verbot Menschen, besonders Kinder aus Armut oder aus Angst vor Armut zu töten.

" قَدْ خَسِرَ الَّذِينَ قَتَلُواْ أَوْلاَدَهُمْ سَفَهًا بِغَيْرِ عِلْمٍ وَحَرَّمُواْ مَا رَزَقَهُمُ اللهُ افْتِرَاء عَلَى اللهِ قَدْ ضَلُّواْ وَمَا كَانُواْ مُهْتَدِينَ ... قُلْ تَعَالَوْاْ أَتْلُ
مَا حَرَّمَ رَبُّكُمْ عَلَيْكُمْ أَلاَّ تُشْرِكُواْ بِهِ شَيْئًا وَبِالْوَالِدَيْنِ إِحْسَانًا وَلاَ تَقْتُلُواْ أَوْلاَدَكُم مِّنْ إمْلاَقٍ نَّحْنُ نَرْزُقُكُمْ وَإِيَّاهُمْ وَلاَ تَقْرَبُواْ الْفَوَاحِشَ
مَا ظَهَرَ مِنْهَا وَمَا بَطَنَ وَلاَ تَقْتُلُواْ النَّفْسَ الَّتِي حَرَّمَ اللهُ إِلاَّ بِالْحَقِّ ذَلِكُمْ وَصَّاكُمْ بِهِ لَعَلَّكُمْ تَعْقِلُونَ "

---

[128] Van Oyen Witvliet, 2010.

Verlierer sind wahrlich jene, die ihre Kinder aus törichter Unwissenheit töten und das für verboten erklären, was Allāh ihnen gegeben hat und so eine Lüge gegen Allāh erfinden. Sie sind wahrlich in die Irre gegangen, und sie sind nicht rechtgeleitet. … Sprich: „Kommt her, ich will verlesen, was euer Herr euch verboten hat: Ihr sollt Ihm nichts zur Seite stellen und den Eltern Güte erweisen; und ihr sollt eure Kinder nicht aus Armut töten, Wir sorgen ja für euch und für sie. Ihr sollt euch nicht den Schändlichkeiten nähern, seien sie offenkundig oder verborgen; und ihr sollt niemanden töten, dessen Leben Allāh unverletzlich gemacht hat, außer wenn dies gemäß dem Recht geschieht. Das ist es, was Er euch geboten hat, auf dass ihr es begreifen möget."

(Sure Al-Anàm 6: Vers 140 und 151-152)

" وَلاَ تَقْتُلُواْ أَوْلادَكُمْ خَشْيَةَ إِمْلاقٍ نَّحْنُ نَرْزُقُهُمْ وَإِيَّاكُم إنَّ قَتْلَهُمْ كَانَ خِطْءًا كَبِيرًا "

Und tötet eure Kinder nicht aus Furcht vor Armut; Wir sorgen für sie und für euch. Wahrlich, sie zu töten ist ein großer Fehler (Sünde).

(Sure Al-Israa 17: Vers 31)

Der Gefährte Àbdul Lāh berichtete:

" عن عبد الله قال سألت النبي ﷺ أي الذنب أعظم عند الله قال: " أن تجعل لله ندا وهو خلقك قلت إن ذلك لعظيم قلت ثم أي قال ثم أن تقتل ولدك تخاف أن يطعم معك قلت ثم أي قال ثم أن تزاني بحليلة جارك "

Ich habe den Gesandten (ﷺ) gefragt: „Was ist die größte Sünde bei Allāh?" Er sagte: „Dass Du neben Gott einen anderen stellst, wo Er dich doch erschaffen hat." Ich antwortete: „Das ist eine sehr schlimme Sache." Dann fragte ich: "Was noch?". Er sagte: „Dass du dein Kind tötest, aus Angst, dass es dein Essen mit Dir teilt. Ich sagte: „Was noch?". Er sagte: „Dass du mit der Frau deines Nachbarn Unzucht treibst."

(Ṣaḥîḥ al-Buchâri 6966 und Ṣaḥîḥ Muslim 124. HS)

In den oben genannten Versen finden sich Hinweise auf das Verbot eines induzierten Schwangerschaftsabbruchs (Abortus) oder der mangelnden Pflege der Säuglinge bzw. Unterernährung der Kinder aus Furcht vor Armut oder aus Armut.[129]

Einer der Aspekte, warum der Islam genau wie andere Religionen Unzucht untersagt, ist die Regulierung der Erb- und Stammrechte. Manche muslimische Gelehrte meinen, dass auch die Reduzierung der durch Geschlechtsverkehr übertragenen Infektionen und Epidemien einer Rolle spielt.

Der sechste rechtgeleitete Kalif Ùmar Bin Abdul Àziz (Ùmar II. 717 - 720 u.Z.), genannt Wunder des Islam, schrieb an seine Mitarbeiter, dass sie alle neugeborenen Kinder registrieren sollen, damit er ihnen einen Monatslohn als Staatsunterstützung gibt, also gewissermaßen ein Kindergeld.[130] Ähnlich verfuhr auch sein Urgroßvater Kalif Ùmar Bin Al-Chaṭṭab (Ùmar I. 634 - 643).[131]

Aus vermeintlichen Scham- und Schandengründen hatten die Araber vor dem Islam kleine Mädchen lebendig begraben, weil sie keine Töchter haben wollten. Der Islam schafft das durch die Botschaft Gottes ab:

---

[129] Vgl. Armut bei Kindern reduziert die Gehirnentwicklung in http://health.usnews.com/health-news/articles/2015/07/20/poverty-may-hinder-kids-brain-development-study-says. 24.07.2015.

[130] Alsallaby, 2006.

[131] Chalid, 1987.

" وَإِذَا بُشِّرَ أَحَدُهُمْ بِالأُنثَى ظَلَّ وَجْهُهُ مُسْوَدًّا وَهُوَ كَظِيمٌ * يَتَوَارَى مِنَ الْقَوْمِ مِن سُوءِ مَا بُشِّرَ بِهِ أَيُمْسِكُهُ عَلَى هُونٍ أَمْ يَدُسُّهُ فِي التُّرَابِ أَلاَ سَاء مَا يَحْكُمُونَ "

Und wenn einem von ihnen die Nachricht von (der Geburt) einer Tochter überbracht wird, so verfinstert sich sein Gesicht, und er unterdrückt den inneren Schmerz. Er verbirgt sich vor den Leuten aufgrund der schlimmen Nachricht, die er erhalten hat: Soll er sie behalten trotz der Schande, oder (soll er sie) in der Erde verscharren? Wahrlich, übel ist, wie sie urteilen!

(Sure Al-Naḥl 16: Vers 58-59)

" وَإِذَا الْمَوْؤُودَةُ سُئِلَتْ * بِأَيِّ ذَنبٍ قُتِلَتْ "

Und wenn das lebendig begrabene Mädchen gefragt wird: „Für welch ein Verbrechen wurdest du getötet?“

(Sure Al-Taqwir 81: Vers 7-8)

Über den Stellenwert des Tötens sagte der Prophet Muḥammad:

" عن عبد الله بن عمرو بن العاص قال قال رسول الله ﷺ: " والذي نفسي بيده لقتل مؤمن أعظم عند الله من زوال الدنيا "

Ich schwöre bei dem, in dessen Hand meine Seele ist, dass das Töten eines Gottergebenen bei Allāh schlimmer ist als die Vernichtung der Erde.

(Sunan Al-Nassaaii 3986. HS)

" أبا سعيد الخدري وأبا هريرة يذكران عن رسول الله ﷺ قال: " لو أن أهل السماء وأهل الأرض اشتركوا في دم مؤمن لأكبهم الله في النار "

Wenn die Himmels- und Erdebewohner sich an dem Todesblut eines frommen Gläubigen beteiligen, wird Gott sie alle ins Höllenfeuer werfen.

(Sunan Al-Tirmithi 1318. HS)

Der obere Ḥadîth schließt interessanterweise auch die Himmelsbewohner (u.a. die Engel) ein. Das ist eine seltene Aussage, weil Engel eigentlich keine Sünde begehen würden, aber es ist auf jeden Fall ein Hinweis auf den großen Schaden des Vernichtens einer unschuldigen Seele.

Ein wichtiger religiös-psychologischer Aspekt findet sich bei dem Umgang mit einem Täter, der sich eines Kapitalverbrechens schuldig gemacht hat. Entweder er wird hingerichtet oder er trägt ein lebenslängliches Schuldgefühl mit sich. Das gewissensgeplagte Leben ist manchmal schwieriger als der Augenblick der Hinrichtung. Wird der Täter hingerichtet, empfindet die Familie des Opfers - wie Berichte aus den U.S.A. belegen - oft eine beruhigende Genugtuung. Dass Ausnahmen bestehen, bei denen die Opferfamilien vehement gegen die Vollstreckung des Todesurteils antreten, bestätigt diese Regel. Aus religiöser Sicht ist hervorzuheben, dass die Vollstreckung der Todesstrafe ungerecht sein kann. Das ist der Fall, wenn der Täter vorher Reue zeigt und Gott um Vergebung bittet. Zeigt er keine Reue, so argumentieren manche Rechtsgelehrte, kann diese Strafe als ein Surrogat für die Strafe im Jenseits dienen. Reue zu zeigen und die Übeltat nicht zu wiederholen, sowie Schadenersatz zu zahlen, beruhigt die menschliche Seele. Das hilft Hass zu vermindern und das Verbreiten des Verzeihens zu verstärken. Besonders spielt das eine wichtige Rolle bei der Gefängnis- oder Hospizseelsorge, wenn man schuldig ist und ein schlechtes Gewissen hat. Gott verlangt von den Opferangehörigen aber auch in mehreren Versen im Koran dem Täter zu verzeihen.

Da es in der Prophetenzeit keine Gefängnisse gab, und sie erst in der Zeit der Kalifen Umar und Àli (ﷺ) als Rehabilitationshäuser entstanden, erweiterten sie in der Folge sich und ihre Dienste, je nach Zeit Lage, bis zur heutigen Zeit. Zwischendurch haben sich auch muslimischen Staatsdiener um die Gefangenen als kleine „vergessene" und kranke Gruppe gekümmert, so z.B. kümmerten sich die Krankenhäuser durch Staatsfachbeamte in der Kalifen Al-Muqtadir Billāh-Zeit (908-932 u.Z.) in Bagdad um die kranken Gefangenen. Die Krankenhausmitarbeiter besuchten alle Gefängnisse, behandelten, berieten die Gefangenen, boten ambulante tägliche Arztbesuche, Versorgung mit Medikamenten und Getränken, Pflege, und eröfneten den Gefangenen die Möglichkeit Besuche zu bekommen[132].

Als Strafe für das Töten einer Seele wird unter anderem die Befreiung von Sklaven von Gott gefordert. Aber auch das Befreien von Sklaven ohne Zusammenhang mit einer Tötung zählt als gute Tat. Folgende Geschichte zeigte, wie der Gefährte Salman Al-Farsi sich aus der Sklaverei mit Hilfe des Gesandten freikaufen konnte:

"عن سلمان قال: كاتبت أهلي على أن أغرس لهم خمس مائة فسيلة فإذا علقت فأنا حر قال فأتيت النبي ﷺ فذكرت ذلك له قال اغرس واشترط لهم فإذا أردت أن تغرس فآذني قال فآذنته قال فجاء فجعل يغرس بيده إلا واحدة غرستها بيدي فعلقن إلا الواحدة"

Ich hatte einen Vertrag mit meinen Besitzern, dass ich 500 Bäume für sie pflanze. Wenn sie angehen und wachsen, bekomme ich meine Freiheit. Ich kam zum Propheten (ﷺ) und erzählte ihm das. Er sagte: „Pflanze die Bäume, aber unter einer Bedingung, erlaube mir mitzupflanzen". Ich erlaubte es ihm und er pflanzte alle bis auf einen, den ich pflanzte. Alle wuchsen, bis auf meinen.

(Musnad Aḥmad 22614. HH)

Eine kollektive Strafe ist religiös nicht erlaubt. Das zeigt das Beispiel eines Propheten:

" أبا هريرة ﷺ قال سمعت رسول الله ﷺ يقول: " قرصت نملة نبيا من الأنبياء فأمر بقرية النمل فأحرقت فأوحى الله إليه أن قرصتك نملة أحرقت أمة من الأمم تسبح "

Eine Ameise biss einen der Propheten, der darauf den Befehl gab, den ganzen Ameisenstaat zu verbrennen. Und Allāh offenbarte ihm folgendes: „Nur weil dich eine einzige Ameise gebissen hat, hast du dafür eines der Völker verbrannt, das Allāh preist?"

(Ṣaḥīḥ Al-Buchāri 2796 und 3019. HS)

Kollektiven Strafen dürfen also nicht angewandt werden. Muslimischen Gelehrten zu Folge verbieten sich daraus auch Massenvernichtungswaffen und ihre Anwendung.

Nur Gott hat das Recht eine Seele sterben zu lassen, ein Mensch, der seine Seele tötet (Suizid, Selbstmord الإنتحار), ist ein Gegner Gottes, der das „Aushauchen" des Geistes aus dem Körper nicht zum von Gott bestimmten Zeitpunkt erzwingt. Gott sagt:

" وَلاَ تُلْقُواْ بِأَيْدِيكُمْ إِلَى التَّهْلُكَةِ وَأَحْسِنُوَاْ إِنَّ اللهَ يُحِبُّ الْمُحْسِنِينَ "

Und stürzt euch nicht mit eigenen Händen in eine Gefahr (Verderben) und tut Gutes! Wahrlich, Allāh liebt diejenigen, die Gutes tun.

(Sure Al-Baqara 2: Vers 195)

So ist ein Hungerstreik im Islam nicht erlaubt und entspricht laut Aḥmad Kura, von der Al-Azhar Universität, nicht der islamischen Lehre, weil das wie eine Art Selbstmord

[132] Ibn Abi Usaybiàh. „عيون الأنباء في طبقات الأطباء". https://shamela.ws/index.php/book/6687

zum Tode führen kann, was auch bei grundsätzlich guter Absicht hinter einem Hungerstreik unzulässig ist.[133] Stattdessen soll der Gläubige geduldig sein und Gott um Hilfe bitten. Laut Al-Arwadi ist harter Umgang mit dem Körper wie etwa die Selbstgeißelung, das barfuß Gehen auf Glut oder das Durchstechen des Gesichts mit einer Nadel, wie bei Ritualen von Derwischen, unerwünscht.[134] Der Prophet sagte über den Selbstmord:

" عن أبي هريرة ﷺ عن النبي ﷺ قال: " من تردى من جبل فقتل نفسه فهو في نار جهنم يتردى فيه خالدا مخلدا فيها أبدا ومن تحسى سما فقتل نفسه فسمه في يده يتحساه في نار جهنم خالدا مخلدا فيها أبدا ومن قتل نفسه بحديدة فحديدته في يده يجأ بها في بطنه في نار جهنم خالدا مخلدا فيها أبدا "

Wer sich von einem Berg stürzt und sich dadurch umbringt, der wird ins Höllenfeuer stürzen und darin in aller Ewigkeit bleiben; und wer Gift einnimmt und sich dadurch umbringt, der wird das Gift in seiner Hand tragen und es im Höllenfeuer trinken und darin in aller Ewigkeit bleiben; und wer sich mit einem Messer tötet, der wird sein Messer in seiner Hand tragen und es im Höllenfeuer in seinen Bauch führen und darin in aller Ewigkeit bleiben.

(Ṣaḥîḥ Al-Buchâri 5333 und Sunan Al-Tirmithi 1967. HS)

" عن أبي هريرة ﷺ قال شهدنا مع رسول الله ﷺ خيبر فقال رسول الله ﷺ لرجل ممن معه يدعي الإسلام: " هذا من أهل النار " فلما حضر القتال قاتل الرجل من أشد القتال وكثرت به الجراح فأثبتته فجاء رجل من أصحاب النبي ﷺ فقال يا رسول الله أرأيت الرجل الذي تحدثت أنه من أهل النار قد قاتل في سبيل الله من أشد القتال فكثرت به الجراح فقال النبي ﷺ: " أما إنه من أهل النار " فكاد بعض المسلمين يرتاب فبينما هو على ذلك إذ وجد الرجل ألم الجراح فأهوى بيده إلى كنانته فانتزع منها سهما فانتحر بها فاشتد رجال من المسلمين إلى رسول الله ﷺ فقالوا يا رسول الله صدق الله حديثك قد انتحر فلان فقتل نفسه "

Der Prophet prophezeite einem Mann, der den Islam angenommen hatte, einen Platz im Feuer, weil er sich wegen der unerträglichen Schmerzen, die von einer Verletzung herrührten, selbst mit einem Pfeil getötet hatte.

(Ṣaḥîḥ Al-Buchâri 6116. HS)

Auch wenn ein Muslim unter starken Schmerzen leidet, darf er sich nicht selbst töten oder andere Wege suchen, die zum Tod führen. Der Prophet sagte:

" حدثنا جندب ﷺ في هذا المسجد فما نسينا وما نخاف أن يكذب جندب على النبي ﷺ قال: " كان برجل جراح فقتل نفسه فقال الله بدرني عبدي بنفسه حرمت عليه الجنة "

Ein Mann litt an Verletzung und beging deshalb Selbstmord. Allāh sagte dazu: „Mein Knecht nahm sich das Leben und ist mir damit zuvorgekommen, Ich verwehre ihm daher das Paradies!"

(Ṣaḥîḥ Al-Buchâri 1275. HS)

" وإن رجلا قتل نفسه فلم يصل عليه النبي ﷺ "

Prophet Muḥammad (ﷺ) weigerte sich, für einen Mann, der sich getötet hatte, das Totengebet zu verrichten.

(Musnad Aḥmad 19975, 19967, 20073 und 20005. HS)

Die Gefährten haben, laut anderen Ḥadîthen, das Totengebet für den Gefährten verrichtet. Dies bedeutet, dass der durch Suizid Verstorbene zwar nicht als Muslim anerkannt wird, aber er bleibt in der Gemeinschaft und soll wie jeder andere Muslim beerdigt werden.

---

[133] الإضراب عن الطعام خروج علي تعاليم الإسلام 20.03.2011. www.ahram.org.eg/Religious-thought/News/138134.aspx
[134] Homsi, 2012.

Die Befestigung des Glaubens soll, wie im Fall der Seelsorge, den Menschen die Kraft geben sich zu stabilisieren und ihren Lebensweg fortzusetzen. Das verspricht Gott den Gläubigen:

„سَيَهْدِيهِمْ وَيُصْلِحُ بَالَهُمْ"

Er wird sie rechtleiten und ihnen Seelenruhe schenken.
(Sure Muḥammad 47: Vers 5)

" عن طريف أبي تميمة قال شهدت صفوان وجندبا وأصحابه وهو يوصيهم فقالوا هل سمعت من رسول الله ﷺ شيئا قال سمعته يقول من سمع سمع الله به يوم القيامة قال ومن يشاقق يشقق الله عليه يوم القيامة فقالوا أوصنا فقال إن أول ما ينتن من الإنسان بطنه فمن استطاع أن لا يأكل إلا طيبا فليفعل ومن استطاع أن لا يحال بينه وبين الجنة بملء كفه من دم أهراقه فليفعل "

(…) Und wer kann, soll nur Gutes (Erlaubtes) essen, und wer kann soll verhindern, dass eine handvoll Blut, die durch eine Schandtat vergossen wurde, als Hinderungsgrund zwischen ihm und dem Paradies steht und entsprechend handeln.
(Ṣaḥîḥ Al-Buchâri 6619. HS)

Gelehrte gehen weiter, dass die Verweigerung einer lebensverlängernden Medikation oder Ernährung prinzipiell nicht erlaubt ist. Lebenserhaltende Maßnahmen sind nicht zu verweigern, auch in der Gefangenschaft. Wird ein Gefangener vor die Wahl gestellt, welche Nahrung er z.B. vor der Vollstreckung seines Todesurteils erhalten soll, so soll er eine auskömmliche und nicht eine schädliche, die zur Beschleunigung seines Todes beitragen könnte, verlangen, weil es eine Hoffnung gibt, dass Gott ihm in einer sich länger hinziehenden Zeit helfen oder ihn befreien kann.[135]

Allāhs Gesandter sagte:

" عن أنس ﷺ قال قال رسول الله ﷺ: " لا يتمنين أحد منكم الموت لضر نزل به فإن كان لا بد متمنيا للموت فليقل اللهم أحيني ما كانت الحياة خيرا لي وتوفني إذا كانت الوفاة خيرا لي "

Keiner von euch soll sich auf Grund eines Leidens, das ihn getroffen hat, den Tod wünschen. Sollte das Verlangen danach kommen, so soll er nur sagen: „Oh Allāh, mein Gott, lass mich weiter leben, solange das Leben für mich wohl ist, und lass mich dann sterben, wenn der Tod für mich wohl ist!"
(Ṣaḥîḥ Al-Buchâri 5874 und 5239. HS)

Der weltweit berühmt gewordene und politisch motivierte Selbstmord des Tunesier Muḥammad Bouazizi, der sich aus Protest gegen die tunesische Diktatur verbrannt hat und damit die arabische Rebellion auslöste, ist laut allen bekannten Gelehrten nicht erlaubt. Seine Tat, wie der Großgelehrte Al-Qaradawi meinte, ist zu verstehen, aber nicht islamkonform. Al-Qaradawi bat die Muslime Gott mit einer Fürbitte (Schafa`a) für Bouazizi anzurufen, damit Gott ihn nicht bestrafe. Der Ḥadîth ist eine wichtige Regel beim Umgang mit Patienten, die Zweifel haben und sich einen schnelleren Tod wünschen, besonders in späten Stadien von Erkrankung und Behinderung.

Besondere Regeln gelten für das Töten eines Ungeborenen.

" عن هشام عن أبيه أن عمر نشد الناس من سمع النبي ﷺ قضى في السقط فقال المغيرة أنا سمعته قضى فيه بغرة عبد أو أمة "

U`mar fragte den Menschen, wer über ein Abtreibungs-„Strafurteil" vom Propheten hörte (wenn eine Frau durch den Fehler eines anderen ihr Kind vor der Geburt verliert).

[135] Karima, 2012.

Al-Mughirah sagte: „Ich hörte ihn. Er verurteilte den Täter (als Buße) mit der Befreiung eines Sklaven oder einer Sklavin.“
(Ṣaḥîḥ Al-Buchâri 6397. HS)

Ein Kind ist vor der Geburt nach islamischer Lehre nicht erbschaftsberechtigt. Allāhs Gesandter sagte:

" عن جابر بن عبد الله والمسور بن مخرمة قالا قال رسول الله ﷺ: " لا يرث الصبي حتى يستهل صارخا قال واستهلاله أن يبكي ويصيح أو يعطس "

Ein Kind wird nicht erben, bevor es geboren wird und man seinen Schrei oder sein Weinen oder sein Niesen gehört hat.
(Sunan Ibn Mâdschah 2741. HS) [136]

Der Gesandte regelte damals die Höhe des Schadenersatzes in Fällen von Tötung wie folgt:

" عمرو بن العاص عن أبيه عن جده قال قال رسول الله ﷺ: " من قتل مؤمنا متعمدا فإنه يدفع إلى أولياء القتيل فإن شاءوا قتلوا وإن شاءوا أخذوا الدية وهي ثلاثون حقة وثلاثون جذعة وأربعون خلفة فذلك عقل العمد وما صالحوا عليه من شيء فهو لهم وذلك شديد العقل وعقل شبه العمد مغلظة مثل عقل العمد ولا يقتل صاحبه وذلك أن ينزغ الشيطان بين الناس فتكون دماء في غير ضغينة ولا حمل سلاح فإن رسول الله ﷺ قال يعني من حمل علينا السلاح فليس منا ولا رصد بطريق فمن قتل على غير ذلك فهو شبه العمد وعقله مغلظة ولا يقتل صاحبه وهو بالشهر الحرام وللحرمة وللجار ومن قتل خطأ فديته مائة من الإبل ثلاثون ابنة مخاض وثلاثون ابنة لبون وثلاثون حقة وعشر بكارة بني لبون ذكور قال وكان رسول الله ﷺ يقيمها على أهل القرى أربع مائة دينار أو عدلها من الورق وكان يقيمها على أثمان الإبل فإذا غلت رفع في قيمتها وإذا هانت نقص من قيمتها على عهد الزمان ما كان فبلغت على عهد رسول الله ﷺ ما بين أربع مائة دينار إلى ثمان مائة دينار وعدلها من الورق ثمانية آلاف درهم وقضى أن من كان عقله على أهل البقر في البقر مائتي بقرة وقضى أن من كان عقله على أهل الشاء فألفي شاة وقضى في الأنف إذا جدع كله بالعقل كاملا وإذا جدعت أرنبته فنصف العقل وقضى في العين نصف العقل خمسين من الإبل أو عدلها ذهبا أو ورقا أو مائة بقرة أو ألف شاة والرجل نصف العقل واليد نصف العقل والمأمومة ثلث العقل ثلاث وثلاثون من الإبل أو قيمتها من الذهب أو الورق أو البقر أو الشاء والجائفة ثلث العقل والمنقلة خمس عشرة من الإبل والموضحة خمس من الإبل والأسنان خمس من الإبل "

„Wahrlich, wer einen Gläubigen mit Absicht tötet, so soll er an die Verwandten des Toten ausgeliefert werden. Wenn sie wollen, töten sie ihn und wenn sie wollen, nehmen sie von ihm eine Entschädigung, und diese entspricht 30 vierjährigen Kamelen, 30 fünfjährigen und 40 schwangeren; das ist die Entschädigung für einen Mord. Und wenn sie sich friedlich einigen, so bekommen sie, was vereinbart wurde, und das ist die wertvollere Entschädigung. Die Entschädigung im Fall des nicht absichtlichen (fahrlässigen) Tötens ist wie die Entschädigung des absichtlichen Tötens, aber der Täter wird nicht getötet, damit der Teufel nicht unter den Menschen seine Absichten verteile, so dass dadurch Blut ohne Hass und ohne Waffenbedrohungen fließt.“ Gottes Gesandter sagte weiter: „Wer uns mit Waffen bedroht, gehört nicht zu uns, ebenso wenig wie der, der Wege versperrt. Wer anders getötet wurde, so ist das ähnlich wie das absichtliche Töten, die zu entrichtende Entschädigung ist sehr hoch und der Täter wird nicht getötet, wenn er sich im heiligen Monat befindet und wegen des ‚Heiligtums‘[137] und der Nachbarschaft. Und wer fahrlässig tötet, so ist die Entschädigung 100 Kamele: 30 schwangere, 30 stillende, 30 vierjährige und 10 männliche Kamelfohlen.“ Der Gesandte hatte das Urteil auf die Dorfbewohner mit 400-800 Gold-Dinar Wertigkeit oder was Papier-

---

[136] Hier findet man die juristischen und medizinischen Ansätze der Rechtsschulen (Fiqh) über den Beginn des Lebens als Individuum mit Rechten.
[137] Gemeint die Ehre des Monats Ramadan.

Vergleichbares mit 8000 Dirhams vollstreckt.[138] Und er urteilte, dass der Schadenersatz, auf Kühe umgerechnet, 200 Kühen entspricht. Und er urteilte, dass der Schadensersatz, auf Schafe umgerechnet, 2000 Schafen entspricht. Und er urteilte, dass der Schadenersatz für eine abgetrennte Nase einer vollen Entschädigung entspricht, und wenn nur die Nasenspitze abgeschnitten ist, wird die Hälfte des Schadenersatzes berechnet. Und wird ein Auge ausgestochen, so wird auch hier die Hälfte des Schadenersatzes angesetzt, also 50 Kamele, der entsprechende Wert in Gold oder Papier, 100 Kühe oder 1000 Schafe. Und das Bein mit der Hälfte des Schadensersatzes und der Arm mit der Hälfte des Schadensersatzes und die tiefe Kopfverletzung (bis zur oberen Schicht des Gehirns) mit dem Drittel des Schadenersatzes, also 33 Kamele, der entsprechende Wert in Gold oder Papier oder Kühen, und die tiefe Verletzung (die die innere Organe erreichte) mit dem Drittel des Schadenersatzes, und eine Ausrenkung von Gelenken mit 15 Kamelen, und die Haut- und Organschäden[139] mit fünf Kamelen, und die Zähne mit fünf Kamelen.

(Musnad Aḥmad 6737, Sunan Abi Dawoud 3955, Sunan Al-Tirmithi 1308. HS)

Interessant bei der Entschädigung ist die Wahl zwischen Tieren oder Geld. Tiere sind immer noch in vielen Kulturen und Ländern wertvolle Güter und ihr Wert bleibt stabil. Tiere liefern Milch und deren Produkte, Wolle und Leder, Düngemittel für die Agrarwirtschaft, Freude, mit ihnen zu reiten oder zu spielen, Fleisch zum Essen und andere Werte. Besonders wichtig bei der Wahl der Tiere ist die Einteilung in drei Ersatzkategorien, um die Nachhaltigkeit des Wertes der Tiere zu garantieren. Geld oder Gold sind spekulative Werte und nicht so stabil wie Tiere. In Notsituationen ist ein Haustier viel wichtiger und wertvoller als Gold. Der Spielraum für beide Entschädigungsarten ist aber offen.

In Bezug auf Haftbarkeit für durch Tiere verursachte Schäden wurde nach zwei Kriterien geurteilt. Es ist entscheidend, ob das Tier einen bekannten Besitzer hat oder nicht. Wird ein Mensch durch herrenlose Tiere gesundheitlich geschädigt, zahlt niemand Schadenersatz an ihn.

" عن أبي هريرة ﷺ عن النبي ﷺ قال: " العجماء عقلها جبار والبئر جبار والمعدن جبار وفي الركاز الخمس "

Wahrlich, keine Haftung für den Schaden durch ein führerloses, frei herumlaufendes Tier, keine Haftung für die (von ihnen verursachten) Schäden an Brunnen oder Gräbern, und ein Fünftel Zakāt für die Bodenschätze.

(Ṣaḥīḥ Al-Buchāri 6402, Sunan Al-Tirmithi 1298. HS)

Allāhs Gesandter, als Prophet und Oberster Richter in Al-Madina, erließ Urteile über die Entschädigung bei Unfällen oder bei beabsichtigen oder unbeabsichtigten Schäden:

" عن عمرو بن شعيب عن أبيه عن جده أن رسول الله ﷺ قضى في الأنف إذا جدع كله الدية كاملة وإذا جدعت أرنبته نصف الدية وفي العين نصف الدية وفي اليد نصف الدية وفي الرجل نصف الدية وقضى أن يعقل عن المرأة عصبتها من كانوا ولا يرثوا منها إلا ما فضل عن ورثتها وإن قتلت فعقلها بين ورثتها وهم يقتلون قاتلها "

Allāhs Gesandter (ﷺ) urteilte über die Entschädigung bei Nasen-Abschneiden mit der vollen Entschädigung, wie beim Töten eines Menschen. Wenn nur ein Teil beschädigt wurde, mit der Hälfte. Bei einem Auge die Hälfte und bei einer Hand die Hälfte und bei

[138] Er hat sich am Wert der Kamele orientiert, so dass, falls sie teurer werden würden, er den Preis hätte erhöhen können, und falls sie billiger werden würden, den Preis hätte senken können.
[139] Die die Knochen erreichen, ohne sie zu zerstören.

einem Bein die Hälfte. Und er urteilte, dass die Verwandten der Frau den Strafvollzug übernehmen, egal wer sie sind und sie erben den Rest ihres Erbes. Und wenn eine Frau getötet wurde, durften ihre Erben den Täter (mit richterlicher Erlaubnis) töten.
(Musnad Aḥmad 6795. Vgl. auch Sunan Al-Tirmithi 2037. HS)

Und im Ḥadîth Sunan Al-Nassaaii 4774 beträgt der Schadenersatz für einen Finger 10 Kamele und für die Zerstörung eines Zahns oder die Verletzung des Gesichtes, die zur Sicht der Knochen führt, 5 Kamele.

Man darf sich nicht leichtsinnig in Gesundheitsgefährdung oder Todesgefahr begeben.

" عن جابر قال: " نهى رسول الله ﷺ أن ينام الرجل على سطح ليس بمحجور عليه "

Der Gesandte (ﷺ) verbot das Schlafen auf einem Dach, das nicht ummauert ist.
(Sunan Al-Tirmithi 2781. HS)

Das Menschenopfer ist seit dem Propheten Ismail abgeschafft. Die Seele eines Menschen darf kein Opfer mit dem Namen Gottes sein. In der vorislamischen Zeit gehörte das rituelle Menschenopfer zur Kommunikation zwischen den Menschen und Gott, während alle monotheistischen Religionen dieses durch die Opferung eines Lamms ersetzten, so wie im Falle des aus Gehorsamkeit gegenüber Gott geplanten Opfers Ismail durch seinen Vater Abraham.[140] In der Thora und in Bibel wird beschrieben, dass Isaak geopfert werden sollte und nicht wie im Koran beschrieben Ismail. Ismail ist der älteste Sohn Abrahams und vor Isaak geboren. Auch heute soll für jedes geborene Kind ab dem siebten Tag nach der Geburt für Gott ein Schaf geopfert werden.

---

[140] Al-Masri, 2008.

Der Tod (الموت)

Der Tod ist das Ende der weltlichen Reise und das Eintreten in die Phase des Jüngsten Gerichtes. Wie der Tod stattfindet, wissen wir nicht. Wir messen oder sehen seine Folge, während und nachdem der Engel den Geist aus dem Körper aushaucht.

" وَإِذْ قَالَ إِبْرَاهِيمُ رَبِّ أَرِنِي كَيْفَ تُحْيِي الْمَوْتَى قَالَ أَوَلَمْ تُؤْمِن قَالَ بَلَى وَلَكِن لِّيَطْمَئِنَّ قَلْبِي قَالَ فَخُذْ أَرْبَعَةً مِّنَ الطَّيْرِ فَصُرْهُنَّ إِلَيْكَ ثُمَّ اجْعَلْ عَلَى كُلِّ جَبَلٍ مِّنْهُنَّ جُزْءًا ثُمَّ ادْعُهُنَّ يَأْتِينَكَ سَعْيًا وَاعْلَمْ أَنَّ اللهَ عَزِيزٌ حَكِيمٌ "

Und gedenke, als Abraham sagte: „Mein Herr, lass mich sehen, wie Du die Toten wieder zum Leben bringst?“ Er sprach: „Glaubst du denn nicht?“ Er sagte: „Doch! Aber (ich frage,) um mein Herz zu beruhigen.“ Er sagte: „Nimm dir vier Vögel und zerstückle sie, dann setze auf jeden Berg einige Teile davon. Hierauf rufe sie. Sie werden eilends zu dir kommen. Und wisse, dass Allāh Allmächtig und Allweise ist!“

(Sure Al-Baqara 2: Vers 260)

Vor dem Jüngsten Gericht werden die Seelen sterben, aber Gott lässt sie in der Phase der Auferstehung wieder beleben. Kurz vor dem Zeitpunkt des Jüngsten Gerichts und nach dem Blasen in die Posaune „Al-Ŝũr“ stirbt alles Lebendige, auch die Engel und die Dämonen, so dass außer Allāh niemand bleiben wird. Jeder Mensch bekommt eine „Ŝa`qah, einen Schock, der die Toten erweckt“, bis auf den Propheten Moussa[141], der keinen Schock erleidet, weil er laut islamischen Quellen bereits bei seinem ersten Treffen mit Gott diesen Schock (Ŝa`qah) bekam. Allāh belebt den Todesengel[142] Israfiyl und befiehlt ihm in „Al-Ŝũr“ zu blasen, um die Toten mit Gottes Macht auferstehen zu lassen. Danach werden alle Menschen und Lebewesen im Reich Allāhs erweckt. Vor dieser Zeit lebten alle Lebewesen in der Welt „Barzach“, die seit dem Tod des als erster Mensch verstorbenen Abel (arab. Habil), Sohn des Adam, bis zum Tage des Jüngsten Gerichtes für die Toten existiert.[143]

Der Prophet Muḥammad sagte zu einem Muslim, der mit einem Juden stritt:

" عن أبي هريرة قال استب رجلان رجل من المسلمين ورجل من اليهود فقال المسلم والذي اصطفى محمدا على العالمين وقال اليهودي والذي اصطفى موسى على العالمين فغضب المسلم فلطم عين اليهودي فأتى اليهودي رسول الله ﷺ فأخبره بذلك فدعاه رسول الله ﷺ فسأله فاعترف بذلك فقال رسول الله ﷺ: " لا تخيروني على موسى فإن الناس يصعقون يوم القيامة فأكون أول من يفيق فأجد موسى ممسكا بجانب العرش فما أدري أكان فيمن صعق فأفاق قبلي أم كان ممن استثناه الله ﷻ "

Bevorzugt mich nicht gegenüber Moussa (Moses). Die Menschen bekommen am Tag des Jüngsten Gerichts den Schock zum Erwecken. Ich bin der Erste, der aufersteht und finde Moussa auferstanden und er hält sich an den Thron. Ich weiß nicht, ob er vor mir auferstanden ist oder ob Allāh, der Allerhöchste der Allerhabene ihn davor (vor dem Schock des Auferstehens) befreit hat.

(Musnad Aḥmad 7270. HS)

Der Tod im islamischen Sinn ist nichts anderes als eine Übergangsphase zum ewigen Leben, die in einer anderen „Zone“ stattfinden wird. Dabei wird der Geist den Körper verlassen, und der Körper wird beerdigt und zerfällt. So beschreibt der Koran die verschiedenen Situationen der Momente vor dem Tod:

---

[141] In der Literatur ist umstritten, ob Moussa (Moses) oder Muḥammad erst aufersteht.

[142] In der Literatur wurde der Engel des Todes auch „İzraiel“ genannt.

[143] Vgl. Sure Yasin.

" فَلَوْلَا إِذَا بَلَغَتِ الْحُلْقُومَ * وَأَنتُمْ حِينَئِذٍ تَنظُرُونَ * وَنَحْنُ أَقْرَبُ إِلَيْهِ مِنكُمْ وَلَكِن لَّا تُبْصِرُونَ * فَلَوْلَا إِن كُنتُمْ غَيْرَ مَدِينِينَ *
تَرْجِعُونَهَا إِن كُنتُمْ صَادِقِينَ * فَأَمَّا إِن كَانَ مِنَ الْمُقَرَّبِينَ * فَرَوْحٌ وَرَيْحَانٌ وَجَنَّةُ نَعِيمٍ * وَأَمَّا إِن كَانَ مِنْ أَصْحَابِ الْيَمِينِ * فَسَلَامٌ
لَّكَ مِنْ أَصْحَابِ الْيَمِينِ * وَأَمَّا إِن كَانَ مِنَ الْمُكَذِّبِينَ الضَّالِّينَ * فَنُزُلٌ مِّنْ حَمِيمٍ * وَتَصْلِيَةُ جَحِيمٍ * إِنَّ هَذَا لَهُوَ حَقُّ الْيَقِينِ * فَسَبِّحْ
بِاسْمِ رَبِّكَ الْعَظِيمِ "

Warum wohl, wenn (der Geist des Sterbenden) zur Kehle steigt und ihr (Menschen) in jenem Augenblick zuschaut? Und Wir sind ihm näher als ihr, nur dass ihr es nicht seht. Warum wohl, wenn ihr nicht zur Rechenschaft gezogen werden sollt? Zwingt ihr sie doch zurück (in den Leib), wenn ihr wahrhaftig seid? Wenn er nun zu denen gehört, die (Allāh) nahe sind, dann (wird er) Glückseligkeit (genießen) und Düfte und Gärten der Wonne. Und wenn er zu denen gehört, die zur Rechten sind, (wird ein) „Friede sei auf dir" von denen, die der Rechten angehören (zugerufen). Wenn er aber zu den Leugnern, den Irregegangenen gehört, dann (wird ihm) eine Bewirtung mit siedendem Wasser zuteil und Brennen in der Dschahim. Wahrlich, dies ist die Wahrheit in aller Gewissheit. Lobpreise darum den Namen deines Großen Herrn.

(Sure Al-Waqià 56: Vers 83-96)

" كَلَّا إِذَا بَلَغَتِ التَّرَاقِيَ * وَقِيلَ مَنْ رَاقٍ * وَظَنَّ أَنَّهُ الْفِرَاقُ * وَالْتَفَّتِ السَّاقُ بِالسَّاقِ * إِلَى رَبِّكَ يَوْمَئِذٍ الْمَسَاقُ "

Ja! Wenn (der Geist eines Sterbenden) bis zum Schlüsselbein emporsteigt und gesprochen wird: „Wer kann die Zauberformel sprechen (, um die Seele zu retten)?" und er (der Mensch) wähnt, dass (die Stunde des) Abschieds gekommen ist und sich Bein mit Bein (im Todeskampf) verfängt, dann wird an jenem Tage das Treiben zu deinem Herrn sein.

(Sure Al-Qiyama 75: Vers 26-30)

" وَلَوْ تَرَى إِذِ الظَّالِمُونَ فِي غَمَرَاتِ الْمَوْتِ وَالْمَلَآئِكَةُ بَاسِطُواْ أَيْدِيهِمْ أَخْرِجُواْ أَنفُسَكُمُ الْيَوْمَ تُجْزَوْنَ عَذَابَ الْهُونِ بِمَا كُنتُمْ تَقُولُونَ
عَلَى اللهِ غَيْرَ الْحَقِّ وَكُنتُمْ عَنْ آيَاتِهِ تَسْتَكْبِرُونَ *... إِنَّ اللهَ فَالِقُ الْحَبِّ وَالنَّوَى يُخْرِجُ الْحَيَّ مِنَ الْمَيِّتِ وَمُخْرِجُ الْمَيِّتِ مِنَ الْحَيِّ ذَلِكُمُ
اللهُ فَأَنَّى تُؤْفَكُونَ "

Aber könntest du die Frevler nur in des Todes Schlünden sehen, wenn die Engel ihre Hände ausstrecken: „Liefert eure Seelen aus! Heute sei euer Lohn die Strafe der Schande als Vergeltung für das, was ihr an Falschem gegen Allāh gesprochen habt, und weil ihr euch hochmütig von Seinen Zeichen abgewendet habt". … Wahrlich, Allāh ist es, Der das Korn und die Kerne keimen lässt. Er bringt das Lebendige aus dem Toten hervor, und Er ist der Hervorbringer des Toten aus dem Lebendigen. Das ist Allāh; warum lasset ihr euch dann (von Ihm) abwenden?

(Sure Al-Anàm 6: Vers 92-97)

Dazu sagt auch Allāhs Gesandter:

" قال رسول الله ﷺ: " ما أنا والدنيا إنما أنا والدنيا كراكب استظل تحت شجرة ثم راح وتركها "

Die Welt interessiert mich nicht. Ich und die Welt sind wie ein Reiter, der vorübergehend unter einem Baum Schatten suchte, danach verließ er den Baum und ging weiter.

(Sunan Ibn Mâdschah 4099. HS)

"وَنُفِخَ فِي الصُّورِ فَإِذَا هُم مِّنَ الْأَجْدَاثِ إِلَى رَبِّهِمْ يَنسِلُونَ * قَالُوا يَا وَيْلَنَا مَن بَعَثَنَا مِن مَّرْقَدِنَا هَذَا مَا وَعَدَ الرَّحْمَنُ وَصَدَقَ
الْمُرْسَلُونَ * إِن كَانَتْ إِلَّا صَيْحَةً وَاحِدَةً فَإِذَا هُمْ جَمِيعٌ لَّدَيْنَا مُحْضَرُونَ * فَالْيَوْمَ لَا تُظْلَمُ نَفْسٌ شَيْئًا وَلَا تُجْزَوْنَ إِلَّا مَا كُنتُمْ تَعْمَلُونَ"

Und in das Al-Ŝūr wird gestoßen, und siehe, sie eilen aus ihren Gräbern zu ihrem Herrn hervor. Sie werden sagen: „Oh wehe uns! Wer hat uns von unserer Liegestelle erweckt? Das ist es, was der Allerbarmer (uns) verheißen hatte, und die Gesandten sagten doch die Wahrheit." Es wird nur ein einziger Schrei sein, und siehe, sie werden alle vor Uns

gebracht werden. Nun, heute wird keine Seele im Geringsten ein Unrecht erleiden; und ihr sollt nur für das entlohnt werden, was ihr zu tun pflegtet.
(Sure Yasin 36: Vers 51-54)

Die frommen Menschen sind sich der Gewaltigkeit dieses Tages bewusst und sind bestrebt, sich darauf vorzubereiten. Sie haben Angst vor diesem Tag. Der erste rechtgeleitete Kalif Abu Bakr sagte einmal: „Ich hätte gewünscht, Gras zu sein und die Tiere fressen mich".[144] Er entschied sich für das Gras, weil Pflanzen und Tiere im Feuer nicht gequält werden, sie tragen keine Verantwortung.

Am Jüngsten Tag wird der Mensch sein Fleisch und seine Knochen wieder bekommen und vollkommen lebendig Gott gegenüber stehen. Deshalb wird der Mensch nach dem Sterben mit weißen Kleidern beerdigt.[145] Es ist unter den Gelehrten umstritten, ob der Mensch so wieder aufersteht, wie er zuletzt im Leben war, oder ob er einen neuen Körper bekommt.[146] Es gibt Differenzen unter den Gelehrten, ob die Menschen im Paradies nur Seelen sind oder auch mit ihrem neuen Körpern dort verweilen, obwohl an einigen Stellen des Korans der vollkommene Mensch im Paradies beschrieben wird. Der Tod kommt für die Gläubigen prinzipiell nur einmal. Gott sagte im Koran:

" إِنَّ الْمُتَّقِينَ فِي مَقَامٍ أَمِينٍ * فِي جَنَّاتٍ وَعُيُونٍ * يَلْبَسُونَ مِن سُندُسٍ وَإِسْتَبْرَقٍ مُّتَقَابِلِينَ * كَذَٰلِكَ وَزَوَّجْنَاهُم بِحُورٍ عِينٍ * يَدْعُونَ فِيهَا بِكُلِّ فَاكِهَةٍ آمِنِينَ * لَا يَذُوقُونَ فِيهَا الْمَوْتَ إِلَّا الْمَوْتَةَ الْأُولَىٰ وَوَقَاهُمْ عَذَابَ الْجَحِيمِ * فَضْلًا مِّن رَّبِّكَ ذَٰلِكَ هُوَ الْفَوْزُ الْعَظِيمُ "

Wahrlich, die Gottesfürchtigen sind an einer Stätte der Sicherheit in Gärten mit Quellen; gekleidet in Seide und Brokat sitzen (sie) einander gegenüber. So (wird es sein). Und Wir werden sie mit Huris vermählen. Sie werden dort Früchte jeder Art verlangen (und) in Sicherheit (leben). Den Tod werden sie dort nicht kosten, außer dem ersten Tod. Und Er wird sie vor der Strafe der Dschahim bewahren, als eine Gnade von deinem Herrn. Das ist das höchste Glück.
(Sure Al-Duchan 44: Vers 51-55)

Das Leben des Menschen ist kurz und wird dem folgenden Vers entsprechend mit ca. 8 Minuten gemessen, bei einem durchschnittlichen Leben von ca. 80 Jahren nach dem Mondkalender.

" يُدَبِّرُ الْأَمْرَ مِنَ السَّمَاءِ إِلَى الْأَرْضِ ثُمَّ يَعْرُجُ إِلَيْهِ فِي يَوْمٍ كَانَ مِقْدَارُهُ أَلْفَ سَنَةٍ مِّمَّا تَعُدُّونَ "

Er verwaltet die Angelegenheiten von Himmel und Erde, (und) dann werden sie wieder zu Ihm emporsteigen in einem Tage, dessen Länge nach eurer Zeitrechnung tausend Jahre beträgt.
(Sure Al-Sadschda 32: Vers 5)

Der Prophet kommentiert die diesseitige Welt im Vergleich zum ewigen Leben:

[144] Al-Sayouti, 1997.
[145] Vgl. Sunan Al-Nassaaii 2056.
[146] Al-Qaradawi, 2009.

" عن قيس قال سمعت المستورد أخا بني فهر يقول سمعت رسول الله ﷺ يقول: " والله ما الدنيا في الآخرة إلا مثل ما يجعل أحدكم إصبعه في اليم فلينظر بم ترجع إليه "

Bei Allāh, das Diesseits im Vergleich zum Jenseits ist das Gleichnis eines eurer Finger, den ihr im Meer eintaucht, danach soll man sehen, was (vom Wasser am Finger) hängend bleibt.

(Musnad Aḥmad 17326 und Ṣaḥîḥ Muslim 5101. HS)

In diesem Zusammenhang erklärte der Prophet Muḥammad in einer Prophezeiung zum zukünftigen Leben seiner Gefährten einen Monat, bevor er starb:

" جابر بن عبد الله يقول سمعت النبي ﷺ يقول قبل أن يموت بشهر: " تسألوني عن الساعة وإنما علمها عند الله وأقسم بالله ما على ظهر الأرض من نفس منفوسة اليوم يأتي عليها مائة سنة "

Wahrlich, Ihr fragt mich, wann das Jüngste Gericht stattfindet. Das gehört zu den Kenntnissen Allāhs und ich schwöre bei Allāh, keine Seele, die heute atmet, wird die hundert Jahre erreichen!

(Musnad Aḥmad 14596, Sunan Al-Tirmithi 2176. HS)

Muslimische Gelehrte bestätigen, dass tatsächlich keiner der Gefährten des Propheten das hundertste Lebensjahr erreichte.[147]

Über das Sterben sagte der Prophet Muḥammad:

" عن أبي هريرة عن النبي ﷺ أنه قال: " إن الميت تحضره الملائكة فإذا كان الرجل الصالح قالوا اخرجي أيتها النفس الطيبة كانت في الجسد الطيب اخرجي حميدة وأبشري بروح وريحان ورب غير غضبان قال فلا يزال يقال ذلك حتى تخرج ثم يعرج بها إلى السماء فيستفتح لها فيقال من هذا فيقال فلان فيقولون مرحبا بالنفس الطيبة كانت في الجسد الطيب ادخلي حميدة وأبشري بروح وريحان ورب غير غضبان قال فلا يزال يقال لها حتى ينتهى بها إلى السماء التي فيها الله ﷻ وإذا كان الرجل السوء قالوا اخرجي أيتها النفس الخبيثة كانت في الجسد الخبيث اخرجي ذميمة وأبشري بحميم وغساق وآخر من شكله أزواج فلا يزال حتى تخرج ثم يعرج بها إلى السماء فيستفتح لها فيقال من هذا فيقال فلان فيقال لا مرحبا بالنفس الخبيثة كانت في الجسد الخبيث ارجعي ذميمة فإنه لا يفتح لك أبواب السماء فترسل من السماء ثم تصير إلى القبر فيجلس الرجل الصالح فيقال له مثل ما قيل له في الحديث الأول ويجلس الرجل السوء فيقال له مثل ما قيل في الحديث الأول "

Wenn jemand im Sterben liegt, besuchen ihn die Engel. Wenn er ein frommer Mann gewesen war, sagen sie: „Oh, geh Du gute Seele hinaus, die in einem wohlen Körper war. Geh hinaus gelobt und mit froher Botschaft, mit Glückseligkeit und Düften der Rayḥan-Rosen und einem nicht zornigen Gott.“ Es wird so weiter gesagt, bis der Geist den Körper verlässt und in den Himmel steigt, der seine Tore öffnet, und es wird gesagt: „Wer ist das?“. Es wird geantwortet werden: „So und so.“ Es wird gesagt: Willkommen, oh Du guter Geist, der in einem guten Körper war und frohe Botschaft für dich mit den Düften der Rayḥan-Rosen[148] und einen nicht zornigen Gott.“ Es wird so weiter gesagt, bis der Geist den Himmel erreicht, wo Allāh, der Allerhabene, der Allmajestätische ist. Und wenn er ein schlechter Mann gewesen war, sagen sie: „Oh, geh Du schlechter (böser) Geist hinaus, der in einem schlechten Körper war. Geh hinaus nicht gelobt und ohne frohe Botschaft, mit siedendem Wasser und einer Trankmischung aus Blut und Eiter und anderem gleicher Art und Vielfalt.“ Es wird so weiter gesagt, bis der Geist den Körper verlässt und in den Himmel steigt, der seine Tore öffnet und es wird gesagt: „Wer ist das?“. Es wird geantwortet: „So und so.“ Es wird gesagt: „Nicht willkommen bist du, oh Du schlechter Geist, der in einem schlechten Körper war. Kehr zurück, weil

[147] Al-Chatib, 2008.

[148] In der Literatur handelt es sich zumeist um die Düfte der Rosen, an anderen Stellen handelt es sich um *Ocimum basilicum* oder الآس *Myrteus communis*.

die Himmelstore sich nicht öffnen für Dich. Er wird vom Himmel zurückgewiesen, bis er das Grab erreicht. Der fromme Mann sitzt im Grab[149] und es wird dies ihm gesagt, was vorher beschrieben wurde und der schlechte (böse) Mann sitzt im Grab und es wird ihm das gesagt, was vorher beschrieben wurde.

(Musnad Aḥmad 8414, 17803 auch Sunan Ibn Mâdschah 4252 und Sunan Abi Dawoud 4127. HS)

Einige Zitate zeigen, dass eine Art von Schmerzen entstehen kann, ab der Zeit vor dem Tod bis zum Abschluss des Aushauchens des Geistes aus dem Körper, gewissermaßen ein Übergang zu den Zeichen des Todes:

" وَلَيْسَ مِنَّا أَحَدٌ إِلَّا وَهُوَ يَكْرَهُ الْمَوْتَ ... وَلَكِنْ إِذَا شَخَصَ الْبَصَرُ وَحَشْرَجَ الصَّدْرُ وَاقْشَعَرَّ الْجِلْدُ وَتَشَنَّجَتْ الْأَصَابِعُ "

Und wahrlich, jeder von uns mag den Tod nicht ... aber wenn der Augenblick starr wird, die Brust eng wird, die Haut Gänsehaut bekommt und die Finger krampfen.

(Ṣaḥīḥ Muslim 2685. HS)

" وَجَاءتْ سَكْرَةُ الْمَوْتِ بِالْحَقِّ ذَلِكَ مَا كُنتَ مِنْهُ تَحِيدُ "

Und es kam die Benommenheit des Todeskampfes in Gerechtigkeit: „Das ist es, dem du zu entrinnen suchtest."

(Sure Qaaf 50: Vers 20)

" وَيَقُولُ الَّذِينَ آمَنُوا لَوْلَا نُزِّلَتْ سُورَةٌ فَإِذَا أُنزِلَتْ سُورَةٌ مُّحْكَمَةٌ وَذُكِرَ فِيهَا الْقِتَالُ رَأَيْتَ الَّذِينَ فِي قُلُوبِهِم مَّرَضٌ يَنظُرُونَ إِلَيْكَ نَظَرَ الْمَغْشِيِّ عَلَيْهِ مِنَ الْمَوْتِ فَأَوْلَى لَهُمْ "

Und die da glauben, sagen: „Warum wird keine Sura (Sure) herabgesandt?" Doch wenn eine entscheidende Sura herabgesandt wird und darin von Kampf die Rede ist, dann siehst du die, in deren Herzen Krankheit ist, dich mit dem Blick eines (Menschen) anschauen, der im Sterben von Ohnmacht befallen wird; also wehe ihnen!

(Sure Muḥammad 47: Vers 20)

" وَالنَّازِعَاتِ غَرْقًا * وَالنَّاشِطَاتِ نَشْطًا * وَالسَّابِحَاتِ سَبْحًا * فَالسَّابِقَاتِ سَبْقًا * فَالْمُدَبِّرَاتِ أَمْرًا * يَوْمَ تَرْجُفُ الرَّاجِفَةُ * تَتْبَعُهَا الرَّادِفَةُ * قُلُوبٌ يَوْمَئِذٍ وَاجِفَةٌ * أَبْصَارُهَا خَاشِعَةٌ * يَقُولُونَ أَئِنَّا لَمَرْدُودُونَ فِي الْحَافِرَةِ * أَئِذَا كُنَّا عِظَامًا نَّخِرَةً * قَالُوا تِلْكَ إِذًا كَرَّةٌ خَاسِرَةٌ * فَإِنَّمَا هِيَ زَجْرَةٌ وَاحِدَةٌ * فَإِذَا هُم بِالسَّاهِرَةِ "

Bei den (Engeln, die den Geist der Ungläubigen) heftig entreißen; und bei denen, (die den Geist der Gläubigen) leicht emporheben, und bei denen, (die auf Geheiß Allāhs zwischen Himmel und Erde) einher schweben, dann bei denen, (die mit dem Geist der Gläubigen ins Paradies) eifrig voraneilen, dann bei denen, die jegliche Angelegenheit (des irdischen Lebens) lenken! Eines Tages wird die Dröhnende dröhnen, gefolgt von der darauffolgenden. Herzen werden an jenem Tage zittern, und ihre Augen werden niedergeschlagen sein. Sie sagen: „Sollen wir wirklich in unseren früheren Zustand zurückgebracht werden? Wie? Selbst wenn wir verwestes Gebein geworden sind?" Sie sagen: „Das wäre dann eine verlustreiche Wiederkehr." Es wird nur ein einziger Schreckenslaut sein, und siehe, sie sind dann auf der Erdoberfläche.

(Sure Al-Naziàt 79: Vers 1-13)

Der Gesandte sprach mit den Gefährten über die Entfernung des Geistes aus dem Körper und sagte:

---

[149] Laut Koran-Exegese und Gelehrten bekommt er vorübergehend seinen Geist zurück („Befragung im Grab"), um die Fragen der Engel zu beantworten.

" عَنِ الْبَرَاءِ بْنِ عَازِبٍ قَالَ خَرَجْنَا مَعَ النَّبِيِّ ﷺ فِي جِنَازَةِ رَجُلٍ مِنَ الْأَنْصَارِ فَانْتَهَيْنَا إِلَى الْقَبْرِ وَلَمَّا يُلْحَدْ فَجَلَسَ رَسُولُ اللَّهِ ﷺ وَجَلَسْنَا حَوْلَهُ وَكَأَنَّ عَلَى رُءُوسِنَا الطَّيْرَ وَفِي يَدِهِ عُودٌ يَنْكُتُ فِي الْأَرْضِ فَرَفَعَ رَأْسَهُ فَقَالَ اسْتَعِيذُوا بِاللَّهِ مِنْ عَذَابِ الْقَبْرِ مَرَّتَيْنِ أَوْ ثَلَاثًا ثُمَّ قَالَ: " إِنَّ الْعَبْدَ الْمُؤْمِنَ إِذَا كَانَ فِي انْقِطَاعٍ مِنَ الدُّنْيَا وَإِقْبَالٍ مِنَ الْآخِرَةِ نَزَلَ إِلَيْهِ مَلَائِكَةٌ مِنَ السَّمَاءِ بِيضُ الْوُجُوهِ كَأَنَّ وُجُوهَهُمُ الشَّمْسُ مَعَهُمْ كَفَنٌ مِنْ أَكْفَانِ الْجَنَّةِ وَحَنُوطٌ مِنْ حَنُوطِ الْجَنَّةِ حَتَّى يَجْلِسُوا مِنْهُ مَدَّ الْبَصَرِ ثُمَّ يَجِيءُ مَلَكُ الْمَوْتِ عَلَيْهِ السَّلَام حَتَّى يَجْلِسَ عِنْدَ رَأْسِهِ فَيَقُولُ أَيَّتُهَا النَّفْسُ الطَّيِّبَةُ اخْرُجِي إِلَى مَغْفِرَةٍ مِنَ اللَّهِ وَرِضْوَانٍ قَالَ فَتَخْرُجُ تَسِيلُ كَمَا تَسِيلُ الْقَطْرَةُ مِنْ فِي السِّقَاءِ ... وَإِنَّ الْعَبْدَ الْكَافِرَ إِذَا كَانَ فِي انْقِطَاعٍ مِنَ الدُّنْيَا وَإِقْبَالٍ مِنَ الْآخِرَةِ نَزَلَ إِلَيْهِ مِنَ السَّمَاءِ مَلَائِكَةٌ سُودُ الْوُجُوهِ مَعَهُمُ الْمُسُوحُ فَيَجْلِسُونَ مِنْهُ مَدَّ الْبَصَرِ ثُمَّ يَجِيءُ مَلَكُ الْمَوْتِ حَتَّى يَجْلِسَ عِنْدَ رَأْسِهِ فَيَقُولُ أَيَّتُهَا النَّفْسُ الْخَبِيثَةُ اخْرُجِي إِلَى سَخَطٍ مِنَ اللَّهِ وَغَضَبٍ قَالَ فَتُفَرَّقُ فِي جَسَدِهِ فَيَنْتَزِعُهَا كَمَا يُنْتَزَعُ السَّفُّودُ مِنَ الصُّوفِ الْمَبْلُولِ فَيَأْخُذُهَا "

Wahrlich, wenn ein frommer Gläubiger die Welt verlässt und in den Jüngsten Tag kommt, werden zu ihm Engel aus dem Himmel herabgesandt, ihre Gesichter sind so weiß, als ob ihre Gesichter die Sonne sind. Sie haben bei sich einen Sarg aus den Särgen des Paradieses und Mumifiziermittel aus den Mumifiziermitteln des Paradieses. Sie sitzen neben ihm in sichtbarer Weise und dann kommt der Todesengel und sagt: „Oh, geh Du guter Geist hinaus, geh raus zur Barmherzigkeit deines Herren Gottes Gnade". Er geht raus, wie das Tropfen aus einem Trank fließt. ... Und wenn ein Verleugner Gottes die Welt verlässt und in den Jüngsten Tag kommt, werden zu ihm Engel aus dem Himmel herabgesandt, ihre Gesichter sind so schwarz, und sie haben Särge aus Haar. Sie sitzen neben ihm in sichtbarer Weise und dann kommt der Todesengel und sagt: „Oh, geh Du böser Geist hinaus, geh raus zum Zorn und Wut vom Herrn". Er verteilt sich in seinem Körper und er (der Todesengel) zieht ihn, wie der Ṣafoud[150] aus der nassen Wolle rausgezogen wird, und er nimmt ihn mit.

(Musnad Aḥmad 18063. HS)

Stirbt ein Mensch[151], so soll er so schnell wie möglich beerdigt werde. Vorher soll der Verstorbene gewaschen, parfümiert, mit weißen Stoffen bekleidet und bei der Beerdigung von den Beerdigern an das Glaubensbekenntnis erinnert werden. Neugeborene oder Totgeborene im Alter vor dem vierten Monat braucht man nicht zu waschen, aber man muss sie beerdigen.[152] Vor dem Totengebet sollen die Verwandten das persönliche Testament erfüllen und die Schulden des Verstorbenen übernehmen, ansonsten darf nicht für ihn gebetet werden. [153] Am Grab kann die Sure Yasin für den Toten gelesen werden. Der Gesandte sagte:

" عَنْ مَعْقِلِ بْنِ يَسَارٍ قَالَ قَالَ النَّبِيُّ ﷺ: " اقْرَءُوا يس عَلَى مَوْتَاكُمْ "

Lest Yasin für eure Toten.

(Sunan Abi Dawoud 3121. HD)

Kein Mensch ist ewig, der Ewige (Al-Baqi) ist nur Gott. Der Koran spricht über das „Kosten" des Todes, als ob es einen Genuss oder Ungenuss wäre. Die Formulierung mit dem Wort „kosten (Geschmack empfinden)" bewegt viele muslimische Gelehrte zur Frage, ob der Tod einen Geschmack hat oder ob es nur allegorisch gemeint ist.

---

[150] Ṣafoud ist ein Eisenstab mit Widerhaken.

[151] In den arabischen Ländern wird der Begriff Tod wenig angewandt. Stirbt ein Mensch, so wird auf der Totenanzeige oder in den Moscheen gesagt: „Bruder / Schwester Soundso hat Allāhs Barmherzigkeit erreicht!".

[152] Al-Jaziri, 1987.

[153] Al-Jaziri, 1987.

" كُلُّ نَفْسٍ ذَآئِقَةُ الْمَوْتِ وَإِنَّمَا تُوَفَّوْنَ أُجُورَكُمْ يَوْمَ الْقِيَامَةِ فَمَن زُحْزِحَ عَنِ النَّارِ وَأُدْخِلَ الْجَنَّةَ فَقَدْ فَازَ وَما الْحَيَاةُ الدُّنْيَا إِلاَّ مَتَاعُ الْغُرُورِ "

Jede Seele wird den Tod kosten, und euch wird euer Lohn am Tag der Auferstehung vollständig gegeben; und wer da vom Feuer ferngehalten und ins Paradies geführt wird, der soll glücklich sein. Und das irdische Leben ist nichts als ein trügerischer Nießbrauch.

(Sure Aali Imran 3: Vers 185)

" كُلُّ نَفْسٍ ذَائِقَةُ الْمَوْتِ وَنَبْلُوكُم بِالشَّرِّ وَالْخَيْرِ فِتْنَةً وَإِلَيْنَا تُرْجَعُونَ "

Jede Seele wird den Tod kosten; und Wir stellen euch mit Bösem und mit Gutem auf die Probe; und zu Uns werdet ihr zurückgebracht.

(Sure Al-Anbiyaa 21: Vers 35)

Der Gesandte berichtete uns über das ewige Leben im Paradies und die Rolle des Todes in allegorischer Gestalt und sagte über das ewige Leben nach dem Tod:

" عن أبي سعيد الخدري ﷺ قال قال رسول الله ﷺ: " يؤتى بالموت كهيئة كبش أملح فينادي مناد يا أهل الجنة فيشرئبون وينظرون فيقول هل تعرفون هذا فيقولون نعم هذا الموت وكلهم قد رآه ثم ينادي يا أهل النار فيشرئبون وينظرون فيقول هل تعرفون هذا فيقولون نعم هذا الموت وكلهم قد رآه فيذبح ثم يقول يا أهل الجنة خلود فلا موت ويا أهل النار خلود فلا موت ثم قرأ " وأنذرهم يوم الحسرة إذ قضي الأمر وهم في غفلة وهم لا يؤمنون " وهؤلاء في غفلة أهل الدنيا "

Der Tod erscheint für die Paradies- und Feuerbewohner in Gestalt eines schönen Widders. Dann wird er geschlachtet und es wird gerufen: „Oh ihr Paradiesbewohner Ewigkeit, es gibt keinen Tod mehr." und zu den Feuerbewohnern: „Oh ihr Feuerbewohner Ewigkeit, es gibt keinen Tod mehr."

(Saḥiḥ Al-Buchâri 4361. HS)

Der Gesandte kam zum verstorbenen Abi Salamah und sah seine Augenlider offen. Er machte sie zu und sagte:

" عن أم سلمة قالت: دخل رسول الله ﷺ على أبي سلمة وقد شق بصره فأغمضه ثم قال: " إن الروح إذا قبض تبعه البصر "

Wenn der Geist (von den Engeln) aus dem Körper entfernt wurde, folgt ihm der Blick (des Verstorbenen).

(Sunan Ibn Mâdschah 1444, Ṣaḥîḥ Muslim 1528. HS)

Er setzte seine Regeln für den Tod fort und sagte in einem weiteren Ḥadîth:

" عن شداد بن أوس قال قال رسول الله ﷺ: " إذا حضرتم موتاكم فأغمضوا البصر فإن البصر يتبع الروح وقولوا خيرا فإن الملائكة تؤمن على ما قال أهل البيت "

Wenn ihr eure Toten besucht, dann schließt ihnen ihre Augen zu, weil der Blick (des Verstorbenen) dem Geist folgt und sagt Gutes, weil die Engel zur Bestätigung dessen, was die Anwesenden im Haus sagten, „Ãmin" sagen.

(Sunan Ibn Mâdschah 1445. HH)

Das Wort „Ãmin" bedeutet in etwa das Gleiche wie „Amen" und ist wahrscheinlich aramäischer Herkunft. Laut den meisten Fiqh-Schulen[154] ist ein Toter durch folgende Merkmale zu identifizieren: Atemlosigkeit, Öffnung der beiden Lippen, schiefe Lage der Augen, die Verkrümmung der Wangen, schiefe Lage der Nase, und die Lockerung der beiden Füße.

[154] Fiqh-Schulen (= Jurisprudenz-Schulen) sind die Schulen, die nach dem Tod des Gesandten entstanden, um seine Großen Lehrwerke zu interpretieren. Die größeten von ihnen sind die Ḥanafi-, Schafi`i-, Maliki- und Ḥanbali-Schulen bei den Sunniten (ca. 85% der Muslime) und die Dscha`fari-Schule bei den Schiiten (ca. 10% der Muslime).

Eine genaue Definition des Todes gibt es bis heute nicht. Weder die Mediziner noch die Philosophen können den Tod genau definieren; er ist methodisch nicht messbar, seine Folgen sind jedoch sichtbar. Der folgende Vers ist laut vielen religiösen Überlieferungsquellen der letzte, den Allāh dem Prophet Muḥammad vor seinem Tod offenbart hatte:

" وَاتَّقُواْ يَوْمًا تُرْجَعُونَ فِيهِ إِلَى اللهِ ثُمَّ تُوَفَّى كُلُّ نَفْسٍ مَّا كَسَبَتْ وَهُمْ لاَ يُظْلَمُونَ "

Und fürchtet den Tag, an dem ihr zu Allāh zurückgebracht werdet. Dann wird jeder Seele das zurückerstattet, was sie erworben hat, und ihnen wird kein Unrecht geschehen.

(Sure Al-Baqara 2: Vers 281)

Muḥammads Körper sollte wie die aller Propheten nicht zerfallen, aber es ist jedenfalls keine Mumifizierung wie bei den alten Ägyptern üblich gemeint. Ähnliche Berichte auf nicht zerfallende Körper wurden von Nichtmuslimen überliefert.[155]

" عن أوس بن أوس قال: قال رسول الله ﷺ: " من أفضل أيامكم يوم الجمعة فيه خلق آدم وفيه قبض وفيه النفخة وفيه الصعقة فأكثروا علي من الصلاة فيه فإن صلاتكم معروضة علي" فقالوا يا رسول الله وكيف تعرض عليك صلاتنا وقد أرمت يعني وقد بليت قال: " إن الله ﷻ حرم على الأرض أن تأكل أجساد الأنبياء صلوات الله عليهم "

Wahrlich, der beste Tag eurer Tage ist der Freitag. An dem wurde Adam erschaffen und ist verstorben. An dem findet das Blasen von Al-Ŝūr und der Schock (Ŝa`qah) statt. So solltet ihr Friedensbittgebete an mich in dem senden, weil eure Friedensbittgebete mir gezeigt werden. Sie fragten: „Oh du Allāhs Gesandter, wie werden die Friedensbittge bete dir gezeigt und du bist (man ist) zerfallen.“ Er antwortete: „Allāh, der Allerhabene, der Majestätische, verbot der Erde die Körper der Propheten zerfallen zu lassen.“

(Musnad Aḥmad 15575, Sunan Al-Nassaaii 1357, Sunan Ibn Mâdschah 1075. HS)

Gott ließ den Körper des Pharao erhalten, damit er eine Lektion für die Nachfolger sein soll, nachdem Moses bei der Durchquerung des Roten Meeres die Israeliten mit Gottes Hilfe rettete, während Pharao bei der Verfolgung ertrunken ist:

" وَجَاوَزْنَا بِبَنِي إِسْرَائِيلَ الْبَحْرَ فَأَتْبَعَهُمْ فِرْعَوْنُ وَجُنُودُهُ بَغْيًا وَعَدْوًا حَتَّى إِذَا أَدْرَكَهُ الْغَرَقُ قَالَ آمَنتُ أَنَّهُ لا إِلِـهَ إِلاَّ الَّذِي آمَنَتْ بِهِ بَنُو إِسْرَائِيلَ وَأَنَاْ مِنَ الْمُسْلِمِينَ * آلآنَ وَقَدْ عَصَيْتَ قَبْلُ وَكُنتَ مِنَ الْمُفْسِدِينَ * فَالْيَوْمَ نُنَجِّيكَ بِبَدَنِكَ لِتَكُونَ لِمَنْ خَلْفَكَ آيَةً وَإِنَّ كَثِيرًا مِّنَ النَّاسِ عَنْ آيَاتِنَا لَغَافِلُونَ "

Und Wir führten die Kinder Israels durch das Meer; und Pharao mit seinen Heerscharen verfolgte sie widerrechtlich und feindlich, bis er nahe daran war, zu ertrinken, (und) sagte: „Ich glaube, dass kein Gott ist als Der, an Den die Kinder Israels glauben, und ich gehöre nun zu den Gottergebenen.“ „Wie? Jetzt? Wo du bisher ungehorsam und einer derer warst, die Unheil stifteten? Nun wollen Wir dich heute dem Leibe nach erretten, auf dass du ein Beweis für diejenigen seiest, die nach dir kommen. Und es gibt sicher viele Menschen, die Unseren Zeichen keine Beachtung schenken.“

(Sure Yunus 10: Vers 90-92)

Die Bestimmung des Zeitpunktes des Todes ist Gottes Sache und Er weiß, wann er stattfindet. Die Stunde des Todes ist genau bestimmt. Keine Macht kann sie verschieben oder aufheben, außer der Macht des Schöpfers:

---

[155] Homsi, 2011.

" وَمَا كَانَ لِنَفْسٍ أَنْ تَمُوتَ إِلاَّ بِإِذْنِ اللهِ كِتَابًا مُّؤَجَّلاً وَمَن يُرِدْ ثَوَابَ الدُّنْيَا نُؤْتِهِ مِنْهَا وَمَن يُرِدْ ثَوَابَ الآخِرَةِ نُؤْتِهِ مِنْهَا وَسَنَجْزِي الشَّاكِرِينَ "

Keine Seele (Keiner) wird sterben ohne Allāhs Erlaubnis; (denn dies geschieht) gemäß einer zeitlichen Vorherbestimmung. Und dem, der den Lohn der Welt begehrt, geben Wir davon, und dem, der den Lohn des Jenseits begehrt, geben Wir davon; wahrlich, Wir werden die Dankbaren belohnen.

(Sure Aali-Imran 3: Vers 145)

" وَلِكُلِّ أُمَّةٍ أَجَلٌ فَإِذَا جَاء أَجَلُهُمْ لاَ يَسْتَأْخِرُونَ سَاعَةً وَلاَ يَسْتَقْدِمُونَ "

Jeder Gemeinschaft ist eine Frist gesetzt; und wenn ihre Zeit gekommen ist, dann können sie (sie) auch nicht um eine Stunde hinausschieben, noch können sie (sie) vorverlegen.

(Sure Al-A `raf 73: Vers 33)

Hier gilt die islamische Regel, dass der Mensch nur an einem bestimmten Ort und in einer bestimmten Zeit stirbt, und kein Mensch kann dies ändern oder beeinflussen, ohne dass Gott es erlaubt.

Eine Erweckung von den Toten in dieser Welt, wie sie im christlichen Neuen Testament beschrieben wird, stellt im Koran eine Ausnahme dar:

" أَوْ كَالَّذِي مَرَّ عَلَى قَرْيَةٍ وَهِيَ خَاوِيَةٌ عَلَى عُرُوشِهَا قَالَ أَنَّىَ يُحْيِـي هَـَذِهِ اللهُ بَعْدَ مَوْتِهَا فَأَمَاتَهُ اللهُ مِئَةَ عَامٍ ثُمَّ بَعَثَهُ قَالَ كَمْ لَبِثْتَ قَالَ لَبِثْتُ يَوْمًا أَوْ بَعْضَ يَوْمٍ قَالَ بَل لَّبِثْتَ مِئَةَ عَامٍ فَانظُرْ إِلَى طَعَامِكَ وَشَرَابِكَ لَمْ يَتَسَنَّهْ وَانظُرْ إِلَى حِمَارِكَ وَلِنَجْعَلَكَ آيَةً لِّلنَّاسِ وَانظُرْ إِلَى العِظَامِ كَيْفَ نُنشِزُهَا ثُمَّ نَكْسُوهَا لَحْمًا فَلَمَّا تَبَيَّنَ لَهُ قَالَ أَعْلَمُ أَنَّ اللهَ عَلَى كُلِّ شَيْءٍ قَدِيرٌ "

Oder (hast du auch nicht über) den (nachgedacht), der an einer Stadt vorüberkam, die wüst in Trümmern lag? Da sagte er: „Oh, wie soll Allāh dieser nach ihrer Zerstörung wieder Leben geben?“ Und Allāh ließ ihn für hundert Jahre tot sein. Dann erweckte Er ihn wieder. Er sprach: „Wie lange hast du verharrt?“ Er sagte: „Ich verharrte einen Tag oder den Teil eines Tages.“ Da sprach Er: „Nein du verharrtest einhundert Jahre. Nun betrachte deine Speise und deinen Trank. Sie sind nicht verdorben. Und betrachte deinen Esel. Wir machen dich damit zu einem Zeichen für die Menschen. Und betrachte die Knochen, wie Wir sie zusammensetzen und dann mit Fleisch bekleiden.“ Und als ihm dies klargemacht worden war, sagte er: „Ich weiß, dass Allāh Macht hat über alle Dinge.“

(Sure Al-Baqara 2: Vers 259-260)

Die zweite Schöpfung und das Jüngste Gericht (البعث ويوم الحساب)

Jede Seele wird am Tag des Jüngsten Gerichts eingeladen. Allāh ist der Herr dieses Tages und der Einzige, der das Jüngste Gericht berufen kann und damit alle Menschen zwingt sich zu versammeln, um die Abrechnung mit den guten und schlechten Taten zu vollziehen. Dann wird keine Fluchtmöglichkeit und keine Rückkehr zur Erde mehr bestehen, um diese Taten zu korrigieren.

" فَكَيْفَ إِذَا جَمَعْنَاهُمْ لِيَوْمٍ لاَّ رَيْبَ فِيهِ وَوُفِّيَتْ كُلُّ نَفْسٍ مَّا كَسَبَتْ وَهُمْ لاَ يُظْلَمُونَ * قُلِ اللَّهُمَّ مَالِكَ الْمُلْكِ تُؤْتِي الْمُلْكَ مَن تَشَاء وَتَنزِعُ الْمُلْكَ مِمَّن تَشَاء وَتُعِزُّ مَن تَشَاء وَتُذِلُّ مَن تَشَاء بِيَدِكَ الْخَيْرُ إِنَّكَ عَلَىَ كُلِّ شَيْءٍ قَدِيرٌ * تُولِجُ اللَّيْلَ فِي الْنَّهَارِ وَتُولِجُ النَّهَارَ فِي اللَّيْلِ وَتُخْرِجُ الْحَيَّ مِنَ الْمَيِّتِ وَتُخْرِجُ الَمَيَّتَ مِنَ الْحَيِّ وَتَرْزُقُ مَن تَشَاء بِغَيْرِ حِسَابٍ "

Aber wie, wenn Wir sie versammeln an einem Tag, über den kein Zweifel herrscht, und jeder Seele vergolten wird, was sie verdient hat, und sie kein Unrecht erleiden sollen? Sprich: „Oh Allāh, Herrscher des Königtums, Du gibst das Königtum, wem Du willst, und nimmst das Königtum, wem Du willst; und Du ehrst, wen Du willst, und erniedrigst, wen Du willst. In Deiner Hand ist das Gute; wahrlich, Du hast Macht über alle Dinge. Du lässt die Nacht übergehen in den Tag und lässt den Tag übergehen in die Nacht; und Du lässt das Lebendige aus dem Toten erstehen und lässt das Tote aus dem Lebendigen erstehen, und versorgst, wen Du willst, ohne Maß.

(Sure Aali-Imran 3: Vers 25-27)

Wie Gott Adam aus Erde schuf, wird Er alle Menschen beim Jüngsten Gericht aus Erde wiedererschaffen:

" ذَلِكَ عَالِمُ الْغَيْبِ وَالشَّهَادَةِ الْعَزِيزُ الرَّحِيمُ * الَّذِي أَحْسَنَ كُلَّ شَيْءٍ خَلَقَهُ وَبَدَأَ خَلْقَ الْإِنسَانِ مِن طِينٍ * ثُمَّ جَعَلَ نَسْلَهُ مِن سُلَالَةٍ مِّن مَّاء مَّهِينٍ * ثمَّ سَوَّاهُ وَنَفَخَ فِيهِ مِن رُّوحِهِ وَجَعَلَ لَكُمُ السَّمْعَ وَالْأَبْصَارَ وَالْأَفْئِدَةَ قَلِيلًا مَّا تَشْكُرُونَ * وَقَالُوا أَئِذَا ضَلَلْنَا فِي الْأَرْضِ أَئِنَّا لَفِي خَلْقٍ جَدِيدٍ بَلْ هُم بِلِقَاء رَبِّهِمْ كَافِرُونَ * قُلْ يَتَوَفَّاكُم مَّلَكُ الْمَوْتِ الَّذِي وُكِّلَ بِكُمْ ثُمَّ إِلَى رَبِّكُمْ تُرْجَعُونَ "

Er ist der Kenner des Verborgenen und des Sichtbaren, der Allmächtige, der Barmherzige, Der alles gut gemacht hat, was Er erschuf. Und Er begann die Schöpfung des Menschen aus Ton. Hierauf machte Er seine Nachkommenschaft aus einer nichtbeachtenswerten Flüssigkeit. Dann formte Er ihn und hauchte ihm von Seinem Geist ein. Und Er hat euch Gehör und Augenlicht und Herzen gegeben. Doch euer Dank ist recht gering. Und sie sagen: „Wie? Wenn wir in der Erde verschwunden sind, dann sollen wir in einer neuen Schöpfung sein?“ Nein, sie sind hinsichtlich der Begegnung mit ihrem Herrn ungläubig. Sprich: „Der Engel des Todes, der über euch eingesetzt wurde, wird euch abberufen; dann werdet ihr zu eurem Herrn zurückgebracht.“

(Sure Al-Sadschda 32: Vers 6-10)

" أَوَلَمْ يَرَ الْإِنسَانُ أَنَّا خَلَقْنَاهُ مِن نُّطْفَةٍ فَإِذَا هُوَ خَصِيمٌ مُّبِينٌ * وَضَرَبَ لَنَا مَثَلًا وَنَسِيَ خَلْقَهُ قَالَ مَنْ يُحْيِي الْعِظَامَ وَهِيَ رَمِيمٌ * قُلْ يُحْيِيهَا الَّذِي أَنشَأَهَا أَوَّلَ مَرَّةٍ وَهُوَ بِكُلِّ خَلْقٍ عَلِيمٌ "

Sieht der Mensch denn nicht, dass Wir ihn aus einem Samentropfen erschufen? Und siehe da, er ist ein offenkundiger Widersacher! Und er prägt Uns Gleichnisse und vergisst seine eigene Erschaffung. Er sagt: „Wer kann die Gebeine beleben, wenn sie morsch geworden sind?“ Sprich: „Er, Der sie das erste Mal erschuf - Er wird sie beleben; denn Er kennt jegliche Schöpfung.“

(Sure Yasin 36: Vers 77-79)

" أَوَلَمْ يَرَوْا كَيْفَ يُبْدِئُ اللَّهُ الْخَلْقَ ثُمَّ يُعِيدُهُ إِنَّ ذَٰلِكَ عَلَى اللَّهِ يَسِيرٌ * قُلْ سِيرُوا فِي الْأَرْضِ فَانظُرُوا كَيْفَ بَدَأَ الْخَلْقَ ثُمَّ اللَّهُ يُنشِئُ النَّشْأَةَ الْآخِرَةَ إِنَّ اللَّهَ عَلَىٰ كُلِّ شَيْءٍ قَدِيرٌ "

Sehen sie denn nicht, wie Allāh die Schöpfung hervorbringt und sie dann wiederholt? Das ist wahrlich ein leichtes für Allāh. Sprich: „Zieht auf Erden umher und schauet, wie Er das erste Mal die Schöpfung hervorbrachte." Sodann ruft Allāh die zweite Schöpfung hervor. Wahrlich, Allāh hat Macht über alle Dinge.

(Sure Al-Ànkabut 29: Vers 19-20)

Die Menschen, besonders die Wissenschaftler und die Gläubigen, suchen seit langem nach der Wahrheit und Beweisen für die Schöpfung, ob Gott der Schöpfer ist oder nicht. Gott sagt in allen monotheistischen Religionstexten, was die Wahrheit ist, und fordert den Menschen auf daran zu glauben und auch auf der Erde zu sehen, wie die Schöpfung stattfand, wie der Vers sagt. Die muslimischen Gelehrten meinen, dass, wenn sich ein neuer wissenschaftlicher Befund in den Koranversen bestätigt, dann dürfen die Muslime das annehmen, auch als Beweismittel für die Schöpfung Gottes. Wenn nicht, dann bleibt es reine wissenschaftliche „Hypothese, Theorie bzw. ein Befund". Trotzdem werden die Befunde als wissenschaftliche Ergebnisse gesehen und nicht abgeleht.

Die muslimischen Toten werden in weiße Kleider gehüllt und beerdigt, damit sie ihre Körperteile bedecken. Der Menschenkörper wird am Tag der Auferstehung genau wie am Tag der Geburt wiedererschaffen, ohne irgendwelche Veränderung.

" ... كَمَا بَدَأَكُمْ تَعُودُونَ "

Wie Er euch ins Dasein gebracht hat, so werdet ihr (zu Ihm) zurückkehren.

(Sure Al-A`raf 7: Vers 29)

Die neue Entstehung des Menschen im Jüngsten Gericht beginnt beim Steißbein. Der Gesandte Gottes sagte:

" أبي هريرة قال: قال رسول الله ﷺ: " كل ابن آدم يأكله التراب إلا عجب الذنب. منه خلق وفيه يركب "

Wahrlich, die Erde wird den ganzen Adamssohn fressen (zerfallen lassen), bis auf das Steißbein. Er ist aus dem entstanden und er wird aus dem (am Tag der Auferstehung) wiederentstehen.

(Ṣaḥîḥ Muslim 2955. HS)

Über den Körper fragte Àischa, die Frau des Propheten Muḥammad, der antwortete:

" عن عائشة أن رسول الله ﷺ قال: " يبعث الناس يوم القيامة حفاة عراة غرلا." فقالت عائشة: فكيف بالعورات. قال: " لِكُلِّ امْرِئٍ مِّنْهُمْ يَوْمَئِذٍ شَأْنٌ يُغْنِيهِ "

Die Menschen werden am Jüngsten Tag barfuß, mit unbeschnittener Vorhaut und nackt auferstehen. Àischa fragte ihn: „Wie ist es mit der Nacktheit?" Er antwortete: „An jenem Tage wird jeder eigene Sorge genug haben, die ihn beschäftigt."

(Sure Abasa 80: Vers 37. Der Ḥadîth ist in Sunan Al-Nassaaii 2056. HS)

Im Jüngsten Gericht wird entschieden, wer in das Paradies oder in die Hölle kommt.

Der ewige Garten – das Paradies (جنة الخلد)

" عمر بن الخطاب سئل عن هذه الآية " وإذ أخذ ربك من بني آدم من ظهورهم " قال قرأ القعنبي الآية فقال عمر سمعت رسول الله ﷺ سئل عنها فقال رسول الله ﷺ:" إن الله ﷻ خلق آدم ثم مسح ظهره بيمينه فاستخرج منه ذرية فقال خلقت هؤلاء للجنة وبعمل أهل الجنة يعملون ثم مسح ظهره فاستخرج منه ذرية فقال خلقت هؤلاء للنار وبعمل أهل النار يعملون فقال رجل يا رسول الله ففيم العمل فقال رسول الله ﷺ: " إن الله ﷻ إذا خلق العبد للجنة استعمله بعمل أهل الجنة حتى يموت على عمل من أعمال أهل الجنة فيدخله به الجنة وإذا خلق العبد للنار استعمله بعمل أهل النار حتى يموت على عمل من أعمال أهل النار فيدخله به النار "

Ùmar Bin Al-Chaṭṭab fragte den Propheten Muḥammad (ﷺ), über den Vers „Und als dein Herr aus den Kindern Adams - aus ihren Lenden - ihre Nachkommenschaft hervorbrachte". Der Gesandte (ﷺ) sagte: „Allāh, der Allerhabene, der Allmajestätische schuf Adam und berührte danach seine Lenden mit seiner Rechten. Er entnahm daraus die Nachfolger Adams und sagte: Ich habe diese für das Paradies geschaffen, ihre Taten sind die der Paradiesbewohner. Und berührte danach seine Lenden. Er entnahm daraus die Nachfolger Adams und sagte: Ich habe diesen für das Feuer geschaffen, ihre Taten sind die der Feuerbewohner." Ein Mann fragte den Propheten: „Oh Du Gesandter Allāhs, wozu ist dies Tun?" Der Prophet (ﷺ) antwortete: „Wenn Allāh, der Allerhabene, der Allmajestätische einen Menschen für das Paradies erschafft, lässt er ihn die Taten der Paradies-Bewohner tun, bis er stirbt durch eine Tat der Paradies-Bewohner; danach kommt er ins Paradies, und wenn der Diener für das Feuer geschaffen wird, lässt Er ihn die Taten der Feuer-Bewohner tun, bis er stirbt durch eine Tat der Feuer-Bewohner; danach kommt er ins Feuer".

(Sunan Abi Dawoud 4081. HS)

" وَأَمَّا مَنْ خَافَ مَقَامَ رَبِّهِ وَنَهَى النَّفْسَ عَنِ الْهَوَى * فَإِنَّ الْجَنَّةَ هِيَ الْمَأْوَى "

Wer aber das Stehen vor seinem Herrn gefürchtet hatte und die eigene Seele von niederem Gelüst abhielt - so wird das Paradies sicherlich (seine) Herberge sein.

(Sure Al-Naziàt 79: Vers 40-41)

Das Leben nach dem Tod ist ewig und unbegrenzt. Manche nennen es die „Zeitlosigkeit", weil man auf der Erde nur begrenzte Zeit lebt. Eine Bestrafung im Paradies gibt es nicht mehr. So beschrieb der Koran das Paradies für die Gläubigen, die dort ihre Ruhe und ein Leben in Fülle ohne Mangel bekommen. Im Paradies gibt es kein Feuer.[156] Auch gesundheitliche Probleme (Kopfschmerzen, Bewusstlosigkeit) gibt es nicht mehr:

" لَا يُصَدَّعُونَ عَنْهَا وَلَا يُنزِفُونَ * وَفَاكِهَةٍ مِّمَّا يَتَخَيَّرُونَ * وَلَحْمِ طَيْرٍ مِّمَّا يَشْتَهُونَ * وَحُورٌ عِينٌ * كَأَمْثَالِ اللُّؤْلُؤِ الْمَكْنُونِ * جَزَاءً بِمَا كَانُوا يَعْمَلُونَ * لَا يَسْمَعُونَ فِيهَا لَغْوًا وَلَا تَأْثِيمًا * إِلَّا قِيلًا سَلَامًا سَلَامًا * وَأَصْحَابُ الْيَمِينِ مَا أَصْحَابُ الْيَمِينِ * فِي سِدْرٍ مَّخْضُودٍ *وَطَلْحٍ مَّنضُودٍ * وَظِلٍّ مَّمْدُودٍ * وَمَاءٍ مَّسْكُوبٍ * وَفَاكِهَةٍ كَثِيرَةٍ * لَّا مَقْطُوعَةٍ وَلَا مَمْنُوعَةٍ * وَفُرُشٍ مَّرْفُوعَةٍ "

Keinen Kopfschmerz werden sie davon bekommen, noch wird ihnen das Bewusstsein schwinden. Und Früchte, die sie sich wünschen, und Fleisch von Geflügel, das sie begehren und Huris, wohlbehüteten Perlen gleich, (werden sie erhalten) als Belohnung für das, was sie zu tun pflegten. Sie werden dort (im Paradies) weder leeres Gerede noch Anschuldigung der Sünde hören, nur das Wort: „Frieden, Frieden". Und die zur Rechten - was (wisst ihr) von denen, die zur Rechten sein werden? (Sie werden) unter dornlosen Lotusbäumen[157] (sein) und gebüschelten Bananen und endlose Schatten bei fließendem

[156] Einige Gelehrten vermuten, dass es im Paradies kein Feuer gibt. Vgl. فتح الباري بشرح صحيح البخاري in http://Ḥadîth.al-islam.com/Display/Display.asp?hnum=3006&doc=0.

[157] In der Literatur wird der Sidr-Baum als Lotusbaum (*Ziziphus lotus*) oder als *Ziziphus spina-christi* definiert. Al-Mawsili, 2008.

Wasser, und viele Früchte, die weder zu Ende gehen noch für verboten erklärt werden, und erhöhte Ruhekissen.
(Sure Al-Waqiia 56: Verse 19-33)

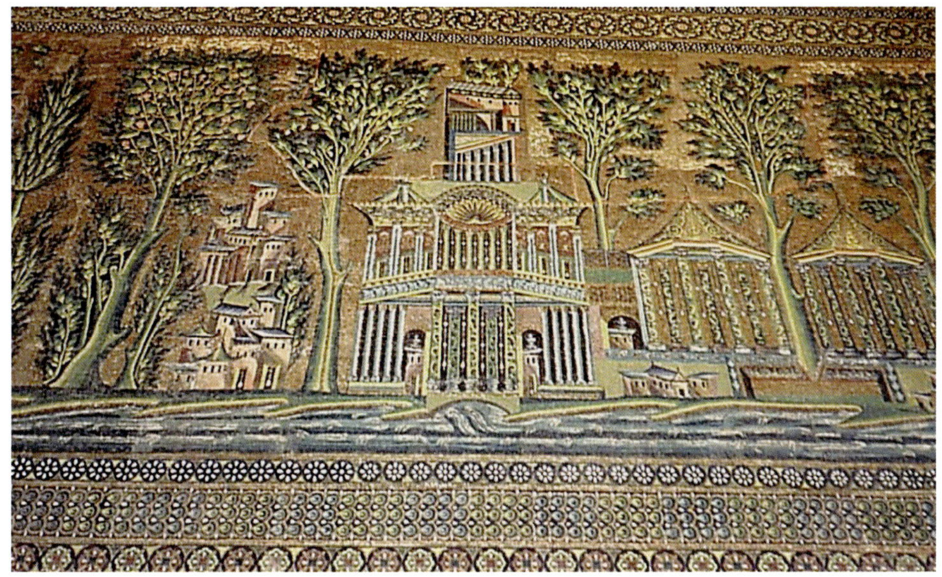

Abbildung 3: Die Fassade des Sommerhofes der Umayyaden-Moschee[158] aus dem Jahr 715 u.Z geschmückt mit Mosaikbildern nach der im Koran aufgeführten Beschreibung des Paradieses mit Bäumen und Wasser.

" فَوَقَاهُمُ اللَّهُ شَرَّ ذَلِكَ الْيَوْمِ وَلَقَّاهُمْ نَضْرَةً وَسُرُورًا * وَجَزَاهُم بِمَا صَبَرُوا جَنَّةً وَحَرِيرًا * مُتَّكِئِينَ فِيهَا عَلَى الْأَرَائِكِ لَا يَرَوْنَ فِيهَا شَمْسًا وَلَا زَمْهَرِيرًا * وَدَانِيَةً عَلَيْهِمْ ظِلَالُهَا وَذُلِّلَتْ قُطُوفُهَا تَذْلِيلًا * وَيُطَافُ عَلَيْهِم بِآنِيَةٍ مِّن فِضَّةٍ وَأَكْوَابٍ كَانَتْ قَوَارِيرَا * قَوَارِيرَ مِن فِضَّةٍ قَدَّرُوهَا تَقْدِيرًا * وَيُسْقَوْنَ فِيهَا كَأْسًا كَانَ مِزَاجُهَا زَنجَبِيلًا * عَيْنًا فِيهَا تُسَمَّى سَلْسَبِيلًا * وَيَطُوفُ عَلَيْهِمْ وِلْدَانٌ مُّخَلَّدُونَ إِذَا رَأَيْتَهُمْ حَسِبْتَهُمْ لُؤْلُؤًا مَّنثُورًا * وَإِذَا رَأَيْتَ ثَمَّ رَأَيْتَ نَعِيمًا وَمُلْكًا كَبِيرًا * عَالِيَهُمْ ثِيَابُ سُندُسٍ خُضْرٌ وَإِسْتَبْرَقٌ وَحُلُّوا أَسَاوِرَ مِن فِضَّةٍ وَسَقَاهُمْ رَبُّهُمْ شَرَابًا طَهُورًا * إِنَّ هَذَا كَانَ لَكُمْ جَزَاء وَكَانَ سَعْيُكُم مَّشْكُورًا "

Darum wird Allāh sie vor dem Übel jenes Tages bewahren und ihnen Herzensfreude (in ihren Gesichtern) und Glückseligkeit bescheren. Und Er wird sie für ihre Geduld mit einem Paradies und seidenen (Gewändern) belohnen. Darin lehnen sie auf erhöhten Sitzen, (und) sie werden dort weder Sonnenhitze noch Eiseskälte erleben. Und seine Schatten werden tief auf sie herabreichen, und seine gebüschelten Früchte machen sich ganz leicht zu greifen. Und Trinkgefäße aus Silber werden unter ihnen die Runde machen, und Pokale, (durchsichtig) wie Glas, doch Gläser aus Silber, und sie werden ihren Umfang nach Maß bemessen. Und es wird ihnen dort ein Becher zu trinken gereicht werden, dem Ingwer beigemischt ist. (Er wird gespeist aus) einer Quelle darin, die Salsabil

[158] Umayyaden (arab. الأمويون) Al-Umawiyyūn sind die Nachfolger der vier rechtgeleiteten Kalifen (661 - 750 u.Z.). Unter ihrer Herrschaft wurde das Zentrum des politischen Islam von Al-Madina nach Damaskus verlegt.

genannt wird. … Das ist euer Lohn, und euer Bemühen ist mit Dank angenommen worden.

(Sure Al-Insan 76: Verse 11-22)

Der arabische Originaltext نَضْرَةً وَسُرُورًا hat mehr Bedeutung als „Herzensfreude (in ihren Gesichtern) und Glückseligkeit". Glückseligkeit ist das Gegenteil von Depression und Unzufriedenheit, und das Wort „Nudhrah" ist das gesunde gut aussehende Gesicht und Ausstrahlung, eine Beschreibung des krankheitsfreien Lebens im Paradies. Diese Verse deuten darauf hin, dass sowohl der Körper des Menschen als auch sein Geist ins Paradies eingehen, denn der Geist braucht keine Nahrung, sondern nur der Körper. Es sind dort schöne freundliche Menschen, keine Eifersucht, kein Hass, kein Neid und keine Hässlichkeit. Gott sagt an einer anderen Stelle über die Paradiesbewohnern:

" تَعْرِفُ فِي وُجُوهِهِمْ نَضْرَةَ النَّعِيمِ "

Erkennen wirst du auf ihren Gesichtern den Glanz der Seligkeit.

(Sure Al-Mutaffifin: Vers 24)

Dazu sagte der Gesandte Muḥammad:

" عن أبي هريرة ﷺ قال: قال رسول الله ﷺ: " أول زمرة تلج الجنة صورتهم على صورة القمر ليلة البدر لا يبصقون فيها ولا يمتخطون ولا يتغوطون آنيتهم فيها الذهب أمشاطهم من الذهب والفضة ومجامرهم الألوة ورشحهم المسك "

Die erste Gruppe, die das Paradies betritt, sind Menschen, die so aussehen wie der Vollmond. Sie spucken nicht, sie scheiden keinen Nasenschleim aus und sie müssen keine Notdurft mehr verrichten. Ihr Geschirr ist aus Gold, ihre Kämme sind aus Gold und Silber und sie duften nach Weihrauch und ihr Schweiß besteht aus Misk-Parfüm.

(Ṣaḥîḥ Al-Buchâri 3006. HS)

" عَنْ أَبِي سَعِيدٍ وَأَبِي هُرَيْرَةَ عَنْ النَّبِيِّ ﷺ قَالَ يُنَادِي مُنَادٍ إِنَّ لَكُمْ أَنْ تَحْيَوْا فَلَا تَمُوتُوا أَبَدًا وَإِنَّ لَكُمْ أَنْ تَصِحُّوا فَلَا تَسْقَمُوا أَبَدًا وَإِنَّ لَكُمْ أَنْ تَشِبُّوا فَلَا تَهْرَمُوا أَبَدًا وَإِنَّ لَكُمْ أَنْ تَنْعَمُوا فَلَا تَبْأَسُوا أَبَدًا فَذَلِكَ قَوْلُهُ تَعَالَى وَتِلْكَ الْجَنَّةُ الَّتِي أُورِثْتُمُوهَا بِمَا كُنْتُمْ تَعْمَلُونَ "

Einer ruft im Paradies: „Oh ihr werdet leben und absolut nicht mehr sterben, ihr sollt gesund werden und absolut nie krank werden, ihr sollt jung werden und absolut kein graues Haar bekommen und nicht altwerden und ihr sollt in Gnade leben und absolut nie Elend bekommen", so sagt der Erhabene: „Das ist das Paradies, das euch zum Erbe gegeben wird für das, was ihr getan habt."

(Sunan Al-Tirmithi 2346, Ṣaḥîḥ Muslim 2837. HS)

Der Mensch kann gegenüber Gott nichts Äußerliches oder Innerliches verstecken. Gott weiß alles über die Menschen und, wenn die Menschen etwas verneinen, zwingt Gott ihre Gliedmaßen auszusagen, was sie verneinten, womit gemeint ist, dass nicht die Aussagen sondern die Taten des Menschen zählen:

" الْيَوْمَ نَخْتِمُ عَلَى أَفْوَاهِهِمْ وَتُكَلِّمُنَا أَيْدِيهِمْ وَتَشْهَدُ أَرْجُلُهُمْ بِمَا كَانُوا يَكْسِبُونَ "

Heute versiegeln Wir ihre Münder, jedoch ihre Hände werden zu Uns sprechen, und ihre Füße werden all das bezeugen, was sie erworben haben.

(Sure Yasin 36: Vers 65)

" يَوْمَ تَشْهَدُ عَلَيْهِمْ أَلْسِنَتُهُمْ وَأَيْدِيهِمْ وَأَرْجُلُهُم بِمَا كَانُوا يَعْمَلُونَ "

… an dem Tage, wo ihre Zungen und ihre Hände und ihre Füße gegen sie das bezeugen werden, was sie getan haben.

(Sure Al-Nour 24: Vers 24)

Im Paradies gibt es keine Krankheiten (also nach Ansicht einiger Muslime auch keine krankheitserregenden Organismen wie Bakterien und Viren und keine krankheitsübertragenden Tiere). Dies bedeutet, dass es nur in dieser Welt Krankheiten gibt und dass der menschliche Körper im Jenseits andere biochemische und physiologische Prozesse besitzt als in dieser Welt.

Die Hölle (النار)

Der Koran spricht an vielen Stellen und oft in detaillierter Beschreibung über die Wirkung des göttlichen Feuers auf den Körper des Menschen, besonders auf die Haut. Das ist für jedermann nachvollziehbar und spürbar, weil die Haut bei jedem Menschen im Alltag Verbrennungen erlebt und man die Schmerzen kennt.

" إِنَّ الَّذِينَ كَفَرُوا۟ بِآيَاتِنَا سَوْفَ نُصْلِيهِمْ نَارًا كُلَّمَا نَضِجَتْ جُلُودُهُمْ بَدَّلْنَاهُمْ جُلُودًا غَيْرَهَا لِيَذُوقُوا۟ الْعَذَابَ إِنَّ اللهَ كَانَ عَزِيزًا حَكِيمًا "

Diejenigen, die Unsere Zeichen ableugnen, die werden Wir im Feuer brennen lassen. Sooft ihre Haut verbrannt ist, geben Wir ihnen eine andere Haut, damit sie die Strafe kosten. Wahrlich, Allāh ist Allmächtig, Allweise.

(Sure Al-Nissaa 3: Vers 56)

" هَذَانِ خَصْمَانِ اخْتَصَمُوا فِي رَبِّهِمْ فَالَّذِينَ كَفَرُوا قُطِّعَتْ لَهُمْ ثِيَابٌ مِّن نَّارٍ يُصَبُّ مِن فَوْقِ رُؤُوسِهِمُ الْحَمِيمُ * يُصْهَرُ بِهِ مَا فِي بُطُونِهِمْ وَالْجُلُودُ "

Diese beiden sind zwei Streitende, die über ihren Herrn hadern. Für die, die nun ungläubig sind, werden Kleider aus Feuer zurechtgeschnitten werden; siedendes Wasser wird über ihre Köpfe gegossen werden, wodurch das, was in ihren Bäuchen ist, und ihre Haut schmelzen werden.

(Sure Al-Nissaa 3: Vers 56)

Die fünf Säulen des Islam (أركان الإسلام الخمسة)

Die fünf Pflichtsäulen des Islam sind das Glaubensbekenntnis, das Gebet, die Unterstützung von Armen, das Fasten und die Pilgerfahrt nach Mekka. Sie gehören zu den religiösen Grundlagen, leiten aber vor allem mit den zahlreichen gesundheitsbezogenen Vorschriften zum Gebet und zum Fasten zur eigentlichen Propheten-Medizin über.

Das Glaubensbekenntnis (Al-Schahada الشهادة)

Die erste Pflichtsäule ist das Glaubensbekenntnis. Mit dem bewussten Aussprechen des Glaubensbekennisses „Es gibt keinen Gott außer Gott und Muḥammad ist sein Gesandter" kann sich jeder selbst als Muslim bekennen. Eine weitere formale Aufnahme in die Glaubensgemeinschaft ist nicht notwendig.

Das Gebet (Al-Ṣalat الصلاة)

Das Gebet ist nach dem Glaubensbekenntnis die zweite Pflichtsäule des Islam und stellt die Verbindung zwischen dem Gläubigen und seinem Schöpfer dar. Das Gebet ist die Anerkennung Gottes sowie Dank, Demut und Bitte an Gott. Das Gebet hilft dem Betenden sich währenddessen und überhaupt von dieser Welt zu trennen, seinen Lebensalltag zu verstärken, seine Abhängigkeit von den Menschen zu reduzieren und an das Verborgene zu glauben. Durch das Gebet kann keine Macht auf dieser Erde, weder Dschinn und Menschen noch Katastrophen oder ähnliches, ihm schaden, wenn Gott es nicht will. Das Gebet verstärkt seine Kraft gegen jede negative Macht zu kämpfen und sich vor Angst zu befreien. Gott sagte:

" يَا أَيُّهَا الَّذِينَ آمَنُوا إِذَا نُودِيَ لِلصَّلَاةِ مِن يَوْمِ الْجُمُعَةِ فَاسْعَوْا إِلَى ذِكْرِ اللهِ وَذَرُوا الْبَيْعَ ذَلِكُمْ خَيْرٌ لَّكُمْ إِن كُنتُمْ تَعْلَمُونَ "

Oh ihr, die ihr glaubt, wenn zum Freitagsgebet gerufen wird, dann eilt zum Gedenken Allāhs und stellt den Geschäftsbetrieb ein. Das ist besser für euch, wenn ihr es nur wüsstet.

(Sure Al-Dschumuàh 62: Vers 9)

Diese Sure heißt „الْجُمُعَةِ Al-Dschumuàh" und bedeutet „der Freitag". Der Freitag ist der islamische wöchentliche Feiertag und hat vor allem den Sinn zum Gemeinschaftsgebet zu versammeln, wo die Betenden sich treffen, gemeinsam beten und soziale und religiöse Aspekt miteinander austauschen und kennenlernen. Die Moschee heißt auch „Al-Dschami`" und bedeutet „der Versammlungsort". Über die Wirkung des Gebetes sagte Gott weiter:

" اتْلُ مَا أُوحِيَ إِلَيْكَ مِنَ الْكِتَابِ وَأَقِمِ الصَّلَاةَ إِنَّ الصَّلَاةَ تَنْهَى عَنِ الْفَحْشَاءِ وَالْمُنكَرِ وَلَذِكْرُ اللهِ أَكْبَرُ وَاللهُ يَعْلَمُ مَا تَصْنَعُونَ "

Verlies, was dir von dem Buche offenbart wurde, und verrichte das Gebet. Wahrlich, das Gebet hält von schändlichen und abscheulichen Dingen ab; und Allāhs zu gedenken, ist gewiss das Höchste. Und Allāh weiß, was ihr begeht.

(Sure Al-Qassas 29: Vers 45)

Die täglichen Gebete der Muslime werden in verschiedene Kategorien eingeteilt, was ihre Notwendigkeit betrifft. Gebete von den Typen farḍ und wadschīb sind hohe religiöse Pflichten wie die fünf rituellen Gebete am Tag. Laut allen Rechtsschulen führt ihre bewusste Ablehnung zum Ausschluss aus der muslimischen Gemeinschaft. Gebete vom

Typ sunnah sind freiwillig auf täglicher Basis, während der Typ nafl sich auf sporadische Gebete bezieht.

Für diejenigen, die sich wenig bewegen, ist das Gebet, nicht nur als Gebet sondern auch als minimale Körperbewegung geeignet. Das ist eine Art von Prävention gegen Trägheit und hilft beim Verdauen, besonders das lange Gebet im Fastenmonat Ramadan (Tarawiḥ) ist unter den Muslimen als gute Bewegungshilfe gegen zu viel Essen und zu wenig Bewegung bekannt. Das Tarawiḥ-Gebet in diesem Monat besteht aus15-25 Gebetseinheiten und dauert je nachdem zwischen 30 und 90 Minuten. Die Gebetseinheiten werden im Fastenmonat Ramadan jeden Tag in mehrfacher Abfolge ausgeführt.

Für das rituelle Gebet sind vorgeschriebene Haltungen einzunehmen:

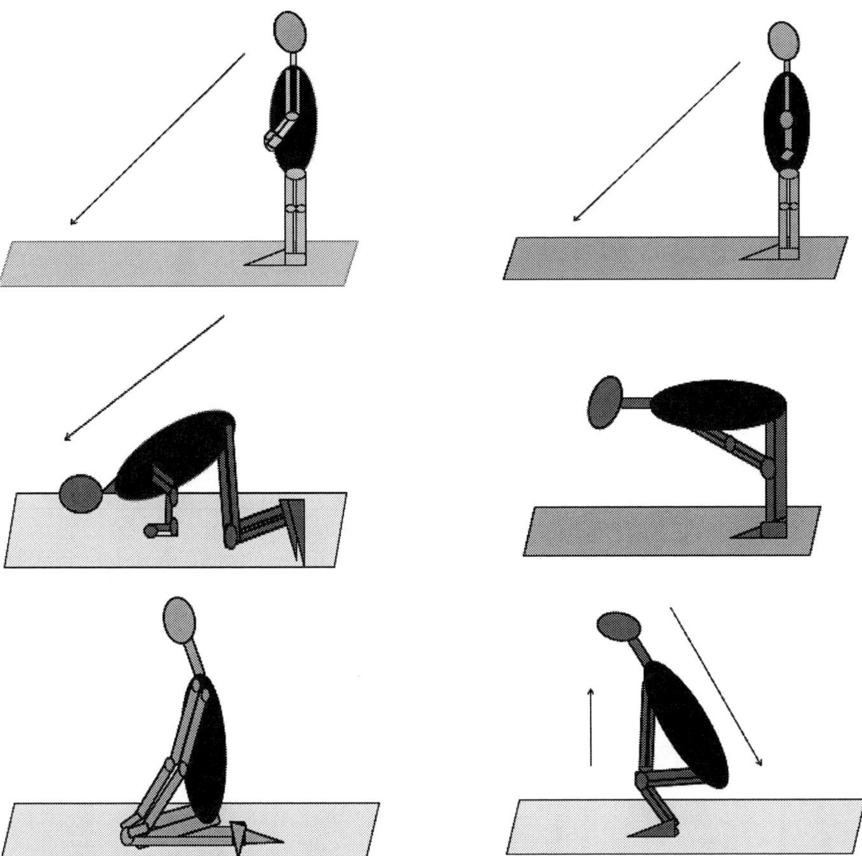

Abbildung 4: Gebetspositionen und Bewegungsablauf für das rituelle Gebet. Links oben: Stehen (Intissab); rechts oben: Stehen (Intissab) bei den Malikis und Schiiten; links Mitte: Berühren des Bodens mit dem Gesicht (Sudschud); rechts Mitte: Beugen (Rukuu`); links unten: Gebetssitz (Dschulus); rechts unten: Aufstehen (Wuqouf)

Die Rukuu`-Position ist sehr ähnlich mit der Haltung von Sportlern, wenn sie nach langem Lauf schnell atmen möchte. Sie beugen sich, um mehr Luft zu bekommen, dadurch wird auch eine Menge an Magengasen entfernt. Diese Bewegung könnte auch gegen Rückenschmerzen und als Prophylaxe gegen Wirbelsäulenversteifungen z.B. Spondylitis ankylosans dienen.

In der Sudschud-Position wird besonders intensiv gebetet. Den Körper auf den Boden im Gebet niederzuwerfen hilft dem Gehirn die Blutversorgung zu verbessern. Das Blut wird in Richtung der Schwerkraft fließen, anders als in der Intissab-Position.

Muslimische und nichtmuslimische Wissenschaftler studieren und diskutieren die Wirkung des Gebets und der Meditation verschiedener Religionen in Bezug auf die Hirnaktivität in der Neurobiologie[159] oder der tiefen Religiosität.[160] Eine Studie zeigt, dass das Gebet das Lebensalter aus körperlichen und seelischen Gründen verlängert.[161] Andere Studien stellen fest, dass Gottesglaube und Spiritualität gesundheitsfördernd sind,[162] was hilfreich sein kann, weil laut WHO in Zukunft mehr als ein Viertel der Menschen an psychischen Erkrankungen leiden wird.[163] Aufgaben, die traditionell religiöse Führer (Imame) übernahmen, werden wie auch im Christentum zunehmend von Psychologen und Psychotherapeuten wahrgenommen.[164]

Gott sagt im Koran:

"وَاسْتَعِينُواْ بِالصَّبْرِ وَالصَّلاَةِ وَإِنَّهَا لَكَبِيرَةٌ إِلاَّ عَلَى الْخَاشِعِينَ "

Und helft euch durch Geduld und Gebet; dies ist wahrlich schwer, außer für Demütige.

(Sure Al-Baqara 2: Vers 46)

Der Gesandte betonte die Heilwirkung des Gebetes:

" عن أبي هريرة قال هجر النبي ﷺ فهجرت فصليت ثم جلست فالتفت إلي النبي ﷺ فقال: " اشكمت درد" قلت: نعم يا رسول الله
قال: " قم فصل فإن في الصلاة شفاء "

Allāhs Gesandter (ﷺ) sagte zu Abu Hurayra als er Bauchschmerzen hatte: „Steh auf und bete, wahrlich das Gebet hat heilende Wirkung.“

(Sunan Ibn Mâdschah 3449. HD)

Wenn der Körper oder die Seele des Menschen unter Schmerzen leiden, leiden beide, also ein klassischer Befund der Psychosomatik. Der Gesandte sagte:

" النعمان بن بشير يقول قال رسول الله ﷺ: " ترى المؤمنين في تراحمهم وتوادهم وتعاطفهم كمثل الجسد إذا اشتكى عضوا
تداعى له سائر جسده بالسهر والحمى "

Wahrlich, du siehst, das Gleichnis der Gläubigen mit ihrer Verbundenheit und Barmherzigkeit wie das Gleichnis eines Körpers. Wenn eines seiner Organe leidet, leiden die anderen Organe mit Schlaflosigkeit und Fieber.

(Ṣaḥîḥ Al-Buchâri 5552, Ṣaḥîḥ Muslim 4692 und Musnad Aḥmad 18.000. HS)

[159] D'Aquili, 1993, Annual Spirituality Research Symposium, 2008.
[160] Thielmann, 2008.
[161] Shnall, 2010.
[162] Schüle, 2006.
[163] WHO, 2010.
[164] Al-Mhanna, 2010.

Auf dem siebten Kongress der Kommission für das „wissenschaftliche Wunder“[165] in Dubai im Jahr 2006 präsentierte Dr. Àbdul Schakur in einer Studie die Wirkung des Gebets und dessen Rhythmen auf die Seele und den Körper.[166] Das wissenschaftliche Interesse an der Spiritualität ist gestiegen, denn spirituelles Denken kann Schmerzen bekämpfen und Krankheiten lindern.[167]

Gebete sollen in angemessener Lautstärke verrichtet werden.

" وَلاَ تَجْهَرْ بِصَلاَتِكَ وَلاَ تُخَافِتْ بِهَا وَابْتَغِ بَيْنَ ذَلِكَ سَبِيلاً "

Und sprich dein Gebet nicht zu laut, und flüstere es auch nicht zu leise, sondern suche einen Mittelweg.

(Sure Al-Israa 17: Vers 110)

Der Gefährte Abu Mussa Al-Aschàri berichtete:

" حَدَّثَنْ أَبِي مُوسَى الْأَشْعَرِيِّ ﵁ قَالَ لَمَّا غَزَا رَسُولُ اللَّهِ ﷺ خَيْبَرَ أَوْ قَالَ لَمَّا تَوَجَّهَ رَسُولُ اللَّهِ ﷺ أَشْرَفَ النَّاسُ عَلَى وَادٍ فَرَفَعُوا أَصْوَاتَهُمْ بِالتَّكْبِيرِ اللَّهُ أَكْبَرُ اللَّهُ أَكْبَرُ لَا إِلَهَ إِلَّا اللَّهُ فَقَالَ رَسُولُ اللَّهِ ﷺ ارْبَعُوا عَلَى أَنْفُسِكُمْ إِنَّكُمْ لَا تَدْعُونَ أَصَمَّ وَلَا غَائِبًا إِنَّكُمْ تَدْعُونَ سَمِيعًا قَرِيبًا وَهُوَ مَعَكُمْ "

Der Gesandte (ﷺ) war auf einem Kriegsmarsch nach Chaybar. Er sah eine Menschengruppe, die laut ihre Bittgebete „Allāh ist größer, es gibt keinen Gott außer Allāh“ aussprachen. Er sagte: „Ihr solltet eure Seele beruhigen. Ihr betet nicht zu einem Tauben oder einem Nichtanwesenden, sondern einem Nahen, Allhörenden und Er ist mit euch.“

(Ṣaḥîḥ Al-Buchâri 1541. HS)

Überhaupt soll lautes Schreien vermieden werden, das nach Auffassung einiger nicht nur zu Unruhe, sondern auch zur Verminderung des Hörvermögens, möglicherweise auch zur Ohrenpfeif-Erkrankung (Tinnitus) führen kann. Gott verlangte:

" وَاقْصِدْ فِي مَشْيِكَ وَاغْضُضْ مِن صَوْتِكَ إِنَّ أَنكَرَ الْأَصْوَاتِ لَصَوْتُ الْحَمِيرِ "

Und schreite gemessenen Schrittes und dämpfe deine Stimme; denn wahrlich, die widerwärtigste der Stimmen ist die Stimme des Esels.

(Sure Luqman 31: Vers 19)

Für bestimmte Ausnahmesituationen wird die strenge Gebetsregelung gelockert. Zum Beispiel wird bei Reisen die Anzahl der Gebets-Rakàat (Rakàa, Gebetseinheit), also der oben mehrfach wiederholte Bewegungsablauf, der das Gebet strukturiert, verkürzt (Qaşr Al-Şalat: قصر الصلاة)

" وَإِذَا ضَرَبْتُمْ فِي الأَرْضِ فَلَيْسَ عَلَيْكُمْ جُنَاحٌ أَن تَقْصُرُواْ مِنَ الصَّلاَةِ "

Und wenn ihr durch das Land zieht, so ist es keine Sünde für euch, wenn ihr das Gebet verkürzt.

(Sure Al-Nissaa 3: Vers 101)

Dazu sagte Àischa (رضي الله عنها), die Mutter der Gläubigen:

---

[165] Gemeint ist, dass der Koran vor rund 1400 Jahren über Phänomene berichtete, die die damalige Wissenschaft nicht erklären konnte. Im Laufe der Zeit gelang der Wissenschaft eine entsprechende Erklärung.

[166] Al-Schiddi, 2008.

[167] Georgescu, 2009.

" عن عائشة ﵂ قالت: " الصلاة أول ما فرضت ركعتين فأقرت صلاة السفر وأتمت صلاة الحضر "

Das Pflichtgebet wurde zuerst auf zwei Rakàat festgelegt. Das wurde später zum Reise-Gebet bestimmt und beim Nicht-Verreisen wurde das Gebet komplett verrichtet.

(Ṣaḥîḥ Al-Buchâri 1028. HS)

Bei einer anderen Ausnahme spielt die Mittagshitze eine Rolle: Um Rücksicht auf die Gesundheit der Betenden zu nehmen, empfahl der Prophet Muḥammad das Mittagsgebet an den heißen Tagen auf die letzte Phase vor dem Nachmittagsgebet zu verlegen.

" أنس بن مالك يقول: كان النبي ﷺ إذا اشتد البرد بكر بالصلاة وإذا اشتد الحر أبرد بالصلاة يعني الجمعة "

Anas Bin Malik berichtete, dass der Prophet Muḥammad (ﷺ) das Freitagsgebet vorzog, wenn das Wetter kalt war, oder verspätete, wenn das Wetter heiß war.

(Ṣaḥîḥ Al-Buchâri 855. HS)

" عن أبي هريرة أن النبي ﷺ قال: " إذا أم أحدكم الناس فليخفف فإن فيهم الصغير والكبير والضعيف والمريض فإذا صلى وحده فليصل كيف شاء "

Wenn einer von euch (als Imam) die Menschen im Gebet leitet, der soll es leicht machen; denn es gibt unter ihnen Schwache, Kranke und Alte. Und wenn jemand aber von Euch für sich allein betet, der kann es in die Länge ziehen, wie er will.

(Ṣaḥîḥ Al-Buchâri 714, 715-720. HS)

Auch soll man zuerst die Körperbedürfnisse befriedigen und dann die Gottespflichten erfüllen, also zum Beispiel nicht hungrig beten. Der Prophet Muḥammad sagte:

" عن ابن عمر قال قال رسول الله ﷺ: " إذا وضع عشاء أحدكم وأقيمت الصلاة فابدءوا بالعشاء ولا يعجل حتى يفرغ منه " وكان ابن عمر يوضع له الطعام وتقام الصلاة فلا يأتيها حتى يفرغ وإنه ليسمع قراءة الإمام ... عن نافع عن ابن عمر قال قال النبي ﷺ إذا كان أحدكم على الطعام فلا يعجل حتى يقضي حاجته منه وإن أقيمت الصلاة "

Wenn das Abendessen bei Fälligkeit des Gebets bereit steht, so fangt ihr mit dem Essen an. Und beeilt euch nicht, bis ihr mit dem Essen fertig seid.

(Ṣaḥîḥ Al-Buchâri 633. S. auch 635. HS)

Wer den Gebetsinhalt intellektuell nicht erfassen kann („Geisteskranke“, Demente), ist vom Pflichtgebet befreit. Wer krank ist und sich nicht bewegen kann, darf mit Augenbewegungen und inneren Gebeten beten. Wenn der Gesundheitszustand den Bewegungsablauf der Rakàa nicht zulässt, gibt es ebenfalls eine Ausnahme. Ìmran Ibn Ḥussein berichtete:

" عن عمران بن حصين ﵁ قال كانت بي بواسير فسألت النبي ﷺ عن الصلاة فقال: "صل قائما فإن لم تستطع فقاعدا فإن لم تستطع فعلى جنب "

Ich litt an Hämorrhoiden und fragte den Propheten, Allāhs Segen und Heil auf ihm, über die Verrichtung des Gebets (in diesem Fall), und er sagte: „Bete im Stehen, und wenn du das nicht kannst, so bete im Sitzen, und wenn du dies auch nicht tun kannst, dann auf der Seite.

(Ṣaḥîḥ al-Buchâri 1050. HS)

Der Koran berichtet, dass Luqman, eine fromme prophetenähnliche Persönlichkeit vor dem Islam, empfahl nicht lange bei der Notdurft zu sitzen, um die Entstehung von Hämorrhoiden zu vermeiden.[168]

[168] Al-Kaḥḥal, 2004.

Frauen während der Menstruation oder im Wochenbett und Kinder, die noch nicht erwachsen sind, sind vom Pflichtgebet befreit.

Gott entlastet den Menschen an dem großen Gemeinschaftsgebet zwei Mal am gleichen Tag teilzunehmen. Wenn einer der beiden islamischen Feiertage an einem Freitag stattfindet und der Betende geht zum frühmorgendlichen Ied-Gebet, so ist er von dem gemeinschaftlichen Pflichtfreitaggebet am Mittag befreit und kann das Pflichtmittagsgebet zu Hause verrichten. Schafft man das frühmorgendliche Ied-Gebet nicht, so bleibt das gemeinschaftliche Freitaggebet Pflicht.

Bittgebete (الدعاء)

Bittgebete spielen in der traditionellen islamischen Medizin eine wichtige Rolle: „Das Bittgebet ist der Kern der Gottesdienstes“. Über die Macht des reinen Bittgebets sagte der Gesandte:

" لو عرفتم الله حق معرفته لزالت بدعائكم الجبال "

Wahrlich, wenn ihr Gott erkennt, wie man Ihn erkennen soll, dann werden durch eure Bittgebete Berge versetzt.

(Tachridsch Al-Iḥiyaa 119. HD)

" عن العباس بن عبد المطلب قال قلت: يا رسول الله علمني شيئا أسأله الله ﷺ قال: " سل الله العافية " فمكثت أياما ثم جئت فقلت يا رسول الله علمني شيئا أسأله الله فقال لي: " يا عباس يا عم رسول الله سل الله العافية في الدنيا والآخرة "

Al-Àbbas, ein Onkel des Propheten Muḥammad (ﷺ), sagte: „Oh du Prophet Allāhs, lehre mich etwas, was ich Allāh, den Erhöhten, den Allerhabenen, fragen kann.“ Der Prophet Muḥammad (ﷺ) sagte ihm: „Bitte Allāh um Gesundheit.“ Einige Tage später kam ich zum Propheten und bat ihn: „Lehre mich etwas, um das ich Allāh bitte kann.“ Er sagte: „Bitte Allāh um Gesundheit in dieser und in der jenseitigen Welt.“

(Sunan Al-Tirmithi 3436 und Musnad Aḥmad 1687. HS)

Nicht nur allgemeine Bittgebete gibt es, sondern auch spezielle Bittgebete für Körperorgane.

Und in einem anderen Ḥadîth lehrt der Gesandte auch schützende Zuflucht vor einem überraschenden Bösen:

„اللهم عافني في بدني، اللهم عافني في سمعي. اللهم عافني في بصري“

Oh Allāh, heile meinen Körper, mein Hören und mein Sehen.

(Ṣaḥîḥ al-Buchâri 701. HD)

Der Prophet Muḥammad lehrte einen Anssari (Bewohner von Al-Madina) das folgende Bittgebet:

" عن أبي سعيد الخدري قال دخل رسول الله ﷺ ذات يوم المسجد فإذا هو برجل من الأنصار يقال له أبو أمامة فقال يا أبا أمامة ما لي أراك جالسا في المسجد في غير وقت الصلاة قال هموم لزمتني وديون يا رسول الله قال أفلا أعلمك كلاما إذا أنت قلته أذهب الله ﷺ همك وقضى عنك دينك قال قلت بلى يا رسول الله قال: " قل إذا أصبحت وإذا أمسيت اللهم إني أعوذ بك من الهم والحزن وأعوذ بك من العجز والكسل وأعوذ بك من الجبن والبخل وأعوذ بك من غلبة الدين وقهر الرجال " قال ففعلت ذلك فأذهب الله ﷺ همي وقضى عني ديني "

Der Gesandte kam eines Tages in die Moschee. Er fand einen sitzenden Mann außerhalb der Gebetszeiten. Der Mann heißt Abu Umama. Er fragte ihm: „Oh du Abu Umama, ich sehe, dass du hier sitzt außerhalb der Gebetszeiten“. Er sagte: „Sorgen und Schulden begleiten mich“. Der Gesandte antwortete: „Ich lehre dich Wörter, die du aussprichst. Damit entfernt Allāh, Der Erhabenen, Der Majestätische deine Sorgen und zahlt deine Schulden zurück“. Er sagte: „Gerne, oh du Allāhs Gesandter“. Er sagte: „Sage morgens und abends: Oh Allāh, ich suche Zuflucht bei Dir vor Sorge und Traurigkeit und ich suche Zuflucht bei Dir vor Untätigkeit und Trägheit und ich suche Zuflucht bei Dir vor der Herrschaft der Schulden und dem Unterdrücken der Männer.“

(Ṣaḥîḥ Al-Buchâri 1330. HS)

Wenn ein Mensch sich quält, so gibt es Bittgebete als Abhilfe:

" قَالَ رَبِّ إِنِّي ظَلَمْتُ نَفْسِي فَاغْفِرْ لِي فَغَفَرَ لَهُ إِنَّهُ هُوَ الْغَفُورُ الرَّحِيمُ * قَالَ رَبِّ بِمَا أَنْعَمْتَ عَلَيَّ فَلَنْ أَكُونَ ظَهِيرًا لِّلْمُجْرِمِينَ "

Er (Moses) sagte: „Mein Herr, ich habe mir selbst Unrecht getan, so vergib mir.“ So verzieh Er ihm; denn Er ist der Allverzeihende, der Barmherzige. Er sagte: „Mein Herr, da Du mir gnädig gewesen bist, will ich niemals ein Helfer der Sünder sein.“

(Sure Al-Qasas 28: Vers 16-17)

Balqis, die Königin von Saba, bat Gott um Vergebung, weil sie im Palast Salomons irrtümlich ihre Beine entblößte. Sie dachte, anders durch einen Glasboden, den sie für eine Wasserpfütze hielt, nass zu werden, und schämte sich über ihren Irrtum:

" قِيلَ لَهَا ادْخُلِي الصَّرْحَ فَلَمَّا رَأَتْهُ حَسِبَتْهُ لُجَّةً وَكَشَفَتْ عَن سَاقَيْهَا قَالَ إِنَّهُ صَرْحٌ مُّمَرَّدٌ مِّن قَوَارِيرَ قَالَتْ رَبِّ إِنِّي ظَلَمْتُ نَفْسِي وَأَسْلَمْتُ مَعَ سُلَيْمَانَ لِلَّهِ رَبِّ الْعَالَمِينَ "

Es wurde zu ihr gesprochen: „Tritt ein in den Palast.“ Und da sie ihn sah, hielt sie ihn für einen Wasserspiegel und entblößte ihre Beine. Er (Salomon) sagte: „Es ist ein Palast, getäfelt und gepflastert mit geglättetem Glas.“ Sie sagte: „Mein Herr, ich habe wahrlich gegen meine eigene Seele Unrecht getan; und ich ergebe mich mit Salomon Allāh, dem Herrn der Welten.“

(Sure Al-Naml 27: Vers 44)

Der Gesandte Allāhs sagte:

" عن أبي الدرداء قال سمعت رسول الله ﷺ يقول: " من اشتكى منكم شيئا أو اشتكاه أخ له فليقل: " ربنا الله الذي في السماء تقدس اسمك أمرك في السماء والأرض كما رحمتك في السماء فاجعل رحمتك في الأرض اغفر لنا حوبنا وخطايانا أنت رب الطيبين أنزل رحمة من رحمتك وشفاء من شفائك " على هذا الوجع فيبرأ "

Wenn einer von euch oder euer Bruder Beschwerden hat, so soll er sagen: „Oh Allāh, unser Gott im Himmel, geheiligt sei Dein Name, Dein Befehl im Himmel und auf Erden, sowie Deine Barmherzigkeit im Himmel, sende Deine Barmherzigkeit auf die Erde, vergib uns unsere Verbrechen und Sünden. Du bist der Gott der Guten, lass eine Deiner Barmherzigkeiten auf die Erde kommen und eine Deiner Heilungen für diese Beschwerde kommen.“ Daraufhin wird diese Beschwerde geheilt werden.

(Sunan Abi Dawoud 3394. HH)

Allāhs Gesandter suchte mit Bittgebeten Schutz bei Allāh vor sieben Arten des Todes und sagte:

" عن أبي اليسر قال كان رسول الله ﷺ يقول: " اللهم إني أعوذ بك من التردي والهدم والغرق والحريق وأعوذ بك أن يتخبطني الشيطان عند الموت وأعوذ بك أن أموت في سبيلك مدبرا وأعوذ بك أن أموت لديغا "

Oh Allāh, ich suche Zuflucht bei Dir vor dem Sturz, vor demjenigen, der sich auf mich stürzt, vor dem Ertrinken, vor dem Verbrennen, und ich suche Zuflucht bei Dir vor dem Sieg und der Herrschaft des Teufels über mich beim Tod, und ich suche Zuflucht bei

Dir vor der Flucht im Krieg auf Deinem geraden Weg, und ich suche Zuflucht bei Dir vor dem Biss eines Tieres.

(Sunan Al-Nassaaii 5436 und Musnad Aḥmad 6306. HS)

" عن زينب ... فإني خرجت يوما فأبصرني فلان فدمعت عيني التي تليه فإذا رقيتها سكنت دمعتها وإذا تركتها دمعت قال ذاك الشيطان إذا أطعته تركك وإذا عصيته طعن بإصبعه في عينك ولكن لو فعلت كما فعل رسول الله ﷺ كان خيرا لك وأجدر أن تشفين تنضحين في عينك الماء وتقولين: " أذهب الباس رب الناس اشف أنت الشافي لا شفاء إلا شفاؤك شفاء لا يغادر سقما "

Bei Augenentzündungen wusch der Prophet seine Augen mit kaltem Wasser und sagte folgende Ruqya: „Entferne den Schaden, oh Du Gott der Menschen. Und heile, Du bist der Allheiler, es gibt keine Heilung außer Deiner Heilung, eine Heilung, die keine Krankheit auslässt!"

(Sunan Ibn Mâdschah 3521. HS)

" البراء بن عازب ﷺ ما قال: " أمرنا النبي ﷺ بسبع ونهانا عن سبع فذكر عيادة المريض واتباع الجنائز وتشميت العاطس ورد السلام ونصر المظلوم وإجابة الداعي وإبرار المقسم "

Der Gesandte befahl den Gefährten sieben Sachen zu tun: Den Kranken zu besuchen, dem Trauerzug zu folgen, für den Niesenden ein Bittgebet auszusprechen, den Gruß zu erwidern, den Rechthabenden zu unterstützen, die Gemeinschaft zu verteidigen und den Schwur zu erfüllen.

(Ṣaḥîḥ Al-Buchâri 2265. HS)

Beim Niesen ist also ein Bittgebet zu sprechen. Wenn ein Muslim jedoch mehr als drei Mal niest, so braucht man das Bittgebet nicht mehr auszusprechen. Zur damaligen Zeit unterschieden die Araber also zwischen einer echten Erkrankung und einer vorübergehenden Schleimhautreizung. Der Gesandte sagte:

" عن إياس بن سلمة بن الأكوع عن أبيه قال قال رسول الله ﷺ: " يشمت العاطس ثلاثا فما زاد فهو مزكوم "

Für den Niesenden wird drei Mal ein Bittgebet ausgesprochen. Wenn er jedoch öfter niest, so ist er verschnupft und es wird kein Bittgebet mehr ausgesprochen.

(Sunan Ibn Mâdschah 3704. HH)

Der Niesende selbst sagt nach dem Niesen: „Al-Ḥamdu Lillāh, Gott sei Dank". Das Bittgebet der Anwesenden lautet: „Yarḥamukal Lāh, Gott erbarmt sich deiner". Der Niesende antwortet: „Yaghfir lana wa Lakum. Gott vergibt uns und euch" oder „Athabana wa Athabakumul Lāh, Gott belohnt uns und euch". Nach traditioneller muslimischer und medizinischer Auffassung bringt das Niesen das Herz kurzfristig zum Stillstand, ohne dass man es merkt. Man dankt Gott, dass das Herz weiterschlägt.

Allāhs Gesandter sagte zu einem Gefährten, der unter Schmerzen litt:

" عن عثمان بن أبي العاص الثقفي أنه شكا إلى رسول الله ﷺ وجعا يجده في جسده منذ أسلم فقال له رسول الله ﷺ: " ضع يدك على الذي تألم من جسدك وقل باسم الله ثلاثا وقل سبع مرات أعوذ بالله وقدرته من شر ما أجد وأحاذر "

Lege deine Hand auf die schmerzende Stelle deines Körpers und sage drei Mal „Mit dem Namen Allāhs" und sieben Mal „Ich suche Zuflucht bei Allāh und Seiner Macht vor dem, was ich erlebe und vermeide!"

(Ṣaḥîḥ Muslim 4082, Sunan Ibn Mâdschah 3513 und Muaṭṭaa Malik 1479. HS)

Ein Schutzbittgebet gegen die Nachterkrankungen empfahl der Gesandte. Der Gefährte Abban bin Ùthman erlitt eine Teillähmung in der Nacht:

" عن أبان بن عثمان، قال: سمعت عثمان، قال: سمعت النبي ﷺ يقول: " من قال صباح كل يوم، ومساء كل ليلة، ثلاثا ثلاثا: بسم الله الذي لا يضر مع اسمه شيء في الأرض ولا في السماء وهو السميع العليم، لم يضره شيء، وكان أصابه طرف من الفالج، فجعل ينظر إليه، ففطن له، فقال: " إن الحديث كما حدثتك، ولكني لم أقله ذلك اليوم، ليمضي قدر الله"

Der Gesandte (ﷺ) sagte: „Wahrlich, wer jeden Morgen und jeden Abend drei Mal sagt: ‚Mit dem Namen Allāhs, mit dessen Namen nichts auf der Erde und im Himmel schadet und Er ist Allhörend, Allwissend', so wird ihm nichts schaden." Man sah ihn (Abban) und er ist gelähmt. Er erinnert sich daran und sagte: „Der Ḥadîth ist genau wie ich dir berichtete, aber ich habe ihn am jenem Tag (der Lähmung) nicht ausgesprochen. So kam das Verborgene von Allāh (auf mich)."

(Ṣaḥîḥ Al-Buchâri 657. HS)

Bittgebete werden laut Zitaten des Propheten und den Erklärungen der Gelehrten von Gott entweder sofort angenommen und die Folgen sind sofort oder erst nach Ablauf einer bestimmten Zeit sichtbar, oder Gott hebt den Lohn bis zum Jüngsten Gericht auf, und dann wird der gläubige Mensch dafür belohnt werden.

Belesen (رقية Ruqya, Du`aa oder Qira‘a)

Die Ruqya oder das Belesen ist nichts anderes als ein spezielles Bittgebet (Du`aa), das Gott oder der Gesandte gegen bestimmte Erkrankungen oder Krankheitserscheinungen sprach. Allāhs Gesandter beschränkte die Ruqya auf einige Fälle, er sagte:

" سهل بن حنيف يقول مررنا بسيل فدخلت فاغتسلت فيه فخرجت محموما فنمي ذلك إلى رسول الله ﷺ فقال: " مروا أبا ثابت يتعوذ " قالت فقلت يا سيدي والرقى صالحة فقال: " لا رقية إلا في نفس أو حمة أو لدغة "

Keine Ruqya, es sei denn im Falle eines bösen Blicks, bei Vergiftung oder bei einem Biss.

(Sunan Abi Dawoud 3390 und Musnad Aḥmad 15411. HD)

Es gibt eine große Verwirrung unter vielen Muslimen, die sich nicht gründlich über die islamische Grundlagen der Ruqya informieren, so wird in einigen Übersetzungen Ruqya auch „Heilzauber" genannt. Sie denken, dass das eine Art von Zauberei oder magische Riten seien oder dass nur bestimmte Leute Ruqya belesen könne. Das ist nicht korrekt. Jeder gute und gläubige Mensch kann Ruqya belesen. Man kann sich selbst mit Ruqya belesen oder eine andere Person bitten. Diese Person sollte sehr fromm und praktizierender Muslim sein, einen guten Ruf und einen guten Charakter haben, viel islamisches Wissen besitzen und die Ruqya nur auf Arabisch und in verständlicher Weise aussprechen, damit die ursprüngliche Bedeutung nicht verloren geht. Eine unverständliche Ruqya ist laut Gelehrten unerlaubt.[169] Die Ruqya ist nur für Allāh zu sprechen und man darf kein Geld dafür verlangen, sondern nur gute Taten und ein Bittgebet. Man soll nachweislich (eingehende Erkundigung) vielen Menschen bereits geholfen haben, keine Treffen in verschlossenen Räumen verlangen, es sei denn, man ist gleichzeitig praktizierender Arzt, und man muss sich an die islamischen Gepflogenheiten (Adab) halten.

Die Ruqya wird heute in vielen islamischen Ländern angewandt, allerdings betreiben manche Praktizierende dies als Geschäft. Sie verlangen für die Ruqya und für Methoden gegen schwarze Magie Honorarzahlungen. In den Medien wird auf solche „Scharlatane-

[169] Al-Barr, 1992.

rie“ aufmerksam gemacht.[170] Muslimische Gelehrte und Fachleute beschlossen daher während eines Kongresses, über diesen Missbrauch aufzuklären, um somit zu vermeiden, dass die Ruqya unsachgemäß ausgeführt und gewerbsmäßig betrieben wird, was verboten ist. Weiterhin wurde beschlossen, Fachleute auf diesem Gebiet für Krankenhäuser auszubilden.[171]

Allāhs Gesandter sagt zu der Gefährtin und Ärztin Al-Schifaa Bint Àbdullāh:

" عن الشفاء بنت عبد الله قالت دخل علي رسول الله ﷺ وأنا عند حفصة فقال لي: " ألا تعلمين هذه رقية النملة كما علمتيها الكتابة "

Hättest du sie die Al-Namla (die Ameise)-Ruqya gelehrt, so wie du sie das Schreiben gelehrt hast.

(Sunan Abi Dawoud 3389, Musnad Aḥmad 25847. HS)

Al-Namla ist eine Hautentzündung im Beckenbereich. Der Patient fühlt sich gekribbelt, als ob Ameisen auf seiner Haut laufen. Das Bittgebet hierfür lautet:

" عَنْ رَافِعِ بْنِ خَدِيجٍ قَالَ ... النَّبِيَّ ﷺ ...دَخَلَ عَلَى ابْنٍ لِعَمَّارٍ فَقَالَ: " اكْشِفْ الْبَاسْ رَبَّ النَّاسْ إِلَهَ النَّاسْ "

Der Gesandte (ﷺ) kam zu Ibn Àmmar und sagte: „Oh Du Gott der Menschen, Herr der Menschen, entferne die Krankheit.“

(Sunan Ibn Mâdschah 3473. HS)

Dabei nimmt man einen Stab, den man mit Weinessig auf einem sauberen Stein reibt, anschließend massiert man damit die entzündete Stelle und liest dabei sieben Mal die oben genannte Ruqya.

Handauflegen (*وضع اليد*)

Der Begriff „Behandeln“ bedeutet wörtlich den Kranken mit den Händen zu versorgen.

Laut Überlieferungen, hat der Gesandte beim Besuch eines Kranken seine Hand auf die Schmerzstelle gelegt und ein Bittgebet ausgesprochen.[172] Der Gefährte Sa`d war krank. Der Gesandte besuchte ihn, sprach mit ihm. Sa`d sagte:

" عَنْ عَائِشَةَ بِنْتِ سَعْدٍ عَنْ أَبِيهَا: "... ثُمَّ وَضَعَ يَدَهُ عَلَى جَبْهَتِهِ ثُمَّ مَسَحَ يَدَهُ عَلَى وَجْهِي وَبَطْنِي ثُمَّ قَالَ اللَّهُمَّ اشْفِ سَعْدًا وَأَتْمِمْ لَهُ هِجْرَتَهُ فَمَا زِلْتُ أَجِدُ بَرْدَهُ عَلَى كَبِدِي فِيمَا يُخَالُ إِلَيَّ حَتَّى السَّاعَةِ "

Allāhs Gesandter (ﷺ) legte seine Hand auf meine Stirn und streichelte mein Gesicht und meinen Bauch und sagte: „Oh Allāh heile Sa`d und lass ihn seine Auswanderung vollenden.“ Ich spüre immer noch ihre Kälte in meinem Inneren und erinnere mich daran bis heute.

(Ṣaḥîḥ Al-Buchâri 5335. HS)

Das Handauflegen ist nicht nur auf Heilung beschränkt. Der Großgelehrte und Gefährte Ibn Àbbas sagte:

---

[170] Al-Aḥdab, 2006.

[171] Anon VIII, 2007.

[172] Muslimische Ärzte vergleichen das z.B. mit der heutigen Akupressur (Ehm und Utsch, 2010).

" عَبْدَ اللَّهِ بْنَ عَبَّاسٍ َقَالَ أَنَّ رَسُولَ اللَّهِ ﷺ وَضَعَ يَدَهُ عَلَى صَدْرِهِ فَوَجَدَ بَرْدَهَا فِي صَدْرِهِ ثُمَّ قَالَ: " اللَّهُمَّ احْشُ جَوْفَهُ عِلْمًا وَحِلْمًا "

Allāhs Gesandter (ﷺ) legte seine Hand auf meine Brust. Er fand ihre Kälte auf seiner Brust. Er sagte: „Oh Allāh fülle sein Inneres mit Kenntnissen und Weisheit aus."

(Muaṭṭaa Malik. 265)

Die sanfte Berührung eines Menschen, besonders wenn er seelische Hilfe braucht, führt zur Beruhigung und Verminderung des Leidensdrucks. Ihm wird das Gefühl gegeben, nicht allein mit seinem Leid, Schmerzen und Kummer zu sein. Auch Tiere reagieren auf Handauflegen und Streicheln der Menschen. Im folgenden Zitat sieht man, dass das auch bei Tieren zur Beruhigung anwendbar war und ist:

" عن عبد الله بن جعفر قال أردفني رسول الله ﷺ ذات يوم خلفه فأسر إلي حديثا لا أخبر به أحدا أبدا وكان رسول الله ﷺ أحب ما استتر به في حاجته هدف أو حائش نخل فدخل يوما حائطا من حيطان الأنصار فإذا جمل قد أتاه فجرجر وذرفت عيناه قال بهز وعفان فلما رأى النبي ﷺ حن وذرفت عيناه فمسح رسول الله ﷺ سراته وذفراه فسكن فقال: " من صاحب الجمل فجاء فتى من الأنصار فقال هو لي يا رسول الله فقال أما تتقي الله في هذه البهيمة التي ملككها الله إنه شكا إلي أنك تجيعه وتدئبه "

Der Prophet (ﷺ) traf ein weinendes Kamel. Der Prophet streichelte seinen Kopf, und das Kamel beruhigte sich. Er fragte: „Wem gehört das Kamel?" Ein junger Anṣārī[173] sagte: „Es gehört mir, oh Gesandter Gottes!" Er sagte: „Fürchtest du Gott nicht mit diesem Tier, das du besitzt? Es hat sich bei mir beschwert, dass du es (zu sehr) belastest und aushungerst."

(Musnad Aḥmad 1654 und Abi Dawoud 2186. HS)

Viele betrachten das Handauflegen als eine Art von Segen und Kraft.

Die Pflicht-Unterstützung von Armen (Al-Zakat الزكاة)

Die dritte Pflichtsäule des Islam dient dazu, um Armut in der Gesellschaft zu beseitigen oder wenigstens zu vermindern. Jeder Muslim, der über ein Jahr eine bestimmte Vermögensgrenze überschreitet (ungefähr € 800 „Jahresüberschuss"), ist zur Unterstützung von Armen verpflichtet und soll 2,5% von seinem die Vermögensgrenze übersteigenden Vermögen für Arme ausgeben.

" عن أبي هريرة أنه كان يقول "بئس الطعام طعام الوليمة يدعى إليه الأغنياء ويترك المساكين فمن لم يأت الدعوة فقد عصى الله ورسوله" وحدثنا ابن أبي عمر حدثنا سفيان قال قلت للزهري يا أبا بكر كيف هذا الحديث شر الطعام طعام الأغنياء فضحك فقال ليس هو شر الطعام طعام الأغنياء قال سفيان وكان أبي غنيا فأفزعني هذا الحديث حين سمعت به "

Der Prophet Muḥammad (ﷺ) verlangte von den Muslimen, Rücksicht auf die Armen zu nehmen und nicht nur die Reichen zum Essen einzuladen. Er verlangte weiterhin von den Eingeladenen prinzipiell alle Einladungen anzunehmen, diese abzulehnen wäre ein Verstoß gegen Allāh und seinen Gesandten.

(Ṣaḥīḥ Muslim 2585. HS)

Das Fasten (Al-Ṣyam الصيام)

Das Fasten ist die vierte Pflichtsäule im Islam, gilt als Gottesdienst und dient der Erlangung von Selbstdisziplin. Die Fastenzeit wird im Monat Ramadan (رمضان) nach dem Monatskalender bestimmt und beträgt jedes Jahr 29 - 30 Tage. Länger als 30 Tage oder kürzer als 29 Tage ist nicht erlaubt. Beginn und Ende der Fastenzeit sind genau festgelegt und zwar ab der tatsächlichen Morgendämmerung (und nicht ab Sonnenaufgang)

[173] Die Anṣār sind die Helfer des Propheten und seiner Gefolgsleute in Yathrib, dem späteren Medina.

bis zum Sonnenuntergang. Der Mondmonat ist variabel, er verschiebt sich im Vergleich zum Sonnenjahr jährlich um ca. 11 Tage. Das Fasten ist eine komplette Umstellung von Körper und Seele für einen Monat im Jahr. Das Gleichgewicht verschiebt sich vom Tag auf die Nacht und verändert den Biorhythmus des Muslims.

Über den Monat Ramadan hinaus gibt es in der Sunna freiwillige, jedoch erwünschte Fastentage, am Arafat-Tag, am Aschuraa-Tag, sechs Tage im Monat Schawal, im Monat Radschab und im Monat Scha`ban und generell montags und donnerstags.[174]

" يَا أَيُّهَا الَّذِينَ آمَنُواْ كُتِبَ عَلَيْكُمُ الصِّيَامُ كَمَا كُتِبَ عَلَى الَّذِينَ مِن قَبْلِكُمْ لَعَلَّكُمْ تَتَّقُونَ * أَيَّامًا مَّعْدُودَاتٍ فَمَن كَانَ مِنكُم مَّرِيضًا أَوْ عَلَى سَفَرٍ فَعِدَّةٌ مِّنْ أَيَّامٍ أُخَرَ وَعَلَى الَّذِينَ يُطِيقُونَهُ فِدْيَةٌ طَعَامُ مِسْكِينٍ فَمَن تَطَوَّعَ خَيْرًا فَهُوَ خَيْرٌ لَّهُ وَأَن تَصُومُواْ خَيْرٌ لَّكُمْ إِن كُنتُمْ تَعْلَمُونَ "

Oh ihr, die ihr glaubt! Das Fasten ist euch vorgeschrieben, so wie es denen vorgeschrieben war, die vor euch waren. Vielleicht werdet ihr (Allāh) fürchten. Es sind nur abgezählte Tage. Und wer von euch krank ist oder sich auf einer Reise befindet, soll eine An zahl anderer Tage (fasten). Und denen, die es mit großer Mühe ertragen können, ist als Ersatz die Speisung eines Armen auferlegt. Und wenn jemand freiwillig Gutes tut, so ist es besser für ihn. Und dass ihr fastet, ist besser für euch, wenn ihr es (nur) wüsstet!

(Sure Al-Baqara 2: Verse 183-185)

In der Fastenzeit sind zwischen Morgendämmerung und Sonnenuntergang weder Essen (dazu gehören auch Kaugummi und ähnliches) noch Trinken noch Sexualverkehr erlaubt. Weiterhin soll man sich gut benehmen, nur Gutes reden, Mitgefühl mit den Armen, Bedürftigen und Kranken zeigen und sich vor allem auf das Seelisch-Religiöse und nicht auf das Körperliche konzentrieren.

Der Mensch lebt also elf Monate im gewohnten Rhythmus und fastet einen Monat. Während dieses Monats sollte er die Nacht im Sinne des Glaubens und in Andacht verbringen. Dazu gehören vermehrte Gebete, Ruhe, häufiges Gedenken der Armen und erhöhte Gastfreundschaft ihnen gegenüber. Zum Fasten gehört neben dem Verzicht auf Essen und Trinken zwischen Morgendämmerung und Sonnenuntergang auch zu vermeiden, Schlechtes zu hören, zu sehen und auszusprechen, oder zu tun.[175]

" عن أبي هريرة ﷺ قال قال رسول الله ﷺ: " من لم يدع قول الزور والعمل به فليس لله حاجة في أن يدع طعامه وشرابه "

Wahrlich, wer fastet, üble Taten und Reden aber nicht unterlässt, der braucht nicht zu hungern und zu dursten.

(Ṣaḥîḥ Al-Buchâri 1770. HS)

" أبا هريرة ﷺ يقول قال رسول الله ﷺ: "قال الله: "كل عمل ابن آدم له إلا الصيام فإنه لي وأنا أجزي به" والصيام جنة وإذا كان يوم صوم أحدكم فلا يرفث ولا يصخب فإن سابه أحد أو قاتله فليقل إني امرؤ صائم والذي نفس محمد بيده لخلوف فم الصائم أطيب عند الله من ريح المسك للصائم فرحتان يفرحهما إذا أفطر فرح وإذا لقي ربه فرح بصومه "

Allāh sagt: „Jede Tat eines Kindes Adams gehört ihm, bis auf das Fasten. Das Fasten gehört Mir und Ich werde ihn dafür belohnen." … Das Fasten ist (für den Menschen) ein Schutz, so soll er während des Fastens weder Schändlichkeiten noch Torheiten begehen; und wenn ihn jemand beschimpft oder zum Zweikampf auffordert, soll er ihm sagen: „Ich bin ein fastender Mensch. Ich schwöre bei Dem, in Dessen Hand meine See-

[174] Al-Jaziri, 1987.
[175] Al-Ghazali, 1980.

le liegt, dass der Geruch des fastenden Mundes bei Allāh besser als der Misk (Parfüm) ist. Der Fastende hat zwei Mal Freude: einmal wenn er sein Fasten bricht und einmal wenn er Gott trifft, Der Sich über sein Fasten freut.“

(Ṣaḥîḥ Al-Buchâri 1771, Musnad Aḥmad 7504. HS)

Zu der besonderen Belohnung für das Fasten sagte der Prophet:

" عن سهل بن سعد ﵁ عن النبي ﷺ قال: " في الجنة ثمانية أبواب فيها باب يسمى الريان لا يدخله إلا الصائمون "

Das Paradies hat acht Tore, eines von ihnen heißt Al-Rayan. Durch dieses Tor kommen nur die Fastenden.

(Ṣaḥîḥ Al-Buchâri 3017. HS)

Im alten Ägypten wurde ein Tempelpriester nur aufgenommen, wenn er 160 Tage ununterbrochen fasten konnte nicht nur in Bezug auf Essen und Trinken, sondern auch auf Reden.[176] Historisch gibt es in vielen Kulturen und Religionen das Fasten. Sowohl Judentum als auch Christentum kennen ein Fastenritual. Bei manchen christlich-orthodoxen Glaubensrichtungen wird das Fasten jeden Mittwoch und Freitag empfohlen.[177] Die Araber vor dem Islam, kannten laut dem ägyptischen Großmufti Jumàa, verschieden Arten des Fasten (d.h. des Verzichtübens), wie das Fasten von sprechen, also schweigen, das Fasten von im Schatten zu sein, so dass sie lange in der Sonne blieben, und das Fasten von sitzen, so dass sie lange Zeit stehen blieben.[178] Martin Luther, der Reformator der Kirche im Mittelalter, sagte zu seinen Anhängern: „Wir sollen von den Türken (den Muslimen) das Beten und Fasten lernen.“

Aspekte des Fastens (تطلعات الصيام)

Das Fasten hat nicht nur religiöse Aspekte.[179]

- Religiöser Aspekt: Es ist die vierte Säule des Islams.
- Seelischer Aspekt: Disziplin und Geduld werden geübt, um dem Ego den richtigen Stellenwert zuzuweisen.
- Sozialer Aspekt: Denken an die Armen. Das Gemeinschaftsleben wird gestärkt und insbesondere werden Arme mit Gaben bedacht.
- Rechtlicher Aspekt: Das Recht der Armen auf Anteile der Reichen verwirklichen, so erhalten z.B. in Ägypten ca. 25 Millionen Menschen kostenloses Essen zum Fastenbrechen.[180]
- Gesundheitlicher Aspekt: Fasten mit Unterbrechung (nicht das Dauerfasten) hilft durch Reduzierung des Fettgehalts und des Zuckers im Blut der Zuckerkrankheit und Herz- und Blutgefäßerkrankungen, sowie durch Reduzierung des Wasserreservoirs in den Zellen dem Bluthochdruck vorzubeugen. Ein zusätzlich gewünschter Aspekt ist im Einzelfall die Verminderung des Übergewichts.

---

[176] Al-Aswani, 2005. Vgl. Al-Naschra, 2008.
[177] Homsi, 2010b.
[178] Abu Al-Aàynayn, 2010.
[179] Vgl. Al-Masri. Der Fastenmonat im Sommer. Islamische Zeitung. www.islamische-zeitung.de/iz3.cgi?id=15873
[180] Al-Arabiya, 2009a.

Befreiung vom Fasten (رخص الصيام)

" شَهْرُ رَمَضَانَ الَّذِيَ أُنزِلَ فِيهِ الْقُرْآنُ هُدًى لِّلنَّاسِ وَبَيِّنَاتٍ مِّنَ الْهُدَى وَالْفُرْقَانِ فَمَن شَهِدَ مِنكُمُ الشَّهْرَ فَلْيَصُمْهُ وَمَن كَانَ مَرِيضًا أَوْ عَلَى سَفَرٍ فَعِدَّةٌ مِّنْ أَيَّامٍ أُخَرَ يُرِيدُ اللّهُ بِكُمُ الْيُسْرَ وَلاَ يُرِيدُ بِكُمُ الْعُسْرَ وَلِتُكْمِلُواْ الْعِدَّةَ وَلِتُكَبِّرُواْ اللّهَ عَلَى مَا هَدَاكُمْ وَلَعَلَّكُمْ تَشْكُرُونَ "

Der Monat Ramadan ist es, in dem der Koran als Rechtleitung für die Menschen herab gesandt worden ist und als klarer Beweis der Rechtleitung und der Unterscheidung. Wer also von euch in dem Monat zugegen ist, der soll in ihm fasten. Und wer krank ist oder sich auf einer Reise befindet, soll eine Anzahl anderer Tage (fasten) - Allāh will es euch leicht, Er will es euch nicht schwer machen - damit ihr die Frist vollendet und Allāh rühmt, dass Er euch geleitet hat. Vielleicht werdet ihr dankbar sein.

(Sure Al-Baqara 2: Verse 183-185)

" علي بن محمد قال أغارت علينا خيل رسول الله ﷺ فأتيت رسول الله ﷺ وهو يتغدى فقال ادن فكل قلت إني صائم قال: " اجلس أحدثك عن الصوم أو الصيام إن الله ﷻ وضع عن المسافر شطر الصلاة وعن المسافر والحامل والمرضع الصوم أو الصيام. "

Abdul Lāh Bin Kaa`b berichtete, dass die Pferde des Propheten Muḥammad angekommen waren. Er kam zum Propheten Muḥammad und fand ihn beim Mittagessen. Dieser sagte: „Komm und iss mit." Abdul Lāh sagte: „Ich faste." Der Propheten sagte: „Setze dich, ich werde dir über das Fasten berichten. Allāh, der Allerhabene, der Majestätische, reduzierte das Gebet für die Reisenden auf die Hälfte und hob das Fastengebot für Reisende, Schwangere und Stillende auf."

(Sunan Ibn Mâdschah 1657. HS)

Es gibt bestimmte Zeiten, in denen man nicht fasten darf: Der erste Tag des Fastenbrechenfestes (Ìdul Fitr), der erste Tag des Opferfestes (Ìdul Adhha). Darüber hinaus gibt es festgelegte Umstände, die vom Fasten befreien:

- Personen auf Reisen (>80 km laut den meisten sunnitischen Fiqh-Rechtsschulen; in der schiitischen Rechtsschule nur >25 km). Sie müssen die versäumten Tage nach der Reise nachholen. Der Prophet sagte:

" أبي هريرة عن النبي ﷺ قال: "السفر قطعة من العذاب يمنع أحدكم نومه وطعامه فإذا قضى نهمته من وجهه فليعجل إلى أهله "

Das Reisen ist ein Stück Qual: Es hindert den einen von euch, dass er (wie gewohnt) isst, trinkt und schläft; wenn er also sein Anliegen erledigt hat, soll er eilends zu seiner Familie zurückkehren!

(Ṣaḥîḥ Al-Buchâri 5009. HS)

" عن أنس ﷺ قال كنا مع النبي ﷺ أكثرنا ظلا الذي يستظل بكسائه وأما الذين صاموا فلم يعملوا شيئا وأما الذين أفطروا فبعثوا الركاب وامتهنوا وعالجوا فقال النبي ﷺ: " ذهب المفطرون اليوم بالأجر "

Anas sagte: „Wir waren mit dem Propheten ﷺ unterwegs (auf Reise), und derjenige, der mehr Schatten hat, war der sich mit seinem Kleid deckte. Diejenigen, die fasteten, haben nichts getan, aber diejenigen, die nicht fasten, haben die Kamele (zur Wasserquelle) gebracht (um Wasser zu bekommen), die Fastenden versorgt und gepflegt. Der Prophet ﷺ sagte: „Die nicht gefastet haben, bekamen heute mehr Belohnung!"[181]

(Ṣaḥîḥ Al-Buchâri 2676. HS)

[181] D.h. ihre Handlungsweise war angemessener als die der anderen Gruppe.

" عن ابن عباس ﷺ قال: سافر رسول الله ﷺ في رمضان فصام حتى بلغ عسفان ثم دعا بإناء فيه شراب فشربه نهارا ليراه الناس ثم أفطر حتى دخل مكة قال ابن عباس ﷺ فصام رسول الله ﷺ وأفطر فمن شاء صام ومن شاء أفطر "

Ibn Àbbas ﷺ sagte: „Der Gesandte ﷺ reiste im Ramadan bis er Àsfan erreichte. Er bat um ein Gefäß (mit Getränk), trank am Tag, damit die Menschen ihn sehen und brach sein Fasten, bis er Mekka erreichte.“ Ibn Àbbas ﷺ sagte: „Der Gesandte ﷺ fastete und fastete nicht (auf Reisen), daraufhin setzten Einige ihr Fasten fort und andere nicht.

(Ṣaḥîḥ Muslim 1876. HS)

" عن عائشة ﷺ زوج النبي ﷺ أن حمزة بن عمرو الأسلمي قال للنبي ﷺ أأصوم في السفر وكان كثير الصيام فقال إن شئت فصم وإن شئت فأفطر "

Àischa (ﷺ), die Frau des Propheten ﷺ, sagte, dass Hamza bin àmru Al-Aslamiy dem Propheten ﷺ sagte: „Faste ich beim Reisen? Und er hat viel gefastet“. Der Prophet ﷺ sagte: „Faste, wenn du möchtest, und faste nicht, wenn du möchtest.“

(Ṣaḥîḥ Al-Buchâri 1807. HS)

Befreit vom Fasten sind

- Kranke, auch solche, die während des Tages Medikamente einnehmen müssen (je nach Erkrankung). Sie müssen die versäumten Tage nach der Genesung nachholen. Bei Erkrankungen wie z.B. bei Magen-Darmerkrankungen, bei Herz- und Nierenerkrankungen, bei Blutdruck- und Kreislaufproblemen, für Patienten, die auf Medikamente angewiesen sind, und vor und nach Operationen kann Fasten schädlich sein. In solchen Fällen kann der gläubige Muslim ggf. die Erlaubnis eines frommen muslimischen Facharztes einholen. Auch schnelles Abnehmen im Ramadan ist nicht erwünscht. Wenn ein Mensch aus medizinischen Gründen in seinem ganzen Leben nicht fasten kann, soll er für jeden Tag den Wert einer Mahlzeit an Arme und Bedürftige spenden.[182]
- Alte Menschen.
- Kinder (jünger als 10 Jahre). Ab dem zehnten Lebensjahr sollen sie stufenweise üben zu fasten, bis sie erwachsen sind.
- Geistig behinderte Menschen.
- Schwangere Frauen und Frauen im Wochenbett. Sie müssen die versäumten Tage nach der Geburt des Kindes nachholen. Manche Gynäkologen jedoch erlauben schwangeren Frauen das Fasten unter bestimmten medizinischen Bedingungen, insbesondere wenn gewährleistet ist, dass sowohl die Frau als auch das Kind keinen Schaden davon tragen.[183]
- Stillende Frauen. Das Fasten würde den Milchfluss vermindern oder versiegen lassen, da die Mutter zu wenig trinkt. Auch besteht das Risiko, dass die Frau selbst wegen des Stillens einen Kollaps erleben könne. Sie müssen die versäumten Tage nach der Stillperiode nachholen.
- Menstruierende Frauen. Sie müssen die versäumten Tage nach der Menstruation nachholen.Bei Frauen, deren Uterus aus medizinischen Gründen (teilweise - partiel-

[182] Al-Jaziri, 1987.
[183] Vgl. Ibn Rassoul, 1993.

le Hysterektomie) entfernt wurde, können ab und zu Blutungen auftreten. Sie dürfen nicht das Fasten und Pflichtbeten in Ramadan unterbrechen[184].

- Menschen, die schwer arbeiten müssen (Bäcker, Bauarbeiter, Piloten, Chirurgen usw.) und die durch eine Fatwa die Erlaubnis erhalten haben nicht zu fasten.

Der Mensch ist bei Allāh für den Schutz seines Körpers verantwortlich. Gott erlaubte den Menschen zur Erleichterung religiöse Ausnahmen, um ihren Körper und Verstand gesund zu halten:

" يُرِيدُ اللَّهُ أَن يُخَفِّفَ عَنكُمْ وَخُلِقَ الإِنسَانُ ضَعِيفًا "

Allāh will eure Bürde erleichtern; denn der Mensch ist schwach erschaffen.

(Sure Al-Nissaa 4: Vers 28)

Und der Gesandte Gottes sagte:

" إن الله يحبُّ أن تُؤتَى رُخصُه كما يكرهُ أن تُؤتى معصيتُه "

Wahrlich, Gott liebt es, wenn (der Diener) Seine Erleichterungen annimmt, und Er liebt nicht, dass (der Diener) das von Ihm Unerlaubte tut.

(Musnad Aḥmad 137. HS)

Im Islam ist Dauerfasten, das den Körper massiv schwächt oder gar zum Tode führen kann, nicht erlaubt. Der Prophet verbot anderen, auch den körperlich Starken, das Dauerfasten und erlaubte ihnen nicht, sich mit ihm zu vergleichen, weil er mehr Kraft von Gott bekäme als sie:

" أبا هريرة ﷺ قال نهى رسول الله ﷺ عن الوصال فقال له رجال من المسلمين فإنك يا رسول الله تواصل فقال رسول الله ﷺ أيكم مثلي إني أبيت يطعمني ربي ويسقين فلما أبوا أن ينتهوا عن الوصال واصل بهم يوما ثم يوما ثم رأوا الهلال فقال لو تأخر لزدتكم كالمنكل بهم حين أبوا "

Der Prophet verbot das Dauerfasten und die Leute sagten zu ihm: „Du fastest doch ununterbrochen!“. Der Prophet erwiderte: „Meine Lage unterscheidet sich von eurer, ich werde von (Allāh) ernährt und mein Durst wird (von Ihm) gestillt.“

(Ṣaḥîḥ Al-Buchâri 6345. HS)

Der Prophet Muḥammad befahl einem Gefährten, seine Fastenzeiten zu reduzieren, denn er bemerkte, dass dieser nach einem Jahr sehr mager geworden war:

" أبي مجيبة الباهلي قال أتيت النبي ﷺ فقلت يا نبي الله أنا الرجل الذي أتيتك عام الأول قال فما لي أرى جسمك ناحلا قال يا رسول الله ما أكلت طعاما بالنهار ما أكلته إلا بالليل قال من أمرك أن تعذب نفسك قلت يا رسول الله إني أقوى قال صم شهر الصبر ويوما بعده قلت إني أقوى قال صم شهر الصبر ويومين بعده قلت إني أقوى قال صم شهر الصبر وثلاثة أيام بعده وصم أشهر الحرم "

Abu Mudschibah Al-Bahili berichtete: Ich kam zum Gesandten (ﷺ) und sagte: „Oh du Gesandter Allāhs, ich bin der Mann, der zu dir im ersten Jahr kam.“ Er sagte: „Ich sehe, dass dein Körper dünn geworden ist, warum?“ Ich sagte: „Ich habe kein Essen am Tag gegessen, sondern nur in der Nacht.“ Er antwortete: „Wer hat dir befohlen deine Seele zu quälen?“ Ich sagte: „Oh du Gesandter Allāhs, ich kann das ertragen!“ Er antwortete: „Faste den Geduld-Monat[185] und einen Tag danach“. Ich sagte: „Ich kann das ertragen!“ Er antwortete: „Faste den Geduld-Monat und zwei Tage danach“. Ich sagte: „Ich kann

[184] http://site.islam.gov.kw/eftaa/DoctrinalIssues/Pages/Issue05.aspx

[185] Der Monat Ramadan.

das ertragen“. Er antwortete: „Faste den Geduld-Monat und drei Tage danach und die Ḥaram-Monate.“[186]
(Sunan Ibn Mâdschah 1731. HD)

Allāhs Gesandter sagte zu Àbdul Lāh Bin Ùmar:

" عبد الله بن عمرو ﷺ ما قال لي النبي ﷺ: " ألم أخبر أنك تقوم الليل وتصوم النهار قلت إني أفعل ذلك قال فإنك إذا فعلت ذلك هجمت عينك ونفهت نفسك وإن لنفسك حقا ولأهلك حقا فصم وأفطر وقم ونم "

„Ich wurde davon unterrichtet, dass du die ganze Nacht hindurch betest und am Tag fastest!“ Er sagte: „Ja, das tue ich!“ Der Prophet (ﷺ) sagte: „Wenn du so verfährst, werden deine Augen tief liegend und deine Seele gebrochen sein. Du selbst hast das Recht (auf Leben) und deine Familie hat auch (dir gegenüber) ein Recht. Somit sollst du fasten und essen, beten und schlafen!“
(Ṣaḥîḥ Al-Buchâri 1085. HS)

Gesundheitliche Empfehlungen für die Fastenzeit (نصائح للصائمين)

Während des Ramadans macht man durch das kurzfristige Fasten Erfahrungen mit dem Umgang mit Hunger, Durst und Geduld und mit der Umstellung des Körpers auf nächtliche Aktivitäten.

Bis heute sind nur wenige wissenschaftliche Studien über das Fasten bekannt. Ärzte der amerikanischen Universität in den Emiraten empfehlen im Ramadan genug zu schlafen (ca. 7 Stunden täglich).[187] Empfohlen wird der Verzicht auf Kaffee, Tee und Cola, dafür soll man vermehrt Wasser und Säfte trinken. Hinsichtlich des Wasserhaushaltes gilt die empfohlene Richtlinie, zwei Liter Flüssigkeit zu sich zu nehmen, im Ramadan allerdings nicht am Tage, sondern in der Zeit zwischen dem Fastenbrechen und Fastenbeginn. Rauchen ist nicht erlaubt (Zigaretten gelten nach einer neuen Fatwa als Rauschmittel).

Laut einer kleinen persönlichen Umfrage in mehreren Moscheen bei ca. 110 Fastenden ergab sich folgende subjektive Einschätzung: Die meisten halten bis 12 - 14 Uhr gut durch, von 13 - 15 Uhr sinkt der Blutdruck ab und tritt kurzes starkes Hungergefühl auf. Ab 15 Uhr ist das Hunger- und Durstgefühl allgemein. Ab 16 Uhr bewirkt der niedrige Blutdruck manchmal ein Kältegefühl. Interessanterweise berichten „Trainierte“ ab 15 Uhr eine bessere Konzentration.

Zum Iftar (Fastenbrechen, Abendbrot) soll man eine leichte, fettarme und nicht zu scharfe oder salzige[188] Mahlzeiten mit angemessen Obst und Gemüse und viel Flüssigkeit zu sich nehmen, aber wenig Süßigkeiten. Die Mahlzeiten sollen weder sehr kalt noch sehr warm sein. Man soll auch nicht direkt nach dem Essen schlafen (erst 30 - 60 Minuten danach).

Zum Suḥur (das letzte Drittel der Nacht, Mahlzeit vor der Morgendämmerung) soll man eine ballaststoffreiche Mahlzeit einnehmen mit kleinen Mengen an Süßigkeiten, letztere

[186] Die drei Tage heißen die weißen Tage: der dreizehnte, vierzehnte und fünfzehnte Tag.
[187] DPA-Aljazeera, 2010.
[188] Salziges Essen kann zu Durstgefühl führen.

vor allem jenen empfohlen, die im Ramadan an starkem Zuckermangel leiden. Der Gesandte sagte:

" عن أنس ﷺ قال قال رسول الله ﷺ: " تسحروا فإن في السحور بركة "

Esset beim Suḥur, weil es im Suḥur einen Segen gibt.

(Ṣaḥîḥ Muslim 1835. HS)

Bei Ramadan im Sommer soll man der Temperatur angemessen weniger Bewegung (obwohl ein arabisches Sprichwort besagt: Bewegung ist ein Segen الحركه بركه) und seelische Konzentrationsübungen machen. Àischa (ﷺ), die Gattin des Propheten, berichtete über Intimitäten:

" عن عائشة ﷺ قالت: " إن كان رسول الله ﷺ ليقبل بعض أزواجه وهو صائم" ثم ضحكت "

„Der Gesandte küsste gewöhnlich einige seiner Frauen während er fastete.“ Àischa lachte danach.

(Ṣaḥîḥ Al-Buchâri 1793. HS)

Die Gelehrten entnehmen diesem Ḥadîth, dass es erlaubt ist, die Partner während des Fastens zu berühren. Hier ist nur das Küssen gemeint, aber nicht Sexualverkehr am Tage.

Das Fasten lehrt den Menschen Disziplin und Geduld. Die Muslime am Anfang des Islams waren auch im Ramadan fleißig und hatten viel gearbeitet. Heutzutage tun einige Muslime so, als ob sie im Ramadan nichts tun könnten und erledigen ihre Aufgaben nicht. Dies wird von Gelehrten abgelehnt.[189] Gelehrte kritisieren diejenigen, die den Ramadan als Last und Qual empfinden, und werfen ihnen vor, sie hätten Gottes Botschaft nicht verstanden und zeigten Schwäche in ihrem Glauben.[190]

Das Fastenbrechen (الإفطار)

" عن سلمان بن عامر قال قال رسول الله ﷺ: " إذا أفطر أحدكم فليفطر على تمر فإن لم يجد فليفطر بماء فإن الماء طهور "

Wenn Jemand von euch sein Fasten bricht, soll er das mit Datteln tun, und wenn er keine Datteln findet, dann mit Wasser, weil das Wasser Reinheit ist.

(Musnad Aḥmad 15641. HH)

" عن أنس بن مالك قال: كان النبي ﷺ لا يخرج يوم الفطر حتى يطعم تمرات "

Anas Bin Malik berichtet, dass der Prophet Muḥammad nie am Tag des Ìdul Fitr aus dem Haus ging, ohne zuvor ein paar Datteln gegessen zu haben.

(Sunan Ibn Mâdschah 1744. HS)

Das Wasser stillt den Durst nach mehr als 10 Stunden Fastenzeit. Die Datteln regen den Appetit an, was hilft, weil manche Fastende Schwierigkeiten haben, nach langer Fastenzeit etwas zu essen. Umgekehrt ist jedenfalls beim Fastenbrechen von der manchmal praktizierten Völlerei abzuraten.

Die Pilgerfahrt nach Mekka (Al-Ḥadsch الحج)

Die Pilgerfahrt nach Mekka zur Stätte des religiösen Stammvaters und Propheten Abraham (ﷺ) ist die fünfte Pflichtsäule des Islam und ein jährliches Treffen von Millionen

---

[189] Ànz, 2010.
[190] Hassan, 2010.

von Muslimen aus aller Herren Länder. Wer körperlich, seelisch und finanziell dazu in der Lage ist, darf nach Mekka fahren und die Pilgerfahrt vollziehen. Wer es richtig und reinst tut, kommt sündenfrei wie neugeboren zurück, vorausgesetzt, dass er keiner Person irgendetwas schuldet. Die Pilger tragen weiße Kleider als religiöse Pflicht und Erinnerung sowohl an den Tod als auch an die Begegnung mit Gott am Tag der Auferstehung.

" قُلْ صَدَقَ اللهُ فَاتَّبِعُواْ مِلَّةَ إِبْرَاهِيمَ حَنِيفًا وَمَا كَانَ مِنَ الْمُشْرِكِينَ * إِنَّ أَوَّلَ بَيْتٍ وُضِعَ لِلنَّاسِ لَلَّذِي بِبَكَّةَ مُبَارَكًا وَهُدًى لِّلْعَالَمِينَ * فِيهِ آيَاتٌ بَيِّـنَاتٌ مَّقَامُ إِبْرَاهِيمَ وَمَن دَخَلَهُ كَانَ آمِنًا وَلِلهِ عَلَى النَّاسِ حِجُّ الْبَيْتِ مَنِ اسْتَطَاعَ إِلَيْهِ سَبِيلاً "

Sprich: „Allāh spricht die Wahrheit. So folgt der Religion Abrahams, des Lauteren im Glauben, der neben Allāh keine Götter setzte.“ Wahrlich, das erste Haus, das für die Menschen gegründet wurde, ist das in Bakka (Mekka) - ein gesegnetes und eine Leitung für die Welten. In ihm sind deutliche Zeichen - die Stätte Abrahams. Und wer es betritt, ist sicher. Und der Menschen Pflicht gegenüber Allāh ist die Pilgerfahrt zum Hause, wer da den Weg zu ihm machen kann.

(Sure Aali-Imran 3: Vers 95-97)

Gott gibt den Gläubigen die Chance zu bereuen, zu büßen und ein neues Leben anzufangen. Vor der Pilgerfahrt sollte der Gläubige alle möglicherweise bestehenden Rechte den Anderen zurückgeben, also z.B. Schulden begleichen, Reue zeigen und, wenn nötig, um Verzeihung bitten. Nur unter diesen Bedingungen ist gemäß den meisten Gelehrten diese Reise gültig. Nach der Pilgerfahrt darf der Gläubige nicht mehr schwer sündigen.[191] Leichte Sünden werden unter anderem durch das tägliche Gebet oder Hilfe für andere getilgt. Der Prophet Muḥammad sagte:

" عن أبي هريرة ﵁ قال قال رسول الله ﷺ: " من حج هذا البيت فلم يرفث ولم يفسق رجع كما ولدته أمه "

Wer für Allāh den Ḥadsch unternimmt und währenddessen keinen Geschlechtsverkehr und keine Missetat begeht, der kehrt von dem Ḥadsch (sündenfrei) zurück, wie am Tage, an dem seine Mutter ihn zur Welt brachte.

(Ṣaḥîḥ Al-Buchâri 1690, Musnad Aḥmad 9885. HS)

Die Pilgerfahrt dauert mindestens vier Tage bis ungefähr drei Wochen. Für diejenigen Pilger, die nicht krank sind, muss ein Teil der Pilgerfahrt zu Fuß zurückgelegt werden.

Würde ein Muslim, besonders wenn er krank ist, eine Pilgerfahrt unternehmen und ein neues Leben starten, nach einer „turbulenten“ Lebensphsae, die ihn belastet, weil er viele Sünden tat und schlechtes Gewissen und Unruhe hat, so kann seine Seele nach der Reise, wenn er sie ernsthaft und diszipliniert tat, sich beruhigen, seine Hoffnung auf Vergebung erhöhen und eventuell seine Erkrankung besser beherrschen und heilen. Ein Gespräch mit einem Seelsorger kann dabei viel helfen.

[191] Es ist jedoch bei einigen Muslimen üblich geworden, zu sündigen und dann jedes Jahr wieder nach Mekka zu fahren, um sich „rein zu waschen“.

Teil 2
Einblick in die Propheten-Medizin

„ لِلَّهِ الْأَمْرُ مِن قَبْلُ وَمِن بَعْدُ "
Allāhs ist die Sache vorher und nachher.
(Sure Al-Rum 30: Vers 4)

Der Weg zur Propheten-Medizin (الطريق إلى الطب النبوي)

Der Ursprung der Medizin im Laufe der Geschichte ist umstritten. Einige sagen, dass Seth (شيت), einer der Söhne Adams, ein Arzt war. Andere vermuten, dass Gott bestimmte Menschen zur Medizin inspirierte. Wieder andere sagen, dass man vieles durch die Tiere lernte. Es ist zu vermuten, dass die Medizin sich durch die Erkrankungen zwangsweise entwickeln musste. In der vorislamischen Al-Dschahiliya, der „Unkenntniszeit", galt ein Araber als vollkommen, wenn er schreiben, schießen und schwimmen konnte.[192]

Die Propheten-Medizin hat Kenntnisse der vorislamischen heidnischen Medizin zum Teil übernommen, diese von unislamischem Aberglauben und Scharlatanerie gereinigt und sich selbst in einen der islamischen Grundlehre entsprechenden Rahmen gestellt. Die Propheten-Medizin blieb mit ihrer Einfachheit nahezu 300 Jahre die wichtigste Behandlungsmöglichkeit.

Die Propheten-Medizin gewinnt heute als „alternative" Medizin in den arabischen Ländern neu an Bedeutung, besonders die pflanzenheilkundlichen Traditionen. In den Märkten (Souqs) von Damaskus oder Kairo findet man bestimmte Straßen, wo man fast nur Pflanzenmedizin verkauft, unter anderem die Pflanzen, die in der Propheten-Medizin erwähnt wurden. In den islamischen Ländern ist die Propheten-Medizin vielfach eine wichtige Heilshilfe, sie bleibt aber prinzipiell eine Glaubenssache vor der medizinischen Sache.

Die alte traditionelle Medizin verschiedener Kulturen spielt immer noch eine so große Rolle in der Welt, dass die Weltgesundheitsorganisation WHO entschieden hat traditionelle Medizin zu definieren und zu standarisieren.[193]

[192] Al-Chatib, 2008.
[193] WHO, 2011a.

Religiöser Stellenwert von Gesundheit und Krankheit (القيمة الدينية للصحة والمرض)

Gesundheit ist jedenfalls immer eine Gnade Gottes. Krankheit kann als „eine von Gott herabgesandte Sache (Betreffendes, إصابة Issabah)" definiert werden, die dazu führt, dass Schmerzen oder Behinderung entstehen und das Leben und die seelische Verfassung des Erkrankten beeinträchtigt werden. Krankheit kann im religiösen Sinne je nach den zugehörigen Lebensumständen einen unterschiedlichen Stellenwert haben. Sie kann ein Segen oder eine Belohnung wie im Falle von Märtyrern, aber auch eine Prüfung zur Reinigung der Seele, eine Warnung, eine Versuchung oder sogar eine Strafe zum Beispiel bei Selbstverschulden sein.

Gesundheit als Gnade Gottes

Der Stellenwert der Gesundheit im Islam ist wie zu erwarten hoch. Viele Zitate des Gesandten berichteten über diesen Wert. Laut einem Zitat sagte der Gesandte:

" عَنْ سَلَمَةَ بْنِ عُبَيْدِ اللَّهِ بْنِ مِحْصَنٍ الْخَطْمِيِّ عَنْ أَبِيهِ وَكَانَتْ لَهُ صُحْبَةٌ قَالَ قَالَ رَسُولُ اللَّهِ ﷺ: " مَنْ أَصْبَحَ مِنْكُمْ آمِنًا فِي سِرْبِهِ مُعَافًى فِي جَسَدِهِ عِنْدَهُ قُوتُ يَوْمِهِ فَكَأَنَّمَا حِيزَتْ لَهُ الدُّنْيَا "

Wahrlich, wer in seiner Heimat in Frieden geschlafen hat, gesund in seinem Körper ist und ein Tagesbrot hat, dann hätte er (das Vermögen) der Welt bekommen.

(Sunan Al-Tirmithi 2346. HH)

Die Gesundheit[194] ist eine Gnade Allāhs für die Gläubigen. Der Gesandte Allāhs stieg weinend auf die Minbar (Kanzel) und sagte:

" معاذ بن رفاعة أخبره عن أبيه قال قام أبو بكر الصديق على المنبر ثم بكى فقال: قام رسول الله ﷺ عام الأول على المنبر ثم بكى فقال: " اسألوا الله العفو والعافية فإن أحدا لم يعط بعد اليقين خيرا من العافية "

Bittet Allāh um Vergebung und um Gesundheit, denn es gibt nach der Glaubensgewissheit nichts Besseres als die Gesundheit.

(Sunan Al-Tirmithi 3481. HS)

Ein berühmtes Bittgebet über die Anwendung des oberen Ḥadîths ist im folgenden Ḥadîthteil:

„اللهم إني أسألك العفو والعافية في الدنيا والآخرة"

„Oh Allāh, ich bitte um deine Vergebung und Gesundheit in Dieseits und im Jenseits"

(تخريج أحاديث المصابيح 2/311. HM)

Interssant ist, dass das Bittgebet auch das Jenseits betrifft, obwohl es dort keine Krankheiten gibt.

" عن ابن عباس أنه قال قال رسول الله ﷺ: " إن الصحة والفراغ نعمتان من نعم الله مغبون فيهما كثير من الناس "

Wahrlich, freie Zeit und Gesundheit sind zwei Gnaden Gottes, deren Vorteil viele Menschen genießen dürfen.

(Musnad Aḥmad 2224. HS)

Allāhs Gesandter sagte zu Àbdul Lāh bin Ùmar:

---

[194] Definition der Gesundheit laut WHO: „Ein Zustand vollständigen physischen, geistigen und sozialen Wohlbefindens, der sich nicht nur durch die Abwesenheit von Krankheit oder Behinderung auszeichnet."

" عن عبد الله بن عمر ﷺ ما قال أخذ رسول الله ﷺ بمنكبي فقال: " كن في الدنيا كأنك غريب أو عابر سبيل " وكان ابن عمر يقول إذا أمسيت فلا تنتظر الصباح وإذا أصبحت فلا تنتظر المساء وخذ من صحتك لمرضك ومن حياتك لموتك "

„Sei in dieser Welt wie ein Fremder oder wie ein Durchreisender."
Der Gefährte Ibn Ùmar sagte dazu: „Wenn du am Abend bist, warte nicht auf den Morgen und wenn du am Morgen bist, warte nicht auf den Abend. Nimm von deiner Gesundheit für deine Krankheit und von deinem Leben für deinen Tod."

(Ṣaḥîḥ Al-Buchâri 5937. HS)

Krankheit als Prüfung *(المرض كإختبار)*

Gott prüft die guten Menschen durch Krankheit. Im Fall einer Erkrankung oder Behinderung, die der Mensch nicht mit Absicht verursacht hat, wird er von Gott belohnt. So leicht ist das Betreten des Paradieses aber nicht. Gott sagte:

" أَمْ حَسِبْتُمْ أَن تَدْخُلُواْ الْجَنَّةَ وَلَمَّا يَأْتِكُم مَّثَلُ الَّذِينَ خَلَوْاْ مِن قَبْلِكُم مَّسَّتْهُمُ الْبَأْسَاء وَالضَّرَّاء وَزُلْزِلُواْ حَتَّى يَقُولَ الرَّسُولُ وَالَّذِينَ آمَنُواْ مَعَهُ مَتَى نَصْرُ اللّهِ أَلا إِنَّ نَصْرَ اللّهِ قَرِيبٌ "

Oder meint ihr etwa, ihr würdet ins Paradies eingehen, ohne (dass etwas) Ähnliches über euch gekommen sei wie über diejenigen, die vor euch dahingegangen sind? Not und Unheil erfasste sie, und sie sind erschüttert worden, bis der Gesandte und diejenigen, die mit ihm gläubig waren, sagten: „Wann kommt die Hilfe Allāhs?" Doch wahrlich, Allāhs Hilfe ist nahe.

(Sure Al-Baqara 2: Vers 214)

Wie diese Aya deutet, ist auch Zweifel über das Eintreffen von Gottes Hilfe erlaubt, auch durch die Propheten. Das darf aber nicht zum Zweifel an der Macht und Barmherzigkeit Gottes führen.-Über die Prüfung wird vom Gesandten folgendes berichtet:

" إن عظم الجزاء مع عظم البلاء، وإن الله إذا أحب قوما ابتلاهم، فمن رضي فله الرضا ومن سخط فله السّخْط "

Wahrlich, die Größe der Belohnung ist die Größe der Prüfung. Und wenn Gott eine Gruppe liebt wird Er sie prüfen, wer damit zufrieden ist, mit dem wird Er zufrieden sein, und wer damit unzufrieden ist, mit dem wird Er unzufrieden sein.

(Sunan Al-Tirmithi 2396 und 1398, Sunan Ibn Mâdschah 4023. HH)

Gott sagt über die Belohnung:

" مَا كَانَ لِأَهْلِ الْمَدِينَةِ وَمَنْ حَوْلَهُم مِّنَ الأَعْرَابِ أَن يَتَخَلَّفُواْ عَن رَّسُولِ اللّهِ وَلاَ يَرْغَبُواْ بِأَنفُسِهِمْ عَن نَّفْسِهِ ذَلِكَ بِأَنَّهُمْ لاَ يُصِيبُهُمْ ظَمَأٌ وَلاَ نَصَبٌ وَلاَ مَخْمَصَةٌ فِي سَبِيلِ اللّهِ وَلاَ يَطَؤُونَ مَوْطِئًا يَغِيظُ الْكُفَّارَ وَلاَ يَنَالُونَ مِنْ عَدُوٍّ نَّيْلاً إِلاَّ كُتِبَ لَهُم بِهِ عَمَلٌ صَالِحٌ إِنَّ اللّهَ لاَ يُضِيعُ أَجْرَ الْمُحْسِنِينَ * وَلاَ يُنفِقُونَ نَفَقَةً صَغِيرَةً وَلاَ كَبِيرَةً وَلاَ يَقْطَعُونَ وَادِيًا إِلاَّ كُتِبَ لَهُمْ لِيَجْزِيَهُمُ اللّهُ أَحْسَنَ مَا كَانُواْ يَعْمَلُونَ "

Es ziemt sich nicht für die Bewohner von Al-Madina, noch für die sie umgebenden Wüstenaraber, hinter dem Gesandten Allāhs zurückzubleiben und ihr Leben dem seinigen vorzuziehen. Dies (ist so), weil weder Durst noch Mühsal noch Hunger sie auf Allāhs Weg erleiden, auch betreten sie keinen Weg, der die Ungläubigen erzürnt, noch fügen sie einem Feind Leid zu, ohne dass ihnen ein verdienstliches Werk angeschrieben würde. Wahrlich, Allāh lässt den Lohn derer, die Gutes tun, nicht verloren gehen. Und sie spenden keine Summe, sei sie groß oder klein, und sie durchziehen kein Tal, ohne dass es ihnen angeschrieben würde, aufdass Allāh ihnen den besten Lohn gebe für das, was sie getan haben.

(Sure Al-Tawba 9: Vers 119-120)

Wird ein Gläubiger unverschuldet krank, und gibt es keine Behandlungsmöglichkeit, dann verspricht Gott ihn für sein Leid zu belohnen, solange dieses Leid dauert. Ist er gesund geworden, geht die Belohnung zu Ende. Allāhs Gesandter sagte über die Prüfung der Gläubigen:

" أبا هريرة يقول قال رسول الله ﷺ: " من يرد الله به خيرا يصب منه "

Wenn Allāh etwas Gutes für einen Menschen tun will, dann prüft Er ihn hart.

(Ṣaḥîḥ Al-Buchâri 5213. HS)

" عن أبي هريرة عن النبي ﷺ قال: " ما يصيب المسلم من نصب ولا وصب ولا هم ولا حزن ولا أذى ولا غم حتى الشوكة يشاكها إلا كفر الله بها من خطاياه "

Weder Leid, Krankheit, Sorge, Traurigkeit noch anderer Schaden treffen einen Muslim, ohne dass Allāh ihm dies als Sühne (für seine Sünden) anrechnet, sogar der Stich eines Dorns.

(Ṣaḥîḥ Al-Buchâri 5210-5212, Musnad Aḥmad 24173. HS)

" عن سهل بن معاذ بن أنس الجهني عن أبيه أنه دخل على أبي الدرداء فقال بالصحة لا بالمرض فقال أبو الدرداء سمعت رسول الله ﷺ يقول: " إن الصداع والمليلة لا تزال بالمؤمن وإن ذنبه مثل أحد فما تدعه وعليه من ذلك مثقال حبة من خردل "

Kopfschmerzen und Fieber begleiten den frommen Gläubigen, bis sie seine Sünden vernichtet haben, seien sie auch so groß wie der Berg Uḥud. Und lassen ihm keine Sünde, egal wie groß sie auch sein mag, wie ein Senfkorn.

(Musnad Aḥmad 20735. HD)

Das Verlangen nach Geduld ist in vielen Ḥadîthen vorhanden, besonders bei Krankheit und Lebenskrisen. Der Gesandte sagte:

" عن صهيب، قال: قال رسول الله ﷺ: "عجبا لأمر المؤمن، إن أمره كله خير، وليس ذاك لأحد إلا للمؤمن إن أصابته سراء شكر، فكان خيرا له، وإن أصابته ضراء صبر، فكان خيرا له "

Es ist bewundernswert die Lage des Tiefgläubigen. Jede seiner Sachen ist wohlwollend und das ist nicht für jeden Mensch, sondern nur für den Tiefgläubigen. Wird ihn ein Wohlstand treffen, so dankt er Gott dafür und das ist für ihn (bei Gott) Wohl. Und wird ihn eine Härte (Krankheit, Armut) treffen, so ist er geduldig dafür und das ist für ihn (bei Gott) Wohl.

(Ṣaḥîḥ Muslim 5323. HS)

" عطاء بن أبي رباح قال قال لي ابن عباس ألا أريك امرأة من أهل الجنة قلت بلى قال هذه المرأة السوداء أتت النبي ﷺ فقالت إني أصرع وإني أتكشف فادع الله لي قال: " إن شئت صبرت ولك الجنة وإن شئت دعوت الله أن يعافيك " فقالت أصبر فقالت إني أتكشف فادع الله لي أن لا أتكشف فدعا لها "

Der Gefährte Ibn Àbbas sagte zu Àtaa Bin Abi Rabaḥ, ob er eine Paradiesbewohnerin sehen möchte. Er sagte: „Ja." Ibn Àbbas sagte: „Diese schwarze Frau kam zum Propheten und sagte ihm: Ich bekomme Epilepsie-Anfälle und ich falle nackt auf den Boden. Bitte Allāh für mich!" Der Prophet Muḥammad (ﷺ) sagte: „Entweder, du bliebest geduldig und du bekämest von Allāh (einen Platz im) Paradies oder ich würde Allāh bitten, dich gesund zu machen." Die Frau sagte: „Ich entscheide geduldig zu bleiben, aber bitte Allāh mich während der Epilepsie-Anfälle zu schützen, damit ich nicht nackt werde. Daraufhin sprach der Prophet für sie ein Bittgebet."

(Ṣaḥîḥ Al-Buchâri 5220. HS)

Diesen Ḥadîth und auch andere haben Gelehrte dahingehend interpretiert, dass das Bittgebet des Propheten ein Heilmittel ist, das aber nur bei Frommen und bei denjenigen, die daran glauben, wirkt. Außerdem deutet der Ḥadîth darauf hin, dass im Islam eine *Verweigerung einer Heilung* möglich wäre, wenn der Mensch es will. Die meisten Gelehrten aber, betonen, dass der Gesandte sich von Ärzten behandeln ließ. Anderes als in anderen Religionen beschrieben wurde, dass Epilepsie als „Besessenheit" galt[195], beschrieb Al-Kaḥḥal (ca. 1200 u.Z.) die Epilepsieursache als einen Teilstau (wohl während der Anfälle) einer dicken zähen Flüssigkeit in den Eingängen des inneren Gehirns, also im Grunde wie wir heute Epilepsie als Krankheit betrachten. Als Schutz vor Epilepsie-Anfällen hatten Isḥaaq Bin Ḥunain und Al-Razi (Rhazes) empfohlen, einen Gurt aus Tierleder (besonders aus Eselsleder[196]) um den Kopf zu binden und diesen jedes Jahr auszuwechseln.

Krankheit als Märtyrertum *(المرض والشهادة)*

Der Prophet versprach folgenden Märtyrern eine höhere Belohnung von Gott:[197]

" جابر بن عتيك . قال رسول الله ﷺ:" الشهادة سبع سوى القتل في سبيل الله المطعون شهيد والغرق شهيد وصاحب ذات الجنب شهيد والمبطون شهيد وصاحب الحريق شهيد والذي يموت تحت الهدم شهيد والمرأة تموت بجمع شهيد "

Wahrlich, das Märtyrertum besteht neben dem Tod im Krieg auf Allāhs Weg in sieben weiteren Fällen: Wer an Pest stirbt, ist Märtyrer, wer ertrinkt, ist Märtyrer, wer an Rippen- bzw. Brustfellerkrankung (Pleuritis) stirbt, ist Märtyrer, wer an Bauchschmerzen stirbt, ist Märtyrer, wer im Feuer stirbt, ist Märtyrer, wer unter Haustrümmern (nach einem Einsturz) stirbt, ist Märtyrer und, wenn eine Frau während der Schwangerschaft oder bei der Geburt stirbt, ist sie Märtyrerin.

(Sunan Abi Dawoud 2704. HS)

Der islamische Begriff Märtyrertum umfasst also Fälle, die direkt oder indirekt mit Erkrankung, Verletzung und schließlich Tod unter den genannten Umständen zu tun haben. Der Gesandte sagte:

" عن سعيد بن زيد، قال: قال رسول الله ﷺ: "من قتل دون ماله فهو شهيد، ومن قتل دون أهله فهو شهيد، ومن قتل دون دينه فهو شهيد، ومن قتل دون دمه فهو شهيد. "

Wahrlich, wer beim Schutz seines Geldes (gegen einen Angreifer) getötet wird, ist ein Märtyrer, wer beim Schutz seiner Familie (gegen einen Angreifer) getötet wird, ist ein Märtyrer, wer beim Schutz seines Glaubens getötet wird, ist ein Märtyrer, und wer beim Schutz seines Blutes (Körpers) getötet wird, ist ein Märtyrer.

(Musnad Aḥmad 1587. HM, Ṣaḥîḥ Al-Buchâri 2313. HS)

" عن أبي هريرة قال قال رسول الله ﷺ: " من مات مريضا مات شهيدا ووقي فتنة القبر وغدي وريح عليه برزقه من الجنة "

Wer an Erkrankung stirbt, ist Märtyrer, wird vor der Qual des Grabes geschützt und bekommt seine Nahrung aus dem Paradies.

(Sunan Ibn Mâdschah 1604. HD)

Laut Gelehrten und Rechtschulen sind außerdem diejenigen Märtyrer, die einer Epidemie zum Opfer fallen, aus einer Höhe abstürzen, durch Unrecht oder auf der Pilgerfahrt

---

[195] https://de.wikipedia.org/wiki/Epilepsie

[196] Wahrscheinlich wegen der Elastizität des Eselsleders, eine ähnliche Methode wird in China (Ejiao) angewandt, die den Aufbau von Flüssigkeiten und Blut fördern soll. Vgl.: http://german.china.org.cn/china/archive/2009-07/09/content_18102563.htm.

[197] Vgl. Ṣaḥîḥ Al-Buchâri 3474.

sterben oder auf dem Weg zum Erwerb von Kenntnissen.[198] Das Verständnis des im Westen benutzten Begriffs „Märtyrer" bezieht sich in der Regel nur auf „Dschihad, Kampf auf dem Weg Gottes", oft auch als „heiliger Krieg" bezeichnet. Im Islam gilt, wie oben berichtet, die gleiche Belohnung als Märtyrer für andere Prüfungen. Es gibt Fälle, in denen Muslime nicht traurig werden, sondern Freude haben, wenn ihre Angehörigen als „Märtyrer" sterben, wie im Fall des Krieges oder in den oben genannten Fällen. Sie lehnen Beileid ab und bitten, dass Gott diesen „Märtyrer" ohne Abrechnung ins Paradies eintreten lässt. Beobachtet wurde beispielsweise in arabischen Ländern während der jüngsten Revolutionen, dass Sargträger der Getöteten, die als Märtyrer von dem Trauerzug anerkannt wurden, vor dem Begräbnis mit der Leiche in Kreisen tanzten.

Die Geduld und das Ertragen einer Epidemie hat seinen Wert bei Gott und wird wie oben berichtet mit großer Belohnung vergolten:

„ عن عائشة، زوج النبي ﷺ أنها أخبرتنا أنها سألت رسول الله ﷺ عن الطاعون فأخبرها نبي الله ﷺ " أنه كان عذابا يبعثه الله على من يشاء، فجعله الله رحمة للمؤمنين، فليس من عبد يقع الطاعون فيمكث في بلده صابرا، يعلم أنه لن يصيبه إلا ما كتب الله له، إلا كان له مثل أجر الشهيد ""

Aìscha, die Frau des Gesandten ﷺ, fragte Allāhs Gesandten nach der Pest. Allāhs Prophet teilte ihr mit: „Sie sei eine Qual, mit der Allāh denjenigen heimsuchte, den Er wolle, und dass Allāh sie zu einer Barmherzigkeit für die Gläubigen machte. Kein (Allāhs-) Diener wird die Heimsuchung der Pest erleben, sich weiterhin in seinem Land geduldig und in Betracht des Lohns (Allāhs) aufhalten - während er weiß, dass ihn nur das trifft, was Allāh für ihn bestimmt hat -, ohne dass ihm der gleiche Lohn wie der eines Märtyrers zuteil wird.

(Ṣaḥîḥ Al-Buchâri 7534. HS)

Und in Ṣaḥîḥ Al-Buchâri 5474 schließt der Gesandte die Haus-Quarantäne auch ein.

Der Prophet Muḥammad sagte auch:

" عائشة قالت قال رسول الله ﷺ: " لا تفنى أمتي إلا بالطعن والطاعون قلت يا رسول الله هذا الطعن قد عرفناه فما الطاعون قال غدة كغدة البعير المقيم بها كالشهيد والفار منها كالفار من الزحف "

„Wahrlich, meine Umma (Gemeinschaft) wird nur durch die Pest oder ‚Ţaa\`un' vernichtet." Àischa fragte ihn: „Wir wissen, was ‚Ţaa\`n' (Erstechen) ist, was aber ist ‚Ţaa\`un'[199]" Er sagte: „Das ist wie eine geschwollene Drüse eines Kamels. Wer daran leidet, ist wie ein Märtyrer (hinsichtlich des Lohnes), und wer davor flieht, ist wie jemand, der vor dem Krieg flieht!"

(Musnad Aḥmad 24986 und 18707. HH)

In einem anderen Zitat erklärte der Prophet:

" الطاعون وخز أعدائكم من الجن "

Al-Ţaa\`un ist Anstechen der unsichtbaren Feinde.[200]

(Al-Albani 3951. HS)

---

[198] Al-Jaziri, 1987

[199] Ţaa\`un entspricht wohl der Bubonenpest.

[200] Heutzutage werden die unsichtbaren Feinde als Bakterien und Viren interpretiert.

Der Prophet Muḥammad erklärt, dass die Pest eine Verdickung unter den Armen (taḥt al Ibt`) ist, die ähnlich wie die Drüsen der Kamele anschwillt und wächst. Denkbar sind natürlich alle möglichen bösartigen Geschwülste oder Entzündungen der Lymphknoten.[201]

Krankheit als Strafe (المرض كعقوبة)

" فِي قُلُوبِهِم مَّرَضٌ فَزَادَهُمُ اللّهُ مَرَضاً وَلَهُم عَذَابٌ أَلِيمٌ بِمَا كَانُوا يَكْذِبُونَ "

In ihren Herzen ist eine Krankheit, und Allāh mehrt ihre Krankheit, und für sie ist eine schmerzliche Strafe dafür (bestimmt), dass sie logen.

(Sure Al-Baqara 2: Vers 10)

Gott kann schlechte Menschen mit Krankheiten bestrafen, wenn sie seine Botschaft hören, aber verleugnen. Gott droht Muslimen mit Erkrankungen, wenn sie vom Weg Gottes abweichen. Krankheit kann also nicht nur als Prüfung zur Verminderung oder Löschung von Sünden durch Schmerzen, sondern für die Verleugner Gottes auch als Strafe oder Vorstufe der Strafe in dieser Welt, die im Jenseits fortgesetzt wird, gesandt werden. Vor einer Strafe, wie Gott sagt, werden die Menschen allerdings durch das Entsenden eines Botschafters oder Propheten, der sie zuvor auf Gottes Gesetze aufmerksam macht, gewarnt:

" مَّنِ اهْتَدَى فَإِنَّمَا يَهْتَدي لِنَفْسِهِ وَمَن ضَلَّ فَإِنَّمَا يَضِلُّ عَلَيْهَا وَلاَ تَزِرُ وَازِرَةٌ وِزْرَ أُخْرَى وَمَا كُنَّا مُعَذِّبِينَ حَتَّى نَبْعَثَ رَسُولاً "

Wer den rechten Weg befolgt, der befolgt ihn nur zu seinem eigenen Heil; und wer irregeht, der geht allein zu seinem eigenen Schaden irre. Und keine lasttragende Seele soll die Last einer anderen tragen. Und Wir quälen nie, ohne zuvor einen Gesandten geschickt zu haben.

(Sure Al-Israa 17: Vers 15)

Gott versah Moses mit vielen Wundern, damit er den Pharao überzeugen sollte, sich Gottes Willen zu unterwerfen. Als der Pharao dies ablehnte, schickte Gott durch Moses Krankheiten als Strafe für den Pharao und seine Anhänger, um damit Moses und den unterdrückten Kindern Israels zu helfen:

" وَقَالُواْ مَهْمَا تَأْتِنَا بِهِ مِن آيَةٍ لِّتَسْحَرَنَا بِهَا فَمَا نَحْنُ لَكَ بِمُؤْمِنِينَ * فَأَرْسَلْنَا عَلَيْهِمُ الطُّوفَانَ وَالْجَرَادَ وَالْقُمَّلَ وَالضَّفَادِعَ وَالدَّمَ آيَاتٍ مُّفَصَّلاَتٍ فَاسْتَكْبَرُواْ وَكَانُواْ قَوْمًا مُّجْرِمِينَ "

Und sie sagten: „Was du uns auch immer für ein Zeichen bringen magst, um uns damit zu bezaubern, wir werden dir doch nicht glauben." Da sandten Wir die Flut über sie, die Heuschrecken, die Läuse, die Frösche und das Blut - deutliche Zeichen -, doch sie betrugen sich hochmütig und wurden ein sündiges Volk.

(Sure Al-A`raf 7: Vers 130-132)

Auch der Samiriy, der den Stier aus Gold machte, wurde mit der „Erkrankung des Nicht-Anfassens von Menschen" bestraft[202]. Der Gesandte warnte die Gläubigen und sagte:

---

[201] Al-Sayouti, 1986.

[202] Sure Ṭaha 20: Vers 95-98. Vgl. Wunder der Propheten oben.

" عن عبد الله بن عمر قال أقبل علينا رسول الله ﷺ فقال: " يا معشر المهاجرين خمس إذا ابتليتم بهن وأعوذ بالله أن تدركوهن لم تظهر الفاحشة في قوم قط حتى يعلنوا بها إلا فشا فيهم الطاعون والأوجاع التي لم تكن مضت في أسلافهم الذين مضوا ولم ينقصوا المكيال والميزان إلا أخذوا بالسنين وشدة المئونة وجور السلطان عليهم ولم يمنعوا زكاة أموالهم إلا منعوا القطر من السماء ولولا البهائم لم يمطروا ولم ينقضوا عهد الله وعهد رسوله إلا سلط الله عليهم عدوا من غيرهم فأخذوا بعض ما في أيديهم وما لم تحكم أئمتهم بكتاب الله ويتخيروا مما أنزل الله إلا جعل الله بأسهم بينهم "

Oh ihr Anssari-Aussiedler (Anssari, Einwohner von Al-Medina), es gibt fünf Sachen, und ich erflehe Allāhs Beistand, dass sie euch nicht erreichen mögen: Wenn die Sünde in einem Volk sich verbreitet, und sich die Bevölkerung gegenseitig zu sündigen Taten einlädt, werden Pest und Erkrankungen, die nicht bei ihren Vorgängern vorhanden waren, sich ausbreiten. Und wenn sie nicht genau die Waren wiegen, werden sie im Laufe der Jahre durch Mangel an Nahrung und ungerechte Führer vernichtet. Und wenn sie die Zakat (Armen-Pflichtabgabe) nicht (den Armen) zahlen, werden sie keinen Regen bekommen und allein der Tatsache, dass es Tiere gibt, ist geschuldet, dass überhaupt Regen vom Himmel fällt. Und wenn sie den Vertrag, den sie mit Gott und seinem Gesandten geschlossen haben, anfechten, wird Gott gegen sie Feinde von außen schicken, durch deren Hände sie vernichtet werden. Und wenn ihre Führung nicht mit Gottes Buch regiert und wählt, was Gott herab sandte, werden sie sich gegenseitig bekämpfen.

(Sunan Ibn Mâdschah 4009. HH)

Erkrankung kann also Strafe sein und nicht nur Prüfung. In der Medizin Tätige werden Krankheit nicht als Gottes Strafe besehen, müssen aber eine allfällige derartige Befürchtung ihrer gläubigen Patienten in ihrer ärztlichen Behandlungsstrategie psychologisch berücksichtigen.

Krankheit von Ungeborenen, Neugeborenen und Kleinkindern (الأطفال والمرض)

Im Islam haben Menschen, die noch nicht erwachsen waren, als sie starben, keine religiösen Pflichten (تبليغ Tabligh[203]) und werden beim Jüngsten Gericht nicht zur Rechenschaft gezogen. Neugeborene oder Kleinkinder kommen nach ihrem Tod ohne Umweg ins Paradies (المولود في الجنة). Der Prophet Muḥammad sagte:

" عن حسناء بنت معاوية من بني صريم قالت حدثنا عمي قال قلت يا رسول الله من في الجنة قال: " النبي في الجنة والشهيد في الجنة والمولود والوليدة "

Im Paradies sind der Prophet, der Märtyrer, der Neugeborene und die Neugeborene.

(Musnad Aḥmad 22378 und 19674. HH)

" عن أبي هريرة عن النبي ﷺ قال: " ما من مسلمين يموت بينهما ثلاثة أولاد لم يبلغوا الحنث إلا أدخلهما الله بفضل رحمته إياهم الجنة قال يقال لهم ادخلوا الجنة فيقولون حتى يدخل آباؤنا فيقال ادخلوا الجنة أنتم وآباؤكم "

Wahrlich, wenn ein muslimisches Paar drei Kinder verliert, die noch nicht erwachsen waren, wird Allāh sie aufgrund seiner Barmherzigkeit ins Paradies eintreten lassen. Er sagte weiter: „Es wird ihnen gesagt werden: Tretet ein ins Paradies.“ Sie (die Kinder) sagen: „Wir treten nur ein ins Paradies, wenn unsere Eltern mitkommen.“ Es wird gesagt werden: „Tretet ein ins Paradies, ihr und eure Eltern.“

(Sunan Al-Nassaaii1853. HS)

---

[203] تبليغ Tabligh bedeutet die Pflicht, die von Gott verkündete Botschaft zu praktizieren.

" عن علي قال قال رسول الله ﷺ: " إن السقط ليراغم ربه إذا أدخل أبويه النار فيقال أيها السقط المراغم ربه أدخل أبويك الجنة فيجرهما بسرره حتى يدخلهما الجنة "

Wahrlich, der während einer Fehlgeburt verstorbene Fötus betet zu seinem Herrn und bittet Ihn, seine Eltern vom Feuer zu befreien, sollten sie sich darin befinden. Daraufhin wird gesagt werden: „Oh du verstorbener Fötus, der du deinen Gott darum bittest, deine Eltern ins Paradies zu bringen, deine Eltern wird Er aus Freude über diese Bitte (aus dem Feuer) ziehen und ins Paradies bringen."

(Sunan Ibn Mâdschah 1597. HD)

Abgetriebene oder spontan fehlgeborene Föten, die nicht älter als vier Monate sind und eine menschliche Form zeigen, sollen gewaschen, für sie das Totengebet verrichtet und beerdigt werden, aber eine öffentliche Beerdigung oder Beerdigung in einem Friedhof in Beisein eines Imams oder von Gemeindemitgliedern ist nicht erforderlich.

Krankheit, Glaube, Erbsünde und Schicksal (القضاء والقدر والمرض)

Als Adam im Paradies einen Fehler machte und von einem Baum mit Eva aß, bat er Gott um Vergebung. Gott sagte:

" فَتَلَقَّى آدَمُ مِن رَّبِّهِ كَلِمَاتٍ فَتَابَ عَلَيْهِ إِنَّهُ هُوَ التَّوَّابُ الرَّحِيمُ * قُلْنَا اهْبِطُواْ مِنْهَا جَمِيعاً فَإِمَّا يَأْتِيَنَّكُم مِّنِّي هُدًى فَمَن تَبِعَ هُدَايَ فَلاَ خَوْفٌ عَلَيْهِمْ وَلاَ هُمْ يَحْزَنُونَ "

Da empfing Adam von seinem Herrn Worte, worauf Er ihm verzieh; wahrlich, Er ist der Allverzeihende, der Barmherzige. Wir sprachen: „Geht hinunter von hier allesamt!" Und wenn dann zu euch Meine Rechtleitung kommt, brauchen diejenigen, die Meiner Rechtleitung folgen, weder Angst zu haben, noch werden sie traurig sein.

(Sure Al-Baqara 2: Vers 37-38)

Aus diesem und anderen Gründen gibt es keine Erbsünde im Islam. Jeder ist für seine Taten und ihre Folgen (Schaden oder Nutzen) verantwortlich:

" وَلاَ تَكْسِبُ كُلُّ نَفْسٍ إِلاَّ عَلَيْهَا وَلاَ تَزِرُ وَازِرَةٌ وِزْرَ أُخْرَى "

Und keine Seele wirkt, es sei denn gegen sich selbst, und keine lasttragende (Seele) soll die Last einer anderen tragen.

(Sure Al-Anàm 6: Vers 164)

Das ist wichtig, um Patienten von einer unbekannten seelischen Last zu befreien und ihre Lage dadurch zu erleichtern, dass man ihre Zweifel vermindert. Besonders betrifft das Patienten, die in harten Krankheitssituationen von Zweifel geplagt werden, die ihre Lage verschlechtern und die Therapie erschweren. In diesen Fällen ist oft eine entsprechende Seelsorge hilfreich.

Wie oben beschrieben gehört das Schicksal bzw. das Verborgene oder Vorgeschriebene (Qadhaa قضاء = Fügung und Qadar قدر = Vorbestimmung, Prädestination), sei es positiv oder negativ, auch Qismah, Kismet oder Nassib genannt) zu der sechsten Säule des inneren Glaubens (Iman) und spielt im Islam bei Erkrankungen eine wichtige Rolle. Wer das ablehnt, tritt aus dem Islam aus.

" عن أبي الدرداء عن النبي ﷺ قال: " لا يدخل الجنة ... ولا مكذب بقدر "

Wahrlich, derjenige, ...der das Schicksal Gottes leugnet (das Verborgene), wird das Paradies nicht betreten.

(Musnad Aḥmad 26212. HH)

In vorislamischer Zeit gab es einen weit verbreiteter Glauben, an der Art des Vogelflugs das Schicksal ablesen zu können. Gott sagte:

" وَاضْرِبْ لَهُم مَّثَلاً أَصْحَابَ الْقَرْيَةِ إِذْ جَاءهَا الْمُرْسَلُونَ * إِذْ أَرْسَلْنَا إِلَيْهِمُ اثْنَيْنِ فَكَذَّبُوهُمَا فَعَزَّزْنَا بِثَالِثٍ فَقَالُوا إِنَّا إِلَيْكُم مُّرْسَلُونَ * قَالُوا مَا أَنتُمْ إِلاَّ بَشَرٌ مِّثْلُنَا وَمَا أَنزَلَ الرَّحْمن مِن شَيْءٍ إِنْ أَنتُمْ إِلاَّ تَكْذِبُونَ * قَالُوا رَبُّنَا يَعْلَمُ إِنَّا إِلَيْكُمْ لَمُرْسَلُونَ * وَمَا عَلَيْنَا إِلاَّ الْبَلاَغُ الْمُبِينُ * قَالُوا إِنَّا تَطَيَّرْنَا بِكُمْ لَئِن لَّمْ تَنتَهُوا لَنَرْجُمَنَّكُمْ وَلَيَمَسَّنَّكُم مِّنَّا عَذَابٌ أَلِيمٌ * قَالُوا طَائِرُكُمْ مَعَكُمْ أَئِن ذُكِّرْتُم بَلْ أَنتُمْ قَوْمٌ مُّسْرِفُونَ "

Und präge ihnen das Gleichnis von den Leuten der Stadt, als die Abgesandten zu ihr kamen. Als Wir zwei zu ihnen schickten und sie von ihnen für Lügner gehalten wurden, da stärkten Wir (sie) durch einen dritten, und sie sagten: „Wir sind zu euch entsandt worden.“ Jene sagten: „Ihr seid nur Menschen wie wir; und der Allerbarmer hat nichts herabgesandt. Ihr sprecht nichts als Lügen.“ Sie sagten: „Unser Herr weiß, dass wir wahrlich Abgesandte zu euch sind. Und uns obliegt nur die klare Verkündigung.“ Sie sagten: „Wir ahnen Böses (laut Richtung des Vogelflugs) von euch. Wenn ihr (davon) nicht ablasst, so werden wir euch gewiss steinigen, und euch wird sicher unsere schmerzliche Strafe treffen.“ Sie sagten: „Euer Unheil (laut Richtung des Vogelflugs) liegt bei euch selbst. Liegt es daran, dass ihr ermahnt werdet? Nein, ihr seid Leute, die das Maß überschreiten.“

(Sure Yassin 36: Vers 13-18)

In dem oben genannten Vers wird der Begriff „laut Richtung des Vogelflugs“ verwendet, d.h. auf Arabisch „Taṭayyur تطيّر“. Die Araber vor dem Islam hatten einen Vogel fliegen lassen, wenn sie in einer Sache Hilfe für eine Entscheidung suchten. Flog der Vogel nach rechts, bedeutete es das Gute und man sollte sich für die Sache entscheiden. Flog der Vogel jedoch nach links, dann bedeutete das etwas Bösartiges und man durfte die Sache nicht ausführen. Der Islam verbot diese Praxis und legte fest, dass Entscheidungen durch Anwendung religiöser Regeln und den Gebrauch des menschlichen Verstandes zu treffen seien.

Ähnlich erlaubt der Koran den Muslimen nicht ihr Schicksal zu bestimmen, sondern sich auf Gottes Macht zu verlassen:

" ... وَأَن تَسْتَقْسِمُواْ بِالأَزْلاَمِ ذَلِكُمْ فِسْقٌ ..."

Und ferner (ist euch verboten), dass ihr durch Lospfeile das Schicksal zu erkunden sucht. Das ist eine Freveltat.

(Sure Al-Maaida 5: Vers 3)

Abergläubisches Verhalten, wenn man beispielsweise einen Einäugigen oder Blinden, einen Albino oder Hauterkrankten oder „böse“ Tiere sieht, dass einem anschließend etwas Unangenehmes zustößt, und man dazu sagt „Es fing mit so etwas an!“, ist unislamisches Verhalten, weil nur Gott das Schicksal eines Menschen bestimmt.[204]

Die Medien in den arabischen Ländern warnen vor Scharlatanen und berichten darüber, wie diese auch heute mit schwarzer Magie betrügen. Sie gehen dabei so weit, dass sie einen Platz im Paradies versprechen. Sogar Akademiker fielen ihnen zum Opfer.[205] Im Jahr 2011 wurden allein im Gebiet um die „heilige“ Stadt Mekka in Saudi-Arabien 132

---

[204] Al-Dalati, 2010a.

[205] Maalouf, 2007.

Magier verhaftet.[206] Der Glaube an die schwarze Magie wird in folgendem Fall deutlich: Eine arabische Zeitung berichtete, dass der Bürgermeister einer Stadt eine Klage gegen seine Kollegen erhoben hatte, da sie versucht hatten, seine Bürotür mit Wasser zu bespritzen, das mit schwarzer Magie belesen war, um so politisch Einfluss zu nehmen.[207]

Der Islam baut eine feste und stabile Persönlichkeit, die nicht von Dämonen, Zauberern oder Scharlatanen beeinflusst werden soll und nur an die Einflüsse Gottes und ihr von Gott vorbestimmtes Schicksal glaubt. Diese Persönlichkeit soll auch den Teufel bekämpfen und die Härte des Lebens vertragen. Der Glaube soll sie stabilisieren. Trotzdem gibt es zweifelnde Seelen.

" عَنْ أَبِي هُرَيْرَةَ قَالَ قَالَ رَسُولُ اللهِ ﷺ:" احْرِصْ عَلَى مَا يَنْفَعُكَ وَاسْتَعِنْ بِاللهِ وَلَا تَعْجَزْ وَإِنْ أَصَابَكَ شَيْءٌ فَلَا تَقُلْ لَوْ أَنِّي فَعَلْتُ كَانَ كَذَا وَكَذَا وَلَكِنْ قُلْ قَدَرُ اللهِ وَمَا شَاءَ فَعَلَ فَإِنَّ لَوْ تَفْتَحُ عَمَلَ الشَّيْطَانِ "

Bemühe dich das Nützliche für dich zu tun, stütze dich auf Allāh, gib nicht auf, und wenn etwas (Negatives) dich trifft, dann sage nicht: „Hätte ich so gemacht, dann wäre es so und so geworden“, sondern sag: „Gott hat es bestimmt und tat, was er will“, weil das Wort „hätte oder wäre“ öffnet die Türen des Satans.

(Ṣaḥīḥ Muslim 2664. HS)

Der Zweifel an einer Tat führt zu Schuldgefühlen, die in bestimmten Fällen zu psychischen Erkrankungen und Zerstörung der Familienverhältnisse führen können. Der Gesandte will mit dem oberen Zitat die seelischen Schäden und Folgen des Zweifels vermeiden oder vermindern.

Katastrophen wie Erdbeben oder z.B. die jüngste Viruspandemie können die Menschen zur Besinnung, Solidarität und zu ihren menschlichen Eigenschaften ohne Egoismus und Habgier zurückführen, sie an die Schwachen, Kranken und Bedürftigen denken lassen und danach handeln. Aber es kann auch das Gegenteil passieren (z.B. Hamsterkäufe, Egoismus, Ignoranz, Angst und Isolation). Erkrankt man ohne persönliche Schuld oder durch Verschulden eines Dritten, wie z.B. bei Geburtsschäden, einer unvermeidbaren Infektion oder einem unverschuldeten Unfall, dann kommt das Schicksal von Gott, unabhängig davon, ob die betroffene Person den Sinn findet, versteht oder nicht. Auch im Fall, dass der Mensch den Sinn vieler Katastrophen nicht versteht (z.B. die Zerstörung von sozialen Bindungen und Gewohnheiten wie durch die Coronavirus-Pandemie), darf man nicht an Gottes Barmherzigkeit und Weisheit zweifeln. Das ist manchmal typisch bei Patienten, die schwer erkranken und sich immer wieder fragen „Warum ich? Warum passiert mir so etwas?“. Das ist natürlich ein Zweifelsschrei. Der Gläubige dankt Gott dafür, egal ob das Los positiv oder negativ ist. Oft zweifelt der Patient auch am Sinn des Lebens, warum Gott ihn schuf und auf der Erde schickte. Der Zweifel darf nicht den Grad erreichen, in dem des Patienten Lage schlimmer wird oder er den Glauben verliert. Gleichzeitig wird dieser Begriff von einigen Muslimen psychologisch missbraucht, um alles auf Gottes Schicksal zu schieben und ihr Versagen und/oder Nichtstun zu rechtfertigen. Hier ist eine seelsorgerische Tätigkeit wichtig, um den Patienten zu stabilisieren und seinen Zweifel zu reduzieren, damit er die Erkrankung über-

[206] Al-Aḥmadi, 2009.
[207] Anon IV, 2008.

winden oder damit leben kann. Viele Koran- und Ḥadîthen-Zitate in diesem Werk deuten darauf hin.

Ruqya oder Medikamente ändern das Schicksal des Patienten aber nicht, da über das Schicksal, die Wirkung der Ruqya und von Medikamenten, nur Gott bestimmt.

" عن أبي خزامة قال سئل رسول الله ﷺ: " أرأيت أدوية نتداوى بها ورقى نسترقي بها وتقى نتقيها هل ترد من قدر الله شيئا قال هي من قدر الله "

Der Gefährte Abu Khuzama fragte Allāhs Gesandten „Siehst du Medikamente, die wir uns damit behandeln, Ruqya, die wir uns für Heilung aussprechen, und Vorsorgemaßnahmen, die wir tun, würden sie etwas vom Allāhs Schicksal (das Verborgene) der Menschen ändern. Er antwortete: „Sie gehören zum Schicksal Allāhs (zum Verborgenen bei Allāh).“

(Sunan Ibn Mâdschah 3428. HD)

Gefühle, Mitgefühl und Feinfühligkeit (الشعور بالآخر والإحساس)

Barmherzigkeit als zentraler Auftrag

Viele Ḥadîthe behandeln das, was als „Schutz der Seele“ oder „psychologische Präventiv-Medizin“ angesehen werden kann, nämlich die Barmherzigkeit und das Mitgefühl gegenüber den Menschen, den Tieren und der gesamten Natur, in Anlehnung an das im Koran angesprochene Prinzip des beseelten Lebewesens und der Verantwortung des Menschen für seine Mitgeschöpfe. Gott sagt:

" رَحْمَتِي وَسِعَتْ كُلَّ شَيْءٍ "

… doch Meine Barmherzigkeit umfasst alle Dinge.

(Sure Al-A`raf 7: Vers 156)

Über die Barmherzigkeit zitierte Muḥammad Gott:

" أبا هريرة ﷺ يقول سمعت رسول الله ﷺ يقول: " إن الله كتب كتابا قبل أن يخلق الخلق إن رحمتي سبقت غضبي فهو مكتوب عنده فوق العرش "

Wahrlich, Allāh hat in einem Schriftzug geschrieben bevor die Menschen geschaffen wurden: „Meine Barmherzigkeit übertrifft Meinen Zorn.“ Dies steht bei Ihm über Seinem ‚Thron’.

(Ṣaḥîḥ Al-Buchâri 6999. HS)

Gott sandte auserwählte Botschafter, die mit den Menschen barmherzig sein sollen:

" وَمَا أَرْسَلْنَاكَ إِلَّا رَحْمَةً لِّلْعَالَمِينَ "

Und Wir entsandten dich nur aus Barmherzigkeit für alle Welten.

(Sure Al-Anbiyaa 21: Vers 107)

" عن عائشة ﷺ قالت: جاء أعرابي إلى النبي ﷺ فقال: " تقبلون الصبيان فما نقبلهم" فقال النبي ﷺ: "أوأملك لك أن نزع الله من قلبك الرحمة "

Ein Beduine kam zum Gesandten (ﷺ) und sagte: „Ihr küsst die Kinder? Wir küssen sie nicht!“. Der Gesandte (ﷺ) antwortete ihm: „Ich kann nicht verhindern, dass Allāh die Barmherzigkeit von Dir entfernt!“

(Ṣaḥîḥ Al-Buchâri 5539. HS)

"عن أبي سعيد قال قال رسول الله ﷺ: " لله ﷻ مائة رحمة فقسم منها جزءا واحدا بين الخلق فبه يتراحم الناس والوحش والطير "

Allāh hat einhundert Barmherzigkeiten, von denen Er nur eine für die Menschen, Dschinn, Tiere und das Ungeziefer hinabgesandt hat.

(Ṣaḥîḥ Al-Buchâri 6104, Al Nawawi 420, Musnad Aḥmad 11104, Ṣaḥîḥ Muslim 4946. HS)

Verbot der Kränkung, besonders der psychischen Kränkung (منع التسبب بمرض أو عقدة نفسية)

Die anderen zu erniedrigen erlaubt der Islam nicht. Gott warnt den Menschen:

" يَا أَيُّهَا الَّذِينَ آمَنُوا لَا يَسْخَرْ قَومٌ مِّن قَوْمٍ عَسَى أَن يَكُونُوا خَيْرًا مِّنْهُمْ وَلَا نِسَاء مِّن نِّسَاء عَسَى أَن يَكُنَّ خَيْرًا مِّنْهُنَّ وَلَا تَلْمِزُوا أَنفُسَكُمْ وَلَا تَنَابَزُوا بِالْأَلْقَابِ بِئْسَ الاِسْمُ الْفُسُوقُ بَعْدَ الْإِيمَانِ وَمَن لَّمْ يَتُبْ فَأُوْلَئِكَ هُمُ الظَّالِمُونَ * يَا أَيُّهَا الَّذِينَ آمَنُوا اجْتَنِبُوا كَثِيرًا مِّنَ الظَّنِّ إِنَّ بَعْضَ الظَّنِّ إِثْمٌ وَلَا تَجَسَّسُوا وَلَا يَغْتَب بَّعْضُكُم بَعْضًا أَيُحِبُّ أَحَدُكُمْ أَن يَأْكُلَ لَحْمَ أَخِيهِ مَيْتًا فَكَرِهْتُمُوهُ وَاتَّقُوا اللَّهَ إِنَّ اللَّهَ تَوَّابٌ رَّحِيمٌ "

Oh ihr, die ihr glaubt! Lasst nicht eine Schar über die andere spotten, vielleicht sind diese besser als jene; noch (lasset) Frauen über (andere) Frauen (spotten), vielleicht sind diese besser als jene. Und verleumdet einander nicht und gebt einander keine Schimpfnamen. Schlimm ist die Bezeichnung der Sündhaftigkeit, nachdem man den Glauben (angenommen) hat, und jene die nicht umkehren - das sind die Ungerechten. Oh ihr, die ihr glaubt! Vermeidet häufigen Argwohn; denn mancher Argwohn ist Sünde. Und spioniert nicht und führt keine üble Nachrede übereinander. Würde wohl einer von euch gerne das Fleisch seines toten Bruders essen? Sicher würdet ihr es verabscheuen. So fürchtet Allāh. Wahrlich, Allāh ist Gnädig, Barmherzig.

(Sure Al-Ḥujurat 49: Vers 11-12)

Einem Anderen Hässlichkeit vorzuwerfen ist auch eine seelische Kränkung. Im folgenden Ḥadîth ist wohl ein Auslachen, das Betroffene als kränkend empfinden, gemeint.

" عَنْ أَبِي هُرَيْرَةَ رَفَعَهُ: " لَا تُكْثِرِ الضَّحِكَ فَإِنَّ كَثْرَةَ الضَّحِكِ تُمِيتُ الْقَلْبَ "

Du sollst nicht viel lachen, weil das das Herz sterben lässt.

(Ṣaḥîḥ Al-Buchâri. HS)

Der Prophet verbot den Männern, die Frauen zu schlagen.[208] Vielmehr muss man mit Frauen sanft umgehen. Der Prophet Muḥammad sagte zu dem Gefährten Andschascha:

" عن أنس ﷺ أن النبي ﷺ كان في سفر وكان غلام يحدو بهن يقال له أنجشة فقال النبي ﷺ: "رويدك يا أنجشة سوقك بالقوارير "

Gehe sanft (langsam) mit gläsernen Gefäßen (Frauen) um, du Andschascha!

(Ṣaḥîḥ Al-Buchâri 5742. HS)

Besonders empfindlich für tätliche Kränkungen ist das Gesicht, was nach dem Gesandten für Menschen und Tiere gilt. Neben der emotionalen Kränkung können auch für das Überleben wichtige Organe wie Augen, Zähne und Ohren geschädigt werden. Aber auch Tätowierung oder Brandmarkung des Gesichtes können bleibende kränkende Schäden hinterlassen.

" عن جابر قال نهى رسول الله ﷺ عن الضرب في الوجه وعن الوسم في الوجه "

Prophet Muḥammad (ﷺ) verbot, das Gesicht zu schlagen oder zu tätowieren.

(Ṣaḥîḥ Muslim 3952. HS)

" عن جابر أن النبي ﷺ مر عليه حمار قد وسم في وجهه فقال: " لعن الله الذي وسمه "

Der Propheten-Gefährte Dschabir berichtete, dass ein Esel am Gesandten Allāhs (ﷺ) vorbeiging, dessen Gesicht gebrandmarkt war. Der Gesandte sagte: „Gott verflucht denjenigen, der es brandmarkte."

(Ṣaḥîḥ Muslim 3953 und Musnad Aḥmad 13648. HS)

" عن أبي هريرة عن النبي ﷺ قال: " إذا ضرب أحدكم فليجتنب الوجه ولا يقل قبح الله وجهك ووجه من أشبه وجهك فإن الله ﷻ خلق آدم عليه السلام على صورته "

Falls einer von euch jemanden schlägt, soll er das Gesicht vermeiden und er darf nicht sagen: „Gott mache dein Gesicht hässlich und auch das Gesicht, das deinem ähnelt", denn Gott, der Allerhabene, Allmajestätische. Gott schuf das Adamsgesicht (عليه السلام) dem Gesicht der erwähnten Person ähnlich.[209]

(Musnad Aḥmad 9231. HS)

Das Schlagen auf das Gesicht ist eine der größten seelischen Erniedrigungen und Kränkungen in allen Kulturen. Sinnlose und Schmerzen verursachende Methoden erlaubt der Islam nicht.

---

208 Sunan Abi Dawoud 1834.

209 Der Mensch ist nicht wie im Christentum nach dem Ebenbild Gottes erschaffen, sondern nach dem Bild Adams.

" عَبْدِ اللَّهِ بْنِ مُغَفَّلٍ قَالَ نَهَى رَسُولُ اللَّهِ ﷺ عَنْ الْخَذْفِ قَالَ إِنَّهُ لَا يَصِيدُ صَيْدًا وَلَا يَنْكَأُ عَدُوًّا وَإِنَّمَا يَفْقَأُ الْعَيْنَ وَيَكْسِرُ السِّنَّ "

Allāhs Gesandter (ﷺ) verbot das Steinewerfen „mit drei Fingern“ bzw. die Schleuder auf Menschen (und Tiere) zu werfen und wies darauf hin, dass mit einer Schleuder weder ein Tier gejagt werden noch ein Feind zur Strecke gebracht werden könne, sondern sie schlage nur das Auge aus und breche den Zahn.

(Ṣaḥīḥ Al-Buchâri 5479, Sunan Abi Dawoud 5270. HS)

Umgang mit Behinderten (التعامل مع المعاقين)

Behinderte Menschen werden von vielen Menschen in vielen islamischen Ländern vernachlässigt, nicht richtig versorgt und manchmal diskriminiert. Dagegen ist die Lehre des Islam eine der Menschlichkeit. Diese Menschen haben ihre Behinderung nicht verursacht, sondern Gott prüft sie und uns damit. Eine direkte oder indirekte Diskriminierung eines Behinderten erlaubt die islamische Lehre nicht. In der Umayyaden Zeit wurden kenntnisreiche Behinderte im Staatsapparat eingestellt.[210] Den Respekt für Behinderte zeigen die folgenden Ḥadîthe:

" ابغوني ضعفائكم، فإنما ترزقون وتنصرون بضعفائكم "

Schickt mir eure schwachen Menschen, wahrlich durch eure schwachen Menschen werdet ihr die materielle Gnade Gottes und den Erfolg bekommen.

(Sunan Al-Tirmith 1702. HS)

" عن عبد الله بن عمرو قال قال رسول الله ﷺ: " ما أحد من المسلمين يبتلى ببلاء في جسده إلا أمر الله ﷻ الحفظة الذين يحفظونه اكتبوا لعبدي مثل ما كان يعمل وهو صحيح ما دام محبوسا في وثاقي وقال إسحاق اكتبوا لعبدي في كل يوم وليلة "

Wahrlich, wenn ein Muslim mit seinem Körper geprüft wird, dann sagt Allāh, der Allerhabene, der Allmajestätische, zu den Engeln, die die Taten Seines Dieners registrieren: „Schreibt für Meinen Diener genauso viele (gute) Taten, als ob er die gleiche Zeitspanne gesund gewesen wäre, wie Ich ihn mit Meinen Behinderungen gefangen genommen habe.“

(Musnad Aḥmad 6532. HS)

Der Prophet Muḥammad sagte:

" عن أنس بن مالك ﷺ قال سمعت النبي ﷺ يقول: " إن الله قال: " إذا ابتليت عبدي بحبيبتيه فصبر عوضته منهما الجنة "

Wahrlich, Allāh sagte: „Wenn Ich Meinen Diener an seinen beiden geliebten Augen prüfe und er sich dabei geduldig verhält, belohne Ich ihn dafür mit dem Paradies.“

(Ṣaḥīḥ Al-Buchâri 5221. HS)

Gott befreit behinderte Menschen von Aufgaben, die sie nicht erfüllen können:

" لَيْسَ عَلَى الْأَعْمَى حَرَجٌ وَلَا عَلَى الْأَعْرَجِ حَرَجٌ وَلَا عَلَى الْمَرِيضِ حَرَجٌ ... "

Kein Tadel trifft den Blinden, noch trifft ein Tadel den Gehbehinderten, noch trifft ein Tadel den Kranken.

(Sure Al-Fatḥ 48: Vers 17)

Der rechtgeleitete und sehr fromme Umayyaden Kalif Ùmar II. sagte zu seinen Mitarbeitern: „Seht diesen blinden Inselbewohner, der in der Dämmerung in die Moschee kommt, und schickt ihm einen Helfer, weder einen starken Mann, der ihn belastet, noch einen schwachen Mann, der ihm nicht hilft.“ Sie taten es.[211]

---

[210] Ibn Àssaker, 2012.

[211] Ibn Manzour, 2012.

Der Gesandte Allāhs sagte:

" عن ابن عباس أن رسول الله ﷺ قال: "... لعن الله من كمه أعمى عن الطريق ... قالها ثلاثا "

Und Allāhs Fluch über denjenigen, der einen Blinden von seinem Weg abbringt. … Der Gesandte wiederholte dies drei Mal.

(Musnad Aḥmad 2765. HS)

Der Kalif Al-Walid Bin Àbdul Malik (705 - 715 u.Z.) befahl, jedem Blinden einen Begleiter zur Seite zu stellen, damit dieser ihm bei seinen Alltagsprobleme helfe.[212] Der fromme Kalif Ùmar Bin Àbdul Aziz (Ùmar II.) setzte diese Regelung fort (heute entspräche sie in etwa der Pflegeversicherung).[213] Der Kalif Hârûn Al-Raschîd befreite die Blinden aller Religionszugehörigkeiten von allen Staatssteuern.[214]

Eine Gruppe von angesehenen Quraiysch-Führern besuchte den Propheten, um mit ihm über den Islam zu sprechen. Ein blinder Mann (Ibn Maktoum) kam zum Gesandten. Dieser wollte die Herzen der angesehenen Männer gewinnen und vermied das Gespräch mit dem Blinden. Allāh, der Erhabene tadelte ihn:

" عَبَسَ وَتَوَلَّى * أَن جَاءهُ الْأَعْمَى * وَمَا يُدْرِيكَ لَعَلَّهُ يَزَّكَّى * أَوْ يَذَّكَّرُ فَتَنفَعَهُ الذِّكْرَى * أَمَّا مَنِ اسْتَغْنَى * فَأَنتَ لَهُ تَصَدَّى* وَمَا عَلَيْكَ أَلَّا يَزَّكَّى * وَأَمَّا مَن جَاءكَ يَسْعَى * وَهُوَ يَخْشَى * فَأَنتَ عَنْهُ تَلَهَّى * كَلَّا إِنَّهَا تَذْكِرَةٌ "

Er runzelte die Stirn und wandte sich ab, als der blinde Mann zu ihm kam. Was lässt dich aber wissen, dass er sich nicht reinigen wollte oder dass er Ermahnung suchte und ihm somit die Lehre nützlich würde? Wer aber es nicht für nötig hält, dem kommst du (bereitwillig) entgegen, ohne dir etwas daraus zu machen, dass er sich nicht reinigen will. Was aber den anbelangt, der in Eifer zu dir kommt und gottesfürchtig ist, um den kümmerst du dich nicht. Nicht so. Wahrlich, dies ist eine Ermahnung.[215]

(Sure Àbasa 80: Vers 1-11)

Die folgenden Ḥadîthe zeigen den Umgang des Gesandten mit behinderten Menschen, die er ermutigt ihre Leiden zu ertragen und sich ihrer Behinderung nicht zu schämen:

" عمرو بن الشريد يحدث عن أبيه أن النبي ﷺ تبع رجلا من ثقيف حتى هرول في إثره حتى أخذ بثوبه فقال: " ارفع إزارك " فكشف الرجل عن ركبتيه فقال: " يا رسول الله، إني أحنف وتصطك ركبتاي. فقال رسول الله ﷺ: " كل خلق الله حسن". فلم نر ذلك الرجل إلا وإزاره إلى نصف ساقيه حتى مات "

Der Gesandte (ﷺ) folgte einen Mann aus Thaqif, so dass er laufen sollte hinter ihm. Er sagte zu ihm: „Hebe dein Kleid hoch". Der Mann hob sein Kleid bis zu den Knien und sagte: „Oh du Allāhs Gesandter, ich habe schiefe Füße und meine Knien zittern." Der Gesandte antwortete ihm: „Alle Geschöpfe Allāhs sind schön". Der Überlieferer sagte,dass sie (die Gefährten) das Kleid des Mannes hoch hoben bis zur Mitte der unteren Beine, bis er starb.

(Al-Albani 406. HS)

" أمر النبي ﷺ ابن مسعود فصعد على شجرة أمره أن يأتيه منها بشيء فنظر أصحابه إلى ساق عبد الله بن مسعود حين صعد الشجرة فضحكوا من حموشة ساقيه فقال رسول الله ﷺ: " ما تضحكون لرجل عبد الله أثقل في الميزان يوم القيامة من أحد "

Der Gesandte befahl dem Gefährten (Àbdul Lāh) Ibn Masòud auf einen Baum zu steigen und etwas zu holen. Die Gefährten lachten über ihn, weil er dünne Beine hatte. Der

[212] Al-Choudhari, 1998, Al-Damiri, 2006.
[213] Alsallaby, 2008; Sayid Al-Ahl, 1977.
[214] Al-Choudhari, 1998.
[215] Dieses entspricht dem heutigen Gleichbehandlungs- bzw. Antidiskriminierungsgesetz.

Gesandte (ﷺ) sagte ihnen: „Lacht nicht. Der Fuss Àbdul Lāhs ist in der Waage Gottes am Tag der Auferstehung schwerer als der Berg Uḥud“

(Musnad Aḥmad 180. HS)

" عن عائشة قالت: قلت للنبي ﷺ حسبك من صفية كذا وكذا قال غير مسدد تعني قصيرة فقال: " لقد قلت كلمة لو مزجت بماء البحر لمزجته "

Die Frau des Propheten Àischa sprach ihm über eine Frau, (die Şafiya) heißt, und nannte sie ‚die Kleine‘. Der Gesandte antwortete: „Wahrlich, du hast ein Wort ausgesprochen. Würde man es mit einem Meer mischen, so wird das Meer beschmutzt.“

(Sunan Abi Dawoud 4875. HS)

Behinderte werden als schwache Personen eingestuft und einige brauchen Hilfe von Außen. Der Gesandte sagte unter anderem über Hilfe für Behinderte:

" عن أبي ذر ﷺ قال: سألت رسول الله ﷺ، أي الأعمال أفضل؟ قال: " إيمان بالله وجهاد في سبيل الله " قلت: فأي الرقاب أفضل؟ قال: " أنفسها عند أهلها وأغلاها ثمنا "، قلت: فإن لم أفعل؟ قال: " تعين صانعا أو تصنع لأخرق "، قلت: فإن ضعفت عن ذلك، قال: " تدع الناس من الشر، فإنها صدقة تصدق بها على نفسك."

Der Gefährte Abu Tharr sagte: „Ich fragte den Gesandten (ﷺ): Welche Taten sind die Besten (bei Gott)?“ Er sagte: „Der Glaube an Allāh und die Seele anstrengen auf Allāhs Weg.“ Ich sagte: „Welche beste Sklaven soll man befreien?“. Er antwortet: „Die am liebsten und teuersten zu ihren Besitzern.“ Ich fragte ihn: „Und wenn ich es nicht tue.“ Er antwortete: „Du hilfst einem Helfer (Mitarbeiter) und du hilfst einem Nicht-Könnenden (Behinderten).“ Ich sagte: „Wenn ich nicht mehr schaffen kann.“ Er antwortete: „Du verursachst keine Schäden bei den Menschen, weil das eine Ṣadaka ist, mit der du dich belohnst.“

(Ṣaḥîḥ Al-Buchâri 1047. HS)

Gott sieht nicht nur das Äußere und das Vermögen eines Menschen an, sondern auch sein Herz und seine innere Absichten. Die äußere Erscheinung spielt auch eine Rolle im Alltag, aber darf nicht immer von einem einzigen Winkel gesehen werden. Darüber sagte der Gesandte:

"رب أشعث أغبر ذي طمرين مدفوع بالأبواب لو أقسم على الله لأبره."

Vielleicht ist ein Mensch, der struppiges (ungepflegtes) Haar hat, seine Kleider sind staubig und er hat zwei Kleider (eins für den Ober- und das andere für den Unterköper), dem die Menschen (wegen seines Aussehens und Armut) in den Türen nicht erlauben rein zu kommen, aber wenn er bei Gott um etwas schwört, wird Allāh seinen Wunsch erfüllen.

(Ṣaḥîḥ Muslim 5231, Sunan Al-Tirmithi. HS)

Auch wenn ein schwacher Mensch nicht viel leisten kann, darf man ihn nicht diskriminieren:

" المؤمن القوي خير وأحب إلى الله من المؤمن الضعيف وفي كل خير "

Wahrlich, Allāh liebt den starken Gläubigen mehr als den schwachen Gläubigen, und in jedem von ihnen ist Gutes[216]

(Ṣaḥīḥ Muslim 2664, Sunan Ibn Madjah 76 und Musnad Aḥmad 8473. HS)

Behinderte haben einen Anspruch auf Leben und Fortpflanzung. Muslimische Fachgelehrte lehnten die Bitte von Eltern ab, die Gebärmutter ihrer geistig behinderten Tochter zu entfernen, damit sie nicht schwanger werden könne und unter Umständen ein behindertes Kind zur Welt brächte.[217]

Umgang mit alten Menschen (التعامل مع المسنين)

Gott verlangt von den Kindern ihre Eltern im Alter nicht im Stich zu lassen:

" وَقَضَى رَبُّكَ أَلاَّ تَعْبُدُواْ إِلاَّ إِيَّاهُ وَبِالْوَالِدَيْنِ إِحْسَانًا إِمَّا يَبْلُغَنَّ عِندَكَ الْكِبَرَ أَحَدُهُمَا أَوْ كِلاَهُمَا فَلاَ تَقُل لَّهُمَآ أُفٍّ وَلاَ تَنْهَرْهُمَا وَقُل لَّهُمَا قَوْلاً كَرِيمًا * وَاخْفِضْ لَهُمَا جَنَاحَ الذُّلِّ مِنَ الرَّحْمَةِ وَقُل رَّبِّ ارْحَمْهُمَا كَمَا رَبَّيَانِي صَغِيرًا "

Und dein Herr hat befohlen: „Verehrt keinen außer Ihm, und (erweist) den Eltern Güte. Wenn ein Elternteil oder beide bei dir ein hohes Alter erreichen, so sage dann nicht ‚Pfui!‘ zu ihnen und fahre sie nicht an, sondern sprich zu ihnen in ehrerbietiger Weise. Und senke für sie in Barmherzigkeit den Flügel der Demut und sprich: ‚Mein Herr, erbarme Dich ihrer (ebenso mitleidig), wie sie mich als Kleines aufgezogen haben‘ “.

(Sure Al-Israa 17: Vers 22-24)

" عن ابن عباس أن رسول الله ﷺ قال: " ... لعن الله من عق والديه "... قالها ثلاثا "

Allāhs Fluch über denjenigen, der nicht gütig zu seinen Eltern ist. ... Der Gesandte wiederholte dies drei Mal.

(Musnad Aḥmad 2765. HS)

Gott beschreibt im Koran die Lage einzelner Menschen im Greisenalter. Die hier beschriebenen alten Menschen sind nicht psychisch krank. Es handelt sich offensichtlich um Altersdemenz (arab. العتة أو الخرف) nach unserer heutigen Definition.

" وَاللهُ خَلَقَكُمْ ثُمَّ يَتَوَفَّاكُمْ وَمِنكُم مَّن يُرَدُّ إِلَى أَرْذَلِ الْعُمُرِ لِكَيْ لاَ يَعْلَمَ بَعْدَ عِلْمٍ شَيْئًا إِنَّ اللهَ عَلِيمٌ قَدِيرٌ "

Und Allāh hat euch erschaffen, dann lässt Er euch sterben; und es gibt manche unter euch, die ins hinfällige Greisenalter getrieben werden, so dass sie nichts wissen, nachdem (sie) doch Wissen (besessen haben). Wahrlich, Allāh ist Allwissend, Allmächtig.[218]

(Sure Al-Naḥl 16: Vers 70)

" وَمَنْ نُعَمِّرْهُ نُنَكِّسْهُ فِي الْخَلْقِ أَفَلَا يَعْقِلُونَ "

Und den, dem Wir ein langes Leben geben, setzen wir körperlichem Verfall aus. Wollen sie es denn nicht begreifen?

(Sure Yasin 36: Vers 68)

Bei psychisch Kranken und älteren Menschen, die an Demenz erkrankt und nicht mehr zurechnungsfähig sind, liegt auch keine Verantwortlichkeit vor. Psychisch kranke Menschen dürfen unter bestimmten Bedingungen zu ihrem Schutz verwahrt werden.[219]

---

[216] Auch in der Medizin sind genetische Prägungen nicht von vorneherein „vorteilhaft“ oder “nachteilig“, z.B. eine in Westafrika verbreitete genetische Erkrankung, die Sichelzellanämie, schützt zugleich vor einer Erkrankung an Malaria.

[217] Murad, 2009.

[218] Vgl. Sure Al-Al-Ḥadsch 22: Vers 5-7.

[219] Al-Jaziri, 1987.

" عن علي ﷺ عن النبي ﷺ قال: "رفع القلم عن ثلاثة عن النائم حتى يستيقظ وعن الصبي حتى يحتلم وعن المجنون حتى يعقل "

Keine Verantwortung (bei Straftaten) gibt es in drei Fällen: beim Schlafenden bis er wach wird, beim Kind, bis es erwachsen wird, und beim „Verrückten", bis er geheilt wird.

(Sunan Abi Dawoud 3825, Musnad Aḥmad 23562. HS)

Umgang mit Sklaven und Dienern (التعامل مع العبيد والخدم)

Es ist untersagt Sklaven oder Diener zu quälen oder zum Beispiel zu kastrieren. Der Prophet Muḥammad sagte:

" عن عمرو بن شعيب عن أبيه عن جده عن رسول الله ﷺ قال: " من مثل به أو حرق بالنار فهو حر وهو مولى الله ورسوله " قال فأتي برجل قد خصي يقال له سندر فأعتقه ثم أتى أبا بكر بعد وفاة رسول الله ﷺ فصنع إليه خيرا ثم أتى عمر بعد أبي بكر فصنع إليه خيرا ثم إنه أراد أن يخرج إلى مصر فكتب له عمر إلى عمرو بن العاص أن اصنع به خيرا أو احفظ وصية رسول الله ﷺ فيه "

„Wahrlich, wer gequält oder mit dem Feuer verbrannt wurde und ein Sklave ist, der soll sofort frei werden, und Allāh und seine Gesandten sind seine Beschützer." Es wurde zu ihm ein kastrierter Sklave, der Sandar hieß, gebracht. Der Gesandte ließ ihn frei. Die beiden rechtgeleiteten Kalifen Abu Bakr und Ùmar waren nach dem Tod des Propheten zu diesem befreiten Sklave sehr großzügig und gnädig, in Erfüllung des Wunsches des Propheten.

(Musnad Aḥmad 6800. HS)

" عن سمرة قال قال رسول الله ﷺ " من قتل عبده قتلناه ومن جدع عبده جدعناه "

Wahrlich, wer seinen Diener tötet, den werden wir töten, und wer ein Körperteil seines Dieners abschneidet, dem werden wir auch den entsprechenden Körperteil abschneiden.

(Sunan Al-Tirmithi 1334. HH)

Umgang mit Feinden im Krieg und Kriegsopfern (السلم والحرب والأسرى)

Im Krieg gelten Regeln, die ähnlich wie die heutige Genfer Konvention sind. Der Gesandte untersagte Verletzte und Kranke, Frauen und Kinder anzugreifen. In mehreren Ḥadîthen befahlen der Gesandte und die rechtgeleiteten Kalifen nach ihm, dass die Soldaten folgendes beachten:

" عن ابن بريدة عن أبيه قال: كان رسول الله ﷺ إذا أمر رجلا على سرية أوصاه في خاصة نفسه بتقوى الله ومن معه من المسلمين خيرا فقال:" لا تغدروا ولا تغلوا ولا تمثلوا ولا تقتلوا وليدا "

Wenn der Gesandte (ﷺ) einen Anführer einer Kampfgruppe beauftragte, empfahl er ihm, gottesfürchtig zu sein und das Gute zu tun: „… und seid nicht verräterisch, verletzt die Verträge nicht, verstümmelt nicht, tötet keine Neugeborenen."

(Sunan Ibn Mâdschah 2849. HS)

" عن يحيى بن سعيد أن أبا بكر الصديق بعث جيوشا إلى الشام فخرج يمشي مع يزيد بن أبي سفيان ... ثم قال له: " وإني موصيك بعشر: لا تقتلن امرأة ولا صبيا ولا كبيرا هرما ولا تقطعن شجرا مثمرا ولا تخربن عامرا ولا تعقرن شاة ولا بعيرا إلا لمأكلة ولا تحرقن نحلا ولا تغرقنه ولا تغلل ولا تجبن "

Der zweite Kalif Abu Bakr Aṣ-Ṣiddīq sagte zum Armee-Führer Yazīd Bin Abi Sufyān: „... und ich befehle dir zehnerlei: Töte keine Frau, kein Kind, keinen alten Mensch. Fälle keine Obstbäume, zerstöre keine Bauwerke, töte keine Schafe oder Kamele außer

zum Verzehr[220], verbrenne (oder ersäufe) keine Bienenvölker, verteile die Kriegsbeute gerecht und sei kein Feigling.“[221]
(Muaṭṭaa Malik 858. HM)

Auch die Gefangenen im Krieg sollen nicht eingeschüchtert und nicht gezwungen werden etwas zu ertragen, was für sie eine Belastung wäre:

" عن ابن إسحاق قال: لما فتح رسول الله ﷺ القموص حصن ابن أبي الحقيق، أتي رسول الله بصفية بنت حيي بن أخطب، وبأخرى معها، فمر بهما بلال وهو الذي جاء بهما على قتلى من قتلى يهود فقال رسول الله ﷺ لبلال، فيما بلغني حين رأى من تلك اليهودية ما رأى: " أنزعت منك الرحمة يا بلال حيث تمر بامرأتين على قتلى رجالهما "

Als der Gesandte (ﷺ) die Festung Al-Qamouŝ eroberte wurden Safia Bint Ḥuyay und eine andere Frau gefangen. Bilal ging mit ihnen durch die toten jüdischen Männer. Die Frauen erschreckten sich. Der Gesandte (ﷺ) sagte zu Bilal, nachdem er die Lage der jüdischen Frauen sah: „Wurde die Barmherzigkeit von dir entfernt, oh du Bilal, dass du mit den beiden Frauen an den toten Männer ihrer Sippe vorbei gehst?“
(Al-Ṭabarani 790. HDJ)

Danach hat der Gesandte Safia geheiratet. Der Gesandte verlangt Traumata, die typisch für Kriegserlebnisse sind, zu vermeiden. Der Gesandte verbot außerdem das Töten der Kinder und Frauen im Krieg:

" عن ابن عمر ﷺ ما قال وجدت امرأة مقتولة في بعض مغازي رسول الله ﷺ فنهى رسول الله ﷺ عن قتل النساء والصبيان "

Ibn Ùmar (ﷺ) berichtete, dass er bei einem der Kämpfe, an denen der Gesandte teilnahm, eine erschlagene Frau vorfand. Allāhs Gesandter (ﷺ) erlaubte nicht das Töten der Frauen und Kinder.
(Ṣaḥīḥ Al-Buchāri 2792. HS)

Kriegsgefangene und andere Gefangene müssen gut behandelt werden. Gott sagt:

" وَيُطْعِمُونَ الطَّعَامَ عَلَى حُبِّهِ مِسْكِينًا وَيَتِيمًا وَأَسِيرًا "

Und sie geben Speise - und mag sie ihnen (auch) noch so lieb sein - dem Armen, der Waise und dem Gefangenen.
(Sure Al-Insan 76: Vers 8)

Umgang mit Verstorbenen und ihren Angehörigen (إحترام الموتى)

Wie in allen Kulturen werden Tote respektiert.

" عن عامر بن ربيعة ﷺ عن النبي ﷺ قال: " إذا رأى أحدكم جنازة فإن لم يكن ماشيا معها فليقم حتى يخلفها أو تخلفه أو توضع من قبل أن تخلفه "

Der Prophet sagte: „Wenn jemand von euch einen Trauerzug sieht, an dem er selbst nicht teilnimmt, so soll er aufstehen und warten, bis er diesen hinter sich lässt oder dieser an ihm vorbeigegangen ist, oder bis der Sarg abgesetzt wurde, ehe ihn der Zug hinter sich gelassen hat.“
(Ṣaḥîḥ Al-Buchâri 1225. HS)

---

[220] Das Kriegsrecht im christlichen Alten Testament zeigt ein anderes Bild: „Darum zieh jetzt in den Kampf und schlag Amalek! Weihe alles, was ihm gehört, dem Untergang! Schone es nicht, sondern töte Männer und Frauen, Kinder und Säuglinge, Rinder und Schafe, Kamele und Esel!“ (Samuel 15:3)

[221] Ähnliches im Alten Testament: „Wenn du eine Stadt viele Tage belagerst, um gegen sie zu kämpfen und sie einzunehmen, sollst du ihre Bäume nicht vernichten, indem du die Axt gegen sie schwingst. Denn du kannst von ihnen essen; du sollst sie nicht abhauen. Ist etwa der Baum des Feldes ein Mensch, dass er von dir mitbelagert werden sollte?“ (Deut 20:19).

Er betonte dies auch bei einer anderen Gelegenheit. In folgendem Zitat mahnte der Gesandte seine Gefährten, den Toten Respekt zu erweisen, unabhängig von ihrer Religion oder Herkunft:

" عبد الرحمن بن أبي ليلى قال كان سهل بن حنيف وقيس بن سعد قاعدين بالقادسية فمروا عليهما بجنازة فقاما فقيل لهما إنها من أهل الأرض أي من أهل الذمة فقالا إن النبي ﷺ مرت به جنازة فقام فقيل له إنها جنازة يهودي فقال أليست نفسا "

Der Gesandte (ﷺ) stand auf, als sie einen Trauerzug sahen. Die Gefährten weigerten sich, denn der Verstorbene war ein Jude. Der Prophet antwortete: „Handelt es sich hier nicht um eine menschliche Seele?"

(Ṣaḥîḥ Al-Buchâri 1229. HS)

Bestimmte Schutzregeln gelten besonders für Verstorbene. Wer einen toten Körper verletzt oder verstümmelt, wird laut der islamischen Lehre bestraft. Der Prophet sagte:

" عن أم سلمة عن النبي ﷺ قال: " كسر عظم الميت ككسر عظم الحي "

Das Zerbrechen der Knochen eines Toten ist ebenso (eine Sünde) wie das Zerbrechen der Knochen eines Lebendigen.

(Sunan Ibn Mâdschah 1606. HS)

Eine forensische Obduktion ist laut den meisten muslimischen Gelehrten unter bestimmten Bedingungen, wie z.B. um festzustellen, ob eine kriminelle Tat hinter dem Tod steht oder um einen Schaden zur Feststellung des Schadenersatzes auszuwerten, erlaubt.[222] Ob eine klinische Obduktion, die der Feststellung von Grundleiden, Nebenleiden und Todesursache zur Qualitätskontrolle innerhalb der klinischen Behandlung und damit zur Verbesserung künftiger diagnostischer und therapeutischer Vorgangsweisen dient, zulässig ist, wird nicht einheitlich bewertet.

Umgang mit Tieren und Tierversuchen (التعامل مع الحيوان والتجارب عليه)

Die Barmherzigkeit deckt alle Lebewesen und Geschöpfe Gottes.[223] Die besondere Stellung des Menschen und der Tiere als beseelte Lebewesen und der daraus resultierende besondere Schutz lässt sich anhand des folgenden Ḥadîth nachvollziehen:

" عن ابن عباس قال قال رسول الله ﷺ: " لا تتخذوا شيئا فيه الروح غرضا "

Nehmt nicht etwas, was Seele hat, für eure weltlichen Zwecke.

(Ṣaḥîḥ Muslim 1957, Musnad Aḥmad 3047. HS)

Der Hintergrund des letzten Zitats war folgender: Die Gefährten des Propheten Muḥammad hatten einen Vogel mit einer Schnur gefesselt und benutzten ihn als Zielscheibe, um das Zielen mit Steinen zu üben, was der Prophet ihnen verbot, also ein ausdrückliches Verbot Tiere und Menschen („was Seele hat") zu quälen.

" إن الله خلق يوم خلق السماوات والأرض مائة رحمة كل رحمة طباق ما بين السماء والأرض فجعل منها في الأرض رحمة فبها تعطف الوالدة على ولدها والوحش والطير بعضها على بعض فإذا كان يوم القيامة أكملها بهذه الرحمة "

Als Allāh an einem Tag die Himmel und die Erde schuf, hatte Er einhundert Barmherzigkeiten, jede davon so groß wie der Raum zwischen Himmel und Erde. Nur eine davon sandte Er auf die Erde hinab, nämlich die, die eine Mutter ihrem Kind gegenüber

[222] Abu Zaid, 2011.
[223] Al-Masri, 2008.

zeigt und mit der Ungeziefer und Vögel sich gegenseitig erbarmen. Die verbleibenden Barmherzigkeiten hat Allāh für den Tag des Gerichts zurückgehalten.
(Ṣaḥîḥ Muslim 4946. HS)

" أبا هريرة قال سمعت رسول الله ﷺ يقول: " جعل الله الرحمة مائة جزء فأمسك عنده تسعة وتسعين جزءا وأنزل في الأرض جزءا واحدا فمن ذلك الجزء يتراحم الخلق حتى ترفع الفرس حافرها عن ولدها خشية أن تصيبه "

Allāh teilte die Barmherzigkeit in hundert Teile, von denen Er neunundneunzig bei Sich behielt und einen einzigen zur Erde hinab schickte. Allein von diesem einen Teil stammt die gesamte in der Schöpfung vorhandene Barmherzigkeit, bis hin zu der eines Pferdes, das seinen Huf über sein Junges hält, aus Angst davor, es zu verletzen.
(Ṣaḥîḥ Al-Buchâri 5541. HS)

Diesen Versen kann man entnehmen, dass das Tier als Lebewesen mit Seele ebenfalls einen Anspruch auf Barmherzigkeit hat.

Zu Tierversuchen in der Medizin ist zu sagen, dass Tiere den Menschen zur Verfügung gestellt sind. Tierversuche sind darauf angelegt Erkrankungen zu analysieren, um verbesserte diagnostische und therapeutische Anwendungen für Menschen, aber auch für Tiere selbst zu finden. Zur Frage, in wieweit diese Experimente gehen und wo Einschränkungen sein sollen, sagt Professor Ardschawi von der islamischen Theologischen Fakultät in Kuweit, dass Tierversuche unter bestimmten Bedingungen erlaubt sind. Es muss gewährleistet sein, dass das Ziel Menschenhilfe ist, für Menschen kein Schaden entstehen darf, und dass der Umgang mit den Versuchstieren islamkonform sein soll. Dazu gehören Einschränkung dieser Versuche auf das Nötige, keine unnötige Qual der Tiere während der Experimentphase, fürsorglicher Umgang mit den Tieren während der Experimente einschließlich einer möglichst guten Haltung und Ernährung der Tiere[224], also Vorbedingungen wie wir sie aus unseren Vorschriften zum Umgang mit Versuchstieren auch kennen.

Umgang mit Gefühlen (الأحاسيس)

Im Koran und Sunna wird in vielfältiger Weise über Situationen berichtet, die mit Sorge, Angst, Furcht oder Unruhe einhergehen und die zu Kränkung, damit Krankheit führen können. Ein schwach belegtes Zitat des Propheten besagt:

" من كثر همه سقم بدنه ومن ساء خلقه عذب نفسه "

Wahrlich, wer viele Sorgen hat, dessen Körper wird darunter leiden und wessen Moral sich verschlechtert, den quält seine Seele!
(Sunan Al-Bayhaqi 2842. HD)

Psychische Erkrankungen wie Depression und andere nehmen wohl nicht nur in arabischen Ländern scheinbar umso mehr zu, je schwächer der verinnerlichte Glaube ist. Dementsprechend ist in letzter Zeit das Interesse an medizinisch-professioneller Hilfe stark angestiegen. Allein in Jordanien z.B. gibt es ca. eine Millionen Menschen, die an psychischen Störungen leiden.[225]

---

[224] إجراء التجارب على الحيوانات.رؤية فقهية 22.07.2007. www.onislam.net/arabic/ask-the-scholar/8308/8347/53781-2004-08-01%2017-37-04.html. Vgl. Ägypten Ifta-Haus in: www.dar-alifta.org/ViewFatwa.aspx?ID=4293&LangID=1

[225] Al-Kiswani, 2009.

Der vierte Kalif Àli sagte: „Die härtesten Soldaten Gottes sind zehn: erstens die festen Berge, zweitens das Eisen, das die Berge schneidet, drittens das Feuer, das das Eisen schmilzt, viertens das Wasser, das das Feuer löscht, fünftens die Wolken, die das Wasser tragen, sechstens der Wind, der die Wolken schiebt, siebentens der Sohn Adams, der den Wind besiegt, sich mit Kleidern deckt und seine Bedürfnisse befriedigt, achtens der Rausch, der den Sohn Adams besiegt, neuntens der Schlaf, der den Rausch besiegt, und zehntens die Sorge, die den Schlaf besiegt. Demnach ist also die Sorge der härteste Soldat Gottes!"

Daher empfahl der Prophet, in schwierigen Situationen und bei großer Sorge und daraus folgender Schlaflosigkeit stets folgendes zu sagen:

" لاحول ولا قوة إلا بالله "

Es gibt keine Macht und Gewalt außer bei Allāh.

(Sure Al-Kahf 18: Teil vom Vers 39)

" عن بلال أن رسول الله ﷺ قال: " عليكم بقيام الليل فإنه دأب الصالحين قبلكم وإن قيام الليل قربة إلى الله ومنهاة عن الإثم وتكفير للسيئات ومطردة للداء عن الجسد " ... "

Wahrlich, ihr sollt die Nacht mit Gebeten beleben (Qiyam Al-Layl), weil dies die Gewohnheit eurer frommen Vorgänger war, dadurch kommt man Allāh nahe, werden die Sünden vergeben und Krankheiten aus dem Körper vertrieben.

(Sunan Al-Tirmithi 3472. HD)

Angst (الخوف)

Angst ist eine menschliche und auch tierische instinktive Eigenschaft. Angst ist medizinisch problematisch, wenn sie zu einer Phobie wird und krank macht. Der Islam bietet den inneren Glauben gegen die krankhafte unbegründete Angst. Der Koran beschreibt in mehreren Versen die Situation der ängstlichen Menschen und macht den Gläubigen aufmerksam auf Gottes Unterstützung. Es gibt zwei Arten von Ängsten: die eine ist Angst vor Gott und seiner Strafe und die andere ist die Angst vor den Menschen, anderen Geschöpfen oder Krisen. Der Muslim soll zuerst nur Angst vor Gott haben und danach vor allem anderen.

" بَلَى مَنْ أَسْلَمَ وَجْهَهُ لِلهِ وَهُوَ مُحْسِنٌ فَلَهُ أَجْرُهُ عِندَ رَبِّهِ وَلاَ خَوْفٌ عَلَيْهِمْ وَلاَ هُمْ يَحْزَنُونَ "

Doch wer sich (sein Gesicht) Allāh hingibt und Gutes tut, der hat seinen Lohn bei seinem Herrn; und diese werden weder Angst haben noch werden sie traurig sein.

(Sure Al-Baqara 2: Vers 111)

" وَلَنَبْلُوَنَّكُمْ بِشَيْءٍ مِّنَ الْخَوفْ وَالْجُوعِ وَنَقْصٍ مِّنَ الأَمَوَالِ وَالأنفُسِ وَالثَّمَرَاتِ وَبَشِّرِ الصَّابِرِينَ * الَّذِينَ إِذَا أَصَابَتْهُم مُّصِيبَةٌ قَالُواْ إِنَّا لِلهِ وَإِنَّـا إِلَيْهِ رَاجِعونَ * أُولَـئِكَ عَلَيْهِمْ صَلَوَاتٌ مِّن رَّبِّهِمْ وَرَحْمَةٌ وَأُولَـئِكَ هُمُ الْمُهْتَدُونَ "

Und gewiss werden Wir euch prüfen durch etwas Angst, Hunger und Minderung an Besitz, Menschenleben und Früchten. Doch verkünde den Geduldigen eine frohe Botschaft, die, wenn sie ein Unglück trifft, sagen: „Wir gehören Allāh und zu Ihm kehren wir zurück." Auf diese lässt ihr Herr Segnungen und Barmherzigkeit herab und diese werden rechtgeleitet sein.

(Sure Al-Baqara 2: Vers 155-157)

Hunger und Angst kann nicht nur eine Prüfung, sondern auch eine Strafe Gottes sein.

" وَضَرَبَ اللهُ مَثَلاً قَرْيَةً كَانَتْ آمِنَةً مُطْمَئِنَّةً يَأْتِيهَا رِزْقُهَا رَغَدًا مِّن كُلِّ مَكَانٍ فَكَفَرَتْ بِأَنْعُمِ اللهِ فَأَذَاقَهَا اللهُ لِبَاسَ الْجُوعِ وَالْخَوْفِ بِمَا كَانُواْ يَصْنَعُونَ "

Und Allāh gibt das Gleichnis von einer Stadt: Sie genoss Sicherheit und Frieden und wurde reichlich aus allen Orten versorgt; doch sie leugnete die Wohltaten Allāhs. Darum ließ Allāh sie eine umfassende Not des Hungers und der Furcht kosten für das, was sie (ihre Bewohner) zu tun pflegten.

(Sure Al-Naḥl 16: Vers 112)

Während der Flucht Muḥammads aus Mekka nach Medina versteckte er sich mit seinem Schwiegervater Abu Bakr vor ihren Quraiyschi-Verfolgern in einer Höhle. Abu Bakr fürchtete sich vor den Verfolgern. Allāh bewirkte, dass ein Vogel ein Nest am Höhleneingang baute und eine Spinne dort ihr Netz wob, damit die Verfolger den Eindruck bekamen, dass die Höhle seit langer Zeit nicht betreten worden war. Die beiden erreichten nachher unversehrt Medina. Der Koran berichtete darüber:

" إِلاَّ تَنصُرُوهُ فَقَدْ نَصَرَهُ اللّهُ إِذْ أَخْرَجَهُ الَّذِينَ كَفَرُواْ ثَانِيَ اثْنَيْنِ إِذْ هُمَا فِي الْغَارِ إِذْ يَقُولُ لِصَاحِبِهِ لاَ تَحْزَنْ إِنَّ اللّهَ مَعَنَا فَأَنزَلَ اللّهُ سَكِينَتَهُ عَلَيْهِ وَأَيَّدَهُ بِجُنُودٍ لَّمْ تَرَوْهَا وَجَعَلَ كَلِمَةَ الَّذِينَ كَفَرُواْ السُّفْلَى وَكَلِمَةُ اللّهِ هِيَ الْعُلْيَا وَاللّهُ عَزِيزٌ حَكِيمٌ "

Wenn ihr ihm nicht helft, so (wisset, dass) Allāh ihm damals half, als die Ungläubigen ihn vertrieben haben, wie sie da beide in der Höhle waren und er zu seinem Begleiter sagte: „Sei nicht traurig; denn Allāh ist mit uns." So sandte Allāh innere Ruhe auf ihn herab und stärkte ihn mit Heerscharen, die ihr nicht saht, und erniedrigte das Wort der Ungläubigen; und Allāhs Wort allein ist das höchste. Und Allāh ist Erhaben, Allweise.

(Sure Al-Tawba 9: Vers 40)

Gott schützte auch vor der Angst der Gefahren der Wüste bei Karawanen aus und nach Mekka:

" لِإِيلَافِ قُرَيْشٍ * إِيلَافِهِمْ رِحْلَةَ الشِّتَاء وَالصَّيْفِ * فَلْيَعْبُدُوا رَبَّ هَذَا الْبَيْتِ * الَّذِي أَطْعَمَهُم مِّن جُوعٍ وَآمَنَهُم مِّنْ خَوْفٍ "

Für die Vereinigung der Quraiysch, (für) ihre Vereinigung zur Reise in der Karawane des Winters und des Sommers. So sollen sie denn dem Herrn dieses Hauses dienen, Der sie speist, nachdem sie gehungert haben, und ihnen Sicherheit gewährleistet, nachdem sie in Angst lebten!

(Sure Quraiysch 106: Vers 1-4)

Friede und Sicherheit spielen bis zum heutigen Tag eine wichtige Rolle, besonders bei Katastrophen und in Kriegen, bei denen Menschen Angehörige, ihre Häuser und Vermögen verlieren, was zu Phobien und einem posttraumatischen Psychosyndrom führen kann. In vielen Überlieferungen wurde immer wieder berichtet, dass der Gesandte ein einfacher Mensch war, so dass Gäste ihn unter den Gefährten nicht erkannten, wenn sie ihn zum ersten Mal besuchten. Sie hatten immer gefragt „Wer von euch ist Muḥammad?" Der Gesandte ging sanft mit den Menschen um, wenn sie Furcht vor ihm hatten, weil er Gesandter Gottes war; eine Angstform, die uns vom Umgang mit Obrigkeiten nicht unbekannt ist.

" عَنْ قَيْسٍ، قَالَ: جَاءَ رَجُلٌ إِلَى النَّبِيِّ ﷺ فَأَخَذَتْهُ الرِّعْدَةُ حِينَ قَامَ بَيْنَ يَدَيْهِ فَقَالَ: "هَوِّنْ عَلَيْكَ إِنِّي لَسْتُ بِمَلِكٍ إِنَّمَا أَنَا ابْنُ امْرَأَةٍ مِنْ قُرَيْشٍ كَانَتْ تَأْكُلُ الْقَدِيدَ "

Ein Mann kam zum Propheten (ﷺ). Er fing an zu zittern an und hat Angst, als er gegenüber ihm stand. Der Prophet sagte: „Nimm die Sache leichter! Ich bin nicht ein König,

sondern der Sohn einer Quraiysch-stämmigen Frau, die das getrocknete Fleisch aß.“
(Sunan Ibn Mâdschah 3312. HM)

Gott sagte über den Moment, als Prophet Abraham Engel Gottes in Menschengestalt traf, mit ihnen sprach und Furcht empfand, weil sie nicht essen wollten:

" وَلَقَدْ جَاءتْ رُسُلُنَا إِبْرَاهِيمَ بِالْبُشْرَى قَالُواْ سَلاَمًا قَالَ سَلاَمٌ فَمَا لَبِثَ أَن جَاء بِعِجْلٍ حَنِيذٍ * فَلَمَّا رَأَى أَيْدِيَهُمْ لاَ تَصِلُ إِلَيْهِ نَكِرَهُمْ وَأَوْجَسَ مِنْهُمْ خِيفَةً قَالُواْ لاَ تَخَفْ إِنَّا أُرْسِلْنَا إِلَى قَوْمِ لُوطٍ * وَامْرَأَتُهُ قَآئِمَةٌ فَضَحِكَتْ فَبَشَّرْنَاهَا بِإِسْحَقَ وَمِن وَرَاء إِسْحَقَ يَعْقُوبَ * قَالَتْ يَا وَيْلَتَى أَأَلِدُ وَأَنَاْ عَجُوزٌ وَهَـذَا بَعْلِي شَيْخًا إِنَّ هَـذَا لَشَيْءٌ عَجِيبٌ * قَالُواْ أَتَعْجَبِينَ مِنْ أَمْرِ اللهِ رَحْمَتُ اللهِ وَبَرَكَاتُهُ عَلَيْكُمْ أَهْلَ الْبَيْتِ إِنَّهُ حَمِيدٌ مَّجِيدٌ * فَلَمَّا ذَهَبَ عَنْ إِبْرَاهِيمَ الرَّوْعُ وَجَاءتْهُ الْبُشْرَى يُجَادِلُنَا فِي قَوْمِ لُوطٍ * إِنَّ إِبْرَاهِيمَ لَحَلِيمٌ أَوَّاهٌ مُّنِيبٌ "

Und es kamen Unsere Gesandten (Engel) mit froher Botschaft zu Abraham. Sie sprachen: „Friede!“ Er sagte: „Friede!“ und es dauerte nicht lange, bis er ein gebratenes Kalb herbeibrachte. Als er aber sah, dass ihre Hände sich nicht danach ausstreckten, fand er sie befremdend und empfand Furcht vor ihnen. Sie sprachen: „Fürchte dich nicht; denn wir sind zum Volke Lots entsandt worden.“ Und seine Frau stand dabei und lachte, worauf Wir ihr die frohe Botschaft von (ihrem künftigen Sohn) Isaak und von (dessen künftigem Sohn) Jakob nach Isaak verkündeten. Sie sagte: „Ach, wehe mir! Soll ich ein Kind gebären, wo ich doch eine alte Frau bin und dieser mein Ehemann ein Greis ist? Das wäre wahrlich eine wunderbare Sache.“ Da sprachen jene: „Wunderst du dich über den Beschluss Allāhs? Allāhs Gnade und Seine Segnungen sind über euch, oh Leute des Hauses. Wahrlich, Er ist Preiswürdig, Ruhmvoll.“ Als die Furcht von Abraham abließ und die frohe Botschaft zu ihm kam, da begann er, mit Uns über das Volk Lots zu streiten. Wahrlich, Abraham war milde, mitleidend und bußfertig.
(Sure Hud 11: Vers 69-75)

Der Gesandte erlaubte nicht mit Mord zu drohen und forderte dafür Schadenersatz:

" قال عبد الله بن سلام إن الله لما أراد هدى زيد بن سعنة قال زيد: " ما من علامات النبوة شيء إلا وقد عرفتها في وجه محمد حين نظرت إليه إلا اثنتان لم أخبرهما منه يسبق حلمه جهله، ولا يزيده شدة الجهل عليه إلا حلما فذكر الحديث في مبايعة زيد بن سعنة فلما كان قبل محل الأجل بيومين أو ثلاثة خرج رسول الله ﷺ في جنازة رجل من الأنصار ومعه أبو بكر وعمر وعثمان في نفر من أصحابه، فلما صلى على الجنازة ودنا من جدار ليجلس إليه أتيته فنظرت إليه بوجه غليظ ثم أخذت بمجامع قميصه وردائه فقلت: " اقضني يا محمد حقي، فوالله ما علمتكم بني عبد المطلب لمطال لقد كان بي بمخالطتكم علم. فنظرت إلى عمر وعيناه تذرفان ثم قال: يا يهودي أتفعل هذا برسول الله ﷺ، فوالذي بعثه بالحق لولا ما أحاذر فوته لضربت بسيفي رأسك. قال: ورسول الله ينظر إلى عمر في سكون وتؤدة وتبسم ثم قال: " يا عمر، أنا وهو كنا إلى غير هذا منك أحوج أن تأمرني بحسن الأداء وتأمره بحسن التباعة "

Nach der Teilnahme an einer Beerdigung mit Abu Bakr, Ùmar und Ùthman lehnte sich der Gesandte (ﷺ) an eine Wand und wollte sich dort setzen. Kam zu ihm Abdul Lāh Bin Salam mit einem zornigen Gesicht und nahm sein Hemd und Kleid mit seinen Händen und sagte: „Oh du Muḥammad, gib mir meinen gerechten Anteil. Ich schwöre bei Gott, dass ihr, Kinder von Abdul Muṭṭalib, ungerne (eure Schulden) zurückzahlt. Ich habe es erlebt durch meine Anwesenheit unter euch.“ Ùmar sah mich mit weinenden Augen an und sagte: „Oh du Jude, tust du so was mit Allāhs Gesandtem? Ich schwöre bei Dem, der ihm die Wahrheit sandte, wäre ich unvorsichtig, hätte ich mit meinem Säbel deinen Kopf abgeschlagen.“ Er sagte, dass der Gesandte Ùmar mit Ruhe und Lächeln anblickte und dann sagte: „Oh Ùmar, ich und er bräuchten von dir etwas anders als das. Dusolltest mir befehlen, dass ich das Verlangte gut erfülle, und ihm befehlen sich gütig zu benehmen.“
(Sunan Al-Bayhaqi 6-86)

" أصحاب النبي ﷺ أنهم كانوا يسيرون مع النبي ﷺ فنام رجل منهم فانطلق بعضهم إلى حبل فأخذه ففزع فقال رسول اللهِ ﷺ لا يحل لمسلم أن يروع مسلما "

Kein Muslim darf einen Muslim erschrecken (Furcht machen).
(Sunan Abi Dawud 5004 und Al-Albani 7658. HS)

Für die Therapie der Angst wird Gemeinschaft und damit eine Art von Seelsorge, Sozialisation als Antwort auf die Isolation empfohlen.

" كان رسول الله ﷺ يأمرنا إذا فزعنا بالجماعة والصبر والسكينة "

Allāhs Gesandter befahl uns, im Angstzustand (und Unsicherheit) in Gemeinschaft zu sein und Geduld und Ruhe zu haben (zu bewahren).
(Sunan Abi Dawoud 2560. HD)

Das Gemeinschaftsleben verringert, laut einer Studie aus Finnland, die Depression, während das Alleinleben sie verstärkt.[226] Laut Winbow sind 80% der Menschen, die allein leben depressionsgefährdet.[227] Regionen des Hippocampus könnten bei depressiven Menschen betroffen sein und als Zielstruktur für therapeutische Ansätze dienen.[228]

Der Prophet lehrte seine Gefährten folgendes spezielles Angstgebet:

" عن أبي بكرة أنه قال :صلى بنا النبي ﷺ صلاة الخوف فصلى ببعض أصحابه ركعتين ثم سلم فتأخروا وجاء آخرون فكانوا في مكانهم فصلى بهم ركعتين ثم سلم فصار للنبي ﷺ أربع ركعات وللقوم ركعتان ركعتان "

Der Prophet (ﷺ) betete mit uns (Gefährten) das Angstgebet. Er betete mit einigen zwei Rakàat[229] und beendete das Gebet mit Taslim. Als andere Gefährten hinzukamen, betete der Prophet Muḥammad (ﷺ) mit ihnen weitere zwei Rakàat, so dass er insgesamt vier Rakàat und jeder Gefährte zwei Rakàat betete.
(Musnad Aḥmad 19593. HS)

In einem anderen Ḥadîth sagte der Gesandte folgendes Bittgebet gegen die Angst und Erschrecken:

" وَاسْتُرْ عَوْرَتِي، وَآمِنْ رَوْعَتِي "

... und decke meine Schamzone und gib mir Frieden beim Erschrecken.
(Sunan Al-Nassaaii, Musnad Aḥmad 10784. HH)

Gott sagt, dass das Denken an Gott den Menschen von seiner Angst befreit.

" الَّذِينَ آمَنُواْ وَتَطْمَئِنُّ قُلُوبُهُم بِذِكْرِ اللهِ أَلاَ بِذِكْرِ اللهِ تَطْمَئِنُّ الْقُلُوبُ "

Es sind jene, die glauben und deren Herzen Trost finden im Gedenken an Allāh. Wahrlich, im Gedenken Allāhs werden die Herzen ruhig.
(Sure Al-Ra`d 13: Vers 28)

In manchen religiösen Versammlungen in der Moschee, meistens nach dem Dämmerungsgebet, sitzen die Gläubigen und preisen Gott. Eines ihrer Bittgebete ist:

---

[226] Pulkki-Råback, 2012.
[227] Smellie, 2012.
[228] Vgl. Max Planck Gesellschaft. www.mpg.de/4284891/antidepressiva_zielstruktur?filter_order=L
[229] Rakàa ist eine Gebetseinheit im Islam und enthält das Niederwerfen auf dem Boden.

" يا لطيف لم تزل الطف بنا فيما نزل باللطف قد عودتنا، يارب آمن خوفنا واعف عنا ياكريم "

Oh Du Allgütiger, Du bist immer noch der Allgütige, sei mit uns Allgütiger, über was herabgesandt wurde, mit der Allgütigkeit haben wir uns durch Dich gewöhnt. Oh Du Herr, gib uns Ruhe, wenn wir ängstlich sind und verzeihe uns.

Auch für die Angst vor der Einsamkeit im Grab bitten die Gläubigen Gott sie nicht allein und ängstlich zu lassen. Der Gesandte (ﷺ) sagte in einem Bittgebet für einen Verstorbenen:

" اللهمَّ آنِسْ وحْشَتِي فِي قبرِي "

Oh Du Allāh, entferne meine Angst der Einsamkeit in meinem Grab.

(Al-Albani 468. HD)

In einer volkstümlichen islamischen Tradition, bekommen Erwachsene und besonders Kinder bei Angst oder einer traurigen Nachricht, die sie in einen Angstzustand versetzt, als erste Maßnahme ein Glas Wasser zu trinken, dann sollen sie ihr Gesicht mit Wasser waschen. In arabischen Haushalten gab und gibt es traditionell ein besonderes Gefäß (Ţassat al-Ra`bah, Gefäß der Furcht) mit eingravierten Koranzitaten, aus dem bei Angst getrunken wurde.

Zorn (الغضب)

Entgegen vielfacher Meinung in westlichen Ländern ist der Islam keine aggressive Religion, im Gegenteil!

" وَالْكَاظِمِينَ الْغَيْظَ وَالْعَافِينَ عَنِ النَّاسِ وَاللهُ يُحِبُّ الْمُحْسِنِينَ "

… und den Groll unterdrücken und den Menschen vergeben. Und Allāh liebt die Rechtschaffenen.

(Sure Aali Imran 3: Vers 134)

Die Beherrschung von Zorn und Aggression ist eine sehr weise Stärke und zeigt, dass der beherrschte Mensch frei für sich und Gott ist. Zornig oder aggressiv verliert man die Macht über sich. Nach islamischen Quellen nutzt der Teufel eine schwache Persönlichkeit und Beherrschungsverlust, um Menschen Gewalttaten einzuflüstern:

" عن سعيد بن المسيب أنه قال بينما رسول الله ﷺ جالس ومعه أصحابه وقع رجل بأبي بكر فآذاه فصمت عنه أبو بكر ثم آذاه الثانية فصمت عنه أبو بكر ثم آذاه الثالثة فانتصر منه أبو بكر فقام رسول الله حين انتصر أبو بكر فقال أبو بكر أوجدت علي يا رسول الله فقال رسول الله ﷺ نزل ملك من السماء يكذبه بما قال لك فلما انتصرت وقع الشيطان فلم أكن لأجلس إذ وقع الشيطان "

Als der Gesandte mit seinen Gefährten saß, kam ein Mann und beschimpfte Abu Bakr. Abu Bakr schwieg. Er beschimpfte Abu Bakr zum zweiten Mal. Abu Bakr schwieg. Er beschimpfte Abu Bakr zum dritten Mal. Abu Bakr erwiderte das (Beschimpfen). Der Gesandte stand auf und ging. Abu Bakr sagte: „Oh Allāhs Gesandter, hast du etwas ‚Unerwünschtes' bei mir gefunden?" Der Gesandte antwortete: „Ein Engel wurde vom Himmel herabgesandt, um ihn zu belügen, was er über dich sagte. Als du von deinem Abwehrrecht Gebrauch machtest, kam der Teufel. Ich möchte nicht dabei sitzen, wenn der Teufel anwesend ist."

(Sunan Abi Dawoud 4896. HH)

Eine Studie zeigt, dass das Verzeihen positiven Einfluss auf die Gesundheit des Menschen hat, es erweitert seinen Horizont und ändert die Welt.[230]

" وَعِبَادُ الرَّحْمَنِ الَّذِينَ يَمْشُونَ عَلَى الْأَرْضِ هَوْنًا وَإِذَا خَاطَبَهُمُ الْجَاهِلُونَ قَالُوا سَلَامًا "

Und die Diener des Allerbarmers sind diejenigen, die sanftmütig auf der Erde schreiten; und wenn die Unwissenden sie anreden, sprechen sie friedlich (zu ihnen).

(Sure Al-Furqan 25: Vers 63)

Der Prophet Muḥammad sagte:

" عن أبي هريرة ﷺ أن رسول الله ﷺ قال: " ليس الشديد بالصرعة إنما الشديد الذي يملك نفسه عند الغضب "

Der wahre Starke ist nicht derjenige, der in einem Ringkampf siegt, sondern der wahre Starke ist derjenige, der sich in seinem Zorn beherrscht.

(Ṣaḥîḥ Al-Buchâri 5649, Muaṭṭaa Malik 1409. HS)

" عن أبي هريرة قال جاء رجل إلى النبي ﷺ قال: " علمني شيئا ولا تكثر علي لعلي أعيه " قال: " لا تغضب " فردد ذلك مرارا كل ذلك يقول لا تغضب "

Ein Mann sagte zum Propheten: „Gib mir einen Rat!“ Der Prophet sagte zu ihm: „Zürne nicht!“ Als der Mann seine Bitte mehrmals wiederholte, antwortete der Prophet immer wieder: „Zürne nicht!“

(Ṣaḥîḥ Al-Buchâri 5651, Sunan Al-Tirmithi 1943, Muaṭṭaa Malik 1408. HS)

" عن ابن عباس قال قال رسول الله ﷺ: " علموا ويسروا ولا تعسروا وإذا غضبت فاسكت وإذا غضبت فاسكت وإذا غضبت فاسكت "

Lehrt, erleichtert und erschwert nicht. Und wenn du zornig bist, sollst du schweigen, und wenn du zornig bist, sollst du schweigen, und wenn du zornig bist, sollst du schweigen.

(Musnad Aḥmad 2425 und 2029. HS)

Der Prophet Muḥammad empfahl einem Gefährten bei zorniger oder aggressiver Stimmung das folgende Bittgebet zu sprechen:

" سليمان بن صرد قال استب رجلان عند النبي ﷺ ونحن عنده جلوس وأحدهما يسب صاحبه مغضبا قد احمر وجهه فقال النبي ﷺ: " إني لأعلم كلمة لو قالها لذهب عنه ما يجد لو قال أعوذ بالله من الشيطان الرجيم "... "

Suleiman Bin Sard sagte: „ Zwei Männer beschimpften sich beim Gesandten ﷺ als wir bei ihm saßen. Einer beschimpfte seinen Gefährten, sein Gesicht ist rot geworden und er war zornig. Der Prophet ﷺ sagte: „Ich kenne ein Wort, wenn er es sagt, würde er los sein, was er erlebt. Hätte er ‚Ich nehme Zuflucht bei Allāh vor dem gesteinigten Satan!‘ gesagt.“

(Ṣaḥîḥ Al-Buchâri 5650. HS)

Die islamische Lehre verlangt die Reinheit der Seele, das Üben des Körpers, das Beherrschen der Gelüste und Gefühle, das Bewahren der Ruhe, den guten Umgang mit den Menschen und Geduld bei zornigen Situationen oder Provokationen. Auch verlangt die islamische Lehre das Befreunden mit guten und freundlichen Menschen, Gutes zu tun, Reue zu üben, anderen ihr Recht zuzugestehen, sich zu entschuldigen und nicht nachtragend zu sein oder Fehler bei anderen zu suchen.

Der Prophet Muḥammad sagte:

---

[230] Homsi, 2010a.

" عبد الرحمن بن أبي بكرة قال كتب أبو بكرة إلى ابنه وكان بسجستان بأن لا تقضي بين اثنين وأنت غضبان فإني سمعت النبي ﷺ يقول: " لا يقضين حكم بين اثنين وهو غضبان "

Wahrlich, ein Richter darf nicht zwischen zwei Menschen richten, wenn er zornig ist.

(Ṣaḥîḥ Al-Buchâri 6625. HS)

Dieses ist ein Grundsatzurteil in der islamischen Lehre und gilt auch für andere „sensible" Berufe, so darf ein Arzt nicht operieren oder eine schwere Entscheidung treffen, wenn er zornig ist oder die Person nicht mag. Großzügigkeit und Geduld sind zwei Eigenschaften, die Gott bei den Menschen liebt. Der Gesandte lobte den Gefährten Aschadsch und sagte zu ihm:

" عن ابن عباس أن النبي ﷺ قال لأشج عبد القيس: " إن فيك خصلتين يحبهما الله الحلم والأناة "

Allāh liebt zwei Eigenschaften, die du besitzt: Großzügigkeit und Geduld.

(Suan Al-Tirmithi 1934. HH)

Die Wissenschaft, die sich mit der inneren „Energie" (gemeint sind die biologischen Reaktionen bei erfreulichen oder unerfreulichen Kontakten mit Mitmenschen) beschäftigt, deutet darauf hin, dass ein Mensch, der einem schlechten Menschen begegnet, der ihn stört oder provoziert, einen Teil seiner Energie verliert. Wenn er sich an dieses Ereignis erinnert, steigen die Wut und der Zorn wieder, dadurch verliert dieser Mensch wieder von seiner Energie und erhöht indirekt den Wert des Störenden! Der Mensch soll diese Lage vergessen und ignorieren, und so entspannt man sich und nutzt seine Kräfte für sich und nicht für die anderen.Das Verzeihen bewirkt dabei eine gute und reflexive Stärke, sowohl religiös als auch psychologisch. Einen höheren Wert, höhere Stufen, des im Inneren vorhandenen Glaubens erreicht ein Gottergebener, wenn er den Menschen vergibt. Gottes Gesandter sagte:

„... عَنْ أَبِي هُرَيْرَةَ ، عَنْ رَسُولِ اللَّهِ ﷺ, قَالَ: " لَنْ يَنَالَ عَبْدٌ صَرِيحَ الإِيمَانِ حَتَّى يَصِلَ مَنْ قَطَعَهُ، وَيَعْفُوَ عَمَّنْ ظَلَمَهُ، وَيَغْفِرَ لِمَنْ شَتَمَهُ، وَيُحْسِنَ إِلَى مَنْ أَسَاءَ إِلَيْهِ"

Wahrlich, keiner erreicht den ehrlichen Tiefglauben, bis er sich mit demjenigen verbindet, der sich nicht mit ihm verbündet, verzeiht demjenigen, der ihm Unrecht getan hat, vergibt demjenigen, der ihm beschimpfte, und tut Gutes demjenigen, der ihm Schlechtes tat.

(مكارم الاخلاق لابن أبي الدنيا .HM)

Aus folgenden Ḥadîthen geht hervor, wie der Gesandte mit seinen Gefährten umging, wenn sie zornig waren, und was er ihnen empfahl:

" عن أبي ذر قال إن رسول الله ﷺ قال لنا: " إذا غضب أحدكم وهو قائم فليجلس فإن ذهب عنه الغضب وإلا فليضطجع "

Wer von euch zornig und stehend ist, soll sich sofort setzen, und wenn er immer noch zornig ist, dann soll er sich hinlegen.

(Sunan Abi Dawoud 4151. HS)

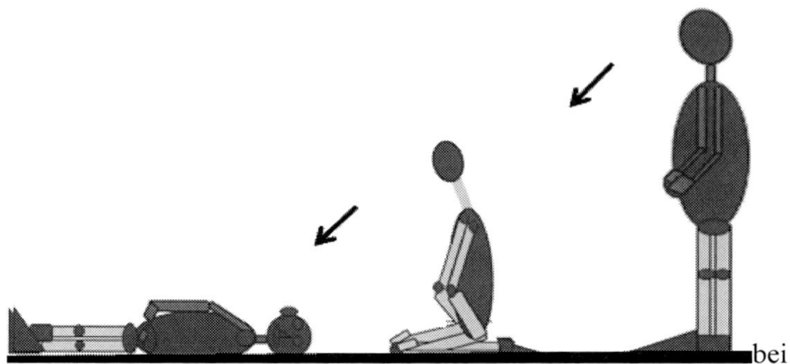

Abbildung 5: Maßnahmen gegen Zorn: Vom Stehen zum Sitzen und zum Hinlegen.

In orientalischen Ländern wird unter Sitzen zumeist der „Gebetssitz" auf den Knien verstanden. Überbringern einer traurigen oder emotionsbeladenen Nachricht wird empfohlen, dass die Betroffenen die Nachricht im Sitzen erhalten, um ihre Gefühle besser zu kontrollieren. Wahrscheinlich spielt dabei die Senkung des Blutdrucks eine Rolle.

Der Prophet Muḥammad sagte:

" أبو وائل القاص قال دخلنا على عروة بن محمد السعدي فكلمه رجل فأغضبه فقام فتوضأ ثم رجع وقد توضأ فقال حدثني أبي عن جدي عطية قال قال رسول الله ﷺ: " إن الغضب من الشيطان وإن الشيطان خلق من النار وإنما تطفأ النار بالماء فإذا غضب أحدكم فليتوضأ "

Der Zorn ist ein Werk des Teufels, und der Teufel ist aus Feuer. Was das Feuer löscht, ist das Wasser. Wenn einer von euch zornig ist, soll er sich mit Wasser rituell reinigen (Wudhuu machen).

(Sunan Abi Dawoud 4152, HS)

Anektodischerweise bespritzt die Polizei weltweit die Demonstranten mit Wasser, um sie zu beruhigen.

Der Prophet Muḥammad sagte auch über die Menschen und ihre Temperamente:

" عن أبي سعيد الخدري قال رسول الله ﷺ: " ألا إن بني آدم خلقوا على طبقات شتى... ألا وإن منهم البطيء الغضب سريع الفيء ومنهم سريع الغضب سريع الفيء فتلك بتلك ألا وإن منهم سريع الغضب بطيء الفيء ألا وخيرهم بطيء الغضب سريع الفيء ألا وشرهم سريع الغضب بطيء الفيء ومنهم سيئ القضاء حسن الطلب منهم حسن القضاء سيئ الطلب فتلك بتلك ألا وإن منهم السيئ القضاء السيئ الطلب ألا وخيرهم الحسن القضاء الحسن الطلب ألا وإن الغضب جمرة في قلب ابن آدم أما رأيتم إلى حمرة عينيه وانتفاخ أوداجه فمن أحس بشيء من ذلك فليلصق بالأرض "

Wahrlich, die Kinder Adams sind in mehreren Stufen geschaffen … und es gibt unter den Kinder Adams denjenigen, der langsam zornig und schnell ruhig wird, und es gibt unter ihnen denjenigen, der schnell zornig, aber schnell ruhig wird. Das Eine gleicht das Andere aus. Und es gibt unter ihnen denjenigen, der schnell zornig und langsam ruhig wird. Wahrlich, der Wohlste unter ihnen ist derjenige, der langsam zornig, und schnell ruhig wird. Der Schlimmste unter ihnen ist derjenige, der schnell zornig und langsam ruhig wird. Und es gibt unter ihnen denjenigen, der schlecht urteilt und der sich in seinen Angelegenheiten gut benimmt. Und es gibt unter ihnen denjenigen, der gut urteilt und der sich in seinen Angelegenheiten schlecht benimmt. Denn das Eine gleicht das Andere aus. Und wahrlich, unter ihnen gibt es denjenigen, der schlecht urteilt, aber sich in seinen Angelegenheiten schlecht benimmt. Und wahrlich, der Wohlste unter ihnen ist derjenige, der gut urteilt und sich gut benimmt. Wahrlich, der Zorn ist ein Stück Feuer im Herzen des Kindes Adams. Seht ihr nicht, wie rot seine Augen werden und wie sich seine Wangen verdunkeln. Wer etwas davon spürt, soll die Erde berühren.

(Sunan Al-Tirmithi 2117. HS)

„عن النبي ﷺ قال: "وما مِن جرعةٍ أحبَّ إلى اللهِ من جَرعةِ غَيظٍ يكظِمُها عبدٌ ما كظَمها عبدٌ للهِ إلّا ملأ جوفَه إيمانًا"."

Am liebsten bei Allāh ist ein Schlucken des Grolls, dass der Diener es beherrscht, dann wird Allāh sein Inneres mit tiefer Frömmigkeit füllen.

(Musnad Aḥmad 3015. HH.)

Wut ist auch eine Stufe, die meistens nach dem Zorn kommt. Ihn zu beherrschen findet bei Gott eine höhere Belohnung:

„قال رسول الله ﷺ: "من كظم غيظاً وهو قادر على أن ينفذه، دعاه الله على رؤوس الخلائق حتى يخيره من أي الحور شاء"."

Wer seine Wut unterdrückt und er kann es durchsetzen (zeigen), den wird Allāh einladen gegenüber allen Menschen, damit er wählt, welche von den Huris er wählen möchte.

(Sunan Abi Dawoud 4778. HH)

Die im Mittelalter gängige, bis auf Hippokrates zurückreichende Vorstellung, dass verschiedene Temperamente durch eine unterschiedliche Mischung der Körpersäfte (griech. Dyskrasie, falsche Mischung führt zu Krankheit) bestimmt werden, spielt bis in die heutige Zeit eine zumindest sprachliche Rolle. So hat der zornige Choleriker zu viel gelbe Galle (griech. cholé), der schwermütige Melancholiker zu viel schwarze Galle (griech. melaina cholé), der tatkräftige Sanguiniker zu viel Blut (lat. sanguis) und der eher ruhige Phlegmatiker zu viel Schleim (griech. phlegma).

Gegeneinander zu hetzen ist nicht nur bei Menschen verboten, sondern das Verbot erstreckt sich auch auf Tiere. Der Gesandte verbot schließlich, Tiere gegeneinander aufzustacheln und sie mit nutzlosem Luxus zu behängen:

" عن ابن عباس قال: " نهى رسول الله ﷺ عن التحريش بين البهائم "

Der Gesandte (ﷺ) verbot die Anstachelung unter den Tieren.

(Sunan Al-Tirmithi 1630. HH)

Die Lehre des Propheten Muḥammad verlangt als Reaktion auf Zornsituationen Ruhe zu bewahren. Anas Ibn Malik berichtete:

" عن أنس بن مالك ﷺ قال: لم يكن النبي ﷺ سبابا ولا فحاشا ولا لعانا كان يقول لأحدنا عند المعتبة ما له ترب جبينه "

Der Prophet, Allāhs Segen und Friede auf ihm, war weder ein Mensch, der schimpfte noch ein Mensch, der unzüchtige Redensarten anwandte, noch ein Mensch, der fluchte. Wenn er aber einem von uns etwas vorhalten wollte, sagte er: „Was ist los mit ihm? Taribat Dschabinuh (seine Stirn wird staubig sein)!“ [231]

(Ṣaḥîḥ Al-Buchâri 5571. HS)

Der Prophet verbot aber auch Tieren mit Zorn oder Aggressivität zu begegnen.

[231] Man soll in Demut mit der Stirne die Erde berühren und erkennen, dass man selbst aus Erde erschaffen wurde.

" عن عمران بن حصين قال لعنت امرأة ناقة لها فقال النبي ﷺ: " إنها ملعونة فخلوا عنها قال فلقد رأيتها تتبع المنازل ما يعرض لها أحد ناقة ورقاء "

Während einer Reise hörte der Prophet Muḥammad, wie eine Frau ihre Stute verfluchte. Er befahl der Frau, die Stute in die Natur zu entlassen und das Tier nicht mehr zu nutzen. Er sagte weiter: „Verfluchte Tiere dürfen Menschen nicht begleiten."

(Musnad Aḥmad 19013. HS)

Der Gefährte berichtete weiter, dass er die verfluchte Stute später zwischen den Häusern sah und dass niemand sie störte. Da das Verfluchen eines Tieres seine weitere Nutzung verbietet, hat das Verbot des Verfluchens hat auch eine wirtschaftliche Komponente. Verfluchte Tiere sind nutzlos und ein Verlust, deshalb werden sich die Besitzer vorsehen, sie zu verfluchen und sie so auch besser behandeln.

Hoffnung (الأمل)

Auch die Hoffnung hilft den Gläubigen gesund zu werden. Der Gefährte Àbdul Lāh berichtete:

" عن عبد الله ﷺ قال: " خط النبي ﷺ خطا مربعا وخط خطا في الوسط خارجا منه وخط خططا صغارا إلى هذا الذي في الوسط من جانبه الذي في الوسط وقال هذا الإنسان وهذا أجله محيط به أو قد أحاط به وهذا الذي هو خارج أمله وهذه الخطط الصغار الأعراض فإن أخطأه هذا نهشه هذا وإن أخطأه هذا نهشه هذا "

Allāhs Gesandter zeichnete ein Viereck auf dem Boden, in dessen Mitte zeichnete er eine Linie und daneben mehrere kleine Linien. Er sagte: „Der Umfang des Vierecks stellt das Ende des Menschen dar, der sich in der Mitte befindet. Was außerhalb des Vierecks liegt, ist seine Hoffnung und die kleinen Linien sind das, was er vorübergehend erlebt. Wenn der Mensch eine Linie meidet, trifft ihn eine andere Linie und wenn er die andere Linie meidet, trifft ihn die erste."

(Ṣaḥîḥ Al-Buchâri 5938, Sunan Al-Tirmithi 2378. HS)

Überheblichkeit (التكبر)

Arroganz und Überheblichkeit sind menschliche Eigenschaften, die Gott schuf aber nicht erlaubte.

" فَلَا صَدَّقَ وَلَا صَلَّى * وَلَكِن كَذَّبَ وَتَوَلَّى * ثُمَّ ذَهَبَ إِلَى أَهْلِهِ يَتَمَطَّى * أَوْلَى لَكَ فَأَوْلَى * ثُمَّ أَوْلَى لَكَ فَأَوْلَى "

… denn er spendete nicht und betete nicht, sondern er leugnete und wandte sich (von Ihm) ab. Dann ging er mit stolzem Gang zu seinen Sippen. „Wehe dir denn! Wehe! Und abermals wehe dir! Und nochmals wehe!"

(Sure Al-Qiyama 75: Vers 31-35)

Auch der Gesandte verbot die Überheblichkeit und warnte die Gefährten davor mit dem Ausschluss aus dem Paradies und sagte:

" عَنْ عَبْدِ اللَّهِ قَالَ قَالَ رَسُولُ اللَّهِ ﷺ لَا يَدْخُلُ الْجَنَّةَ مَنْ كَانَ فِي قَلْبِهِ مِثْقَالُ ذَرَّةٍ مِنْ خَرْدَلٍ مِنْ كِبْرٍ وَلَا يَدْخُلُ النَّارَ مَنْ كَانَ فِي قَلْبِهِ مِثْقَالُ حَبَّةٍ مِنْ خَرْدَلٍ مِنْ إِيمَانٍ "

Wahrlich, keiner tritt ins Paradies ein, der in seinem Herzen so viel wie ein Senfkorn von Arroganz, und keiner tritt ins Feuer ein, der in seinem Herzen so viel wie ein Senfkorn von verinnerlichtem Glauben hat.

(Sunan Ibn Mâdschah 59. HS)

Heuchelei und Lüge (الكذب والنفاق)

Das Lesen im Gesichtsausdruck ist eine bekannte Methode, die die Araber bereits vor wie auch nach dem Islam kannten. Hierzu gibt es folgenden Ḥadîth in Bezug auf den Beruf der Ärzte:

" إن لله عبادا يعرفون الناس بالتوسم "

Allāh hat Diener, die die Menschen aufgrund ihrer Gesichtszüge (schönes, leichtes inniges Lächeln) kennen.

(Al-Albani 1693. HH)

Das in dem im oben genannten Ḥadîth vorkommende Wort „Tauassum" (schönes, leichtes inniges Lächeln) unterscheidet zwischen dem Lächeln, das vom Herzen kommt und eine nette Persönlichkeit repräsentiert, und dem künstlichen Lächeln, um vorzutäuschen, man sei nett und freundlich. Letzteres ist im religiösen Sinne als Art Heuchelei einzustufen. Gott verkündete den Heuchlern die Botschaft, dass sie im tiefsten Platz des Höllenfeuers landen werden.

Der Gesandte antwortete seinen Gefährten bei einer Frage nach dem Lügen:

" مَالِك عَنْ صَفْوَانَ بْنِ سُلَيْمٍ أَنَّهُ قَالَ قِيلَ لِرَسُولِ اللَّهِ ﷺ " أَيَكُونُ الْمُؤْمِنُ جَبَانًا " فَقَالَ: " نَعَمْ " فَقِيلَ لَهُ: " أَيَكُونُ الْمُؤْمِنُ بَخِيلاً " فَقَالَ: " نَعَمْ " فَقِيلَ لَهُ: " أَيَكُونُ الْمُؤْمِنُ كَذَّابًا " فَقَالَ: " لاَ "

Er wurde gefragt: „Ist es möglich, dass ein Gläubiger ein Feigling sein kann?" Er antwortete: „Ja." Er wurde gefragt: „Ist es möglich, dass ein Gläubiger geizig sein kann?" Er antwortete: „Ja." Er wurde gefragt: „Ist es möglich, dass ein Gläubiger ein Lügner sein kann?" Er antwortete: „Nein."

(Muaṭṭaa Mailk 1862. HH)

Es gibt viele Koranverse, die vom Lügen sprechen. Heutzutage wird das zwanghafte Lügen als Ausdruck einer narzisstische Persönlichkeitsstörung beschrieben und als starker Geltungsdrang, den man medizinisch behandeln kann.[232] Hier sieht man Parallelen zwischen der modernen Medizin und der Lehre des Islam. Beide möchten den Mensch vor dem Lügen und der Entstehung von Erkrankungen schützen. Jeder durch seine Methode.

Der böse Blick (العين، الحسد Àyn, Hassad, Nazar, Büyü)

Es gibt nach traditionell islamischer Auffassung nur einige wenige Menschen, die die Eigenschaft besitzen, mit ihren „bösen" Blicken etwas zu zerstören oder zu beschädigen. Sie sind gewissermaßen physisch-psychische Pfeile, die einen schutzlosen Körper treffen[233] und die gegen die Genügsamkeit sein können. Der Koran bietet ein Bittgebet gegen ähnliche Situationen:

„قُلْ أَعُوذُ بِرَبِّ الْفَلَقِ 1 مِن شَرِّ مَا خَلَقَ 2 وَمِن شَرِّ غَاسِقٍ إِذَا وَقَبَ 3 وَمِن شَرِّ النَّفَّاثَاتِ فِي الْعُقَدِ 4 وَمِن شَرِّ حَاسِدٍ إِذَا حَسَدَ"

Sprich: „Ich nehme meine Zuflucht beim Herrn des Frühlichts vor dem Übel dessen, was Er erschaffen hat, und vor dem Übel der Dunkelheit, wenn sie hereinbricht , und

[232] Wendlandt, 2010.
[233] Abdul Aziz, 1991.

vor dem Übel der Knotenanbläserinnen[234] und vor dem Übel eines (jeden) Neiders, wenn er neidet.“
(Sure Al-Falaq 113)

Der Prophet hatte mehrere Male darüber berichtet.

" عن أبي سعيد قال كان رسول الله ﷺ يتعوذ من عين الجان وعين الإنس فلما نزلت المعوذتان أخذ بهما وترك ما سوى ذلك "
Allāhs Gesandter hatte bei Allāh vor den Augen der Dschinn und vor den Augen der Menschen Schutz gesucht, bis die letzten Suren des Korans[235] herabgesandt wurden. Andere Sachen unterließ er.
(Sunan Al-Nassaaii 5399. HS)

" عن عائشة ؓ أن النبي ﷺ كان إذا أوى إلى فراشه كل ليلة جمع كفيه ثم نفث فيهما، فقرأ: " قل هو الله أحد " و " قل أعوذ برب الفلق " و " قل أعوذ برب الناس " ثم يمسح بهما ما استطاع من جسده، يبدأ بهما على رأسه ووجهه وما أقبل من جسده، يفعل ذلك ثلاث مرات "
Der Gesandte las die letzten drei Suren des edlen Koran drei Mal gegen den bösen Blick und als Schutz, pustete anschließend in seine Hände und strich sein Gesicht und die vorderen Teile seines Körpers.
(Ṣaḥîḥ Al-Buchâri 5517, Musnad Aḥmad 114, Sunan Abi Dawoud 2192. HS)

Der Prophet Muḥammad sagte:

" عن أبي هريرة قال قال رسول الله ﷺ:" العين حق "
Wahrlich, der böse Blick ist wahr.
(Sunan Ibn Mâdschah 3498 und 3499. HS)

Der böse Blick wird oft durch Neid ausgelöst, der als Vorstufe des bösen Blicks im Islam nicht erlaubt ist. Neid führt zu Hass, negativem Wetteifer und psychischen Störungen. Der böse Blick ist in vielen Kulturen und Religionen bekannt. Auch mitten in Deutschland gibt es noch bei einigen Gebäuden Bilder von „Neidköpfen“, die den bösen Blick abwehren sollen, wie über einem steinernen Eingang des Alten Rathauses in Hannover. Traditionell wird auch Ruqya gegen den bösen Blick empfohlen, um so die Schönheit, das Wissen, den Reichtum und die starke Persönlichkeit der Betroffenen zu schützen. Als Schutz vor dem bösen Blick soll der Muslim folgendes Bittgebet aussprechen:

" مَا شَاء اللَّهُ لَا قُوَّةَ إِلَّا بِاللَّهِ "
Wie Allāh es will, (so geschehe es); es gibt keine Macht außer bei Allāh.
(Sure Al-Kahf 18: Vers 39)

Die folgende Überlieferung schildert einen Fall von bösem Blick:

" عن أبي أمامة بن سهل بن حنيف قال مر عامر بن ربيعة بسهل بن حنيف وهو يغتسل فقال لم أر كاليوم ولا جلد مخبأة فما لبث أن لبط به فأتي به النبي ﷺ فقيل له أدرك سهلا صريعا قال من تتهمون به قالوا عامر بن ربيعة قال: " علام يقتل أحدكم أخاه إذا رأى أحدكم من أخيه ما يعجبه فليدع له بالبركة " ثم دعا بماء فأمر عامرا أن يتوضأ فيغسل وجهه ويديه إلى المرفقين وركبتيه وداخلة إزاره وأمره أن يصب عليه. قال سفيان قال معمر عن الزهري وأمره أن يكفأ الإناء من خلفه "
Sahl Bin Ḥanif badete, als Àmir Bin Rabiàh vorbeiging und ihn sah. Er sagte: „Ich habe nie so etwas erlebt wie heute, ich sah versteckte Haut (gemeint Sahl).“ Daraufhin wurde

[234] Knotenanbläserinnen sind Frauen, die Knoten machen und auf sie mit leichtem Speichel blasen, um Menschen zu „verzaubern“.
[235] Die Zuflucht-(Mu`auithat) Suren 112 bis 114.

Sahl krank und man brachte ihn zum Gesandten (ﷺ). Sie sagten: „Rette Sahl, er wird sonst sterben.“ Er sagte: „Beschuldigt ihr seinetwegen irgendjemanden?“ Sie sagten: „Àmir Bin Rabiàh!“. Er sagte: „Warum tötet ein Bruder von euch seinen Bruder? Hat einer eurer Brüder etwas Gutes von seinem Bruder gesehen, dann soll er für ihn um die Barakah (Segen) bitten.“ Er verlangte nach Wasser und befahl Àmir, damit Wudhuu[236] zu machen. Er sollte sein Gesicht, seine Hände bis zum Ellbogen, seine Knie und die Körperteile unter seinem Kleid waschen. Er befahl, das Wasser über Sahl zu gießen.

(Sunan Ibn Mâdschah 3500, Muaṭṭaa Malik 1472. HS)

Allāhs Gesandter befahl Àischa, den bösen Blick durch ein entsprechendes Bittgebet (Ruqya) und das Waschritual abzuwehren.[237]

Problematisch ist bei einigen Muslimen, dass sie unfähig sind, zwischen dem bösen Blick und den Anzeichen bestimmter psychischer Erkrankungen zu unterscheiden, die manchmal ähnliche Phänomene zeigen wie der böse Blick. Problematisch ist auch, wenn negative Ereignisse in der Gegenwart von manchen vorschnell fälschlich als böser Blick interpretiert werden. Böser Blick ist im Islam keine schwarze Magie, sondern ein Phänomen des Neides und der schwachen „Seele“.

Aberglauben und schwarze Magie (السحر Siḥr)

Schwarze Magie ist eine Art Sondermacht und in Parallelität zu Gottes Bestimmung zu sehen. Der Zauberer will Gottes Bestimmung zu Gunsten seines Mandanten und dessen seelischen Neigungen verändern, ohne Beachtung, was das für die Zukunft des Betroffenen bedeutet. Schwarze Magie existiert auch heute noch in bestimmten islamischen Ländern und wird dort meistens von älteren Menschen praktiziert.[238] Zauberei und ihre Ablehnung wird an verschiedenen Stellen beschrieben. Allāhs Gesandter sagte:

" عن أبي هريرة ﷺ عن النبي ﷺ قال: " اجتنبوا السبع الموبقات قالوا يا رسول الله وما هن قال الشرك بالله والسحر وقتل النفس التي حرم الله إلا بالحق وأكل الربا وأكل مال اليتيم والتولي يوم الزحف وقذف المحصنات المؤمنات الغافلات "

„Hütet euch vor sieben vernichtenden Dingen.“ Sie (die Gefährten) fragten: „Oh Allāhs Gesandter, was sind sie?“ Er sagte: „Das Beigesellen Allāhs, die Zauberei, das Töten der Seele, denn Allāh hat verboten sie zu töten, es sei denn in erlaubten Ausnahmefällen, das Handeln mit Zinsen, der unrechtmäßige Handel mit den Geldern der Waisen, das Fliehen im Krieg und das falsche Beschuldigen frommer, unschuldiger Frauen.“

(Ṣaḥîḥ Al-Buchâri 5764 und 2560. HS)

Der Prophet berichtete von siebzigtausend Menschen, die das Paradies betreten werden, ohne vorherige Abrechnung oder Bestrafung:

" عن ابن مسعود أن رسول الله ﷺ قال: " ...سبعين ألفا يدخلون الجنة بغير حساب وهم الذين لا يسترقون ولا يتطيرون ولا يكتوون وعلى ربهم يتوكلون "

Es sind jene, die keine Amulette herstellen oder benutzen, die nicht (den anderen) um Ruqya bitten und nicht an Vorzeichen glauben, die sich nicht mit Feuer verbrennen, sondern ihrem Herrn vertrauen.

(Musnad Aḥmad 2800, 4111, Ṣaḥîḥ al-Buchâri 5270. HS)

---

[236] Wudhuu ist die rituelle Teilkörper-Waschung, wenn man beten möchte.

[237] Ṣaḥîḥ al-Buchâri 5299

[238] Suleiman, 2010.

Über die Strafe für diejenigen, die an Zauberei glauben, sagt das folgende Zitat:

" عن أبي الدرداء عن النبي ﷺ قال: " لا يدخل الجنة عاق ولا مؤمن بسحر ... "

Wahrlich, derjenige, der seinen Eltern gegenüber nicht ehrerbietig ist und sie respektiert, der an Zauberei glaubt, ... wird das Paradies nicht betreten.

(Musnad Aḥmad 26212. HH)

Wahrsagen und Scharlatanerie sind im Islam nicht erlaubt. Darüber sagte der Prophet:

" عن أبي هريرة والحسن عن النبي ﷺ قال: " من أتى كاهنا أو عرافا فصدقه بما يقول فقد كفر بما أنزل على محمد ﷺ "

Wahrlich, wer zu einem Wahrsager oder Scharlatan geht und ihm glaubt, der verleugnet das, was auf Muḥammad herabgesandt wurde.

(Musnad Aḥmad 9171. HS)

Die Wahrsagerei blüht auch heute in vielen arabischen und islamischen Ländern. Viele Menschen glauben, sie können dadurch ihr Schicksal ändern. Es ist jedoch nicht erlaubt, hierfür Geld auszugeben. Ungenauen Zahlen zufolge soll es allein in den arabischen Ländern 250.000 Wahrsager und Scharlatane geben, für die die Menschen im Jahr über 5 Milliarden Dollar ausgegeben.[239]

Der berühmte Dichter Abu Al-Àlaa Al-Maàrri sagte (in gereimter Poesie):

قال المنجم والطبيب كلاهما   لاتبعث الأموات، قلت إليكما
إن صح قولكما فلست بخاسر   أو صح قولي فالخسار عليكما

Der Wahrsager und der Arzt sagten beide:
„Die Toten werden nicht auferstehen“, sagte ich euch:
„Wenn eure Aussage richtig ist, dann bin ich nicht der Verlierer,
und wenn meine Aussage richtig ist, dann ist der Verlust auf eurer Seite.“

Schlaf und Träume (النوم والأحلام)

Der Schlaf ist der kleine Tod. Eine ähnliche Vorstellung gibt es auch im Judentum: Der Schlaf ist ein Sechstel des Todes.[240] Der Geist verlässt den Körper während des Schlafs, wenn Allāh will. Alle Sinne bis auf das Hören werden ihre Aktivitäten im Schlaf auf ein Minimum reduzieren.[241] Allāh sagte:

" اللَّهُ يَتَوَفَّى الْأَنفُسَ حِينَ مَوْتِهَا وَالَّتِي لَمْ تَمُتْ فِي مَنَامِهَا فَيُمْسِكُ الَّتِي قَضَى عَلَيْهَا الْمَوْتَ وَيُرْسِلُ الْأُخْرَى إِلَى أَجَلٍ مُسَمًّى إِنَّ فِي ذَلِكَ لَآيَاتٍ لِقَوْمٍ يَتَفَكَّرُونَ "

Allāh nimmt die Seelen (der Menschen) zur Zeit ihres Sterbens (zu Sich) und (auch die Seelen) derer, die nicht gestorben sind, wenn sie schlafen. Dann hält Er die zurück, über die Er den Tod verhängt hat, und schickt die anderen (wieder) bis zu einer bestimmten Frist (ins Leben zurück). Hierin sind sicher Zeichen für Leute, die nachdenken.

(Sure Al-Zumar 39: Vers 42)

[239] Al-Arabiya, 2009b. Die Zahl der Einwohner in den 22 arabischen Ländern ist ca. 350 Millionen.
[240] Matchmaker, 2008.
[241] Al-Scha`rawi, 1994.

" وَهُوَ الَّذِي يَتَوَفَّاكُم بِاللَّيْلِ وَيَعْلَمُ مَا جَرَحْتُم بِالنَّهَارِ ثُمَّ يَبْعَثُكُمْ فِيهِ لِيُقْضَى أَجَلٌ مُّسَمًّى ثُمَّ إِلَيْهِ مَرْجِعُكُمْ ثُمَّ يُنَبِّئُكُم بِمَا كُنتُمْ تَعْمَلُونَ "

Und Er ist es, Der eure Seelen in der Nacht abruft und weiß, was ihr am Tage begeht, an dem Er euch dann wieder erweckt, auf dass die vorbestimmte Frist vollendet werde. Zu Ihm werdet ihr dann heimkehren; dann wird Er euch verkünden, was ihr getan habt.

(Sure Al-Anàm 6: Vers 60)

" عن عبد الله بن أبي قتادة عن أبيه حين ناموا عن الصلاة قال النبي ﷺ: " إن الله قبض أرواحكم حين شاء وردها حين شاء". فقضوا حوائجهم وتوضئوا إلى أن طلعت الشمس وابيضت فقام فصلى "

Der Prophet Muḥammad (ﷺ) sagte zu den Gefährten, als sie sich einmal schlafen legten ohne vorher gebetet zu haben: „Allāh nimmt euren Geist, wenn Er will und bringt ihn euch zurück, wenn Er will."

(Ṣaḥîḥ Al-Buchâri 6917. HS)

Der Schlaf und das Erwachen ist eine Sache Gottes. Im folgenden Vers sagte Allāh:

" وَمِنْ آيَاتِهِ مَنَامُكُم بِاللَّيْلِ وَالنَّهَارِ وَابْتِغَاؤُكُم مِّن فَضْلِهِ إِنَّ فِي ذَٰلِكَ لَآيَاتٍ لِّقَوْمٍ يَسْمَعُونَ "

Und zu Seinen Zeichen zählen euer Schlafen bei Nacht und euer Trachten nach Seiner Gnadenfülle bei Tage. Hierin sind wahrlich Zeichen für ein Volk, das hört.

(Sure Al-Rum 30: Vers 23)

Darüber hinaus lehrt der Gesandte die Gläubigen ein Bittgebet, das sie aussprechen, wenn sie erwachen:

"عَنْ أَبِي هُرَيْرَةَ ﷺ عَنْ النَّبِيِّ ﷺ قَالَ: " إِذَا اسْتَيْقَظَ أَحَدُكُمْ فَلْيَقُلِ الْحَمْدُ لِلَّهِ الَّذِي رَدَّ عَلَيَّ رُوحِي وَعَافَانِي فِي جَسَدِي، وَأَذِنَ لِي بِذِكْرِهِ "

Wahrlich, wenn einer von euch wach wird, soll er sagen: „Gelobt sei Allāh, Der mir meinen Geist (in meinen Körper) zurück gebracht hat, mich in meinem Körper heilte und mir erlaubte an Ihn zu gedenken."

(Sunan Al-Nassaaii. HS)

Ein Bericht über einen besonders langen Schlaf wurde als Geschichte der Siebenschläfer bekannt. Junge Männer auf der Flucht verbargen sich in einer Höhle. Gott, den Sie um Hilfe anriefen, versetzte sie für 309 Jahre in einen Schlaf, indem er sie auf die Ohren schlug. Der arabische Begriff „ضربنا على آذانهم Ďarabna àla Athanihim" lautet genau übersetzt: Wir schlugen auf ihre Ohren, was die Gelehrten deuteten als „die Ohren versiegeln, damit sie nichts hören". Tatsächlich ist der Gehörsinn im Schlaf aktiv, wenn die Ohren also versiegelt sind, herrscht absolute Stille.[242]

[242] Al-Àli, 2009.

" أَمْ حَسِبْتَ أَنَّ أَصْحَابَ الْكَهْفِ وَالرَّقِيمِ كَانُوا مِنْ آيَاتِنَا عَجَبًا * إِذْ أَوَى الْفِتْيَةُ إِلَى الْكَهْفِ فَقَالُوا رَبَّنَا آتِنَا مِن لَّدُنكَ رَحْمَةً وَهَيِّئْ لَنَا مِنْ أَمْرِنَا رَشَدًا * فَضَرَبْنَا عَلَى آذَانِهِمْ فِي الْكَهْفِ سِنِينَ عَدَدًا * ثُمَّ بَعَثْنَاهُمْ لِنَعْلَمَ أَيُّ الْحِزْبَيْنِ أَحْصَى لِمَا لَبِثُوا أَمَدًا * نَحْنُ نَقُصُّ عَلَيْكَ نَبَأَهُم بِالْحَقِّ إِنَّهُمْ فِتْيَةٌ آمَنُوا بِرَبِّهِمْ وَزِدْنَاهُمْ هُدًى * وَرَبَطْنَا عَلَى قُلُوبِهِمْ إِذْ قَامُوا فَقَالُوا رَبُّنَا رَبُّ السَّمَاوَاتِ وَالْأَرْضِ لَن نَّدْعُوَ مِن دُونِهِ إِلَهًا لَقَدْ قُلْنَا إِذًا شَطَطًا * هَؤُلَاءِ قَوْمُنَا اتَّخَذُوا مِن دُونِهِ آلِهَةً لَّوْلَا يَأْتُونَ عَلَيْهِم بِسُلْطَانٍ بَيِّنٍ فَمَنْ أَظْلَمُ مِمَّنِ افْتَرَى عَلَى اللَّهِ كَذِبًا * وَإِذِ اعْتَزَلْتُمُوهُمْ وَمَا يَعْبُدُونَ إِلَّا اللَّهَ فَأْوُوا إِلَى الْكَهْفِ يَنشُرْ لَكُمْ رَبُّكُم مِّن رَّحمته ويُهَيِّئْ لَكُم مِّنْ أَمْرِكُم مِّرْفَقًا * وَتَرَى الشَّمْسَ إِذَا طَلَعَت تَّزَاوَرُ عَن كَهْفِهِمْ ذَاتَ الْيَمِينِ وَإِذَا غَرَبَت تَّقْرِضُهُمْ ذَاتَ الشِّمَالِ وَهُمْ فِي فَجْوَةٍ مِّنْهُ ذَلِكَ مِنْ آيَاتِ اللَّهِ مَن يَهْدِ اللَّهُ فَهُوَ الْمُهْتَدِي وَمَن يُضْلِلْ فَلَن تَجِدَ لَهُ وَلِيًّا مُّرْشِدًا * وَتَحْسَبُهُمْ أَيْقَاظًا وَهُمْ رُقُودٌ وَنُقَلِّبُهُمْ ذَاتَ الْيَمِينِ وَذَاتَ الشِّمَالِ وَكَلْبُهُم بَاسِطٌ ذِرَاعَيْهِ بِالْوَصِيدِ لَوِ اطَّلَعْتَ عَلَيْهِمْ لَوَلَّيْتَ مِنْهُمْ فِرَارًا وَلَمُلِئْتَ مِنْهُمْ رُعْبًا * وَكَذَلِكَ بَعَثْنَاهُمْ لِيَتَسَاءلُوا بَيْنَهُمْ قَالَ قَائِلٌ مِّنْهُمْ كَمْ لَبِثْتُمْ قَالُوا لَبِثْنَا يَوْمًا أَوْ بَعْضَ يَوْمٍ قَالُوا رَبُّكُمْ أَعْلَمُ بِمَا لَبِثْتُمْ فَابْعَثُوا أَحَدَكُم بِوَرِقِكُمْ هَذِهِ إِلَى الْمَدِينَةِ فَلْيَنظُرْ أَيُّهَا أَزْكَى طَعَامًا فَلْيَأْتِكُم بِرِزْقٍ مِّنْهُ وَلْيَتَلَطَّفْ وَلَا يُشْعِرَنَّ بِكُمْ أَحَدًا * إِنَّهُمْ إِن يَظْهَرُوا عَلَيْكُمْ يَرْجُمُوكُمْ أَوْ يُعِيدُوكُمْ فِي مِلَّتِهِمْ وَلَن تُفْلِحُوا إِذًا أَبَدًا * وَكَذَلِكَ أَعْثَرْنَا عَلَيْهِمْ لِيَعْلَمُوا أَنَّ وَعْدَ اللَّهِ حَقٌّ وَأَنَّ السَّاعَةَ لَا رَيْبَ فِيهَا إِذْ يَتَنَازَعُونَ بَيْنَهُمْ أَمْرَهُمْ فَقَالُوا ابْنُوا عَلَيْهِم بُنْيَانًا رَّبُّهُمْ أَعْلَمُ بِهِمْ قَالَ الَّذِينَ غَلَبُوا عَلَى أَمْرِهِمْ لَنَتَّخِذَنَّ عَلَيْهِم مَّسْجِدًا * سَيَقُولُونَ ثَلَاثَةٌ رَّابِعُهُمْ كَلْبُهُمْ وَيَقُولُونَ خَمْسَةٌ سَادِسُهُمْ كَلْبُهُمْ رَجْمًا بِالْغَيْبِ وَيَقُولُونَ سَبْعَةٌ وَثَامِنُهُمْ كَلْبُهُمْ قُل رَّبِّي أَعْلَمُ بِعِدَّتِهِم مَّا يَعْلَمُهُمْ إِلَّا قَلِيلٌ فَلَا تُمَارِ فِيهِمْ إِلَّا مِرَاء ظَاهِرًا وَلَا تَسْتَفْتِ فِيهِم مِّنْهُمْ أَحَدًا * وَلَا تَقُولَنَّ لِشَيْءٍ إِنِّي فَاعِلٌ ذَلِكَ غَدًا * إِلَّا أَن يَشَاءَ اللَّهُ وَاذْكُر رَّبَّكَ إِذَا نَسِيتَ وَقُلْ عَسَى أَن يَهْدِيَنِ رَبِّي لِأَقْرَبَ مِنْ هَذَا رَشَدًا * وَلَبِثُوا فِي كَهْفِهِمْ ثَلَاثَ مِائَةٍ سِنِينَ وَازْدَادُوا تِسْعًا * قُلِ اللَّهُ أَعْلَمُ بِمَا لَبِثُوا لَهُ غَيْبُ السَّمَاوَاتِ وَالْأَرْضِ أَبْصِرْ بِهِ وَأَسْمِعْ مَا لَهُم مِّن دُونِهِ مِن وَلِيٍّ وَلَا يُشْرِكُ فِي حُكْمِهِ أَحَدًا "

Meinst du wohl, die Gefährten in der Höhle und Ar-Raqim seien (die einzigen) Wunder unter Unseren Zeichen? (Damals) als die jungen Männer in der Höhle Zuflucht nahmen, sagten sie: „Unser Herr, gewähre uns Deine Barmherzigkeit und bereite uns einen Weg für unsere Sache.“ Sodann versiegelten Wir in der Höhle ihre Ohren für eine Anzahl von Jahren. Dann erweckten Wir sie, damit Wir erführen, welche von den beiden Scharen die Zeit ihres Verweilens am besten berechnet habe. Wir wollen dir ihre Geschichte wahrheitsgemäß berichten: Sie waren junge Männer, die an ihren Herrn glaubten, und Wir ließen ihnen zunehmend Rechtleitung zukommen. Und Wir stärkten ihre Herzen, als sie aufstanden und sagten: „Unser Herr ist der Herr der Himmel und der Erde. Nie werden wir einen (anderen) Gott außer Ihm anrufen; sonst würden wir ja etwas Unsinniges aussprechen. Dieses unser Volk hat Götter statt Seiner angenommen. Warum bringen sie dann keinen klaren Beweis dafür? Und wer verübt einen größeren Frevel, als der, der eine Lüge gegen Allāh erdichtet? Und wenn ihr euch von ihnen und von dem, was sie statt Allāh anbeten, zurückzieht, so sucht Zuflucht in der Höhle; euer Herr wird Seine Barmherzigkeit über euch breiten und euch einen tröstlichen Ausweg aus eurer Lage weisen.“ Und hättest du sehen können, wie die Sonne, als sie aufging, sich von ihrer Höhle nach rechts wegneigte, und als sie unterging, sich von ihnen nach links abwandte; und (wie) sie in einem Hohlraum mitten dazwischen waren. Das gehört zu den Zeichen Allāhs. Wen Allāh leitet, der ist rechtgeleitet; doch wen Er irregehen lässt, für den wirst du keinen Helfer finden, der ihn führt. Du könntest sie für wach halten, aber sie schlafen; und Wir ließen sie sich auf die rechte Seite und auf die linke Seite drehen, während ihr Hund seine Vorderpfoten auf der Schwelle ausstreckte. Hättest du sie so erblickt, hättest du gewiss vor ihnen die Flucht ergriffen, und es hätte dir vor ihnen gegraut. Und so erweckten Wir sie, damit sie einander befragen konnten. Ein Sprecher von ihnen sprach: „Wie lange habt ihr verweilt?“ Sie sagten: „Wir verweilten einen Tag oder den Teil eines Tages.“ (Andere) sagten: „Euer Herr kennt die (Zeit), die ihr verbracht habt, am besten. Nun entsendet einen von euch mit dieser eurer Silbermünze zur Stadt; und er soll sehen, wer von ihren (Bewohnern) die reinste Speise hat, und soll euch davon einen Vorrat bringen. Er muss aber freundlich sein und soll ja nichts über euch verlauten lassen; denn wenn sie (etwas) von euch erfahren würden, würden sie euch steinigen oder euch zu ihrem Glauben zurückbringen, und ihr würdet dann nimmermehr erfolgreich sein." Und so ließen Wir sie sie (die Leute) finden, damit sie erkennen mögen, dass Allāhs Verheißung wahr ist und dass über die Stunde kein Zweifel herrscht. Und da stritten sie (die Leute) untereinander über sie und sagten: „Errichtet über ihnen einen Bau. Ihr Herr kennt sie am besten." Jene, deren Ansicht siegte, sagten: „Wir wollen unbedingt eine Moschee über ihnen errichten." (Manche) werden sagen: „(Sie waren) drei; ihr vierter war ihr Hund", und (andere) werden sagen: „(Sie waren) zu fünft, ihr sechster war ihr Hund", indem sie in Unkenntnis herumraten, und (andere) sagen: „(Es waren) sieben; ihr achter war ihr Hund." Sprich: „Mein Herr kennt ihre Zahl am besten. Niemand weiß sie, bis auf einige wenige." So streite nicht über sie, es sei denn, (du hättest) einen klaren Beweis, und suche keine Kunde über sie bei irgendeinem von ihnen (zu erlangen). Und sprich nie von einer Sache: „Ich werde es morgen tun", es sei denn (du fügst hinzu): „So Allāh will". Und gedenke deines Herrn, wenn du dies vergessen hast, und sprich: „Ich hoffe, mein Herr wird mich noch näher als diesmal zum rechten Wege führen." Und sie blieben dreihundert Jahre lang in ihrer Höhle, und neun wurden hinzugefügt. Sprich: „Allāh weiß am besten, wie lange sie verweilten." Ihm gehört das Verborgene der Himmel und der Erde. Wie sehend ist Er! Und wie hörend! Sie haben keinen Helfer außer Ihm, und Er teilt Seine Befehlsgewalt mit keinem.

(Sure Al-Kahf 18: Vers 9-26)

Weil die Siebenschläfer lange schliefen, hat Gott sie nach links und nach rechts drehen lassen, medizinisch würde man das als Vorbeugung zur Vermeidung der Nebenwirkung des langen Schlafens, wie z.B. des Durchliegens (Dekubitus) sehen können.

Manche Träume sind Wahrheiten und können in der Realität eine Botschaft oder Warnung vor einem negativen Geschehnis sein.[243] Eine auch aus dem Alten Testament bekannte Geschichte berichtet der Koran über den Propheten Yusuf (Josef), als er Träume deutete:

" ثُمَّ بَدَا لَهُم مِّن بَعْدِ مَا رَأَوُاْ الآيَاتِ لَيَسْجُنُنَّهُ حَتَّى حِينٍ * وَدَخَلَ مَعَهُ السِّجْنَ فَتَيَانَ قَالَ أَحَدُهُمَآ إِنِّي أَرَانِي أَعْصِرُ خَمْرًا وَقَالَ الآخَرُ إِنِّي أَرَانِي أَحْمِلُ فَوْقَ رَأْسِي خُبْزًا تَأْكُلُ الطَّيْرُ مِنْهُ نَبِّئْنَا بِتَأْوِيلِهِ إِنَّا نَرَاكَ مِنَ الْمُحْسِنِينَ * قَالَ لاَ يَأْتِيكُمَا طَعَامٌ تُرْزَقَانِهِ إِلاَّ نَبَّأْتُكُمَا بِتَأْوِيلِهِ قَبْلَ أَن يَأْتِيكُمَا ذَلِكُمَا مِمَّا عَلَّمَنِي رَبِّي إِنِّي تَرَكْتُ مِلَّةَ قَوْمٍ لاَّ يُؤْمِنُونَ بِاللهِ وَهُم بِالآخِرَةِ هُمْ كَافِرُونَ * وَاتَّبَعْتُ مِلَّةَ آبَآئِـي إِبْرَاهِيمَ وَإِسْحَقَ وَيَعْقُوبَ مَا كَانَ لَنَا أَن نُّشْرِكَ بِاللهِ مِن شَيْءٍ ذَلِكَ مِن فَضْلِ اللهِ عَلَيْنَا وَعَلَى النَّاسِ وَلَـكِنَّ أَكْثَرَ النَّاسِ لاَ يَشْكُرُونَ * يَا صَاحِبَيِ السِّجْنِ أَأَرْبَابٌ مُّتَفَرِّقُونَ خَيْرٌ أَمِ اللهُ الْوَاحِدُ الْقَهَّارُ * مَا تَعْبُدُونَ مِن دُونِهِ إِلاَّ أَسْمَاء سَمَّيْتُمُوهَا أَنتُمْ وَآبَآؤُكُم مَّا أَنزَلَ اللهُ بِهَا مِن سُلْطَانٍ إِنِ الْحُكْمُ إِلاَّ لِلهِ أَمَرَ أَلاَّ تَعْبُدُواْ إِلاَّ إِيَّاهُ ذَلِكَ الدِّينُ الْقَيِّمُ وَلَـكِنَّ أَكْثَرَ النَّاسِ لاَ يَعْلَمُونَ * يَا صَاحِبَيِ السِّجْنِ أَمَّا أَحَدُكُمَا فَيَسْقِي رَبَّهُ خَمْرًا وَأَمَّا الآخَرُ فَيُصْلَبُ فَتَأْكُلُ الطَّيْرُ مِن رَّأْسِهِ قُضِيَ الأَمْرُ الَّذِي فِيهِ تَسْتَفْتِيَانِ * وَقَالَ لِلَّذِي ظَنَّ أَنَّهُ نَاجٍ مِّنْهُمَا اذْكُرْنِي عِندَ رَبِّكَ فَأَنسَاهُ الشَّيْطَانُ ذِكْرَ رَبِّهِ فَلَبِثَ فِي السِّجْنِ بِضْعَ سِنِينَ* وَقَالَ الْمَلِكُ إِنِّي أَرَى سَبْعَ بَقَرَاتٍ سِمَانٍ يَأْكُلُهُنَّ سَبْعٌ عِجَافٌ وَسَبْعَ سُنبُلاَتٍ خُضْرٍ وَأُخَرَ يَابِسَاتٍ يَا أَيُّهَا الْمَلأُ أَفْتُونِي فِي رُؤْيَايَ إِن كُنتُمْ لِلرُّؤْيَا تَعْبُرُونَ * قَالُواْ أَضْغَاثُ أَحْلاَمٍ وَمَا نَحْنُ بِتَأْوِيلِ الأَحْلاَمِ بِعَالِمِينَ * وَقَالَ الَّذِي نَجَا مِنْهُمَا وَادَّكَرَ بَعْدَ أُمَّةٍ أَنَاْ أُنَبِّئُكُم بِتَأْوِيلِهِ فَأَرْسِلُونِ * يُوسُفُ أَيُّهَا الصِّدِّيقُ أَفْتِنَا فِي سَبْعِ بَقَرَاتٍ سِمَانٍ يَأْكُلُهُنَّ سَبْعٌ عِجَافٌ وَسَبْعِ سُنبُلاَتٍ خُضْرٍ وَأُخَرَ يَابِسَاتٍ لَّعَلِّي أَرْجِعُ إِلَى النَّاسِ لَعَلَّهُمْ يَعْلَمُونَ * قَالَ تَزْرَعُونَ سَبْعَ سِنِينَ دَأَبًا فَمَا حَصَدتُّمْ فَذَرُوهُ فِي سُنبُلِهِ إِلاَّ قَلِيلاً مِّمَّا تَأْكُلُونَ * ثُمَّ يَأْتِي مِن بَعْدِ ذَلِكَ سَبْعٌ شِدَادٌ يَأْكُلْنَ مَا قَدَّمْتُمْ لَهُنَّ إِلاَّ قَلِيلاً مِّمَّا تُحْصِنُونَ * ثُمَّ يَأْتِي مِن بَعْدِ ذَلِكَ عَامٌ فِيهِ يُغَاثُ النَّاسُ وَفِيهِ يَعْصِرُونَ * وَقَالَ الْمَلِكُ ائْتُونِي بِهِ "

… schien es ihnen angebracht (zu sein), ihn eine Zeitlang einzukerkern. Und mit ihm kamen zwei junge Männer ins Gefängnis. Der eine von ihnen sagte: „Ich sah mich Wein auspressen." Und der andere sagte: „Ich sah mich auf meinem Kopf Brot tragen, von

243 Der Gelehrte Ibn Seirien (ca. 730 u.Z. ابن سيرين) schrieb ein Buch über die Traumdeutung. Darin sind detaillierte Angaben über vieles, was der Mensch im Traum erlebt.

dem die Vögel fraßen. Verkünde uns die Deutung hiervon; denn wir sehen, dass du einer der Rechtschaffenen bist.“ Er sagte: „Jedes Essen, mit dem ihr versorgt werdet, wird euch nicht eher gebracht werden, bevor ich euch hiervon berichtet habe, und zwar noch, ehe es zu euch kommt. Dies (geschieht) auf Grund dessen, was mich mein Herr gelehrt hat. Ich habe die Religion jener Leute verlassen, die nicht an Allāh glauben und Leugner des Jenseits sind. Und ich folge der Religion meiner Väter Abraham und Isaak und Jakob. Uns geziemt es nicht, Allāh irgendetwas zur Seite zu stellen. Dies ist etwas von Allāhs Huld gegen uns und gegen die Menschheit, jedoch die meisten Menschen sind undankbar. Oh meine beiden Kerkergenossen, sind Herren in größerer Anzahl besser oder (ist) Allāh (besser), der Eine, der Allmächtige? Statt Seiner verehrt ihr nichts anderes als Namen, die ihr selbst genannt habt, ihr und eure Väter; Allāh hat dazu keine Ermächtigung herabgesandt. Die Entscheidung liegt einzig bei Allāh. Er hat geboten, Ihn allein zu verehren. Das ist der richtige Glaube, jedoch die meisten Menschen wissen es nicht. Oh meine beiden Kerkergenossen, was den einen von euch anbelangt, so wird er seinem Herrn Wein ausschenken; und was den anderen anbelangt, so wird er gekreuzigt werden, so dass die Vögel von seinem Kopfe fressen. Die Sache, worüber ihr Auskunft verlangtet, ist beschlossen.“ Und er sagte zu dem von den beiden, von dem er glaubte, er würde entkommen: „Erwähne mich bei deinem Herrn.“ Doch Satan ließ ihn vergessen, es bei seinem Herrn zu erwähnen, (und) so blieb er (Yusuf) noch einige Jahre im Gefängnis. Und der König sagte: „Ich sehe sieben fette Kühe, und sie werden von sieben mageren gefressen; und ich sehe sieben grüne Ähren und (sieben) andere dürre. Oh ihr Vornehmen, erklärt mir die Bedeutung meines Traums, wenn ihr einen Traum auszulegen versteht.“ Sie sagten: „Ein Wirrnis von Träumen! Und nicht wir sind jene, die das Deuten der Träume beherrschen.“ Und derjenige von den beiden, der (dem Kerker) entkommen war und sich nach geraumer Zeit (wieder an Yusuf) erinnerte, sagte: „Ich will euch die Deutung davon wissen lassen, darum schickt mich (zu Yusuf).“ „Yusuf, oh du Wahrhaftiger, erkläre uns die Bedeutung von sieben fetten Kühen, die von sieben mageren gefressen werden, und (die Bedeutung) von sieben grünen Ähren und (sieben) anderen dürren, auf dass ich zurückkehre zu den Leuten, damit sie es erfahren.“ Er sagte: „Ihr werdet ununterbrochen sieben Jahre lang säen und hart arbeiten; und was ihr erntet, belasst auf den Ähren, bis auf das wenige, was ihr esset. Danach werden dann sieben schwere Jahre kommen, die alles aufzehren, was ihr an Vorrat für sie aufgespeichert habt, bis auf das wenige, was ihr bewahren möget. Danach wird ein Jahr kommen, in welchem die Menschen Erleichterung finden und in welchem sie (Früchte) pressen.“ Und der König sagte: „Bringt ihn zu mir!“

(Sure Yusuf 12: Vers 35-50)

Prophet Muḥammad sagte:

" عن هشام بن عروة عن أبيه عن عائشة أن رسول الله ﷺ قال: " إذا نعس أحدكم وهو يصلي فليرقد حتى يذهب عنه النوم فإن أحدكم إذا صلى وهو ناعس لا يدري لعله يستغفر فيسب نفسه "

Wenn sich einer von euch zum Zeitpunkt des Gebetes schläfrig fühlt, dann soll er sich erst hinlegen, bis seine Schläfrigkeit vorüber ist; denn es könnte sein, dass er, wenn er im schläfrigen Zustand betet, nicht genau darauf achtet, ob er statt um Vergebung zu bitten, sich selbst mit seinen eigenen Worten beschimpft.

(Ṣaḥîḥ Al-Buchâri 0205. HS)

" عن أنس عن النبي ﷺ قال: " إذا نعس أحدكم في الصلاة فلينم حتى يعلم ما يقرأ "

Wenn sich einer von euch während des Gebetes schläfrig fühlt, dann soll er erst schlafen, bis er wahrnimmt, was er rezitiert.

(Ṣaḥîḥ Al-Buchâri 0206. HS)

Der Prophet Muḥammad empfahl folgende Bittgebete vor dem Schlaf:

" عن سهيل قال كان أبو صالح يأمرنا إذا أراد أحدنا أن ينام أن يضطجع على شقه الأيمن ثم يقول: " اللهم رب السماوات ورب الأرض ورب العرش العظيم ربنا ورب كل شيء فالق الحب والنوى ومنزل التوراة والإنجيل والفرقان أعوذ بك من شر كل شيء أنت آخذ بناصيته اللهم أنت الأول فليس قبلك شيء وأنت الآخر فليس بعدك شيء وأنت الظاهر فليس فوقك شيء وأنت الباطن فليس دونك شيء اقض عنا الدين وأغننا من الفقر "

Der Mensch soll sich auf seine rechte Seite legen und sagen: „Oh Allāh, Gott der Himmel und der Erde, Gott des gigantischen ‚Throns', Unser Herr und der Herr aller Dinge, Der die Körner und Kerne aufbricht und der Herabsender der Thora, des Evangeliums und des Korans, ich suche bei Dir Zuflucht vor jeder Sache, die Du beherrschest. Oh Allāh, Du bist der Erste, vor Dir war nichts und Du bist der Letzte, nach Dir wird nichts sein und Du bist der Offenbarte, nichts ist über Dir und Du bist der Verborgene, nichts ist unter Dir. Nimm unsere Schulden hinweg von uns und mache uns reich, indem Du die Armut von uns nimmst.

(Ṣaḥîḥ Muslim 4888. HS)

Der berühmte Arzt Al-Kindi definierte den Schlaf neu und behauptete, die Seele würde nicht schlafen, sondern nur der Körper.[244]

" عن أبي هريرة عن النبي ﷺ قال: " في آخر الزمان لا تكاد رؤيا المؤمن تكذب وأصدقكم رؤيا أصدقكم حديثا والرؤيا ثلاثة الرؤيا الحسنة بشرى من الله ﷻ والرؤيا يحدث بها الرجل نفسه والرؤيا تحزين من الشيطان فإذا رأى أحدكم رؤيا يكرهها فلا يحدث بها أحدا وليقم فليصل "

Wahrlich, in den letzten Zeiten (der Erde) werden die wahren Träume der Frommen meistens wahr. Der Ehrlichste unter euch ist derjenige, der einen wahren Traum erlebt. Es gibt dreierlei Träume: der gute Traum, der als frohe Botschaft von Gott, Dem Erhabenen, Dem Majestätischen, kommt; der Traum, der ein Spiegel der Seele (der inneren Gedanken) ist und der Traum, der von Satan verursacht wird und den Gläubigen traurig machen soll. Wenn einer von euch also einen unerwünschten Traum erlebt, soll er ihn niemandem erzählen, er soll aufstehen und beten.

(Musnad Aḥmad 7321. HS)

" عن ابن عمر أن النبي ﷺ قال: " الرؤيا الصالحة جزء من سبعين جزءا من النبوة فمن رأى خيرا فليحمد الله عليه وليذكره ومن رأى غير ذلك فليستعذ بالله من شر رؤياه ولا يذكرها فإنها لا تضره "

Wahrlich, der wahre, religiös gute Traum ist eine von den siebzig[245] Eigenschaften des Prophetentums. Wer von euch einen schönen Traum sah, der soll sich bei Allāh dafür bedanken und ihn erzählen, und wer anderes träumt, der soll Schutz (bei Allāh) vor den bösen Folgen seines Traumes suchen und ihn niemandem erzählen, dann wird er ihm keinen Schaden zufügen.

(Musnad Aḥmad 5938. HS)

---

[244] Al-Schak`a, 1975.

[245] Bei einigen Ḥadîthen sind die Eigenschaften der Propheten und Gesandten mit 40 angegeben.

" من نام بعد العصر فأختلس عقله، فلا يلومن إلا نفسه "

Wahrlich, wer nach dem Nachmittagsgebet schläft und die Gedanken verschwinden, der soll sich selbst tadeln.

(Al-Hindi, Al-Sayouti. HD)

Eine andere Bedeutung von „die Gedanken verschwinden" heißt: „die Gedanken miteinander mischen, d.h. nicht mehr voneinander trennen." Dieser Ḥadîth soll „dhai`if, schwach überliefert" sein. Der Ḥadîth deutet auf mögliche Nebenwirkungen des Schlafes am Nachmittag hin, die dem Volk vor ca. 1400 Jahren aufgrund von Erfahrungen bekannt waren. Es handelt sich hier wahrscheinlich um die Schlafstörung bzw. Zeituhrstörung im Sommer mit dem lange Tag oder im Winter mit dem kurzen Tag, die dazu führt, dass der Mensch in der Nacht nicht richtig schlafen kann mit daraus folgender Konzentrationsschwäche. Bekannt war, dass die arabischen Mediziner in der islamischen Zeit empfahlen aus Gesundheitsgründen aber nicht aus religiösen Gründen am Nachmittag nicht zu schlafen. Auf der anderen Seite empfahl der Gesandte den Mittagsschlaf als eine gute Sache, besonders für diejenigen, die in der Nacht lange wach bleiben möchten.[246]

Der Gefährte Al-Baraa berichtete über die Schlafposition des Gesandten:

" عن البراء بن عازب ﷺ قال: " كان رسول الله ﷺ إذا أراد أن ينام وضع يده تحت خده الأيمن ويقول: " اللهم قني عذابك يوم تبعث عبادك "

Wenn der Gesandte (ﷺ) schlafengehen möchte, legte er seine Hand unter seiner rechten Wange und sagte: „Oh Allāh, schütze mich vor Deiner Qual, am Tag wo Deine Diener auferstehen."

(Ṣaḥîḥ Al-Buchâri 1215. HS)

Der Prophet verpönte das Schlafen auf dem Bauch.

" عَنْ أَبِي ذَرٍّ قَالَ مَرَّ بِيَ النَّبِيُّ ﷺ وَأَنَا مُضْطَجِعٌ عَلَى بَطْنِي فَرَكَضَنِي بِرِجْلِهِ وَقَالَ: " يَا جُنَيْدِبُ إِنَّمَا هَذِهِ ضِجْعَةُ أَهْلِ النَّارِ "

Der Gefährte Abi Tharr sagte: „Allāhs Gesandter (ﷺ) ging an mir vorbei, als ich auf dem Bauch schlief". Er weckte mich mit seinen Fuß und sagte: „Oh du Heuschrecklein[247], das ist die Schlaflage der Feuerbewohner."

(Sunan Ibn Mâdschah 3724. HS)

Heute wird diskutiert, ob die monatliche Mondbewegung einen Einfluss auf Schlafwandeln (Somnambulismus) hat, denn manche Männer und Frauen beklagen Schlafstörungen bei Vollmond. Brandenburg[248] behauptete, dass Astrologie ein Lehrfach für muslimische Ärzte war. Das kann die Grundlehre des Monotheismus im Islam in Zweifel bringen und als Vielgötterei angesehen werden, weil die Menschen an den Einfluss der Sterne denken würden und nicht an den Einfluss Gottes. Die islamische Medizin ist nicht mit Astrologie verbunden, der Gesandte erlaubte in Ṣaḥîḥ Muslim 2220 den Aberglauben an Astrologie nicht.

---

[246] Vgl. Ṣaḥîḥ Al-Buchari 9384.

[247] Gemeint nicht als Schimpfwort, sondern als Vergleich mit den Heuschrecken, die auf ihrem Bauch liegen.

[248] Brandenburg, 1975.

Wie von Sunan Abi Dawoud 3825 berichtet wurde, lehnte der Prophet Muḥammad jegliche Verantwortung bei Straftaten in drei Fällen ab, darunter beim Schlafenden, bis er wach wird.

Askese (الزهد)

Über den Umgang mit Luxus sagte der zweite rechtgeleitete Kalif Ùmar Bin Al-Chaṭṭab:

" اخشوشنوا فان النعم لاتدوم "

Härtet euch ab, denn die Gnaden (der Wohlstand) sind nicht von Dauer.

Das kontrollierte Abhärten des Körpers und der Persönlichkeit führen zu Mystik und Askese. Studien zeigen, dass das Abhärten durch Krisen die menschliche Lebensdauer verlängert.[249] Eine andere Studie, veröffentlicht in der englischen Zeitschrift „The New Economic Foundation“ zeigt, dass Menschen aus armen Ländern glücklicher sind als die aus den reichen Ländern.[250] Das irdische Leben ist eine Prüfung. Der folgende Ḥadîth lehrt den Menschen einfach zu leben.

" عن علقمة عن عبد الله قال: " اضطجع النبي ﷺ على حصير فأثر في جلده فقلت بأبي وأمي يا رسول الله لو كنت آذنتنا ففرشنا لك عليه شيئا يقيك منه " فقال رسول الله ﷺ: " ما أنا والدنيا إنما أنا والدنيا كراكب استظل تحت شجرة ثم راح وتركها "

Der Prophet (ﷺ) setzte sich auf eine harte Matratze, die ihre Spuren auf seiner Haut hinterließ. Der Gefährte Àbdul Lāh sagte zu ihm: „Ich schütze dich mit meinem Vater und meiner Mutter, oh du Gesandter Allāhs, hättest Du es uns erlaubt, hätten wir etwas auf die Matratze gelegt, damit es Dich schützt.“ Allāhs Gesandter (ﷺ) erwiderte ihm: „Die Welt interessiert mich nicht. Ich und die Welt sind wie ein Reiter, der vorübergehend unter einem Baum Schatten sucht, danach den Baum verlässt und weiter reitet.“

(Sunan Ibn Mâdschah 4099. HS)

" عن أبي ذر عن النبي ﷺ قال: " الزهادة في الدنيا ليست بتحريم الحلال ولا إضاعة المال ولكن الزهادة في الدنيا أن لا تكون بما في يديك أوثق مما في يدي الله وأن تكون في ثواب المصيبة إذا أنت أصبت بها أرغب فيها لو أنها أبقيت لك "

Mystisch zu sein in dieser Welt bedeutet nicht, das Erlaubte zu verbieten oder Geld zu verschwenden, sondern mystisch zu sein bedeutet, dass das, was du in deinen Händen hast, nicht sicherer ist als das, was in Allāhs Händen ist, und dass du der Überzeugung bist, dass der Lohn für eine harte Prüfung (Katastrophe), die dich trifft, besser ist, als hätte die Prüfung dich nicht getroffen.

(Sunan Al-Tirmithi 2262. HD)

Der Prophet Muḥammad prophezeite seinen Gefährten und der muslimischen Gemeinschaft (Umma) hinsichtlich eines leichten Lebens im Wohlstand, wonach sie später befragt werden:

" عن محمود بن لبيد قال لما نزلت" ألهاكم التكاثر فقرأها حتى بلغ لتسألن يومئذ عن النعيم " قالوا: " يا رسول الله عن أي نعيم نسأل وإنما هما الأسودان الماء والتمر وسيوفنا على رقابنا والعدو حاضر فعن أي نعيم نسأل " قال: " إن ذلك سيكون "

Der Gefährte Maḥmoud Bin Lubayd sagte, als der folgende Vers herabgesandt wurde: „Das Streben nach mehr lenkt euch solange ab, … dann werdet ihr, an jenem Tage, nach

[249] Granados et.al., 2009.
[250] Happyplanetindex, 2009.

dem Wohlstand befragt werden.“[251] Sie (die Gefährten) fragten: „Oh Gesandter Allāhs, über welchen Wohlstand werden wir befragt werden? Wir haben nur die beiden Schwarzen: das Wasser und die Datteln, und unsere Säbel sind über unseren Hälsen und der Feind ist da, also über welchen Wohlstand werden wir befragt werden?“ Er (der Prophet) sagte: „So wird es sein!“

(Musnad Aḥmad 22532. HS)

Verantwortlichkeit (المسؤولية)

Nicht nur der Schlafende ist für seine Taten nicht verantwortlich. Prinzipiell gelten Taten, die unter körperlichem oder seelischem Zwang sowohl von Muslimen als auch von Nichtmuslimen ausgeübt werden, im Islam nicht als Sünde. Allāh sagt im Koran:

" الْيَوْمَ أَكْمَلْتُ لَكُمْ دِينَكُمْ وَأَتْمَمْتُ عَلَيْكُمْ نِعْمَتِي وَرَضِيتُ لَكُمُ الإِسْلاَمَ دِينًا فَمَنِ اضْطُرَّ فِي مَخْمَصَةٍ غَيْرَ مُتَجَانِفٍ لِّإِثْمٍ فَإِنَّ اللهَ غَفُورٌ رَّحِيمٌ "

Heute habe Ich euch eure Religion vervollkommnet und Meine Gnade an euch vollendet und euch den Islam zum Glauben erwählt. Wer aber durch (Hungers-)Not gezwungen wird, ohne sündhafte Neigung - so ist Allāh Allverzeihend, Barmherzig.

(Sure Al-Maaida 5: Vers 3)

Dazu sagte der Gesandte Muḥammad:

" عن أبي ذر الغفاري قال قال رسول الله ﷺ: " إن الله تجاوز عن أمتي الخطأ والنسيان وما استكرهوا عليه "

Wahrlich, Allāh wird die Menschen meiner Gemeinschaft im Falle eines Versehens und im Falle des Vergessens entlasten und, wenn man sie zwingt etwas nicht Erlaubtes zu tun.“

(Sunan Ibn Mâdschah 2033 und 2035. HS)

Auch für Kranke gibt es besondere Regeln. Muslimische Patienten dürfen nicht bestraft werden, bis sie geheilt sind.[252] Und weiterhin werden nach einem unbestätigten Zitat des Propheten Minderjährige vor dem Zorn Gottes verschont:

" إن الله ﷻ إذا أراد بالعباد نقمة أمات الأطفال وأعقم أرحام النساء فتنزل النقمة وليس فهم مرحوم "

Wenn Allāh, der Erhabene, der Allmajestätische, seinen Zorn über seine Diener senden will, lässt Er die Kinder einschlafen und die Mutterleibe steril werden, so dass der Zorn herabgesandt werden kann und es, auf der Erde niemanden mehr gibt, dem Barmherzigkeit gebührt.

(Al-Jauziah, 2006. HD)

Die Gemeinschaft ist mit verantwortlich für den Einzelnen, trotz der grundsätzlichen Verantwortung des Einzelnen. Wenn jemand die Gemeinschaft gefährdet, weil er auf seinen vermeintlichen Rechten beharrt, so ist die Gemeinschaft verpflichtet, ihn zu hindern, notfalls mit allen harten Maßnahmen. Der Gesandte stellte am Beispiel des Wassers als wichtige Lebensader für die Menschen eine Grundsatzregel auf:

---

[251] Sure Al-Takathur 102: Vers 1 und 8.

[252] Al-Jaziri,1987.

" النعمان بن بشير ﵁ يقول قال النبي ﷺ: " مثل المدهن في حدود الله والواقع فيها مثل قوم استهموا سفينة فصار بعضهم في أسفلها وصار بعضهم في أعلاها فكان الذي في أسفلها يمرون بالماء على الذين في أعلاها فتأذوا به فأخذ فأسا فجعل ينقر أسفل السفينة فأتوه فقالوا ما لك قال تأذيتم بي ولا بد لي من الماء فإن أخذوا على يديه أنجوه ونجوا أنفسهم وإن تركوه أهلكوه وأهلكوا أنفسهم "

Das Gleichnis eines Menschen, der die Gebote Allāhs einhält und desjenigen, der diese missachtet (oder ignoriert), ist denjenigen gleich, die ihre Plätze auf einem Schiff nach einem Los teilten: Einigen wurden daraufhin Plätze im oberen Teil und den anderen im unteren Teil des Schiffes zugewiesen. Es geschah dann, dass diejenigen, die sich im unteren Teil aufhielten, immer an den Leuten im oberen Teil vorbeigehen mussten, um Trinkwasser zu holen. Die Menschen im oberen Teil fühlten sich dadurch gestört. Daraufhin nahm einer der Unteren einen Hammer und begann ein Loch in die untere Seite zu schlagen. Die Oberen kamen zu ihm und sagten: „Was ist los mit dir?“ Er antwortete: „Ihr habt euch von mir belästigt gefühlt, aber ich benötige das Wasser.“ Hätten die Oberen verboten, was er zu tun beabsichtigte, so wären sie alle zusammen gerettet worden (die Oberen und die Unteren); hätten die Oberen dies zugelassen, wären alle zugrunde gegangen.

(Ṣaḥîḥ Al-Buchâri 2489. HS)

Krankenpflege in der Propheten-Medizin (العناية بالمرضى في الطب النبوي)

Die islamische Gemeinschaft ist verpflichtet den Kranken seelisch und körperlich zu helfen. Sie soll ihnen den Weg zur Behandlung ebnen und ihre möglichen Wünsche erfüllen. Die Heilung kommt von Gott und ist nicht die kollektive Angelegenheit der muslimischen Gemeinschaft, wie Wunn meinte: „Heilung ist daher in vielen Gesellschaften eine kollektive Angelegenheit".[253] Die muslimische Gemeinde, Freunde und Bekannte, Muslime oder nicht, helfen selbstverständlich die Lage des Patienten zu beruhigen und ihm soweit wie möglich zu helfen, aber sie sind keine Heiler.

Das gute Wort (الكلمة الطيبة)

Das Wort, und wie man es ausspricht und anwendet, hat eine große Wirkung auf den Erkrankten. Ein arabisches Sprichwort sagt: „ رب كلمة سلبت نعمة وجلبت نقمة، ورب كلمة سلبت نقمة وجلبت نعمة Vielleicht entzieht ein Wort eine Gnade und bringt einen Fluch, und vielleicht entzieht ein Wort einen Fluch und bringt ein Gnade".

Die Empfehlungen des Korans und der Sunna über das Besänftigen und Beruhigen eines Erkrankten gelten als wichtige Maßnahme den Patienten zu stärken und als seelische Grundregel[254] beim Umgang mit Patienten und Behinderten. Die kritische Situation eines Patienten, eines Behinderten oder eines betroffenen Angehörigen verlangt Ruhe, Geduld und gute Worte, die diese Menschen zur Stabilität führen können und ihr seelisches und körperliches Leid, Zweifel oder Verwirrung mildern oder beseitigen.

" أَلَمْ تَرَ كَيْفَ ضَرَبَ اللهُ مَثَلاً كَلِمَةً طَيِّبَةً كَشَجَرةٍ طَيِّبَةٍ أَصْلُهَا ثَابِتٌ وَفَرْعُهَا فِي السَّمَاء * تُؤْتِي أُكُلَهَا كُلَّ حِينٍ بِإِذْنِ رَبِّهَا وَيَضْرِبُ اللهُ الأَمْثَالَ لِلنَّاسِ لَعَلَّهُمْ يَتَذَكَّرُونَ * وَمَثلُ كَلِمَةٍ خَبِيثَةٍ كَشَجَرَةٍ خَبِيثَةٍ اجْتُثَّتْ مِن فَوْقِ الأَرْضِ مَا لَهَا مِن قَرَارٍ "

Siehst du nicht, wie Allāh das Gleichnis eines guten Wortes prägt? (Es ist) wie ein guter Baum, dessen Wurzeln fest sind und dessen Zweige bis zum Himmel (ragen). Es bringt seine Frucht zu jeder Zeit mit der Erlaubnis seines Herrn hervor. Und Allāh prägt Gleichnisse für die Menschen, auf dass sie nachdenken mögen. Und das Gleichnis eines schlechten Wortes aber ist wie ein schlechter Baum, der aus der Erde entwurzelt ist und keinen Halt im Boden hat.

(Sure Ibrahim 14: Verse 24-25)

Der Gesandte Allāhs sagte auch:

" عن أنس بن مالك ﷺ عن النبي ﷺ قال: " لا عدوى ولا طيرة ويعجبني الفأل قالوا وما الفأل قال كلمة طيبة "

„Keine Infektion, keine Skepsis (durch Vogelflugrichtung) und es gefällt mir der volle Faal (Hoffnung)." Sie fragten: „Was ist Faal?" Er antwortete: „Das gute Wort!"

(Ṣaḥîḥ Al-Buchâri 5331. HS)

Ein Mann kam zum Gesandten und bat ihn, ihm eine Tat zu nennen, die ihn ins Paradies bringen würde. Der Gesandte sagte zu ihm:

---

[253] Wunn, 2006.

[254] Einige Muslime und Christen verweigern den Begriff „Muslimische Seelsorge" in der Krankenpflege anzuwenden. Momentan wird in Deutschland nach einem ähnlichen passenden islamischen Begriff gesucht, z.B. „Seelische Unterstützung bzw. Seelische Hilfe oder Beistand".

" عن البراء بن عازب قال: جاء أعرابي إلى النبي ﷺ فقال يا رسول الله علمني عملا يدخلني الجنة فقال: " لئن كنت أقصرت الخطبة لقد أعرضت المسألة أعتق النسمة وفك الرقبة فقال يا رسول الله أوليستا بواحدة قال لا إن عتق النسمة أن تفرد بعتقها وفك الرقبة أن تعين في عتقها والمنحة الوكوف والفيء على ذي الرحم الظالم فإن لم تطق ذلك فأطعم الجائع واسق الظمآن وأمر بالمعروف وانه عن المنكر فإن لم تطق ذلك فكف لسانك إلا من الخير "

„Befreie eine Seele und lass den Hals eines Sklaven befreien." Er sagte: „Oh du Gesandter Allāhs, sind es nicht Eins?" Er sagte: „Nein, zum einen befreist du einen Menschen selbst und zum anderen hilfst du einem Anderen, indem du ihn einen Sklaven befreien[255] lässt und ihm eine milchende Kamelstute schenkst. Sperre nicht deine Güte für den Verwandten bis auf die Ungerechten und, wenn du es nicht ertragen kannst, so ernähre einen Hungrigen und lösche den Durst eines Durstigen und befiehl das Gute und verbiete das Schlechte. Und wenn du es nicht ertragen kannst, so beherrsche deine Zunge und sprich nicht das Schlechte aus, sondern nur das gute Wort."

(Musnad Aḥmad 17902. HS)

Dazu gehört auch die frohe Botschaft, die der Gesandte von den Gläubigen für die Patienten verlangt:

" أنس بن مالك قال قال رسول الله ﷺ: " يسروا ولا تعسروا وبشروا ولا تنفروا

Erleichtert und erschwert nicht und bringt eine frohe Botschaft, und nicht furchtsam.

(Ṣaḥîḥ Al-Buchâri 69. HS)

Der vierte rechtgeleitete Kalif Àli Bin Abi Ṭalib sagte, dass das Wort der Besitz des Menschen ist, so lange es seinen Mund nicht verlässt, aber wenn er es ausspricht, ist es nicht mehr sein Besitz, sondern der Besitz der Anderen. Ein arabisches Sprichwort sagt auch:

" لسانك حصانك إن صنته صانك وإن خنته خانك "

Deine Zunge ist wie dein Pferd, wenn du es schützest, wird es dich schützen und wenn du es verrätst, wird es dich verraten.

Der Prophet Muḥammad warnte die Gläubigen vor Arroganz und Überheblichkeit und sagte:

" عن عبد الله قال قال رسول الله ﷺ: " لا يدخل الجنة أحد في قلبه مثقال حبة من كبر ولا يدخل النار من في قلبه مثقال حبة من خردل من إيمان "

Wahrlich, keiner betritt das Paradies, der das Gewicht eines Senfkorns Arroganz in seinem Herzen hat und keiner betritt das Feuer, der das Gewicht eines Senfkorns verinnerlichten Glauben in seinem Herzen hat.

(Musnad Aḥmad 3718, Saḥiḥ Muslim 131 und Sunan Ibn Mâdschah 4163. HS)

Der Gesandte fordert die Gläubigen auf sich mit einem guten Wort vor dem göttlich unsichtbaren Feuer zu schützen:

" عن عدي بن حاتم قال ذكر النبي ﷺ النار فتعوذ منها وأشاح بوجهه ثم ذكر النار فتعوذ منها وأشاح بوجهه قال شعبة أما مرتين فلا أشك ثم قال: " اتقوا النار ولو بشق تمرة فإن لم تجد فبكلمة طيبة "

Der Prophet sprach über das Höllenfeuer, er suchte Schutz davor und drehte sein Gesicht zur Seite, dann sprach er wieder über das Höllenfeuer, er suchte Zuflucht davor und drehte sein Gesicht zur Seite. Er sagte: „Sucht Zuflucht vor dem Höllenfeuer, und

[255] Genau formuliert: „... und löst die Seilknoten am Hals" als Synonym für Sklavenbefreiung.

sei es mit einer halben Dattel, und wenn ihr diese nicht habt, dann mit einem guten Wort.“
(Ṣaḥîḥ Al-Buchâri 5564, Sunan Al-Tirmithi 2878, Ṣaḥîḥ Muslim 1677. HS)

Der Gesandte stellt das gute Wort auf eine Stufe mit einer „Ṣadaka“, einer guten Tat, die ihre Früchte weiter gibt und gut belohnt wird.[256] Das gute Wort ist ein Weg sich vom Feuer Gottes zu entfernen. Gott befiehlt seinen Dienern das gute Wort auszusprechen. In der Koran-Exegese des bekannten Gelehrten Ibn Kathier meint dieser, dass das gute Wort Konflikte reduziert. Das schlechte Wort kann zu einer Auseinandersetzung unter zwei Menschen führen und zu Streiterei oder auch zu Mord, was den Täter ins Höllenfeuer führt.[257]

" وَقُل لِّعِبَادِي يَقُولُواْ الَّتِي هِيَ أَحْسَنُ إِنَّ الشَّيْطَانَ يَنزَغُ بَيْنَهُمْ إِنَّ الشَّيْطَانَ كَانَ لِلإِنْسَانِ عَدُوًّا مُّبِينًا "

Und sprich zu Meinen Dienern, sie möchten nur das Beste reden; denn Satan stiftet zwischen ihnen Zwietracht. Wahrlich, Satan ist dem Menschen ein offenkundiger Feind.
(Sure Al-Israa 17: Vers 53)

Man darf einen Menschen und somit auch pflegende Helfer nicht mehr belasten, als jeder kann. Der Mensch soll geschont werden, um weitere Aufgaben im Leben übernehmen zu können, also Vermeidung dessen, was wir heutzutage krankmachenden Stress bzw. Burn-out-Syndrom nennen. Gott spricht über eine zumutbare Belastung, die jeder für sich beachten sollte:

" إِنَّ رَبَّكَ يَعْلَمُ أَنَّكَ تَقُومُ أَدْنَى مِن ثُلُثَيِ اللَّيْلِ وَنِصْفَهُ وَثُلُثَهُ وَطَائِفَةٌ مِّنَ الَّذِينَ مَعَكَ وَاللَّهُ يُقَدِّرُ اللَّيْلَ وَالنَّهَارَ عَلِمَ أَن لَّن تُحْصُوهُ فَتَابَ عَلَيْكُمْ فَاقْرَؤُوا مَا تَيَسَّرَ مِنَ الْقُرْآنِ عَلِمَ أَن سَيَكُونُ مِنكُم مَّرْضَى وَآخَرُونَ يَضْرِبُونَ فِي الْأَرْضِ يَبْتَغُونَ مِن فَضْلِ اللَّهِ وَآخَرُونَ يُقَاتِلُونَ فِي سَبِيلِ اللَّهِ فَاقْرَؤُوا مَا تَيَسَّرَ مِنْهُ وَأَقِيمُوا الصَّلَاةَ وَآتُوا الزَّكَاةَ وَأَقْرِضُوا اللَّهَ قَرْضًا حَسَنًا وَمَا تُقَدِّمُوا لِأَنفُسِكُم مِّنْ خَيْرٍ تَجِدُوهُ عِندَ اللَّهِ هُوَ خَيْرًا وَأَعْظَمَ أَجْرًا وَاسْتَغْفِرُوا اللَّهَ إِنَّ اللَّهَ غَفُورٌ رَّحِيمٌ "

Dein Herr weiß wahrlich, dass du (im Gebet etwas) weniger als zwei Drittel der Nacht stehst und (manchmal) eine Hälfte oder ein Drittel (der Nacht), und ein Teil derer, die mit dir sind (, tut desgleichen). Und Allāh bestimmt das Maß der Nacht und des Tages. Er weiß, dass ihr sie (die Ausdauer) nicht (immer) werdet verkraften können. Darum hat Er Sich euch mit Nachsicht zugewandt. So tragt denn so viel vom Koran vor, wie es (euch) leicht fällt. Er weiß, dass einige unter euch sein werden, die krank sind, und andere, die im Lande umherreisen - nach Allāhs Gnadenfülle strebend -, und wieder andere, die für Allāhs Sache kämpfen. So tragt von ihm das vor, was (euch) leicht fällt, und verrichtet das Gebet und entrichtet die Zakat und gebt Allāh ein gutes Darlehen. Und das, was ihr an Gutem für eure Seelen vorausschickt, werdet ihr bei Allāh als besseren und größeren Lohn finden. Und bittet Allāh um Vergebung. Wahrlich, Allāh ist Allvergebend, Barmherzig.“
(Sure Al-Baqara 2: Vers 286)

Religiöse Regeln für Kranke und Behinderte (قواعد دينية للمرضى والمعاقين)

Kranke, behinderte und schwache Menschen haben eine Sondererlaubnis bestimmte islamische Pflichten nicht genau wie Gesunde erfüllen zu müssen:

---

[256] Ṣaḥîḥ Al-Buchâri 2783.
[257] Al-Sabouni, 1981.

" لَيْسَ عَلَى الْأَعْمَى حَرَجٌ وَلَا عَلَى الْأَعْرَجِ حَرَجٌ وَلَا عَلَى الْمَرِيضِ حَرَجٌ وَلَا عَلَى أَنفُسِكُمْ أَن تَأْكُلُوا مِن بُيُوتِكُمْ أَوْ بُيُوتِ آبَائِكُمْ أَوْ بُيُوتِ أُمَّهَاتِكُمْ أَوْ بُيُوتِ إِخْوَانِكُمْ أَوْ بُيُوتِ أَخَوَاتِكُمْ أَوْ بُيُوتِ أَعْمَامِكُمْ أَوْ بُيُوتِ عَمَّاتِكُمْ أَوْ بُيُوتِ أَخْوَالِكُمْ أَوْ بُيُوتِ خَالَاتِكُمْ أَوْ مَا مَلَكْتُم مَّفَاتِحَهُ أَوْ صَدِيقِكُمْ لَيْسَ عَلَيْكُمْ جُنَاحٌ أَن تَأْكُلُوا جَمِيعًا أَوْ أَشْتَاتًا ... "

Kein Vorwurf trifft den Blinden, noch trifft ein Vorwurf den Gehbehinderten, kein Vorwurf trifft den Kranken oder euch selbst, wenn ihr in euren eigenen Häusern esset oder den Häusern eurer Väter oder den Häusern eurer Mütter oder den Häusern eurer Brüder oder den Häusern eurer Schwestern oder den Häusern eurer Vatersbrüder oder den Häusern eurer Vatersschwestern oder den Häusern eurer Mutterbrüder oder den Häusern eurer Mutterschwestern oder in einem (Haus), dessen Schlüssel in eurer Obhut sind, oder (in dem Haus) eures Freundes. Es ist keine Sünde für euch, ob ihr nun zusammen oder getrennt esset.

(Sure Al-Nur 24: Vers 61)

Krankenbesuche (زيارة المريض)

Kranke sollen besucht, mit Essen und Trinken versorgt und ihre Wünsche nach Möglichkeit erfüllt werden. Auch soll man mit ihnen nur über nicht belastende Angelegenheiten sprechen und die Besuche kurz halten. Der Prophet Muḥammad sagte:

" عن أم سلمة قالت قال رسول الله ﷺ: " إذا حضرتم المريض أو الميت فقولوا خيرا فإن الملائكة يؤمنون على ما تقولون "

Wenn ihr bei einem Kranken oder Toten seid, dann sprecht nur Gutes, denn die Engel sagen ‚Āmin' zu dem, was ihr aussprecht.

(Ṣaḥîḥ Muslim 1527. HS)

" عن أبي سعيد الخدري قال قال رسول الله ﷺ: " إذا دخلتم على المريض فنفسوا له في الأجل فإن ذلك لا يرد شيئا وهو يطيب بنفس المريض "

Wenn ihr einen Kranken besucht, solltet ihr ihn durch Gutes über sein weiteres Leben motivieren. Dies ändert sein Schicksal zwar nicht, aber beruhigt die Seele des Erkrankten.

(Sunan Ibn Mâdschah 1428. HD)

" سعيد بن المسيب يقول: قال رسول الله ﷺ: " أفضل العبادة أجراً سرعة القيام من عند المريض "

Wahrlich, einer der besten Gottesdienste ist, einen kurzen Besuch eines Kranken zu gestatten.

(Sunan Ibn Mâdschah 3435. HD)

Der Gesandte schränkte den Besuch des Patienten ein. Der Kranke soll erst nach dem dritten Tag der Erkrankung besucht werden. Der Gefährte Anas Bin Malik berichtete:

" عَنْ أَنَسِ بْنِ مَالِكٍ قَالَ كَانَ النَّبِيُّ ﷺ لَا يَعُودُ مَرِيضًا إِلَّا بَعْدَ ثَلَاثٍ "

Der Gesandte (ﷺ) besuchte einen Erkrankten nach dem dritten Tag.

(Sunan Ibn Mâdschah 1437. HD)

" عن محمود بن لبيد أن النبي ﷺ قال: " إن الله ﷻ ليحمي عبده الدنيا وهو يحبه كما تحمون مرضاكم الطعام والشراب تخوفا له عليه "

Wahrlich, Allāh, Der Allerhabene, Der Majestätische, liebt Seinen Diener und schützt ihn vor dieser Welt, so wie ihr eure Kranken schützt und sie mit Essen und Trinken versorgt.

(Musnad Aḥmad 22524. HS)

" عن ابن عباس أن النبي ﷺ عاد رجلا فقال له ما تشتهي فقال أشتهي خبز بر فقال النبي ﷺ: " من كان عنده خبز بر فليبعث إلى أخيه " ثم قال النبي ﷺ: " إذا اشتهى مريض أحدكم شيئا فليطعمه "

Wenn ein Kranker etwas zu essen wünscht, dann erfüllt ihm diesen Wunsch!

(Sunan Ibn Mâdschah 3431. HD)

" عن عقبة بن عامر الجهني قال قال رسول الله ﷺ: " لا تكرهوا مرضاكم على الطعام والشراب فإن الله يطعمهم ويسقيهم "

Zwingt eure Kranken nicht zum Essen und Trinken, wahrlich, Allāh ernährt sie und stillt ihren Durst.

(Sunan Ibn Mâdschah 3435. HH)

Der Gesandte erlaubte seinem Schwiegersohn Àli nicht zu essen, was er mochte, weil er in Rehabilitationszustand war. Hier gilt allerdings die Regel, dass die Wünsche des Patienten nicht im Widerspruch zur Therapie stehen dürfen

Zusammengefasst gilt für den Krankenbesuch die Beruhigung und Stabilisierung des Patienten, die kurze Dauer, nur Gutes sagen, Hoffnung geben, sowie im religiösen Sinne das gegenseitige Bittgebet und die Vermittlung des Gedankens, dass die Erkrankung zu einer Sündenreduzierung führt.

Der Gesandte beruhigt einen Erkrankten und sagte:

" عن ابن عباس ﷺ، أن النبي ﷺ دخل على أعرابي يعوده، قال: وكان النبي ﷺ إذا دخل على مريض يعوده، قال: " لا بأس طهور إن شاء الله، فقال له: لا بأس طهور إن شاء الله "

Es ist nicht so schlimm. Das ist eine Reinigung (der Sünden), wenn Gott will.

(Ṣaḥîḥ Al-Buchâri 3371. HS)

Wer Kranke besucht, der besucht Gott. Welchen Wert bei Gott der Besuch eines Kranken hat, zeigt der folgender Qudsi-Ḥadîth, den der Gesandte die Gefährten lehrte:

" قال رسول الله ﷺ: " إن الله ﷻ يقول يوم القيامة: " يا ابن آدم مرضت فلم تعدني قال يا رب كيف أعودك وأنت رب العالمين قال أما علمت أن عبدي فلانا مرض فلم تعده أما علمت أنك لو عدته لوجدتني عنده. يا ابن آدم استطعمتك فلم تطعمني قال يا رب وكيف أطعمك وأنت رب العالمين قال أما علمت أنه استطعمك عبدي فلان فلم تطعمه أما علمت أنك لو أطعمته لوجدت ذلك عندي. يا ابن آدم استسقيتك فلم تسقني قال يا رب كيف أسقيك وأنت رب العالمين قال استسقاك عبدي فلان فلم تسقه أما إنك لو سقيته وجدت ذلك عندي "

Gott sagt am Jüngsten Tag: „Oh du Sohn Adams, Ich war krank und du hast Mich nicht besucht.“ Er antwortet: „Oh Du Gott, wie kann ich Dich besuchen, Du bist Gott der Welten?“ Gott sagt: „Du hast gewusst, dass Mein Knecht Soundso krank war, und du hast ihn nicht besucht. Hättest du ihn besucht, hättest du Mich bei ihm gefunden. Oh du Sohn Adams, Ich war hungrig und du hast Mich nicht ernährt.“ Er sagte: „Oh Du Gott, wie kann ich Dich ernähren, Du bist Gott der Welten?“ Gott sagte: „Du hast gewusst, dass Mein Knecht Soundso hungrig war, und du hast ihn nicht ernährt. Hättest du ihn ernährt, hättest du Mich bei ihm gefunden. Oh du Sohn Adams, Ich war durstig und du hast Meinen Durst nicht gelöscht.“ Er sagte: „Oh Du Gott, wie kann ich Deinen Durst löschen, Du bist Gott der Welten?“ Gott sagte: „Du hast gewusst, dass Mein Knecht Soundso durstig war, und du hast seinen Durst nicht gelöscht. Hättest du seinen Durst gelöscht, hättest du Mich bei ihm gefunden."

(Ṣaḥîḥ Muslim 4661. HS)

Engel besuchen den Kranken und sprechen Bittgebete für die Besucher der Kranken. Der Gesandte Allāhs sagte:

" عن عطاء بن يسار أن رسول الله ﷺ قال: " إذا مرض العبد بعث الله تعالى إليه ملكين فقال انظرا ماذا يقول لعواده فإن هو إذا جاءوه حمد الله وأثنى عليه رفعا ذلك إلى الله ﷻ وهو أعلم فيقول لعبدي علي إن توفيته أن أدخله الجنة وإن أنا شفيته أن أبدل له لحما خيرا من لحمه ودما خيرا من دمه وأن أكفر عنه سيئاته "

Wenn ein Diener erkrankt ist, sendet Allāh, der Allerhabene, ihm zwei Engel und Er trägt ihnen auf zu hören, was der Kranke zu seinen Besuchern sagt. Wenn er Allāh dankt und preist, übermitteln sie dieses Gott, gepriesen sei Er, obwohl Gott weiß, was der Kranke sagt. Gott sagt: „Ich verspreche meinem Diener, wenn er stirbt, dass er ins Paradies kommt, und wenn Ich ihn heile, werde Ich ihm besseres Fleisch und besseres Blut geben und Ich werde ihm seine Sünden vergeben.

(Muaṭṭaa Malik 1475. HS)

" ابن أبي فاختة عن أبيه قال أخذ علي بيدي قال انطلق بنا إلى الحسن نعوده فوجدنا عنده أبا موسى فقال علي ﷺ أعائدا جئت يا أبا موسى أم زائرا فقال لا بل عائدا فقال علي سمعت رسول الله ﷺ يقول: " ما من مسلم يعود مسلما غدوة إلا صلى عليه سبعون ألف ملك حتى يمسي وإن عاده عشية إلا صلى عليه سبعون ألف ملك حتى يصبح وكان له خريف في الجنة "

Wenn ein Muslim einen kranken Muslim am Mittag besucht, werden siebzigtausend Engel Bittgebete für ihn aussprechen bis zum Abend, und wenn ein Muslim einen kranken Muslim am Abend besucht, werden siebzigtausend Engel Bittgebete für ihn aussprechen bis zum Morgen, und er wird einen Garten im Paradies bekommen.

(Sunan Al-Tirmithi 891. HH)

Der Besuch eines Kranken ist nicht auf Muslime eingeschränkt. Muslime dürfen selbstverständlich nicht-muslimische Kranke besuchen:

" عَنْ أَنَسٍ أَنَّ غُلَامًا مِنْ الْيَهُودِ كَانَ مَرِضَ فَأَتَاهُ النَّبِيُّ ﷺ يَعُودُهُ فَقَعَدَ عِنْدَ رَأْسِهِ..."

Der Gefährte Anas berichtete: „Ein junger Jude ist erkrankt. Der Prophet (ﷺ) besuchte ihn und saß neben seinem Kopf."

(Sunan Abi Dawoud 3095. HS)

Der Krankenbesuch im Islam als eine große soziale Pflicht der Gemeinschaft gilt auch für Nicht-Muslime.

Viele Muslime und Nicht-Muslime haben die Tradition sich beim Treffen und Begrüßen zu umarmen und auf die Wangen zu küssen. Der Gesandte (ﷺ) schränkte diese „zu nahe" Art und Weise der Begrüßung ein:

„عن أنس ﷺ قال: قال رجل: يا رسول الله الرجل منا يلقى أخاه أو صديقه، أينحني له؟ قال: "لا". قال: أفيلتزمه ويقبله؟ قال: "لا" قال: أفيأخذ بيده ويصافحه؟ قال: "نعم""

Ein Mann sagt: „Oh Du Allāhs Gesandter, einer von uns trifft seinen Freund. Neigt er sich zu ihm?" Der Gesandte (ﷺ) sagte: „Nein". Der Mann sagte: „Umarmt man ihn und küsst ihn?" Er antwortet: „Nein". Er fragte: „Schüttelt man die Hände?". Er sagte: „Ja".

(Sunan Al-Tirmith 4680. HH)

Die Gefährten haben sich aber, als Ausnahme, umarmt, wenn sie sich nach einer Reise begegneten[258].

Die Einschränkung der zu nahen Begrüßung könnte auch gerade bei Krankenbesuchen im Krankenhaus als präventive Maßnahme zur Vermeidung von Infektionsübertragungen angesehen und beachtet werden.

---

[258] Vgl. Al-Tabarani 159/1.

Häuser der Behandlung und Pflege (بيوت المداواة والعناية)

Zu Lebzeiten des Propheten gab es keine Krankenhäuser, jedoch provisorische, bewegliche Krankenstationen. Es gab ein mobiles Heilhaus während der Schlacht von Badr, wo auf einer Fläche hinter dem Schlachtfeld sich Frauen um die Verletzten kümmerten. Der Prophet erlaubte Rufayda Al-Aslamiya während der Al-Chandaq-Schlacht Männer zu behandeln und baute ein Zelt für sie.[259] Zahlreiche Krankenpflegerinnen sind namentlich bekannt[260] wie Rufayda, Um Salim, Um Àṭia Al-Anssariya, Um Sanan Al-Aslamiya, Umayya Bint Qaiss Al-Ghifaria, Um Ayman, Al-Rabi` Bint Mukauath Bin Àfraa Al-Anssariya, Chanma und Nassibah Bint Ka`b Al-Maziniya, die den Kranken halfen und die Verletzten behandelten und trösteten, vergleichbar mit den heutigen Krankenschwestern und der Seelsorge. [261] Der Prophet Muḥammad erlaubte Frauen, die nicht nahe Verwandte waren, kranke und verletzte Männer zu behandeln und zu pflegen. Die Gefährtin Rabi` Bint Mua`awath Bin Àfraa sagte:

" عن ربيع بنت معوذ بن عفراء قالت: " كنا نغزو مع رسول الله ﷺ نسقي القوم ونخدمهم ونرد القتلى والجرحى إلى المدينة "

Wir zogen mit dem Gesandten (ﷺ) Allāhs in den Krieg. Wir haben den Leuten Wasser zum Trinken angeboten, sie bedient und die Toten und Verletzten nach Medina zurückgebracht (Männer und Frauen).

(Ṣaḥîḥ Al-Buchâri 5247. HS)

Die Gefährtin Um Waraqa berichtete folgendes:

" عَنْ أُمِّ وَرَقَةَ ... أَنَّ نَبِيَّ اللَّهِ ﷺ كَانَ يَزُورُهَا كُلَّ جُمُعَةٍ وَأَنَّهَا قَالَتْ يَا نَبِيَّ اللَّهِ يَوْمَ بَدْرٍ أَتَأْذَنُ فَأَخْرُجُ مَعَكَ أُمَرِّضُ مَرْضَاكُمْ وَأُدَاوِي جَرْحَاكُمْ لَعَلَّ اللَّهَ يُهْدِي لِي شَهَادَةً قَالَ قَرِّي فَإِنَّ اللَّهَ ﷻ يُهْدِي لَكِ شَهَادَةً وَكَانَتْ أَعْتَقَتْ جَارِيَةً لَهَا وَغُلَامًا عَنْ دُبُرٍ مِنْهَا فَطَالَ عَلَيْهِمَا فَغَمَّاهَا فِي الْقَطِيفَةِ حَتَّى مَاتَتْ وَهَرَبَا فَأُتِيَ عُمَرُ فَقِيلَ لَهُ إِنَّ أُمَّ وَرَقَةَ قَدْ قَتَلَهَا غُلَامُهَا وَجَارِيَتُهَا وَهَرَبَا "

Der Gesandte (ﷺ) besuchte sie jeden Freitag. Sie fragte ihn am Badr-Tag: „Oh du Gesandter Allāhs, erlaube mir mitzufahren, um eure Kranken zu pflegen und eure Verletzten zu behandeln. Vielleicht wird Allāh mir das Märtyrertum schenken.“ Er sagte: „Bleib zu Hause, weil Allāh, der Erhabene, der Majestätische, dir das Märtyrertum schenkt.“... Ihre Dienerin und ihr Diener töteten sie danach und flohen.

(Musnad Aḥmad 26738)

Das Krankenhaus wird im islamischen Fachjargon mit Mustaschfa (مستشفى) bezeichnet, was „Haus, zu dem man hingeht sich zu heilen“ bedeutet, oder Maschfa (مشفى), was „Haus der Heilung“ bedeutet, und aus psychologischer Sicht im Gegensatz zu dem zum Begriff Krankenhaus, also Haus der Kranken, steht. Man kommt hierher, um geheilt zu werden. Das Wort Bimaristan oder Maristan (مارستان، بيمارستان) ist persischer und nicht arabischer Herkunft und bedeutet Land der Kranken.[262] Das erste Haus der Heilung im Islam, wo Verletzte und Kranke behandelt wurden, war die Propheten-Moschee in Medina.

---

[259] Habasch, 2008, 2009.
[260] Schamsi Bascha, 1998.
[261] Abu Schaar, 2008. Al-Rikabi, 2010, Ṣaḥîḥ Al-Buchâri 3813 HS.
[262] Al-Sayouti, 1997, El-Doghim, 1995.

Die Pflichten der Ärzte und der Patienten (مسؤولية الأطباء والمرضى)

" وَالَّذِينَ لَا يَدْعُونَ مَعَ اللَّهِ إِلَهًا آخَرَ وَلَا يَقْتُلُونَ النَّفْسَ الَّتِي حَرَّمَ اللَّهُ إِلَّا بِالْحَقِّ وَلَا يَزْنُونَ وَمَن يَفْعَلْ ذَلِكَ يَلْقَ أَثَامًا "

Und die, welche keinen anderen Gott außer Allāh anrufen und niemanden töten, dessen Leben Allāh unverletzlich gemacht hat - es sei denn, (sie töten) dem Recht nach -, und keine Unzucht begehen: und wer das aber tut, der soll dafür zu büßen haben.

(Sure Al-Furqan 24: Vers 68)

Die Pflicht des Arztes ist das Leben eines Menschen zu retten und nicht es zu beenden. In einem nicht bestätigten Ḥadîth sagte der Gesandte:

" الآدمى بنيان الرب ملعون من هدم بنيان الرب "

Der Mensch ist ein Bau Gottes. Verflucht ist derjenige, der Gottes Bau zerstört.

(Sunan Al-Bayhaqi)

Ärzte haben die Seelen vieler Menschen „treuhänderisch“ in ihren Händen und übernehmen eine ethisch-moralische Verantwortung, indem sie sie auf die beste Weise und nach bestem Wissen und Gewissen behandeln. Die Medizin im Islam fordert religiöse Verantwortung, und Arzt zu sein ist eine Berufung und kein Beruf[263].

Dazu gehört auch die Regel zur Schadenvermeidung, die der Gesandte (ﷺ) Muslimen und Nichtmuslimen angewiesen hat:

„لا ضَرَرَ ولا ضِرارَ“

Beschädige Niemanden unabsichtlich und beschädigen Niemanden absichtlich[264].

(Al-Albani 896. HS)

Unter diese Regel fällt Medizin- und Pflegepersonal. Zum Beispiel dürfen muslimische Pflegekräfte, die Schwerkranke dauerhaft oder teilweise begleiten und pflegen, dem gemeinschaftlichen Freitagsgebet nicht folgen und müssen am Ort, wo sie sind, die Pflichtgebete vollziehen, wenn ihre Abwesenheit den Kranken Schaden zufügen könnte, also wie die islamische Regel sagt: „Befreiuung vom Freitagsgebet, wenn eine Person jemanden betreut, und seine Abwesenheit ihm Schaden zufügt. قيامه بمريض يستضر بغيبته“[265].

Wichtig ist, dass die Gelehrten zuerst den medizinischen Rat der vertrauenswürdigen Fachärzte suchen und hören, und dann in einem religiösen Gutachten über die religiöse Wichtigkeit oder Ablehnung der Therapien entscheiden. Eine alleinige Meinung eines muslimischen Gelehrten wird meistens abgelehnt[266].

Besonders sind das Gewissen und die Absicht der Ärzte wichtig, denn sie dienen den Gelehrten als Berater. Religionsgelehrte sind nicht in der Lage, alles in der Medizin zu verstehen und lassen sich daher von gläubigen Fachärzten beraten, bevor sie eine Fatwa (religiöses Rechtgutachten) aussprechen, es sei denn sie haben parallel zur islamischen Lehre auch Medizin studiert. Die Beratung sollte vorzugsweise durch eine Ethikkommission von Ärzten stattfinden, um eine klare, einheitliche Meinung auszuarbeiten, so

---

[263] Der Gesetzgeber fordert die äusserliche Moral und Ethikzu üben. Die Religion verlangt sowohl die äusserliche als auch die innerliche Moral in Bezug auf den Umgang *miteinander* zu praktizieren.

[264] Diese Regel gilt auch in den alten Kulturen vor dem Islam. Es gibt eine ähnliche römische Regel „alterum non laedere“.

[265] حاشية الطحطاوي. http://www.riyadhalelm.com/book/27/42_hashiah_thtawi.pdf. Seite 298

[266] Vgl. www.ami.mr/Depeche-39495.html

dass das ausgesprochene Urteil, d.h. die Fatwa, islam- und medizinkonform ist. Über die gute Beratung und Taten sagt Gott:

" مَن جَاء بِالْحَسَنَةِ فَلَهُ عَشْرُ أَمْثَالِهَا وَمَن جَاء بِالسَّيِّئَةِ فَلاَ يُجْزَى إِلاَّ مِثْلَهَا وَهُمْ لاَ يُظْلَمُونَ"

Dem, der eine gute Tat vollbringt, soll (sie) zehnfach vergolten werden; derjenige aber, der eine böse Tat verübt, soll nur das Gleiche als Lohn empfangen; und sie sollen kein Unrecht erleiden.

(Sure Al-Anàm 6: Vers 160)

Irrt sich ein Arzt, außer aus Mangel an Wissen, bei der Diagnose oder der Therapie, so ist das keine Sünde:

„وَلَيْسَ عَلَيْكُمْ جُنَاحٌ فِيمَا أَخْطَأْتُم بِهِ وَلَكِن مَّا تَعَمَّدَتْ قُلُوبُكُمْ وَكَانَ اللَّهُ غَفُورًا رَّحِيمًا“

Wenn ihr versehentlich darin gefehlt habt, so ist das keine Sünde von euch, sondern (Sünde ist) nur das, was eure Herzen vorsätzlich tun. Und Allāh ist wahrlich Allverzeihend, Barmherzig.

(Sure Al-Ahzab 33. Vers 5)

Dazu gehört auch die Regelung des Schadenersatzes, wenn ein „Arzt“ ohne Fachkenntnisse behandelt. Der Gesandte befiehlt um Vorsicht und ermahnt vor solches Handeln:

“ من تطبب ولم يعلم منه طب قبل ذلك فهو ضامن „

Wahrlich, wer die Medizin praktiziert, aber wurde keine vorherige Erfahrung über ihn erkannt, dann ist er Garant für die von ihm an Patienten verursachten Schäden.

(Ibn Madschah 3466, Abu Dawoud 4586 und Al-Albani. HS)

Und darüber sagte der Gesandte:

" عن المنذر بن جرير عن أبيه عن النبي ﷺ قال: " من سن في الإسلام سنة حسنة كان له أجرها وأجر من عمل بها من بعده من غير أن ينتقص من أجورهم شيء ومن سن في الإسلام سنة سيئة كان عليه وزرها ووزر من عمل بها من بعده من غير أن ينتقص من أوزارهم شيء "

Wahrlich, wer eine gute Tat im Islam tut, bekommt dafür sowohl seinen Lohn als auch den Lohn derjenigen, die sie auch taten, bis zum Jüngsten Gericht, ohne dass von deren Taten etwas abgezogen wird. Und wer eine üble Tat tut, bekommt dafür sowohl seine Strafe als auch die Strafe derjenigen, die sie auch taten, bis zum Jüngsten Gericht, ohne dass von deren Taten etwas abgezogen wird.

(Musnad Aḥmad 18367, Ṣaḥîḥ Muslim 1017. HS)

Der Gesandte erhöhte den Wert der guten Taten und Beratungen in Ṣaḥîḥ Al-Buchâri 41 auf das 700-fache. Wer eine gute Tat plant, aber sie nicht umsetzt, bekommt immer noch eine Belohnung. Wer eine schlechte Tat plant, aber sie nicht ausführt, bekommt dafür eine gute Tat bei Gott anerkannt.

Gott sagte:

" كَذَلِكَ يَضْرِبُ اللهُ الْحَقَّ وَالْبَاطِلَ فَأَمَّا الزَّبَدُ فَيَذْهَبُ جُفَاء وَأَمَّا مَا يَنفَعُ النَّاسَ فَيَمْكُثُ فِي الأَرْضِ كَذَلِكَ يَضْرِبُ اللهُ الأَمْثَالَ "

So verdeutlicht Allāh Wahrheit und Falschheit. Der Schaum aber, der vergeht wie die Blasen; das aber, was den Menschen nützt, bleibt auf der Erde zurück. Und so prägt Allāh die Gleichnisse.

(Sure Al-Ra`d 13: Vers 17)

Eine weitere Pflicht des Arztes ist Gerechtigkeit zu seinen Patienten, egal welche Hautfarbe, Religion, Alter, Geschlecht oder Vermögen sie haben. Sie sollen den gleichen ärztlichen Einsatz bekommen und keinen Unterschied erleben. Der Gesandte verspricht den Helfenden eine Belohnung im Jüngsten Gericht und sagte:

" عَنْ ابْنِ شِهَابٍ أَنَّ سَالِمًا أَخْبَرَهُ أَنَّ عَبْدَ اللَّهِ بْنَ عُمَرَ ﷺ مَا أَخْبَرَهُ أَنَّ رَسُولَ اللَّهِ ﷺ قَالَ: " الْمُسْلِمُ أَخُو الْمُسْلِمِ لَا يَظْلِمُهُ وَلَا يُسْلِمُهُ وَمَنْ كَانَ فِي حَاجَةِ أَخِيهِ كَانَ اللَّهُ فِي حَاجَتِهِ وَمَنْ فَرَّجَ عَنْ مُسْلِمٍ كُرْبَةً فَرَّجَ اللَّهُ عَنْهُ كُرْبَةً مِنْ كُرُبَاتِ يَوْمِ الْقِيَامَةِ وَمَنْ سَتَرَ مُسْلِمًا سَتَرَهُ اللَّهُ يَوْمَ الْقِيَامَةِ "

Wahrlich, der Muslim ist der Bruder des Muslims. Er tut ihm nicht unrecht, er verrät ihn nicht, und wer seinem Bruder hilft seine Sachen zu erledigen, dem wird Gott helfen seine Sachen zu erledigen. Wer die Not eines Muslims erleichtert, dem wird Gott eine der Nöte im Jüngsten Gericht erleichtern, und wer einen Körper (bzw. eine Tat) eines Muslims deckt, dem wird Gott seinen Körper (bzw. seine Tat) im Jüngsten Gericht decken.

(Ṣaḥîḥ Al-Buchâri 231. HS)

Ärzte müssen Kenntnisse erwerben. Die Gelehrten, auch Ärzte, die Kenntnisse haben und gottesfürchtig sind, haben im Islam einen höheren Wert. Gott sagt:

" يَرْفَعِ اللَّهُ الَّذِينَ آمَنُوا مِنكُمْ وَالَّذِينَ أُوتُوا الْعِلْمَ دَرَجَاتٍ وَاللَّهُ بِمَا تَعْمَلُونَ خَبِيرٌ "

Allāh wird die unter euch, die gläubig sind, und die, denen Wissen gegeben wurde, um Rangstufen erhöhen. Und Allāh ist dessen wohl kundig, was ihr tut.

(Sure Al-Mudschadala 58: Vers 11)

" قُلْ هَلْ يَسْتَوِي الَّذِينَ يَعْلَمُونَ وَالَّذِينَ لَا يَعْلَمُونَ إِنَّمَا يَتَذَكَّرُ أُوْلُوا الْأَلْبَابِ "

Sprich: „Sind solche, die wissen, denen gleich, die nicht wissen? Allein nur diejenigen lassen sich warnen, die verständig sind."

(Sure Al-Zumar 39: Vers 9)

" أبي الدرداء قال سمعت رسول الله ﷺ يقول: " إنه ليستغفر للعالم من في السماوات ومن في الأرض حتى الحيتان في البحر "

Wahrlich, die Bewohner in den Himmeln und auf der Erde werden für den Gelehrten um Vergebung gebeten. Auch die Wale im Meer tun es.

(Sunan Ibn Mâdschah 235. HH)

Schon im vorislamischen 3. Jh. u.Z. sagte Galenos von Pergamon, der Leibarzt römischer Imperatoren, in hippokratischer Tradition: „Salus aegroti suprema lex - Das Heil des Kranken sei höchstes Gesetz". Der Wert der Ärzte im Islam ist so hoch, dass Al-Schafiì, der Großgelehrte und Gründer der zweiten Schafiì-Rechtschule und auch Andere sagten, dass es nach der Lehre der Theologie nichts Besseres als die Lehre der Medizin gäbe.

Auf der anderen Seite ist es jedoch die Pflicht der Patienten, daran zu glauben, dass die Heilung von Gott kommt, und der Arzt nur seine Pflicht tut und seine Kenntnisse und Fähigkeiten nach bestem Wissen und Gewissen und auf menschliche Weise an den Patienten weitergibt. Außerdem ist der Patient verpflichtet, dem Arzt genau und ohne Schamgefühl zu sagen, welche Beschwerden er hat. Patienten, die „mogeln", können sich langfristig gefährden. Gott verlangt von den Menschen aber den Schutz der Seele. Patienten sollen sich also auch um fähige Ärzte bemühen.

" عن أنس بن مالك قال قال رسول الله ﷺ: " طلبُ العلمِ فريضةٌ على كلِّ مسلمٍ، وإنَّ طالبَ العلمِ يستغفِرُ له كلُّ شيءٍ، حتى الحيتانِ في البحرِ "

Wahrlich, das Verlangen nach Wissen ist Pflicht für jeden Muslim, und jede Sache bittet um Vergebung für den Wissen-Suchenden. Auch die Wale im Meer tun es.

(Sunan Ibn Mâdschah 224. HS)

" وَإِذَا سَمِعُوا اللَّغْوَ أَعْرَضُوا عَنْهُ وَقَالُوا لَنَا أَعْمَالُنَا وَلَكُمْ أَعْمَالُكُمْ سَلَامٌ عَلَيْكُمْ لَا نَبْتَغِي الْجَاهِلِينَ "

Und wenn sie leeres Gerede hören, so wenden sie sich davon ab und sagen: „Für uns (seien) unsere Taten und für euch (seien) eure Taten. Friede sei auf euch! Wir suchen keine Unwissenden.“

(Sure Al-Qassass 28: Vers 55)

Das betrifft auch die Verbreitung von falschen, nur scheinbar professionellen„Fachinformationen“ in den Social Media, um viele „likes“ zu bekommen und berühmt zu werden. Ein Gesundheitsminister eines arabischen Landes diskutierte mit seinen Kollegen auf einem Kongress über die Verstaatlichung des Gesundheitswesens und berichtete von einer wahren Geschichte: Ein armer Mann kam zu einem Arzt in einem staatlichen Krankenhaus, der ihn behandelte und ihm 5 Lira schenkte. Nach mehreren Wochen traf ihn der Arzt zufälligerweise wieder und fragte ihn, ob er gesund geworden sei. Der alte Mann bejahte dies freudig. Daraufhin fragte ihn der Arzt, was er mit den 5 Lira getan hätte. Der Alte sagte, dass er das Geld einem anderen Arzt gegeben hatte, der ihm besser zur Heilung verholfen hätte als jener.

Die Gesellschaft ist verpflichtet sich gegenseiten zu schützen und gemeinsam zu handeln, besonders wenn es alle Mitmenschen betrifft wie in einer Pandemie-Zeit oder bei Erdbeben oder anderen Katastrophen.

Ernährung und Heilmittel in der Traditionellen Islamischen Medizin (الغذاء والدواء في الطب الإسلامي التقليدي)

In den Oasen um Mekka und Medina auf der Arabischen Halbinsel wuchsen laut überlieferten Beschreibungen nur wenige Gemüse- und Obstsorten. Mekka war eine geschlossene Gesellschaft, die sowohl von eigenen Produkten als auch vom Handel mit Alt-Syrien und Jemen und von der Verpflegung lebte, die Pilger mitbrachten, die Mekka trotz ihres Glaubens an Götzen als ein „Heiligtum" und einen Ort der Anbetung eines einzigen Gottes betrachteten. Die Araber kannten kaum andere Sorten, bis sie nach und nach ihr Territorium durch friedliche und zum Teil militärische Auseinandersetzungen erweitert hatten und insbesondere das Kalifat von Medina nach Damaskus verlagert worden war. Auch ihr Krankheitswissen war bis dahin sehr beschränkt und es gab kaum Informationen über Krankheiten und Heilmethoden, bis auf die Propheten-Medizin. Der Prophet Muḥammad hatte sowohl einige seiner Gefährten (Al-Ṣaḥaba الصحابه) als auch die Stadt- und Wüstenbewohner (Beduinen) auf ihre sozialen Aufgaben aufmerksam gemacht, auf den Schutz der Anderen vor falschem Verhalten, auf Epidemien sowie auf den Umgang mit Infektionen. Der Prophet hat nicht nur seinen Gefährten Regeln und Vorsichtsmaßnahmen empfohlen, sondern diese auch selbst angewandt. Al-Àyni berichtete, dass der Prophet Muḥammad einfach und bescheiden lebte und jeden Morgen auf nüchternen Magen ein Glas Wasser, in das etwas Honig verrührt war, trank und Gerstenbrot mit Salz oder Essig aß.[267] Für einige bedeutete dies eine komplett neue soziale Erziehung und ein neuer Umgang mit neuen hygienischen Maßnahmen. Für andere bedeutete es die Fortsetzung und Verbesserung ihrer Gewohnheiten und Rituale.

Wasser als Heilmittel (الماء شفاء)

Wasser spielt im Islam als Heilmittel eine bedeutende Rolle. Das Wasser des Zamzam-Brunnens[268] in Mekka hat besondere Heilkraft. Abrahams Frau Hadschar (Hagar) wurde mit ihrem Sohn Ismail in der Wüste bei Mekka zurückgelassen, wo weit und breit kein Wasser vorhanden war. Um den Durst ihres Sohnes Ismail zu löschen, erschien auf Hadschars Bitte ein Engel, der auf den Boden stampfte, worauf der Brunnen Zamzam entsprang. Nach einer anderen Version war es Ismail selbst, der aufstampfte. Der Prophet Muḥammad sagte:

" عن جابر قال قال رسول الله ﷺ: " ماء زمزم لما شرب له "

Das Wasser Zamzam erfüllt den Wunsch, den man (in seinem Inneren) hegt, bevor man es trinkt.

(Musnad Aḥmad 14320, Sunan Ibn Mâdschah 3053. HS)

Dazu kommentierten die Gelehrten, dass die Annahme des Wunsches (um Heilung) durch Gott von dem Grad und der Tiefe des Glaubens sowie vom Grad der Reinheit der Bitte abhängig ist. Hindernisse das Bittgebet anzunehmen, liegen dort, wo z.B. die Rechte der Anderen berücksichtigt oder Verpflichtungen anderen gegenüber erfüllt

---

[267] Al-Àyni: Ùmdat Al-Qari Fi Scharḥ Ṣaḥîḥ Al-Buchâri العيني في عمدة القاري شرح صحيح البخاري.

[268] Bakdasch, 1992. Über die chemische Eigenschaften des Zamzams. Jaffar et al., 1987.

werden müssen, auch spielt dabei die Fähigkeit zu Geduld beim Warten auf eine Antwort eine Rolle.

In einem anderen Ḥadîth berichtete Àischa, die Frau des Gesandten, über seine Vorliebe für kaltes und süßes Wasser:

" عَنْ عَائِشَةَ قَالَتْ: " كَانَ أَحَبُّ الشَّرَابِ إِلَى رَسُولِ اللهِ ﷺ الْحُلْوَ الْبَارِدَ "

Das liebste Getränk des Gesandten war das Kalte und Süße.

(Sunan Al-Tirmithi 1895. HS)

Kaltes Wasser wird gegen Betäubung und Kopfschmerzen empfohlen.

" أن قوما مروا بشجرة فأكلوا منها فكأنما مرت ريح فأجمدتهم، فقال رسول الله ﷺ: " قرسوا الماء في الشنان وصبوا عليهم فيما بين الاذانين "

Eine Gruppe von Menschen ging an einem Baum vorbei, von dem sie aßen und es erschien ihnen, als sei ein Wind vorbei gekommen, der sie betäubte. Der Prophet Muḥammad (ﷺ) sagte: „Kühlt das Wasser in den Gefäßen und gießt es über sie zwischen den beiden Gebetsrufen zum Fadschr (zwischen dem ersten und zweiten Ruf)."

(Al-Jauziah)

Der Prophet Muḥammad sagte:

" غسل القدمين بالماء البارد عقيب الخروج من الحمام امان من الصداع "

Das Waschen der Füße mit kaltem Wasser nach dem Bad schützt vor Kopfschmerzen.

(Kanz Al-Ùmmal von Al-Hindi.HD)

Es handelt es sich hier um ein Fußbad mit kaltem Wasser nach dem Duschen oder Baden mit warmem Wasser.

" إياس بن عبد المزني ورأى ناسا يبيعون الماء فقال: " لا تبيعوا الماء فإني سمعت رسول الله ﷺ نهى أن يباع الماء "

Der Prophet Muḥammad (ﷺ) erlaubte es nicht, Wasser zu verkaufen.

(Sunan Ibn Mâdschah 2467, Suanan Al-Darimi 2498. HS)

Damit soll ein Monopol über Wasser verhindert werden, denn es soll allen Menschen zur Verfügung stehen.

Mineralische Heilmittel (الأدوية المعدنية)

Antimon (الإثمد)

Al-Kuḥl (Al-Kayyal) ist schwarzer, pulverisierter Antimonstein aus Isfahan oder aus dem Maghreb, es wird auch Al-Ithmid genannt und als Augenschmuck aber auch bei Augenleiden angewandt. Der Gesandte sagte:

" خير ما اكتحلتم به الإثمد فإنه يجلو البصر وينبت الشعر وكان لرسول الله ﷺ مكحلة يكتحل بها عند النوم ثلاثا في كل عين "

„Und das Beste, was eure Augenlider schmückt, ist Al-Ithmid (Antimon), weil dies die Sicht klarer macht und das Haar wachsen lässt." Der Prophet (ﷺ) besaß ein Mikḥala-Gefäß, mit dem er seine Augenlider dreimal vor dem Schlaf schmückte.

(Sunan Al-Tirmithi 1971. HH)

" معبد بن هوذة عن أبيه عن جده عن النبي ﷺ أنه أمر بالإثمد المروح عند النوم وقال: " ليتقه الصائم "

Der Prophet Muḥammad (ﷺ) erlaubte seinen Gefährten jedoch nicht, im Fastenmonat Ramadan parfümiertes Antimon zu benutzen.

(Sunan Abi Dawoud 2029. HD)

Al-Nura (النوره)

Al-Nura ist eine blaue Creme-Mischung, welche zu ca. 66% aus Kalkstein oder Barium statt Kalzium und zu 33% aus Arsenik besteht. Die Bestandteile werden mit Wasser gemischt und zur Beseitigung von Schmutz, für das Haar und bei einigen Hauterkrankungen angewandt. Nach dem Auftragen lässt man die Creme eine Stunde einwirken und entfernt sie anschließend mit Wasser. Danach trägt man auf die betroffenen Hautpartien Henna (auch gemischt mit Erde, Essig, Rosenwasser) und Pflaumenbaumblätter auf.[269]

" عن أم سلمة أن النبي ﷺ كان إذا اطلى بدأ بعورته فطلاها بالنورة وسائر جسده أهله "

Der Gesandte begann, auf seinem Genitalbereich die Al-Nura-Mischung aufzutragen und danach auf seinem restlichen Körper und den Körpern seiner Frauen.

(Sunan Ibn Mâdschah 3741. HD)

Asche (الرماد)

Asche wurde zur Blutstillung allgemein und bei Nasenbluten angewandt.[270]

" عن سهل رضي الله عنه أنه سئل عن جرح النبي ﷺ يوم أحد فقال: " جرح وجه النبي ﷺ وكسرت رباعيته وهشمت البيضة على رأسه فكانت فاطمة عليها السلام تغسل الدم وعلي يمسك فلما رأت أن الدم لا يزيد إلا كثرة أخذت حصيرا فأحرقته حتى صار رمادا ثم ألزقته فاستمسك الدم "

Nach einer Gesichtsverletzung des Propheten mit Brüchen seiner Backenzähne und Zerstörung seines Schutzhelms am Tag Uḥud versorgte seine Tochter Fatima die Wunde. Sie wusch das Blut ab und Àli hielt die Wundstelle zusammen. Als sie merkte, dass die Blutung nicht aufhörte, riss sie einen Teil einer Strohmatte ab und verbrannte diesen, bis er zu Asche wurde; sie nahm diese Asche und presste sie gegen die Wunde, welche bald darauf aufhörte zu bluten.

(Ṣaḥîḥ Al-Buchâri 2695. HS)

Salz (الملح)

" عبد الله بن مسعود قال: بينا رسول الله ﷺ يصلي، إذ سجد فلدغته عقرب في إصبعه، فانصرف رسول الله ﷺ وقال: " لعن الله العقرب ما تدع نبياً ولا غيره"، قال: ثم دعا بإناء فيه ماء وملح، فجعل يضع موضع اللدغة في الماء والملح، ويقرأ " قل هو الله أحد "، والمعوذتين حتى سكنت "

Als der Prophet Muḥammad (ﷺ) beim Beten war, biss ihn ein Skorpion in den Finger. Der Prophet kommentierte: „Gott verflucht den Skorpion. Er lässt weder Propheten noch andere Menschen in Ruhe." Er bat um ein Gefäß mit Wasser und Salz, tauchte die Bisswunde hinein, zitierte die Sure hundertzwölf und die letzten zwei Suren im Koran, bis die Wunde besser wurde und sich beruhigte.

(Sunan Ibn Mâdschah 1236, Musnad Scheibah. HS)

---

[269] Al-Kaḥḥal, 2004.

[270] Al-Kaḥḥal, 2004.

" طلق بن علي قال قال: " لدغتني عقرب عند نبي الله ﷺ فرقاني ومسحها "

Ťalq Bin Àli war bei Allāhs Propheten (ﷺ), als er von einem Skorpion gebissen wurde. Der Gesandte belas ihm eine Ruqya und massierte die Bisswunde.

(Musnad Aḥmad 15709)

" أبي هريرة قال أتي النبي ﷺ بلديغ لدغته عقرب فقال لو قال: " أعوذ بكلمات الله التامة من شر ما خلق لم يلدغ أو لم يضره "

Der Prophet (ﷺ) sagte, als ein vom Skorpion gebissener Mann zu ihm kam: „Wahrlich, hätte er gesagt: ‚Ich suche Schutz mit Allāhs vollkommenen Wörtern vor dem Bösen seiner Geschöpfe', wäre er nicht gebissen worden oder hätte keinen Schaden erlitten."

(Sunan Abi Dawoud 3400. HS)

Erde (التراب)

Al-Kaḥḥal berichtete über die kühlenden medizinischen Eigenschaften der Erde in warmen Gebieten. Einige Gelehrten sind der Meinung, dass nur die Erde von Medina, der Stadt des Propheten, gemeint ist, weil dieser sie als „gesegnet" bezeichnet hatte.[271]

" عن عائشة أن النبي ﷺ كان مما يقول للمريض ببزاقه بإصبعه: " بسم الله تربة أرضنا بريقة بعضنا ليشفى سقيمنا بإذن ربنا "

Der Prophet (ﷺ) besuchte einen Patienten, er nahm etwas Speichel auf seinen Finger, tauchte diesen in die Erde und berührt danach die kranke Stelle und sagte: „Mit dem Namen Allāhs, unsere Erde ist mit dem Speichel gemischt, damit unsere Kranken mit der Erlaubnis unseres Herrn geheilt werden!"

(Sunan Ibn Mâdschah 3512, Ṣaḥîḥ al-Buchâri 5304. HS)

In einem ähnlichen Bericht berührte der Gesandte mit seinem Finger die Erde[272] und legte ihn auf die erkrankte Stelle. Viele Völker wenden seit Tausenden von Jahren Erde als Heilmittel an. Natürlich besteht Erde nicht nur aus mineralischen Stoffen, sondern enthält zum Beispiel unzählige Bakterien. Erdproben dienen als Grundstoff für neue Antibiotika, so dass weltweit einige Länder „Rucksack-Wissenschaftlern" verboten haben, durch „Schein-Tourismus" Erdproben aus ihren Ländern herauszuschmuggeln und daraus neue, nicht resistente, teure Antibiotika oder neue Bakterien-Stämme zu isolieren.

Es wird berichtet, dass auch der Speichel des Propheten allein heilende Wirkung haben soll.

" عن أبي حازم أخبرني سهل بن سعد ... يوم خيبر ...قال ﷺ: " أين علي بن أبي طالب " فقالوا: " هو يا رسول الله يشتكي عينيه ".قال: " فأرسلوا إليه ". فأتي به فبصق رسول الله ﷺ في عينيه ودعا له فبرأ حتى كأن لم يكن به وجع "

In der Begegnung in Chaiber verlangte der Prophet Ali zu sehen. … Ali litt an Augen-Entzündung. … Der Prophet (ﷺ) spuckte in seine Augen und sprach ein Bittgebet für ihn. Àlis Leiden verschwanden darauf hin, als ob er nie Schmerzen gehabt hätte.

(Ṣaḥîḥ Muslim 4423. HS)

---

[271] Al-Kaḥḥal, 2004.

[272] Die Erde soll sauber und trocken sein, wie der Sand in den heißen Ländern.

Pflanzliche Heil- und Lebensmittel (الأدوية النباتية والغذائية)

Heilpflanzenkunde der Propheten-Medizin ist nur, was Gott oder der Gesandte, die Gefährten und die Tabiiin (التابعين = die Nachfolgegeneration der Gefährten)[273] uns überlieferten. Aufgezeichnete Kenntnisse von muslimischen Gelehrten wie Ibn Sina (Avicenna) gelten als Erweiterung dieser Medizin.

Es gibt Regeln, wann die Pflanzen geerntet werden sollen: Viele Bauer ernten die Pflanzen vor Sonnenuntergang, so dass sie genügend Sonnenlicht bekommen haben und keine Energie in der Nacht verbrauchen. Wichtig sind auch das Alter der Pflanzen, welche Teile der Pflanzen (Blüten, Blätter, Wurzeln oder Stängel) welche Wirkstoffe enthalten, die Art und Weise, wie man die Pflanze als Heilmittel anwenden soll (z.B. frisch, getrocknet, pulverisiert, gekocht, gebrannt), sowie die Erde und das Klima, in denen die Pflanze am besten gedeiht, so dass sie ausreichend Wirkstoffe enthält. Man sollte Pflanzen verwenden, die an traditionell gut bekannten Orten von Bauern geerntet wurden, die sich sehr gut mit der Bestimmung der Pflanzen auskennen. Ein arabisches Sprichwort sagt über die Spezialisierung: „Gib deinen Teig dem richtigen Bäcker zum Backen, auch wenn er davon die Hälfte selber isst!"

Die meisten Esspflanzen, die im Koran oder in der Sunna erwähnt wurden, wie zum Beispiel Datteln, Feigen, Weizen, Weintrauben, Bananen, Granatäpfel oder Oliven sind Pflanzen, die man damals mit einfachen Mitteln konservieren und lagern konnte. Ein großer Teil des Nährwertes bleibt dabei erhalten.

Granatapfel - Punica granatum (الرمان)

Der Granatapfel ist ein saftiges wohlschmeckendes in verschiedenen Varianten vorkommendes Obst. Der Saft der sauren Granatenäpfel wird nicht nur als frisches Obst oder gekocht (Dibs Rumman) geschätzt, sondern in arabischen Ländern auch als Mittel gegen Würmer und Durchfall verwendet.[274] Muslime wissen, dass dieses Obst Paradiesessen ist. Der Koran berichtet an mehreren Stellen über Granatäpfel und anderes Obst sowohl in dieser Welt als auch im Paradies:

" فِيهِمَا فَاكِهَةٌ وَنَخْلٌ وَرُمَّانٌ "

In beiden (Gärten) sind Früchte und Dattelpalmen und Granatäpfel.

(Sure Al-Raḥman 55: Vers 68)

" وَهُوَ الَّذِيَ أَنزَلَ مِنَ السَّمَاءِ مَاءً فَأَخْرَجْنَا بِهِ نَبَاتَ كُلِّ شَيْءٍ فَأَخْرَجْنَا مِنْهُ خَضِرًا نُّخْرِجُ مِنْهُ حَبًّا مُّتَرَاكِبًا وَمِنَ النَّخْلِ مِن طَلْعِهَا قِنْوَانٌ دَانِيَةٌ وَجَنَّاتٍ مِّنْ أَعْنَابٍ وَالزَّيْتُونَ وَالرُّمَّانَ مُشْتَبِهًا وَغَيْرَ مُتَشَابِهٍ انظُرُواْ إِلِى ثَمَرِهِ إِذَا أَثْمَرَ وَيَنْعِهِ إِنَّ فِي ذَلِكُمْ لآيَاتٍ لِّقَوْمٍ يُؤْمِنُونَ "

Und Er ist es, Der aus dem Himmel Wasser nieder sendet; damit bringen Wir alle Arten von Pflanzen hervor; mit diesen bringen Wir dann Grünes hervor, woraus Wir Korn in Reihen sprießen lassen; und aus der Dattelpalme, aus ihren Blütendolden, (sprießen) nieder hängende Datteltrauben, und Gärten mit Beeren, und Oliven- und Granatapfel- (Bäume) - einander ähnlich und nicht ähnlich. Betrachtet ihre Frucht, wenn sie Früchte

---

[273] Nachfolger der Gefährtengeneration.

[274] Al-Mawsili, 2008.

tragen, und ihr Reifen. Wahrlich, hierin sind Zeichen für Leute, die glauben.
(Sure Al-Anàm 6: Vers 99)

" وَهُوَ الَّذِي أَنشَأَ جَنَّاتٍ مَّعْرُوشَاتٍ وَغَيْرَ مَعْرُوشَاتٍ وَالنَّخْلَ وَالزَّرْعَ مُخْتَلِفًا أُكُلُهُ وَالزَّيْتُونَ وَالرُّمَّانَ مُتَشَابِهًا وَغَيْرَ مُتَشَابِهٍ كُلُواْ مِن ثَمَرِهِ إِذَا أَثْمَرَ وَآتُواْ حَقَّهُ يَوْمَ حَصَادِهِ وَلاَ تُسْرِفُواْ إِنَّهُ لاَ يُحِبُّ الْمُسْرِفِينَ "

Und Er ist es, Der Gärten wachsen lässt, mit und ohne Pfahlwerk, und die Dattelpalme und die Getreidefelder, deren Früchte von verschiedener Art sind, und Oliven- und Granatapfel-(Bäume), einander ähnlich und unähnlich. Esset von ihren Früchten, wenn sie Früchte tragen, doch gebet davon am Tage der Ernte (dem Armen) seinen Anteil, seid (aber) nicht verschwenderisch! Wahrlich, Er liebt diejenigen nicht, die nicht maßhalten.
(Sure Al-Anàm 6: Vers 141)

Zu Granatäpfeln empfahl der vierte Kalif Àli:

" ربعية ابنة عياض الكلابية قالت سمعت عليا يقول: " كلوا الرمان بشحمه فإنه دباغ المعدة "

Esset die Granatäpfel mit ihrem Inneren, weil es den Magen färbt (gerbt).[275]
(Musnad Aḥmad 22153. HS)

Es ist noch nicht geklärt, was hier mit Magenfarbe gemeint ist. Eine Studie der Universität Kingston in England zeigt, dass die Granatapfelschale einen Stoff enthält, der gegen bestimmte Arten von resistenten Bakterien (Multi Resistent Staphylococcus Aureus, MRSA) wirkt.[276] Granatäpfel enthalten den Botenstoff Ellagsäure, der Brustkrebs hemmen soll.[277]

Weintraube - Vitis vinifera (العنب)

Allāhs Gesandter hat Weintrauben gerne gemocht.[278] Über Sultaninen sind mehrere unbestätigte Zitate bekannt, die berichten, dass der Gesandte Rosinen bzw. Sultaninen aß:

" يُنبِتُ لَكُم بِهِ الزَّرْعَ وَالزَّيْتُونَ وَالنَّخِيلَ وَالأَعْنَابَ وَمِن كُلِّ الثَّمَرَاتِ إِنَّ فِي ذَلِكَ لآيَةً لِّقَوْمٍ يَتَفَكَّرُونَ ... وَمِن ثَمَرَاتِ النَّخِيلِ وَالأَعْنَابِ تَتَّخِذُونَ مِنْهُ سَكَرًا وَرِزْقًا حَسَنًا إِنَّ فِي ذَلِكَ لآيَةً لِّقَوْمٍ يَعْقِلُونَ "

Damit lässt Er für euch Korn sprießen und den Ölbaum und die Dattelpalme und die Trauben und Früchte aller Art. Wahrlich, darin liegt ein Zeichen für nachdenkende Leute. … Und von den Früchten der Dattelpalmen und den Weinreben macht ihr euch Rauschtrank und gute Speise. Wahrlich, darin liegt ein Zeichen für die Leute, die Verstand haben.
(Sure Al-Naḥl 16: Vers 11 und 67)

" عن محمود بن لبيد الأنصاري أن عمر بن الخطاب حين قدم الشام شكا إليه أهل الشام وباء الأرض وثقلها وقالوا لا يصلحنا إلا هذا الشراب فقال عمر اشربوا هذا العسل قالوا لا يصلحنا العسل فقال رجل من أهل الأرض هل لك أن نجعل لك من هذا الشراب شيئا لا يسكر قال نعم فطبخوه حتى ذهب منه الثلثان وبقي الثلث فأتوا به عمر فأدخل فيه عمر إصبعه ثم رفع يده فتبعها يتمطط فقال هذا الطلاء هذا مثل طلاء الإبل فأمرهم عمر أن يشربوه فقال له عبادة بن الصامت أحللتها والله فقال عمر كلا والله اللهم إني لا أحل لهم شيئا حرمته عليهم ولا أحرم عليهم شيئا أحللته لهم "

Ùmar Bin Al-Chaṭṭab, der zweite Kalif, kam nach Damaskus. Die Damaszener beschwerten sich bei ihm, dass die Erde verseucht und die Umwelt schlecht sei und dass ihnen nur Traubensaft helfen könne. Ùmar empfahl ihnen, Honig zu trinken (verdünnt mit Wasser). Sie sagten, der Honig würde sie nicht heilen und ein Damaszener sagte,

---

275 Das Wort " دباغ dibagh" bedeutet auch ‚gerben'.
276 McCarrell, 2008.
277 Heilpflanzen-Info, 2010.
278 Al-Kaḥḥal, 2004.

dass er einen nicht alkoholischen Saft aus Weintrauben machen könne. Ùmar nahm das Angebot an. Sie kochten den Saft der Weintrauben solange, bis zwei Drittel der Flüssigkeit verdampft waren und nur ein Drittel übrig blieb und brachten sie zu Ùmar. Er steckte seinen Finger in den Sirup und zog ihn wieder heraus. Der Sirup hing daran wie zähes Gummi. Er sagte, dass diese Flüssigkeit wie die ‚Tier-Farbe' sei und befahl ihnen sie zu trinken. Ubada Bin Al-Samit fragte ihn, ob er etwas als ḥalal zulassen könne, was Allāh verboten habe. Ùmar verneinte dies bei Allāh: „Oh Allāh, ich lasse nicht zu, was Du nicht erlaubt hast, und ich verbiete ihnen nicht, was Du erlaubt hast!"

(Muaṭṭaa Malik 1336. HS)

Seit ungefähr 2000 Jahren werden in Syrien Trauben oder Sultaninen gekocht, bis eine dicke Soße übrig bleibt, die „Dibs" genannt wird. Diese wird in runde Holzkisten gefüllt, in denen sie jahrelang aufbewahrt werden kann ohne zu gären. Im Winter wird der Sirup mit „Tahina" (Sesam-Öl) im Verhältnis 65% zu 35% gemischt und als dickflüssiger Brotbelag gegessen. Auf ähnliche Weise wird auch Dibs-Al-Charnub aus Charnub-Blättern (Johannisbrot - *Ceratonia siliqua*) hergestellt.

Dattel, Dattelpalme - Phoenix dactylifera (التمر)

Der Gesandte Allāhs sagte:

" عامر بن سعد عن أبيه قال قال رسول الله ﷺ:" من تصبح كل يوم سبع تمرات عجوة لم يضره في ذلك اليوم سم ولا سحر "

Wer jeden Morgen mit sieben reifen, getrockneten Àdschwa-Datteln frühstückt, der wird im Laufe des ganzen Tages keinen Schaden auf Grund einer Vergiftung oder einer Magie erleiden.

(Ṣahîh Al-Buchâri 5025 und 5769. HS)

Laut muslimischen Gelehrten sind im oben zitierten Ḥadîth die Datteln von Medina gemeint und nicht die Datteln allgemein. Sie erklärten diesen Ḥadîth mit der neutralisierenden Wirkung der Datteln gegen Gifte.[279] Die Medinenser und Mekkaner werden laut Aussagen des Propheten von Allāh gegen den Dadschdschal (falscher Messias) geschützt, denn die Datteln von Medina sind etwas Besonderes, so wie das Zamzam-Wasser in Mekka.[280]

Der Prophet aß Butter zusammen mit Datteln. Er mochte Butter- und Dattelessen.

(Sunan Abi Dawoud 3340. HS)

Datteln mit Butter gelten als das Lieblingsessen des Propheten (التمر و الزبد). Heute werden in den arabisch-türkischen Ländern Datteln und Butter in Teig gebacken und als Süßigkeiten verkauft oder kurz gekocht und mit Brot gegessen. Diese Mischung wird in einigen arabischen Ländern bis heute auch bei Knochenbrüchen als „Al-Dschibar Al-Àrabi" (arabischer Verband) angewandt, der nach ca. zwei bis vier Wochen wieder entfernt wird.

[279] Al-Kaḥḥal, 2004 und Al-Sayed, 2008.

[280] Musnad Aḥmad 19679.

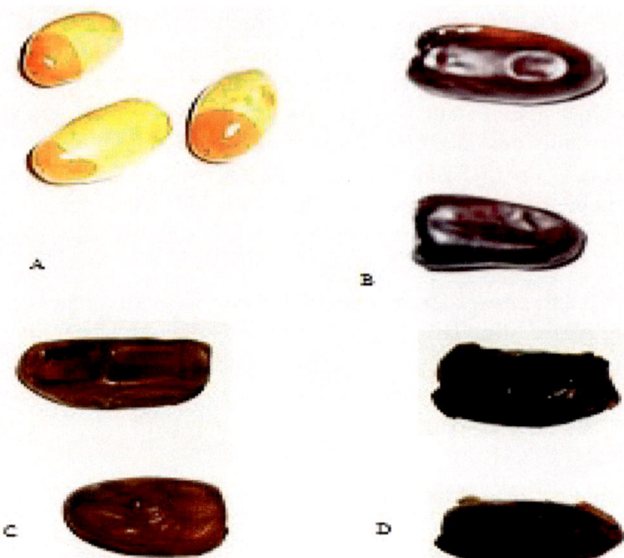

Abbildung 6: Die Reifungsstufen der Datteln. **A:** Unreife Datteln (Balaḥ بلح). **B:** Reife, noch leicht feuchte Datteln (Ruṭab رطب). **C:** Normal gereifte Datteln (Tamr. تمر). **D:** Gereifte, sogenannte gepresste Datteln (Àdschwa oder Agwa عجوة).

" عن ابني بسر السلميين قالا دخل علينا رسول الله ﷺ فقدمنا زبدا وتمرا وكان يحب الزبد والتمر "

" عن عبد الله بن جعفر ﷺ قال رأيت رسول الله ﷺ يأكل الرطب بالقثاء "

Àbdul Lāh Bin Dschaffar sah den Propheten reife, noch nicht getrocknete Datteln (Ruṭab) zusammen mit dem Qithaa-Gemüse verzehren.

(Ṣahîh Al-Buchâri 5020-5029. HS)

" عن عائشة ﷺ قالت: كان رسول الله ﷺ يأكل البطيخ بالرطب فيقول نكسر حر هذا ببرد هذا وبرد هذا بحر هذا "

Àischa (ﷺ) berichtete, dass der Prophet die reifen, noch nicht getrockneten Datteln (Ruṭab) zusammen mit Melone aß. Er sagte: „Wir brechen (ausgleichen) die Hitze von diesem mit der Kälte von jenem und die Kälte von diesem mit der Hitze von jenem.“

(Sunan Al-Tirmithi 1766, Sunan Abi Dawoud 3339. HH)

Datteln erzeugen eine wärmende, die Qithaa (Armenische Melone - *Cucumis melo var. flexuosus*), ein gurkenähnliches Gemüse, auch Itti genannt, eine kühlende Wirkung (المأكولات ذات التأثير البارد والساخن). Der Prophet Muḥammad sagte:

" عن عائشة قالت قال رسول الله ﷺ:" كلوا البلح بالتمر كلوا الخلق بالجديد فإن الشيطان يغضب ويقول بقي ابن آدم حتى أكل الخلق بالجديد "

Esset das Balaḥ (rohe Datteln) mit den gereiften Datteln. Esset das alte Geschöpf (gemeint sind reife Datteln) zusammen mit dem neuen (gemeint sind unreife Datteln), weil der Satan sich darüber ärgert und sagt: „Der Sohn Adams lebt noch, obwohl er das alte mit dem neuen Geschöpf aß.“

(Sunan Abn Mâdschah 3321. HD)

Al-Kaḥḥal und andere Kommentatoren sind der Meinung, dass es sich hierbei um „kalte“ (Balaḥ) und „warme“ Datteln (Tamr, Hurma) handelt.[281]

Über Datteln als Nahrung für Neugeborene (طعام المولود) berichtet der Gefährte Abu Musa:

" عن أبي موسى قال: "ولد لي غلام فأتيت به النبي ﷺ فسماه إبراهيم فحنكه بتمرة ودعا له بالبركة ودفعه إلي وكان أكبر ولد أبي موسى "

„Ein Sohn wurde mir geboren und ich brachte ihn zum Propheten (ﷺ). Der Prophet gab ihm den Namen Ibrahim, massierte seine Mundhöhle mit Dattelbrei, bat für ihn in einem Bittgebet um Segen (Al-Barakah) und gab ihn mir zurück.“ Er war der älteste Sohn von Abu Musa.

(Ṣahîh Al-Buchâri 5730. HS)

Der Gefährte Sa`d berichtet im folgenden Ḥadîth:

" عَنْ سَعْدٍ قَالَ مَرِضْتُ مَرَضًا أَتَانِي رَسُولُ اللَّهِ ﷺ يَعُودُنِي فَوَضَعَ يَدَهُ بَيْنَ ثَدْيَيَّ حَتَّى وَجَدْتُ بَرْدَهَا عَلَى فُؤَادِي فَقَالَ إِنَّكَ رَجُلٌ مَفْئُودٌ ائْتِ الْحَارِثَ بْنَ كَلَدَةَ أَخَا ثَقِيفٍ فَإِنَّهُ رَجُلٌ يَتَطَبَّبُ فَلْيَأْخُذْ سَبْعَ تَمَرَاتٍ مِنْ عَجْوَةِ الْمَدِينَةِ فَلْيَجَأْهُنَّ بِنَوَاهُنَّ ثُمَّ لِيَلُدَّكَ بِهِنَّ "

Ich war krank. Der Gesandte besuchte mich und legte seine Hand auf meine Brust, so dass ich ihre Kälte in meiner Seele spürte. Er sagte: „Du bist herzkrank. Geh zu Al-Ḥarith bin Kildah, dem Bruder von Thakif, weil er behandelnder Arzt ist. Er soll sieben Datteln von der Adjwa-Sorte von Al-Madina nehmen, sie zerhacken mit ihren Kerne und du sollst sie essen.“

(Sunan Abi Dawoud 3875. HH)

Datteln enthalten Phosphor, Kalzium, Eisen, Vitamin A, Schwefel und Chlor.[282] Ein weiterer unbestätigter Ḥadîth bei Al-Damiri besagt, dass der Verzehr von Datteln auf nüchternem Magen Würmer beseitigt.[283]

Die Gefährten nahmen auch Palmenmark zu sich, das ebenfalls wie die Dattelpalme selbst gesegnet ist. Dies geht aus folgendem Ḥadîth hervor, den der Prophet erwähnte, als die Gefährten ihm Palmenmark brachten:

" عن عبد الله بن عم ﵄ قال بينا نحن عند النبي ﷺ جلوس إذا أتي بجمار نخلة فقال النبي ﷺ: " إن من الشجر لما بركته كبركة المسلم. " فظننت أنه يعني النخلة فأردت أن أقول هي النخلة يا رسول الله ثم التفت فإذا أنا عاشر عشرة أنا أحدثهم فسكت فقال النبي ﷺ:"هي النخلة "

Wahrlich, es gibt einen Baum, der so gesegnet ist wie der Mensch … das ist die Palme.

(Ṣahîh Al-Buchâri 5024. HS)

Palmenmark wurde zu Lebzeiten des Propheten in der medinensischen Gesellschaft auch als Blutstiller angewandt.[284] Studien an Mäusen haben ergeben, dass Palm-Öl das Vitamin H (α-Tocopherol) enthält, welches vor Magengeschwüren schützen kann.[285]

---

[281] Vgl. Al-Kaḥḥal und Enzyklopädie des Ḥadîths.
[282] Al-Àudhi, 2010.
[283] Al-Damiri, 2006.
[284] Al-Kaḥḥal, 2004.
[285] Al-Adam, 2008.

Banane - Musa paradisiaca (الموز)

Die Banane ist eine Frucht des Paradieses, die die Gläubigen sich dort als Belohnung wünschen dürfen. Al-Jauziah berichtet über ihre Eigenschaften gegen Husten und trockene Atemwege, aber auch über ihren Gebrauch als Diuretikum und Aphrodisiakum.

Feige - Ficus carica (التين)

Gott schwört bei den Feigen, so berichtet der Koran:

" وَالتِّينِ وَالزَّيْتُونِ * وَطُورِ سِينِينَ * وَهَذَا الْبَلَدِ الْأَمِينِ * لَقَدْ خَلَقْنَا الْإِنسَانَ فِي أَحْسَنِ تَقْوِيمٍ "

Beim Feigenbaum und beim Ölbaum und beim Berge Sinai und bei dieser sicheren Ortschaft! Wahrlich, Wir haben den Menschen in bester Form erschaffen.

(Sure Al-Tin 95: Vers 1-4)

Feigen sind seit mehr als 4000 Jahren bekannt. Sie werden gegen Hämorrhoiden und Gicht, sowie Migräne und Grauen Star angewandt und helfen gegen Magen-Darmprobleme.[286] Der Gesandte Allāhs sagte:

" كلوا التين، فلو قلت: إن فاكهة نزلت من الجنة بلا عجم هي التين، وإنه يذهب البواسير وينفع من النقرس "

Esset die Feigen, hätte ich über ein Obst gesprochen, das aus dem Paradies zu uns herabgekommen ist und das keinen harten Stein hat, dann wäre es die Feigen, und Feigen beseitigen Hämorrhoiden und helfen gegen Gicht.

(Al-Hindi. HD)

Feigen und Oliven enthalten Metallothionein, das sich an Reaktionen bei oxidativem Stress und Metallbindung beteiligt.[287] Der Verzehr von Feigen reduziert die Konzentration der *E. coli*-Bakterien im Darm und enthält Stoffe, die gegen Krebs wirken.[288]

Olive - Olea europapaea (الزيتون)

Der Olivenbaum ist von Gott gesegnet. Olivenöl ist auch im Alten Testament gesegnetes Öl und wurde von mehreren Propheten angewandt sowohl für den Körper als auch gemischt mit Düften für die Räume.

" اللَّهُ نُورُ السَّمَاوَاتِ وَالْأَرْضِ مَثَلُ نُورِهِ كَمِشْكَاةٍ فِيهَا مِصْبَاحٌ الْمِصْبَاحُ فِي زُجَاجَةٍ الزُّجَاجَةُ كَأَنَّهَا كَوْكَبٌ دُرِّيٌّ يُوقَدُ مِن شَجَرَةٍ مُّبَارَكَةٍ زَيْتُونَةٍ لَّا شَرْقِيَّةٍ وَلَا غَرْبِيَّةٍ يَكَادُ زَيْتُهَا يُضِيءُ وَلَوْ لَمْ تَمْسَسْهُ نَارٌ نُّورٌ عَلَى نُورٍ يَهْدِي اللَّهُ لِنُورِهِ مَن يَشَاءُ وَيَضْرِبُ اللَّهُ الْأَمْثَالَ لِلنَّاسِ وَاللَّهُ بِكُلِّ شَيْءٍ عَلِيمٌ "

Allāh ist das Licht der Himmel und der Erde. Sein Licht ist gleich einer Nische, in der sich eine Lampe befindet: Die Lampe ist in einem Glas; das Glas gleich einem funkelnden Stern. Angezündet (wird die Lampe) von einem gesegneten Ölbaum, der weder östlich noch westlich ist, dessen Öl beinahe leuchten würde, auch wenn das Feuer es nicht berührte. Licht über Licht. Allāh leitet zu Seinem Licht, wen Er will. Und Allāh prägt Gleichnisse für die Menschen, und Allāh kennt alle Dinge.

(Sure Al-Nur 24: Vers 35)

Gott beschreibt einen Ort wo die Olive wächst und ihre Eigenschaften:

---

[286] Wikipedia I, 2019.

[287] Ibrahim, 2011. Vgl.: http://de.wikipedia.org/wiki/Metallothionein.

[288] Al-Mawsili, 2008.

" وَشَجَرَةً تَخْرُجُ مِن طُورِ سَيْنَاء تَنبُتُ بِالدُّهْنِ وَصِبْغٍ لِّلْآكِلِينَ "

Und (Wir haben) einen Baum (hervorgebracht), der aus dem Berge Sinai emporwächst; er gibt Öl und Würze für die Essenden.

(Sure Al-Mouminuun 23: Vers 20)

Allāhs Gesandter sagte:

" عن عمر بن الخطاب أن النبي ﷺ قال: " كلوا الزيت وادهنوا بالزيت فإنه من شجرة مباركة "

Esset Olivenöl und massiert mit Olivenöl, weil das Öl von einem (von Gott) gesegneten Baum stammt.

(Sunan Al-Tirmithi 1851. HS)

" عن ابن عمر أن النبي ﷺ كان يدهن رأسه بالزيت وهو محرم غير المقتت "

Allāhs Gesandter massierte seinen Kopf mit Öl, als er in Mekka war, zusätzlich benutzte er ein Parfüm.

(Sunan Ibn Mâdschah 3074. HD)

Um die starke Wirkung des Öls zu mildern empfahl der Kalif Ùmar:

" وَعَلَيْكُمْ بِالزَّيْتِ فَإِنْ آذَاكُمْ حَرُّهُ فَأَسْخِنُوهُ فَإِنَّهُ يَكُونُ كَأَنَّهُ سَمْنٌ "

Ihr solltet Olivenöl essen. Wenn seine „hitzige“ Wirkung euch Schaden zugefügt, so solltet ihr es erwärmen, dann wird es wie Butter werden.[289]

In einer Studie wurden ca. 60.000 Frauen 3 Jahre lang beobachtet. Einer Gruppe von ihnen wurde täglich Olivenöl beim Essen verabreicht. Das Verabreichen des Olivenöls reduzierte um ca. 45% die Entstehung von Brustkrebs bei diesen Frauen gegenüber der Gruppe ohne Olivenölverabreicherung.[290] Vor kurzem wurde der Krebs hemmender Stoff Anti-HER2 (erbB-2) aus frischen Oliven isoliert.[291]

Quitte - Cydonia oblonga (السفرجل)

" عن طلحة قال دخلت على النبي ﷺ وبيده سفرجلة فقال: " دونكها يا طلحة فإنها تجم الفؤاد "

Der Gefährte Talḥa kam zum Propheten und fand in seiner Hand eine Quitte. Der Prophet warf sie ihm zu und sagte: „Oh Talha, sie tut dem Fuad (Bauch) gut.“

(Sunan Ibn Mâdschah 3360. HD)

Fuad bedeutet sowohl Bauch als auch Herz. In einem nicht bestätigten Ḥadîth erwähnte der Prophet, dass die Quitte bei Bauchschmerzen und Druck im Bauch hilft.[292]

---

289 HM in الزهد للمعافى بن عمران الموصلي. http://sh.rewayat2.com/rkak/Web/29289/001.htm
290 Al-Mawsili, 2008.
291 Menendez, 2008.
292 Al-Mi`jam Al-Kabir von Al-Ṭabarani.

Orange - Citrus aurantium, Zitronatzitrone - Citrus medica (الأترج)

Der Gesandte sagte:

" عن أبي موسى ﷺ عن النبي ﷺ قال: " مثل المؤمن الذي يقرأ القرآن كالأترجة طعمها طيب وريحها طيب ومثل الذي لا يقرأ كالتمرة طعمها طيب ولا ريح لها ومثل الفاجر الذي يقرأ القرآن كمثل الريحانة ريحها طيب وطعمها مر ومثل الفاجر الذي لا يقرأ القرآن كمثل الحنظلة طعمها مر ولا ريح لها "

Wahrlich, das Gleichnis eines verinnerlichten Glaubens eines Gläubigen, der den Koran liest, ist wie eine Atardjah; sie schmeckt gut und duftet gut. Und das Gleichnis eines Gläubigen, der den Koran nicht liest, ist wie eine Dattel; sie schmeckt gut, hat aber keinen Duft. Und das Gleichnis eines nicht Praktizierenden, der den Koran liest, ist wie eine Rayhanah (Basilikum); sie duftet gut, aber sie hat einen bitteren Geschmack. Und das Gleichnis eines nicht Praktizierenden, der den Koran nicht liest, ist wie eine Hanzalah (Koloquinte); sie hat einen bitteren Geschmack und keinen Duft.

(Ṣahîh Al-Buchâri 4732. HS)

Atardjah oder Atradj steht für Orange oder Zitronatzitrone, auch Narenj, Rarenj oder Kabbad genannt. Ibn Sina (Avicenna) beschreibt, dass Atradj gegen Gifte und gegen Hämorrhoiden wirke.[293]

Wassermelone - Citrullus lanatus (البطيخ)

Wassermelonen gehören zu den bekannten Obstsorten, die in den arabischen Ländern seit tausenden von Jahren wachsen. Eine Tante des Propheten zitierte ihn:

" البطيخ قبل الطعام يغسل البطن غسلا ويذهب الداء اصلا "

Der Verzehr der Wassermelone vor der Hauptmahlzeit (Vorspeise) reinigt den Bauch (das Verdauungsorgan) und entfernt grundsätzlich die Erkrankung.

(Kanz Al-Ummal von Al-Hindi. HD)

Die Wassermelone hilft gegen Harnleiterentzündung und beschleunigt die Verdauung.[294] Sie enthält das Antioxidans Lycopin, das das Prostatakrebsrisiko reduzieren soll.[295]

Ingwer - Zingiber officinale (الزنجبيل)

Einige muslimische Ärzte interpretieren den Genuss von Getränken, die Allāh im Koran den Gläubigen als Belohnung im Paradies versprach, als Heilmittel. Dazu gehört der Ingwer, der auch in vielen Kulturen als Saft, Getränk und Medikament bekannt ist.[296]

" وَيُسْقَوْنَ فِيهَا كَأْسًا كَانَ مِزَاجُهَا زَنجَبِيلًا * عَيْنًا فِيهَا تُسَمَّى سَلْسَبِيلًا "

Und es wird ihnen dort ein Becher zu trinken gereicht werden, dem Ingwer beigemischt ist. (Er wird gespeist aus) einer Quelle darin, die Salsabil genannt wird.

(Sure Al-Insan 76: Vers 17-18)

Ingwer wird in der Naturheilmedizin gegen viele Erkrankungen z.B. bei Arthritis, Blutdruckproblemen, Muskelschmerzen angewandt.[297] In den arabischen Ländern wird er

---

[293] Al-Mawsili, 2008.
[294] Al-Mawsili, 2008.
[295] Anwar, 2010, News & Blog, 2010.
[296] Al-Qudsi, 2008.
[297] Abel, 2010.

als Sexualstimulationsmittel empfohlen. Außerdem wird Ingwer gegen Chemotherapie-Nebenwirkung getestet[298].

Kurkuma (auch Gelber Ingwer) - Curcuma longa (الورس)

" عن زيد بن أرقم أن النبي ﷺ كان ينعت الزيت والورس من ذات الجنب قال قتادة يلده ويلده من الجانب الذي يشتكيه "

Allāhs Gesandter hatte die Anwendung des Olivenöls und des Wars (Kurkuma) gegen Tuberkulose und Entzündungskrankheiten hervorgehoben. Qatadah sagte: „Er trinkt es in der Mundseite[299], in der er Schmerzen leidet.“

(Sunan Al-Tirmithi 2004. HH)

Neben Olivenöl erwähnt der Ḥadîth auch Kurkuma. Kurkuma hilft laut Studien bei Rheumaerkrankungen und enthält antibakterielle Hemmstoffe.[300]

Um Salma, die Frau des Gesandten berichtete:

" عن أم سلمة قالت: " كانت النفساء تجلس على عهد رسول الله ﷺ أربعين يوما أو أربعين ليلة وكانت إحدانا تطلي الورس على وجهها من الكلف "

Die Frauen im Wochenbett ruhten sich zu Lebzeiten des Gesandten (ﷺ) vierzig Tage oder vierzig Nächte aus. Während dieser Zeit cremten wir unsere Gesichter mit Al-Wars gegen Kalaf (Sommersprossen) ein.[301]

(Sunan Al-Darimi 940, Musnad Aḥmad 25420. HS)

Kürbis - Curcubita moschata (القرع)

Über die aussergewöhnliche Behandlung der geschädigten Haut des Gesandten Yunus (Jonas), auf der eine Kürbispflanze wuchs, wurde bereits im Teil 1 berichtet.

Weil der Prophet Muḥammad als Prophet und Gesandter Allāhs auserwählt ist und er der letzte Gesandte ist, glauben manche Muslime, dass die Speisen, die er gegessen hat, gesegnet sind.

" أنس بن مالك قال: " كان رسول الله ﷺ يحب الدباء " قال حجاج القرع قال فأتي بطعام أو دعي له قال أنس فجعلت أتتبعه فأضعه بين يديه لما أعلم أنه يحبه "

Der Prophet hat Essen mit gekochten Kürbissen gerne gemocht. Das berichtete Anas Bin Malik in diesem Ḥadîth.

(Musnad Aḥmad 12346. HS)

In anderen nicht bestätigten Ḥadîthen empfahl der Prophet seinen Gefährten Kürbis zu essen wegen der „bauchberuhigenden“ Heilwirkung und als Hilfe für das Gedächtnis.

---

298 Walstab 2013

299 Durch das Schieben der Zunge auf die andere Seite.

300 Al-Mawsili, 2008, Menendez 2008, García-Villalba 2010.

301 Es ist nicht eindeutig geklärt, ob die Wars-Creme gegen Sommersprossen oder, wie auch berichtet, nur während der Zeit des Wochenbettflusses nach einer Geburt hilft.

Trüffel - Tuber album sive magnatum (الكمأة)

Der Prophet sagte:

" سعيد بن زيد يقولا قال رسول الله ﷺ: " الكمأة من المن الذي أنزل الله ﷺ على بني إسرائيل وماؤها شفاء للعين "

Die Trüffel sind eine Gnade Allāhs von dem Al-Mann (Manna), den Er den Kindern Israels herabsandte, ihr Wasser ist ein Heilmittel für die Augen.

(Ṣahîh Muslim 3820. HS)

Auf ähnliche Weise wird in der Volksmedizin Syriens bis heute der Saft der Kochkartoffel als Tropfen bei Augenentzündungen und -brennen angewandt.

Mangold – Beta vulgaris (السلق)

" عن أم المنذر قالت دخل علي رسول الله ﷺ ومعه علي ولنا دوال معلقة قالت فجعل رسول الله ﷺ يأكل وعلي معه يأكل فقال رسول الله ﷺ لعلي: " مه مه يا علي فإنك ناقه " قال فجلس علي والنبي ﷺ يأكل قالت فجعلت لهم سلقا وشعيرا فقال النبي ﷺ: " يا علي من هذا فأصب فإنه أوفق لك "

Der Gesandte Allāhs (ﷺ) empfahl seinem Schwager Ali, statt Weintrauben Silq (Mangold) und Gerste zu essen, als dieser sich nach einer Erkrankung in der Rehabilitationsphase befand.

(Sunan Al-Tirmithi 1960. HH)

Zitronengras - Cymbopogon schoenanthus, Al-Idkhir (الإِذْخِرَ)

Als der Gesandte Mekka kampflos einnahm, verbot er den Mekkanern ihre Pflanzen zu schneiden, um Mekkas Umwelt zu schützen. Al-Àbbas bat ihn um eine Ausnahme, der der Gesandte zustimmte:

" فَقَالَ رَجُلٌ مِنْ قُرَيْشٍ إِلَّا الْإِذْخِرَ يَا رَسُولَ اللَّهِ فَإِنَّا نَجْعَلُهُ فِي بُيُوتِنَا وَقُبُورِنَا فَقَالَ النَّبِيُّ ﷺ: " إِلَّا الْإِذْخِرَ إِلَّا الْإِذْخِرَ "

Ein Mann aus Quraiysch sagte: „Bis auf Al-Idkhir, oh du Allāhs Gesandter, weil es unser Trauer- und Brenngras und für unsere Häuser ist". Der Gesandte sagte: „Bis auf das Idkhir, bis auf das Idkhir."

(Ṣahîh Al-Buchâri 112, Musnad Aḥmad 2349. HS)

Al-Idkhir hilft bei Baucherkrankungen und Übelkeit. Zitronengras wird auch als Diuretikum angewandt.[302]

Betelnuss, Arekapalme, Arak-Baum - Areca catechu, Al-Kabath (الكباث)

Al-Kabath ist die Frucht des Arak-Baumes, der in Al-Hijaz auf der Arabischen Halbinsel wächst. Der Gefährte Dschabir erntete mit dem Gesandten Al-Kabath. Der Gesandte sagte:

" كُنَّا مَعَ رَسُولِ اللَّهِ ﷺ نَجْنِي الْكَبَاثَ وَإِنَّ رَسُولَ اللَّهِ ﷺ قَالَ: " عَلَيْكُمْ بِالْأَسْوَدِ مِنْهُ فَإِنَّهُ أَطْيَبُهُ "

Ihr sollt den schwarzen Kabath nehmen, er schmeckt wahrlich am besten.

(Ṣahîh Al-Buchâri 3225. HS)

Al-Kabath wird als Verdauungshelfer, Diuretikum und gegen Rückenschmerzen angewandt.

[302] Al-Jauziah, 2006.

Weihrauch - Boswellia serrata, Boswellia olibannum und Kampfer (الكافور)

Weihrauch und seine Düfte sind bereits vor dem Islam bei vielen Völkern und Kulturen wie zum Beispiel den Ägyptern bekannt.

" عن نافع قال كان ابن عمر إذا استجمر استجمر بالألوة غير مطراة وبكافور يطرحه مع الألوة ثم قال هكذا كان يستجمر رسول الله ﷺ "

Ibn Ùmar hat sich nach Verrichten der Notdurft mit einem Gemisch aus Weihrauch und Kampfer geräuchert und sagte: „So hat sich der Gesandte (ﷺ) geräuchert."
(Ṣaḥîḥ Muslim 2254. HS)

An der Charité in Berlin wird Weihrauch als ergänzende Therapie bei Krebspatienten untersucht. Weihrauch enthält Substanzen, die die Gehirnblutschranke durchbrechen und die Gehirnzellen erreichen.[303] Studien der Universität München haben ergeben, dass Kampfer, der aus verschiedenen Pflanzen zu gewinnen ist, das Gehirn belebt, niedrigen Blutdruck beeinflusst und die Leistungsfähigkeit steigert.[304] Auch Krebswachstum soll gehemmt werden.[305]

Schöllkraut - Chelidonium maius, Al-Ridschlah-Pflanze, Baqlah (البقلة)

" مر النبي بالرجلة - وهي البقلة المباركة - وكان النبي يجد حرارة، فعصر على رجله منها، فوجد لذلك راحة، فقال اللهم بارك فيها، إنبتي حيث شئت "

Der Prophet ging an einer Ridschlah-Pflanze vorbei, als er an Wärme in seinem Bein litt. Er presste ihren Saft heraus und trug diesen auf die warme Stelle auf, woraufhin er Beruhigung fand. Er sagte: „Oh Allāh, segne sie; wachse, wo du möchtest."
(Al-Ṭabarani in Al-Mi`dscham Al-Kabir)

Aloe - Aloe barbade, Ŝibir (الصبر)

" عن نبيه بن وهب قال اشتكى عمر بن عبيد الله بن معمر عينيه فأرسل إلى أبان بن عثمان قال سفيان وهو أمير الموسم ما يصنع بهما قال: " اضمدهما بالصبر، فإني سمعت عثمان ﷺ يحدث ذلك عن رسول الله ﷺ "

Ùmar Bin Ubaiul Lāh hatte ein Augenleiden. Er fragte Aban Bin Othman, was er dagegen tun könne. Sufian, der Prinz Al-Mawsims, wurde danach befragt. Er sagte: „Ich lege darauf Aloe als Verband, weil ich gehört habe, wie Ùthman dies über den Gesandten berichtete."
(Sunan Abi Dawoud 1567 und 1961. HS)

Aloe hilft außerdem gegen Magengeschwür, Schuppenflechte (Psoriasis) und bei Ekzemen und wird als Gesichtskosmetikum angewandt, um das Gesicht zu spannen.[306] Um Salama, die Frau des Gesandten sagte:

---

303 Weirauch, 2010.
304 Schandry, 2008.
305 Tilly, 2012.
306 Al-Mawsili, 2008. Vgl. auch Sunan Abi Dawoud 1961.

"...قَالَتْ عِنْدَ ذَلِكَ أُمُّ سَلَمَةَ دَخَلَ عَلَيَّ رَسُولُ اللَّهِ ﷺ حِينَ تُوُفِّيَ أَبُو سَلَمَةَ وَقَدْ جَعَلْتُ عَلَى عَيْنِي صَبْرًا فَقَالَ مَا هَذَا يَا أُمَّ سَلَمَةَ فَقُلْتُ إِنَّمَا هُوَ صَبْرٌ يَا رَسُولَ اللَّهِ لَيْسَ فِيهِ طِيبٌ قَالَ إِنَّهُ يَشُبُّ الْوَجْهَ فَلاَ تَجْعَلِيهِ إِلاَّ بِاللَّيْلِ وَتَنْزَعِينَهُ بِالنَّهَارِ "

Der Gesandte kam zu mir, nach dem Tod meines Mannes Abu Salam und legte auf meine Augen Ŝibir. Er fragte: „Was ist das, oh du Um Salama?" Ich sagte: „Das ist Ŝibir, oh du Gesandter Allāhs. Es hat keinen Duft." Er sagte: „Es spannt das Gesicht. Lege es nur in der Nacht und entferne es am Tag."

(Sunan Abi Dawoud 2305. HD)

Weizen - Triticum vulgare, Gerste - Hordeum vulgare (الشعير غير منخول)

" أبو حازم أنه سأل سهلا: " هل رأيتم في زمان النبي ﷺ النقي " قال لا فقلت: " فهل كنتم تنخلون الشعير " قال: " لا ولكن كنا ننفخه.". ... عن أبي حازم قال قال ما رأى رسول الله ﷺ منخلا من حين ابتعثه الله حتى قبضه الله قال قلت كيف كنتم تأكلون الشعير غير منخول قال كنا نطحنه وننفخه فيطير ما طار وما بقي ثريناه فأكلناه "

Zur Zeit des Propheten verzehrten die Araber kein gesiebtes Mehl, sondern sie mahlten den Weizen und entfernten die Kleie durch Pusten.

(Ṣahîh Al-Buchâri 4990 und 4993. HS)

Àischa (رضي الله عنها) berichtete, dass der Prophet gesagt hat:

" عن عائشة قالت قال النبي ﷺ: "عليكم بالبغيض النافع التلبينة" يعني الحساء قالت وكان رسول الله ﷺ إذا اشتكى أحد من أهله لم تزل البرمة على النار حتى ينتهي أحد طرفيه يعني يبرأ أو يموت "

Ihr solltet die nicht erwünschte, aber nützliche Talbina (Gerstensuppe) zu euch nehmen. Wenn jemand in der Familie des Propheten krank war, stand der Suppentopf solange auf dem Feuer, bis der Kranke geheilt war oder starb.

(Sunan Ibn Mâdschah 3437. HD)

Hopfen - Humulus lupulus, Ḥaschischat Al-Dinar (حشيشة الدينار)

Hopfen ist bei den Arabern als Heilmittel gegen Schlafstörung aus der ostasiatischen Kultur übernommen und angewandt worden.

Schwarzkümmel - Nigella sativa, Nigella damascena (الحبة السوداء)

Der Prophet sagte:

" عن خالد بن سعد قال خرجنا ومعنا غالب بن أبجر فمرض في الطريق فقدمنا المدينة وهو مريض فعاده ابن أبي عتيق وقال لنا عليكم بهذه الحبة السوداء فخذوا منها خمسا أو سبعا فاسحقوها ثم اقطروها في أنفه بقطرات زيت في هذا الجانب وفي هذا الجانب فإن عائشة حدثتهم أنها سمعت رسول الله ﷺ يقول: " إن هذه الحبة السوداء شفاء من كل داء إلا أن يكون السام " قلت: " وما السام " قال: " الموت "

„Im Schwarzkümmel gibt es Heilung für jede Erkrankung, mit Ausnahme des Todes." Ein Gefährte war krank und ein Bekannter dieses Gefährten empfahl, Schwarzkümmel zu reiben, mit Öl zu mischen und in beide Nasenflügel zu tropfen - als Lehre aus diesem Prophetenzitat.

(Ṣahîh Al-Buchâri 5255 und 5256, Sunan Ibn Mâdschah 3440. HS)

Seit der Zeit der Pharaonen benutzen die Ägypter Schwarzkümmel als Salbe und Heilmittel.[307] Im Jahr 1986 präsentierte Al-Qadi in einer Studie auf der vierten internationalen Islamischen Medizin-Konferenz in Karatschi seine Forschungsergebnisse über die Anwendung von schwarzem Sesam und dem darin enthaltenen Nigellon-Wirkstoff, nämlich, dass dieser immunaktivierend, antibakteriell und blutdrucksenkend ist sowie

[307] Clarenbach, 2008.

auf die Galle wirkt, die Bronchien erweitert und die Anzahl der T4-Zellen erhöht.[308] Die aus dem schwarzen Sesam isolierte Nigellon-Substanz wirkt bei Asthma-Patienten als Anti-Histamin.[309]

Senna - Cassia senna (السنى)

Es gibt einen Bericht von den Gefährten, aus dem hervorgeht, dass sie manchmal tagelang nur wenig aßen, so dass ihre Notdurft so trocken wie die Notdurft der Tiere war. Der Prophet empfahl ihnen bei Darmverstopfung die Pflanze „Sana, Senna“ anzuwenden:

" أبا أبي بن أم حرام وكان قد صلى مع رسول الله ﷺ القبلتين يقول سمعت رسول الله ﷺ يقول: "عليكم بالسنى والسنوت فإن فيهما شفاء من كل داء إلا السام " قيل: " يا رسول الله وما السام؟" قال: " الموت "

„Wahrlich, ihr sollt Sana und Al-Sanut nehmen, weil in ihnen Heilung für jede Erkrankung enthalten ist, bis auf Saam.“ Es wurde gefragt: „Oh, Gesandter Allāhs, was ist Saam?“ Er sagte: „Das Sterben!“

(Sunan Ibn Mâdschah 3448. HS)

" عن أسماء بنت عميس أن رسول الله ﷺ سألها: " بم تستمشين" قالت: " بالشبرم" قال: " حار جار" قالت: " ثم استمشيت بالسنا " فقال النبي ﷺ: " لو أن شيئا كان فيه شفاء من الموت لكان في السنا "

Allāhs Gesandter (ﷺ) fragte Asmaa Bint Ùmais, welches Mittel sie bei Darmverstopfung benutzen würde. Sie antwortete, sie würde Al-Schabram als Mittel benutzen. Er sagte: „Al-Schabram ist heiß und durchfallfördernd.“ Sie sagte: „Dann habe ich Sana benutzt.“ Er antwortete: „Wenn ein Mittel eine Heilung gegen den Tod wäre, dann wäre es in dem Sana.“

(Sunan Al-Tirmithi 2007. HH)

Al-Schabram sind die Schuppen der Zweigrinde eines kleinen Baumes auf der arabischen Halbinsel.

Löwenzahn - Taraxacum officinale (الهندباء)

Bei den im Buch von Ibn Al-Qayim Al-Jauziah zitierten Ḥadîthen über Löwenzahn (Al-Hindibaa) handelt es sich nach seinen Angaben nicht um Original-Zitate. Aber es war damals bekannt, dass Löwenzahn gegen viele Erkrankungen wie Augen- und Halsentzündung sowie Magenverstimmung angewandt wurde.

Bockshornklee - Trigonella foenum-graecum; Ḥulba (الْحُلْبَةُ)

" عَنِ النَّبِيِّ ﷺ أَنَّهُ عَادَ سَعْدَ بْنَ أَبِي وَقَّاصٍ ﷺ بِمَكَّةَ فَقَالَ: ادْعُوا لَهُ طَبِيبًا فَدُعِيَ الحارث بن كلدة فَنَظَرَ إِلَيْهِ، فَقَالَ: لَيْسَ عَلَيْهِ بَأْسٌ فَاتَّخِذُوا لَهُ فَرِيقَةً وَهِيَ الْحُلْبَةُ مَعَ تَمْرِ عَجْوَةٍ رَطْبٍ يُطْبَخَانِ فَيَحْسَاهُمَا فَفَعَلَ ذَلِكَ فَبَرِئَ "

Der Gesandte besuchte den erkrankten Gefährten Sa`d Bin Abi Waqqass in Mekka. Er sagte: „Holt für ihn einen Arzt.“ Al-Ḥarith Bin Kildah wurde geholt. Er sah ihn und sagte: „Seine Lage ist nicht schlimm. Bringt ihm Ḥulba mit feuchten frischen Datteln (Adschwa) und kocht sie. Er soll sie essen, dann wird er gesund.“

(Al-Jauziah in زاد المعاد في هدي خير العباد)

---

[308] Al-Qadi, 2008, Al-Dikr, 2008b.

[309] Al-Mawsili, 2008.

Ḥulba ist schleimlösend und wirkt gegen Halsschmerzen und Erkältung. Als Ḥulba-Bad wird es von Frauen gegen Genitalschmerzen angewandt.[310]

Tharira - Acorus calamus (الذريرة)

Tharira ist ein pflanzliches aus Indien stammendes Duftmittel aus den Tharira-Stangen. Der Prophet benutzte Tharira gegen Warzen. Bathrah (بثرة) wird in einigen Büchern als eine kleine entzündete, eiternde Stelle und nicht als Warze definiert.

" عن بعض أزواج النبي ﷺ أن النبي ﷺ دخل عليها فقال: " عندك ذريرة" قالت نعم فدعا بها فوضعها على بثرة بين أصابع رجليه ثم قال: " اللهم مطفئ الكبير ومكبر الصغير أطفها عني فطفئت "

Allāhs Gesandter (ﷺ) kam zu einer seiner Gattinnen und bat sie um ‚Tharira', was er als Heilmittel gegen die Warzen, die zwischen seinen Fußzehen wuchsen, anwandte. Anschließend sprach er folgendes Bittgebet: „Oh Allāh, Der Löscher des Großen und Der Vergrößerer des Kleinen, entferne dieses von mir", woraufhin die Warzen verschwanden.

(Musnad Aḥmad 22060. HH)

Kardamom - Elettaria cardamomum (الهال، الهيل)

Seit der Zeit der islamischen Staatsentwicklung bis heute wurde und wird die Suche nach Pflanzen und Mitteln für die Behandlung verschiedener Erkrankungen intensiviert. Vor kurzem wurde berichtet, dass Kardamom, welches um 600 u.Z. in Jemen und Äthiopien entdeckt worden war und in den meisten arabischen Ländern dem Kaffee oder Tee beigegeben wird, eine antibiotische Wirkung gegen Bakterien hat.[311] Laut unbestätigten historischen Berichten hatte die muslimische Gruppe, die der Gesandte nach Äthiopien sandte, diesen Getränkzusatz nach Al-Madina mitgebracht und bekannt gemacht.

Henna - Lawsonia inermis, Lawsonia alba, Ḥinna (الحناء)

Natürliche Henna ist rötlich und ihre Farbe verschwindet nach ein paar Tagen. Einige Betrüger mischen Henna mit gesundheitsschädlichen Giften, so dass die Farbe geschwärzt wird und länger hält.

" سلمى أم رافع مولاة رسول الله ﷺ قالت كان لا يصيب النبي ﷺ قرحة ولا شوكة إلا وضع عليه الحناء "

Der Gesandte Allāhs legte sich bei Verletzungen durch Dornen oder bei Entzündungen Henna auf die betroffene Stelle.

(Sunan Ibn Mâdschah 3493, Sunan Al-Tirmithi 1979. HH)

Der Prophet Muḥammad benutzte bei Kopfschmerzen Henna, das er auf seinem Kopf auftrug.[312] Laut unbestätigten Zitaten band der Prophet Muḥammad bei Kopfschmerzen ein Tuch fest um seinen Kopf. Diese Methode ist bis heute in Ägypten und in anderen islamischen Ländern als einfaches, volkstümliches Mittel gegen Kopfschmerzen bekannt.

---

[310] Al-Jauziah, 2006.
[311] Agaoglu, 2005.
[312] Al-Kaḥḥal, 2004.

Tabak – Nicotiana sp. (التبغ)

Al-Ssa`out (السعوط) ist eine medizinische Methode Schnupfpulver, Tabak oder ähnliches. als Mittel gegen Nasenverstopfung zu verwenden.

" عن ابن عباس قال قال رسول الله ﷺ: " إن خير ما تداويتم به ... السعوط "

Der Gesandte (ﷺ) empfahl einem seiner Gefährten, die Verstopfung seiner Nase mit Al-Ssa`out zu behandeln.

(Sunan Al-Tirmithi 1971. HHG)

Der Prophet Allāhs sagte:

" قال ابن عباس: " قال نبي الله ﷺ. " إن خير ما تداويتم به السعوط واللدود والحجامة والمشي "

Das Beste, was ihr zur Heilung anwenden könnt, ist Al-Ssa`out (Schnupftabak), Al-Ladud (im Notfall), Schröpfen und Mittel gegen Verstopfung.

(Sunan Al-Tirmithi 1978. HH)

Al-Ladud bedeutet Zwangsernährung und ist kein Heilmittel.

Indischer Zweig - Costus speciosus (العود الهندي)

Indischer Zweig (*Costus speciosus*) ist eine traditionellen indischen Heilpflanze und duftet und wirkt wie Weihrauch. Es gibt Berichte, dass Al-Ssa`out als salbenartige Mischung, auch aus anderen Komponenten als Tabak bestand, nämlich aus Senföl, Indischem Zweig, Bennuss-Fett (*Moringa peregrina*) und Kampfer.[313] Manche beschreiben, dass auch Berberitze (*Berberis vulgaris*) dazu gehöre.

" زيد بن أرقم قال: "أمرنا رسول الله ﷺ أن نتداوى من ذات الجنب بالقسط البحري والزيت "

Allāhs Gesandter befahl den Gefährten, Tuberkulose oder eiternde Hautentzündungen (Dumla) durch die Anwendung indischer Zweige und Olivenöl zu behandeln.

(Sunan Al-Tirmithi 2005. HH)

" عن أم قيس بنت محصن قالت دخلت على رسول الله ﷺ بابن لي قد أعلقت عليه من العذرة فقال علام تدغرن أولادكن بهذا العلاق عليكن بهذا العود الهندي فإن فيه سبعة أشفية منها ذات الجنب يسعط من العذرة ويلد من ذات الجنب "

Ihr sollt den indischen Zweig benutzen, weil er sieben Heilmöglichkeiten besitzt, eine von ihnen ist die Heilung von Halsentzündungen.

(Sunan Abi Dawoud 3379, Ṣaḥîḥ Al-Buchâri 5279, Sunan Ibn Mâdschah 3453. HS)

Mit diesem Ḥadîth empfahl er den Müttern, ihre Kinder bei eitriger Tonsillitis (عذرة Ùthrah) nicht mit der schmerzhaften Methode Àlak zu behandeln, die in manchen Kulturen bis heute bei Hals- und Mandelentzündungen angewandt wird. Dabei steckt man zwei Finger mit einer kleinen Menge Kochsalz in den erkrankten Hals und drückt diese fest in allen Richtungen. Damit wird bezweckt, dass Eiter aus den entzündeten Mandeln ausgedrückt wird und der Patient besser sprechen und atmen kann.

---

[313] Aal-Thiab, 2011.

Buchsbaum - Buxus sempervirens, Al-Katam (الكتم)

" عن أنس خادم النبي ﷺ قال: "قدم النبي ﷺ وليس في أصحابه أشمط غير أبي بكر فغلفها بالحناء والكتم "

Anas, der Diener des Gesandten, berichtete, dass der Gesandte einmal mit seinen Gefährten kam. Nur Abu Bakr hatte einen grauen Bart, den er mit Henna und Al-Katam färbte.

(Ṣahîh Al-Buchâri 3627, Sunan Ibn Mâdschah 3617 und Musnad Aḥmad 12174. HS)

Al-Katam ist ein Buchsbaum, der gelb färbt, und in den Bergen Saudiarabiens wächst.[314]

Essig (الخل)

Essig wird volkstümlich als Diätmittel benutzt. Er wird mit Wasser verdünnt (ca. drei Esslöffel Essig und die doppelte Menge Wasser) und früh am Morgen getrunken. Essig hilft beim Abnehmen, denn er reduziert den Appetit.

" أم سعد قالت دخل رسول الله ﷺ على عائشة وأنا عندها فقال هل من غداء قالت عندنا خبز وتمر وخل فقال رسول الله ﷺ: نعم الإدام الخل اللهم بارك في الخل فإنه كان إدام الأنبياء قبلي ولم يفتقر بيت فيه خل "

Der Prophet kam zu Àischa und fragte sie, ob sie etwas Essen hätte. Àischa sagte, sie habe nur Brot, Datteln und Essig. Der Prophet (ﷺ) antwortete: „Wahrlich, das Verzehren von Essig ist ein Genuss. Oh Allāh, segne den Essig, weil es die Speise aller Propheten vor mir war, und kein Haus, in dem es Essig gibt, wird arm."

(Sunan Ibn Mâdschah 3309, Ṣaḥîḥ Muslim 3824. HS)

Später, in der Zeit des Umayyaden-Kalifats, wurde in Pestzeiten die eingehende Post in konzentriertem Essig eingetaucht, getrocknet und erst danach geöffnet und gelesen.[315] Hier war Essig als Desinfektionsmittel entdeckt und angewandt worden.

---

[314] Al-Kaḥḥal,2004.

[315] Bin Abdullah, 2012. Ähnliche heutige Desinfektionsmittel.

Tierische Heil- und Lebensmittel (الأدوية والأغذية الحيوانية)

Honig (العسل)

Honig wie Ingwer ist ein Getränk für die Paradies-Bewohner.[316]

" وَأَوْحَى رَبُّكَ إِلَى النَّحْلِ أَنِ اتَّخِذِي مِنَ الْجِبَالِ بُيُوتًا وَمِنَ الشَّجَرِ وَمِمَّا يَعْرِشُونَ * ثُمَّ كُلِي مِن كُلِّ الثَّمَرَاتِ فَاسْلُكِي سُبُلَ رَبِّكِ ذُلُلاً يَخْرُجُ مِن بُطُونِهَا شَرَابٌ مُّخْتَلِفٌ أَلْوَانُهُ فِيهِ شِفَاء لِلنَّاسِ إِنَّ فِي ذَلِكَ لآيَةً لِّقَوْمٍ يَتَفَكَّرُونَ "

Und dein Herr hat der Biene eingegeben: „Baue dir Häuser in den Bergen und in den Bäumen und in dem, was sie errichten. Dann iss von allen Früchten und folge den Wegen deines Herrn, (die Er dir) leicht gemacht hat.“ Aus ihren Leibern kommt ein Trank, mannigfach an Farbe. Darin liegt ein Heilmittel für die Menschen. Wahrlich, hierin ist ein Zeichen für Leute, die nachdenken.

(Sure Al-Naḥl 16: Vers 68-69)

Bienen sind Tiere, die viel Zucker und fast kein Fett produzieren. Weil die weiblichen Bienen den Honig produzieren, wird im arabischen Text die weibliche Verbform bei der Anrede der Biene benutzt.

Honig wurde als Konservierungsmittel für Fleisch angewandt.[317] Mit Wasser verdünnt wurde Honig zur Behandlung von Hundebissen verabreicht. Moderne, zum Teil noch experimentelle Anwendungen umfassen die Therapie gegen Ulkus-Wunden bei Diabetes[318], die Gabe als Beschleuniger der Wundheilung nach Operationen, gegen verschiedene Entzündungen, gegen Schwangerschafts-Übelkeit und gegen Verstopfung. Darüber hinaus wird Honig in kosmetischen Produkten verwendet.

Abu Sa'id berichtete:

" عن أبي سعيد أن رجلا أتى النبي ﷺ فقال أخي يشتكي بطنه فقال اسقه عسلا ثم أتى الثانية فقال اسقه عسلا ثم أتاه الثالثة فقال اسقه عسلا ثم أتاه فقال قد فعلت فقال صدق الله وكذب بطن أخيك اسقه عسلا فسقاه فبرأ "

Ein Mann kam zum Propheten, Allāhs Segen und Friede auf ihm, und sagte: „Mein Bruder klagt über Bauchschmerzen!“ Der Prophet sagte zu ihm: „Gib ihm Honig (gelöst in Wasser) zu trinken.“ Der Mann kam zum zweiten Mal zum Propheten, Der Prophet sagte zu ihm: „Gib ihm Honig (gelöst in Wasser) zu trinken.“ Und als der Mann ein drittes Mal in derselben Sache zu ihm kam, sagte der Prophet: „Gib ihm Honig (gelöst in Wasser) zu trinken.“ Daraufhin kam der Mann noch einmal und berichtete dem Propheten, dass er dies zwar getan hat, aber sein Bruder immer noch Schmerzen hätte. Da sagte der Prophet zu ihm: „Allāh sagt die Wahrheit, und der Bauch deines Bruders hat gelogen. Gib ihm Honig mit Wasser zu trinken.“ Der Mann gab seinem Bruder endlich dieses Getränk, und er wurde dadurch geheilt.[319]

(Ṣaḥīḥ Al-Buchâri 5252. HS)

Bei diesem Fall geht es auch um den Zusammenhang zwischen der Krankheit, dem Zeitpunkt der Verabreichung, der Dosis des entsprechenden Heilmittels und dem Willen des Patienten. Ein Medikament erreicht nur dann seine Wirkung, wenn die richtige Dosis zum richtigen Zeitpunkt und am richtigen Ort verabreicht wird. Einige bemängeln

[316] Sure Muḥammad 47: Vers 15.
[317] Abdul Aziz, 1991.
[318] Grätzel, 2007.
[319] Ibn Rassoul, 1993.

diese Methode, weil der Honig selbst Diarrhöe verursachen kann. Die Gelehrten erklärten den Effekt dieser Methode wie bei der Gift-Anti-Gift-Behandlung, also die Heilung durch die Toleranz der Ursache. Dazu sagte der Prophet auch:

" عن أبي هريرة قال قال رسول الله ﷺ: " من لعق العسل ثلاث غدوات كل شهر لم يصبه عظيم من البلاء "

Wer an drei Mittagen eines Monats Honig schleckt, wird keine der großen, schlimmen Krankheiten bekommen.

(Sunan Ibn Mâdschah 3441. HD)

Schaf-Fett (الإلية)

" عن رجل من الأنصار عن أبيه أن رسول الله ﷺ نعت من عرق النسا أن تؤخذ ألية كبش عربي ليست بصغيرة ولا عظيمة فتذاب ثم تجزأ ثلاثة أجزاء فيشرب كل يوم على ريق النفس جزءا "

Ein Ansari berichtete, dass Der Prophet Muḥammad empfahl, gegen Spannader (Ischias) das hintere Fett eines mittelgroßen arabischen Schafes zu schmelzen in drei Teile zu teilen und über drei Tage verteilt auf nüchternen Magen zu trinken.

(Musnad Aḥmad 19815, Sunan Ibn Mâdschah 3454. HH)

Eier (البيض)

Der Gesandte Allāhs sagte:

" ان نبيا من الانبياء شكى الى الله تعالى الضعف، فامره بأكل البيض "

Ein Prophet beschwerte sich bei Allāh, dem Allerhabenen, über seine Schwäche. Allāh befahl ihm Eier zu essen.

(Kanz Al-Ummal von Al-Hindi. HM)

Milch (الحليب)

Üblicherweise wird Milch von Schafen, Ziegen, Kamelen und Rindern getrunken. Milch ist vor allem für Säuglinge lebenswichtig. Wenn Muttermilch nicht oder nicht ausreichend zur Verfügung steht, wird auf tierische Milchprodukte zurückgegriffen, deren unterschiedliche Zusammensetzung erst an die Bedürfnisse des Säuglings angepasst werden muss.

Tabelle 5: Milchwerte[320]

Art	Trockenmasse	Fett	Protein	Laktose	Mineralien
Hausziege - *Capra hircus*	16-18%	6-8%	4-5%	5,0%	0,7 %
Hausrind - *Bos taurus*	13,0%	4-6%	3-4%	5,0%	0,7%

" قال أبو هريرة أتي رسول الله ﷺ: "ليلة أسري به بإيلياء بقدحين من خمر ولبن فنظر إليهما فأخذ اللبن قال جبريل الحمد لله الذي هداك للفطرة لو أخذت الخمر غوت أمتك "

Während seiner Nachtreise (Israa) nach ‚Iliyaa Jerusalem' wurden dem Propheten zwei Trinkgefäße gebracht, von denen das eine Wein (Alkohol) und das andere Milch enthielt. Der Prophet betrachtete beide und nahm dann das Gefäß mit der Milch. Darauf sagte der Engel Gabriel zu ihm: „Aller Lob gebührt Allāh, dass Er dich zu der natürli-

[320] Grabowski, 2009.

chen Veranlagung rechtgeleitet hat. Hättest du den Wein genommen, so wäre deine Gemeinschaft (Umma) irregegangen.“
(Ṣaḥîḥ Al-Buchâri 4340. HS)

Über den Segen der Milch sagte der Prophet:

" عن ابن عباس قال قال رسول الله ﷺ: " من أطعمه الله طعاما فليقل اللهم بارك لنا فيه وارزقنا خيرا منه ومن سقاه الله لبنا فليقل اللهم بارك لنا فيه وزدنا منه فإني لا أعلم ما يجزئ من الطعام والشراب إلا اللبن "

Wem Allāh eine Speise gegeben hat, der soll sagen: „Oh Allāh, segne uns dieses Essen und gib uns besseres als es.“ Und wem Allāh Milch gegeben hat, der soll sagen: „Oh Allāh, segne uns dieses Essen und gib uns mehr davon, weil ich nichts Besseres gegen Hunger und Durst kenne als die Milch!“
(Sunan Ibn Mâdschah 3313, Sunan Al-Tirmithi 3377. HH)

Ziegenmilch war und ist traditionell im arabischen Raum gebräuchlicher als Kuhmilch. Dazu folgender Ḥadîth:

" أحسنوا إلى الماعز وأميطوا عنها الأذى، فانها من دواب الجنة "

Seid gütig zu den Ziegen und vermeidet, ihnen Schaden zuzufügen, wahrlich sie sind Paradies-Tiere.
(Al-Hindi. HD)

In der heutigen Zeit bekam Ziegenmilch eine neue medizinische Bedeutung: Manche Säuglinge entwickeln eine Allergie gegen Kuhmilch, für die bis jetzt nur die Ziegenmilch als Alternative bekannt ist. Die Niederländer z.B. erhöhten daher ihre Produktion von Ziegenmilch auf ca. fünf Millionen Liter pro Jahr, denn der Bedarf an Ziegenmilch ist in der letzten Zeit stark angestiegen.[321]

Der Prophet Muḥammad sagte:

" عليكم بألبان البقر فأنها ترم من كل الشجر "

Wahrlich, ihr sollt Kuhmilch trinken, weil die Kühe von allen Bäumen (Pflanzen) fressen.
(Al-Albani 4059. HS)

Dieser Ḥadîth deutet auf die Wirkung bestimmter Stoffe in den Pflanzen hin, die die Tiere fressen, und die auf die Menschen durch das Trinken von Milch und den Verzehr von Milchprodukten übertragen wird. In einem anderen schwach (dhaìf) bestätigten Ḥadîth wird folgendes über die Kühe überliefert:

“عليكم بألْبانِ البقَرِ ، فإنَّها دَواءٌ ، و أسمانِها فإنَّها شفاءٌ وإيَّاكمْ ولُحومَها ، فإنَّ لُحومَها داءٌ„

Ihr solltest ihre Milch nehmen, weil sie Heilmittel ist, ihr Fett ist ein Heilmittel und ihr solltet ihr Fleisch nicht essen, weil es krank macht.
(Al-Albani 4061. HS)

Kamelstutenmilch wurde in der Geschichte als Heilmittel gegen Tuberkulose, Ödeme, Aszites, Leberkrankheiten, Asthma, als Laxans und als Stärkungsmittel angewandt. Daraus ist das geflügelte Wort „Medizinfabrik Kamel“ entstanden.[322] Kamele sind im Vergleich zu den anderen Haustieren diejenigen, die am meisten Vitamin C in ihrer Milch

[321] Boulaaba, 2009.
[322] Grabowski, 2009.

abgeben (24-36 mg/kg). Die EU will Kamelstutenmilch aus dem Emirat untersuchen und sehen, ob es als Ersatz für Kuhmilch bei Kindern mit Kuhmilchallergie eingesetzt werden kann.[323] In einer Studie der Universität Jena wurde gefunden, dass Kamelstutenmilch reich an immunologisch wirksamen Komponenten, wie Lysozym, Lactoferrin oder sekretorischem Immunglobulin A ist.[324] In den Niederlanden entsteht die erste große Farm für Kamelzucht, um deren Milch zu produzieren und zu vermarkten. Kamelstutenmilch reduziert die Anfälligkeit gegen Zuckerkrankheit und wird in vielen Ländern gegen bestimmte Erkrankungen empfohlen, z.B.: in Indien gegen Hämorrhoiden, Anämie, Tuberkulose und Asthma.[325]

" عن أنس ﷺ أن ناسا اجتووا في المدينة فأمرهم النبي ﷺ أن يلحقوا براعيه يعني الإبل فيشربوا من ألبانها وأبوالها فلحقوا براعيه فشربوا من ألبانها وأبوالها حتى صلحت أبدانهم ..."

Eine Gruppe von Besuchern Medinas beschwerte sich, dass die Atmosphäre in Medina ihnen nicht bekam und diese sie krank machte. Der Prophet Muḥammad (ﷺ) befahl ihnen, die Milch und den Urin der Kamele, die sich außerhalb von Medina befanden, zu trinken. Sie tranken so lange Kamelstutenmilch und -urin, bis sie gesund wurden.

(Ṣaḥîḥ Al-Buchâri 5254. HS)

Und in einem anderen Zitat sagte der Gesandte:

" ابْنَ عَبَّاسٍ قَالَ قَالَ رَسُولُ اللهِ ﷺ: " إِنَّ فِي أَبْوَالِ الْإِبِلِ وَأَلْبَانِهَا شِفَاءً لِلذَّرِبَةِ بُطُونُهُمْ "

Wahrlich, Kamelmilch und -urin sind Heilmittel für diejenigen, die Bauchbeschwerden haben.

(Musnad Aḥmad 2672, Ṣaḥîḥ Al-Buchâri. HS)

In ländlichen Gebieten in einigen islamischen Ländern wird die kombinierte Therapie von Kamelmilch und Kamelurin immer noch angewandt.[326] In einigen Orten Jemens wird Kamelurin in Flaschen als Heilmittel gegen Haarausfall, Leberprobleme, Pilzinfektionen und Bauchschmerzen verkauft.[327] Berichte über die Behandlung mit dem Urin anderer Tieren wurden nicht gefunden. Es scheint hier, als ob sich um eine seltene Ausnahme handelt. Der Chemiker Àbdul Raḥman entdeckte im Kamelurin ein Oligosacharrid, das die Bildung des Interferons mitgestaltet. Interferon ist bekannt als antiviral.[328] In der westlichen Kultur wird der eigene Urin als Therapiemittel angewandt.[329] Bei Blut-, Plasma- und Serumtransfusion sind Urinbestandteile vorhanden, wie auch manchmal bei (wässrigen) Fleischgerichten.

Das Heilen mit Kamelurin ist ein sehr umstrittenes Kapitel in der islamischen Lehre, nämlich in wie weit eine mögliche Heilung mit eigentlich unerlaubten „Nadschas-Mitteln" zulässig ist. Nach einigen Großgelehrten heutiger Zeit ist es im Islam erlaubt, verbotene oder unreine Mittel für Heilzwecke anzuwenden, wenn es keine anderen zulässigen Mittel gibt und wenn dies von einem gläubigen Facharzt genehmigt wird, denn die Anwendung von Verbotenem aus gesundheitlichen Gründen ist wichtiger als es zu

---

323 Vetion, 2012.
324 Schubert, 2004.
325 Hinli, 2009.
326 Brand, 2004.
327 Al-Scharaabi, 2008.
328 Al-Humr, 2009.
329 Nolte, 2002.

vermeiden. Ähnliches bestimmt auch die Fatwa vom Al-Iftaa-Haus in Kairo, dass unter strengen Bedingungen das aus dem Urin der Frauen isolierte Clomifen (Clomid) als Therapie erlaubt ist, womit zum Beispiel die Behandlung einer ausbleibenden Regelblutung erfolgt.[330]

Meeresfrüchte (صيد البحر)

Gott erlaubte den Gläubigen alles, was sie im Meer fischen, zu essen, ohne es rituell zu schlachten:

" أُحِلَّ لَكُمْ صَيْدُ الْبَحْرِ وَطَعَامُهُ مَتَاعًا لَّكُمْ وَلِلسَّيَّارَةِ وَحُرِّمَ عَلَيْكُمْ صَيْدُ الْبَرِّ مَا دُمْتُمْ حُرُمًا وَاتَّقُواْ اللهَ الَّذِيَ إِلَيْهِ تُحْشَرُونَ "

Der Fang aus dem Meer und sein Genuss sind euch - als Versorgung für euch und für die Reisenden - erlaubt, doch verwehrt ist (euch) das Wild des Landes, solange ihr pilgert. Und fürchtet Allāh, vor Dem ihr versammelt werdet.

(Sure Al-Maaida 5: Vers 96)

" وَهُوَ الَّذِي سَخَّرَ الْبَحْرَ لِتَأْكُلُواْ مِنْهُ لَحْمًا طَرِيًّا وَتَسْتَخْرِجُواْ مِنْهُ حِلْيَةً تَلْبَسُونَهَا وَتَرَى الْفُلْكَ مَوَاخِرَ فِيهِ وَلِتَبْتَغُواْ مِن فَضْلِهِ وَلَعَلَّكُمْ تَشْكُرُونَ "

Und Er ist es, Der (euch) das Meer dienstbar gemacht hat, aufdass ihr zartes Fleisch daraus esset und Schmuck daraus gewinnt, um ihn euch anzulegen. Und du siehst, wie die Schiffe es durchfahren, aufdass ihr Seine Huld suchet und aufdass ihr dankbar sein möget.

(Sure Al-Naḥl 16: Vers 14)

" عن جابر بن عبد الله عن النبي ﷺ قال في البحر: "هو الطهور ماؤه الحل ميتته "

Das Wasser des Meeres ist rein und tote Meerestiere sind zum Essen erlaubt (ḥalal).

(Musnad Aḥmad 14481, Sunan Ibn Mâdschah 314-316. HH)

Heuschrecken (الجراد)

Der Verzehr verstorbener Tiere ist aus Hygiene- und Gesundheitsgründen nicht erlaubt, bis auf wenige Ausnahmen. Der Gesandte erlaubte das Essen von toten Heuschrecken. Er sagte zu den Gefährten:

" عَبْدِ اللَّهِ بْنِ عُمَرَ أَنَّ رَسُولَ اللَّهِ ﷺ قَالَ: " أُحِلَّتْ لَكُمْ مَيْتَتَانِ وَدَمَانِ فَأَمَّا الْمَيْتَتَانِ فَالْحُوتُ وَالْجَرَادُ وَأَمَّا الدَّمَانِ فَالْكَبِدُ وَالطِّحَالُ "

Wahrlich, es ist euch zwei verstorbene erlaubt zu essen: die Heuschrecken und die Wale und zwei blutige: die Leber und die Milz.

(Sunan Ibn Mâdschah 3314. HS)

Heuschrecken sind bekannt für Plagen, die alle zehn bis zwanzig Jahre meistens in Afrika stattfinden. Sie fallen millionenweise in die Felder ein und fressen einen Großteil der Ernte. Das Essen der Heuschrecken wäre hier eine kleine Entschädigung der Nährwerte, die die Menschen durch die Plage verlieren, und gleichzeitig ein Beitrag zur Bekämpfung der Heuschreckenplage.

---

[330] Fatwa Nr. 3824. 28.03.2004. دار الإفتاء المصرية www.dar-alifta.org/ViewFatwa.aspx?ID=3824&LangID=1

Die Begriffe ḥalal, ḥaram und ṭayyib (الحلال والحرام والطيب)

Da sich der Koran als begleitende Schrift für das Lebens der Muslime und Wege für viele alltägliche Situation versteht, finden sich neben den bereits aufgeführten, zum Teil eher allegorisch oder mythologisch zu wertenden Aspekten auch konkrete Beispiele, wie mit den Tieren und deren Produkten umzugehen ist. Aufgrund epidemiologischer und gesundheitlicher Überlegungen galt es, Speisegesetze genau zu definieren, um die Gesundheit der gläubigen Menschen zu sichern.

Der auch in deutschsprachigen Ländern geläufige Begriff „halal" (arab. ḥalal حلال religiös erlaubt) ist ein Standardbegriff in der islamischen Lehre und umfasst alle Bereiche des Lebens, auch der Gesundheit. Er umfasst, was Gott oder seine Gesandten beim Essen, Trinken, medizinisch Behandeln, Geschäften usw. erlaubten. Das Gegenteil ist „haram" (arab. ḥaram حرام religiös nicht erlaubt). Weiterhin gibt es den Begriff „ṭayyib", was ḥalal und „gut, gütiges bzw. am reinsten" bedeutet. Das ist eine höhere Reinheitsstufe des Erlaubten. Im folgenden Vers warnte Gott vor dem Unerlaubten und sagte:

" يَا أَيُّهَا النَّاسُ كُلُواْ مِمَّا فِي الأَرْضِ حَلاَلاً طَيِّباً وَلاَ تَتَّبِعُواْ خُطُوَاتِ الشَّيْطَانِ إِنَّهُ لَكُمْ عَدُوٌّ مُّبِينٌ "

Oh ihr Menschen, esset von dem, was es auf der Erde an Erlaubtem (ḥalal) und Gutem (ṭayyib) gibt, und folgt nicht den Fußstapfen des Satans; denn er ist euer offenkundiger Feind.

(Sure Al-Baqara 2: Vers 168)

Zurzeit versuchen einige etablierte muslimische Lebensmittelfachleute und Institutionen[331], diese Begriffe in Verbindung mit islamischen „Fatwa-Rechtsgutachten" zu bringen und alle Lebensmittelprodukte und auch Herstellungsprozesse zu kontrollieren und anschließend zu zertifizieren, ob sie ḥalal oder ṭayyib oder beides und somit für Muslime geeignet sind.

Dem Menschen gab Gott die Erlaubnis, sich der Tiere und Pflanzen, sowie ihrer Produkte und Leistungen zu bedienen. Das gilt auch für tierische und pflanzliche Lebensmittel. Gott sagt:

" أَلَمْ تَرَوْا أَنَّ اللَّهَ سَخَّرَ لَكُم مَّا فِي السَّمَاوَاتِ وَمَا فِي الْأَرْضِ وَأَسْبَغَ عَلَيْكُمْ نِعَمَهُ ظَاهِرَةً وَبَاطِنَةً وَمِنَ النَّاسِ مَن يُجَادِلُ فِي اللَّهِ بِغَيْرِ عِلْمٍ وَلَا هُدًى وَلَا كِتَابٍ مُّنِيرٍ "

Habt ihr denn nicht gesehen, dass Allāh euch alles dienstbar gemacht hat, was in den Himmeln und was auf der Erde ist, und (dass Er) Seine Wohltaten reichlich über euch ergossen hat - in sichtbarer und unsichtbarer Weise? Und doch gibt es unter den Menschen so manchen, der ohne Kenntnis und ohne Führung und ohne ein erleuchtendes Buch (zu besitzen) über Allāh streitet.

(Sure Luqman 31: Vers 20)

" وَالْبُدْنَ جَعَلْنَاهَا لَكُم مِّن شَعَائِرِ اللَّهِ لَكُمْ فِيهَا خَيْرٌ فَاذْكُرُوا اسْمَ اللَّهِ عَلَيْهَا صَوَافَّ فَإِذَا وَجَبَتْ جُنُوبُهَا فَكُلُوا مِنْهَا وَأَطْعِمُوا الْقَانِعَ وَالْمُعْتَرَّ كَذَٰلِكَ سَخَّرْنَاهَا لَكُمْ لَعَلَّكُمْ تَشْكُرُونَ "

Und für den Opferbrauch Allāhs haben Wir für euch die großen Kamele bestimmt. An ihnen habt ihr viel Gutes. So sprecht den Namen Allāhs über sie aus, wenn sie gereiht dastehen. Und wenn ihre Seiten (auf dem Boden) liegen, so esset davon und speist den

[331] Alder, 2009.

Genügsamen und den Bittenden. So haben Wir sie euch dienstbar gemacht, auf dass ihr dankbar sein möget.

(Sure Al-Ḥadsch 22: Vers 36)

Das Aussprechen des Namens Allāhs sowohl beim Schlachten als auch beim Essen hat den Sinn der Barakah (Segen Gottes). Der Gesandte betonte, dass jede angefangene Arbeit ohne den Namen Allāhs religiös mangelhaft ist. Ein wesentlicher Unterschied zwischen Islam und anderen Religionen ist die Tatsache, dass das Tier (wie auch der Mensch) im Islam beseelt ist. Wird das Tier geschlachtet, so verlässt die Ruḥ (Geist) den Körper binnen dem Bruchteil einer Sekunde und es bleibt nur tote Materie, die weder Schmerzen noch Gefühle spüren kann. Im Islam und in anderen Kulturen darf hingegen ein lebendiges Tier nicht gegessen werden. Der Streit zwischen Befürwortern und Gegnern des Schlachtens ohne Betäubung dreht sich um den Zeitraum, in dem das Tier noch Schmerz verspürt. EEG-[332] und andere Studien zeigen widersprüchliche Ergebnisse.

Religiös, philosophisch, wissenschaftlich und mystisch ist die ganze Erde und deren Inhalt ein geschlossenes System. Die großen Tiere fressen sowohl die kleinen als auch die Pflanzen. Der Mensch isst beide. Im Meer findet der gleiche Prozess statt. Stirbt der Mensch, so ist er eine Leiche, die mit oder ohne Grab zerfällt und zu Erde werden wird. Die kleinen Lebewesen fressen unseren Körper nach dem Tod. Die gegessenen Tiere oder Pflanzen werden in den Mägen verdaut und im Körper wieder umgebaut und neu strukturiert. Der blind geborene Dichter Al-Maàrri (973 – 1057 u.Z.) sagte in gereimter Poesie:

" خفف الوطء ما أظن أديم الأرض إلا من هذه الأجساد "

Trete leicht[333], ich glaube, dass die Stoffe dieser Erde aus diesen Körpern bestehen.

Der Ausgleich zwischen Pflanzen- und Tierprodukten hat eine große Bedeutung. Das vegetarische Leben lässt den Verbrauch an Pflanzen steigen, die sowohl für die Menschen als auch für die Tiere, die vegetarisch leben, wichtig sind. Auf der anderen Seite führen der zu hohe Verbrauch von Fleisch und die damit verbundene Tierzüchtung zu Mangel an pflanzlicher Nahrung und auch zu Umweltverschmutzung wie im Beispiel der Wiederkäuer, die Verdauungsgase produzieren.

[332] Levinger, 1996.

[333] Genau übersetzt: Trete in weicher Form, als ob du fliegen würdest, und nicht mächtig und kräftig auf.

Verbotene Speisen (المأكولات الممنوعة)

Grundsätzlich ist es nicht erlaubt, verdorbene Nahrungsmittel zu verkaufen.

" عن ابن عمر أن رسول الله ﷺ مر بطعام بسوق المدينة فأعجبه حسنه فأدخل رسول الله ﷺ يده في جوفه فأخرج شيئا ليس كالظاهر فأفف بصاحب الطعام ثم قال: "لا غش بين المسلمين من غشنا فليس منا "

Der Prophet Muḥammad (ﷺ) ging an einem Mann vorbei und sah eine Speise, an der er Gefallen fand. Als er seine Hand in das Essen gesteckt hatte, bemerkte er, dass die obere Schicht nicht dem übrigen Inhalt des Essgefäßes entsprach. Er zeigte seine Unzufriedenheit und sagte: „Betrug unter den Muslimen ist nicht erlaubt. Wer uns betrügt, gehört nicht zu uns."

(Sunan Al-Darimi 2429, Sunan Ibn Mâdschah 2216. HD)

Tierische Produkte (المنتجات الحيوانية)

In den Speisevorschriften kommen epidemiologische Bedenken zum Tragen, um Infektionen und Anthropozoonosen[334] zu verhindern oder zu reduzieren, z.B. ist den Muslimen nur der Verzehr von sich vegetarisch ernährenden Tieren gestattet. Ausnahmen bestehen für Geflügel und Meerestiere. Fleisch von koprophagen Tieren, die ihren eigenen Kot fressen oder kauen, und ihre Produkte dürfen nicht verzehrt werden.

" عن ابن عمر قال: " نهى رسول الله ﷺ عن الجلالة في الإبل أن يركب عليها أو يشرب من ألبانها "

Allāhs Gesandter (ﷺ) erlaubte nicht, die Koprophagen unter den Kamelen zu nutzen, auf ihnen zu reiten, oder deren Milch zu trinken.

(Sunan Abi Dawoud 3293. HH)

" عن أبي موسى قال: "رأيت رسول الله ﷺ يأكل لحم دجاج "

Der Gefährte Abu Musa sah den Gesandten (ﷺ) Hähnchen essen.

(Sunan At-Tirmithi 1750. HS)

Dieser Ḥadîth zeigt hingegen, dass der Prophet Hähnchen aß, obwohl sie zu den Koprophagen gehören. Ibn Ùmar sperrte die Hühner drei bis vierzig Tagen ein und fütterte sie, um so zu vermeiden, dass sie Kot fressen, bevor er sie zum Verzehr schlachtete. Die Schafiìten verbieten den Verzehr von Hühnerfleisch, wenn sich dessen Farbe, Geschmack und Geruch durch Koprophagie verändert hat.[335]

" يَا أَيُّهَا الَّذِينَ آمَنُواْ أَوْفُواْ بِالْعُقُودِ أُحِلَّتْ لَكُم بَهِيمَةُ الأَنْعَامِ إِلاَّ مَا يُتْلَى عَلَيْكُمْ غَيْرَ مُحِلِّي الصَّيْدِ وَأَنتُمْ حُرُمٌ إِنَّ اللّهَ يَحْكُمُ مَا يُرِيدُ "

Oh ihr, die ihr glaubt, erfüllt die Verträge. Erlaubt ist euch jede Art des Viehs, mit Ausnahme dessen, was euch (in der Schrift) bekannt gegeben wird; nicht, dass ihr die Jagd als erlaubt ansehen dürft, während ihr pilgert; wahrlich, Allāh richtet, wie Er will.

(Sure Al-Maaida 5: Vers 1)

Allgemein bekannt ist das Schweinfleischverbot[336], das aber nur ein Produkt in einer Reihe anderer verbotener tierischer Speisen ist, die die Gesundheit schädigen können:

[334] Erkrankungen, die sowohl bei Menschen wie bei Tieren auftreten, z.B. Tollwut.

[335] Ḥadîth-Enzyklopädie, 2008.

[336] Zu mehr Details über Schweinefleisch vgl. Djawad, 1987.

" حُرِّمَتْ عَلَيْكُمُ الْمَيْتَةُ وَالْدَّمُ وَلَحْمُ الْخِنْزِيرِ وَمَا أُهِلَّ لِغَيْرِ اللّهِ بِهِ وَالْمُنْخَنِقَةُ وَالْمَوْقُوذَةُ وَالْمُتَرَدِّيَةُ وَالنَّطِيحَةُ وَمَا أَكَلَ السَّبُعُ إِلاَّ مَا ذَكَّيْتُمْ وَمَا ذُبِحَ عَلَى النُّصُبِ وَأَن تَسْتَقْسِمُواْ بِالأَزْلاَمِ ذَلِكُمْ فِسْقٌ الْيَوْمَ يَئِسَ الَّذِينَ كَفَرُواْ مِن دِينِكُمْ فَلاَ تَخْشَوْهُمْ وَاخْشَوْنِ الْيَوْمَ أَكْمَلْتُ لَكُمْ دِينَكُمْ وَأَتْمَمْتُ عَلَيْكُمْ نِعْمَتِي وَرَضِيتُ لَكُمُ الإِسْلاَمَ دِينًا فَمَنِ اضْطُرَّ فِي مَخْمَصَةٍ غَيْرَ مُتَجَانِفٍ لِّإِثْمٍ فَإِنَّ اللّهَ غَفُورٌ رَّحِيمٌ * يَسْأَلُونَكَ مَاذَا أُحِلَّ لَهُمْ قُلْ أُحِلَّ لَكُمُ الطَّيِّبَاتُ وَمَا عَلَّمْتُم مِّنَ الْجَوَارِحِ مُكَلِّبِينَ تُعَلِّمُونَهُنَّ مِمَّا عَلَّمَكُمُ اللّهُ فَكُلُواْ مِمَّا أَمْسَكْنَ عَلَيْكُمْ وَاذْكُرُواْ اسْمَ اللّهِ عَلَيْهِ وَاتَّقُواْ اللّهَ إِنَّ اللّهَ سَرِيعُ الْحِسَابِ "

Verboten ist euch das Verendete[337] sowie Blut und Schweinefleisch und das, worüber ein anderer als Allāhs Name angerufen wurde; das Erdrosselte, das zu Tode Geschlagene, das zu Tode Gestürzte oder Gestoßene und das, was Raubtiere angefressen haben, außer dem, was ihr geschlachtet habt, ferner das, was auf einem heidnischen Opferstein geschlachtet worden ist, und ferner (ist euch verboten), dass ihr durch Lospfeile das Schicksal zu erkunden sucht. Das ist eine Freveltat. Heute haben die Verleugner vor eurem Glauben resigniert; also fürchtet nicht sie, sondern fürchtet Mich. Heute habe Ich euch eure Religion vervollkommnet und Meine Gnade an euch vollendet und euch den Islam zum Glauben erwählt. Wer aber durch Hungersnot gezwungen wird, ohne sündhafte Neigung - so ist Allāh Allverzeihend, Barmherzig. Sie fragen dich, was ihnen erlaubt sei. Sprich: „Alle guten Dinge sind euch erlaubt; und was ihr die Jagdtiere gelehrt habt, indem ihr sie zur Jagd abrichtet und sie lehrt, was Allāh euch gelehrt hat.“ Also esset von dem, was sie für euch fangen, und sprecht Allāhs Namen darüber aus. Und fürchtet Allāh; denn Allāh ist schnell im Abrechnen.

(Sure Al-Maaida 5: Vers 3-4)

Prophet Muḥammad sagte:

" عن ابن عمر أن النبي ﷺ قال: " ما قطع من البهيمة وهي حية فما قطع منها فهو ميتة "

Was von einem lebendigen Tier zum Verzehr abgeschnitten wird, gilt - wie ein Teil eines verendeten Tieres - als ‚Maytah'.

(Sunan Ibn Mâdschah 3207, Musnad Aḥmad 20898. HS)

Das Wort „Maytah“ bedeutet verendetes Aas, welches von Muslimen nicht verzehrt werden darf. Die Bewohner Medinas entfernten die Buckel lebendiger Kamele und das Fettgewebe lebendiger Schafe zum Verzehr. Der Prophet lehnte dies ab, denn es bestand die Möglichkeit einer Infektion, und es entstanden Schmerzen bei den Tieren.

Füchse und Wölfe dürfen nicht verzehrt werden, da sie zu den Fleischfressern gehören. Der Islam erlaubt nur Tiere zu essen, die sich vegetarisch ernähren.

" خزيمة بن جزء قال قلت يا رسول الله جئتك لأسألك عن أحناش الأرض ما تقول في الثعلب قال: "ومن يأكل الثعلب" قلت يا رسول الله ما تقول في الذئب قال: " ويأكل الذئب أحد فيه خير "

Der Prophet (ﷺ) verbot seinen Gefährten, Füchse und Wölfe zu essen.

(Sunan Ibn Mâdschah 3226. HD)

Es gibt Tiere, die nicht getötet werden dürfen.

[337] Verendete Tiere sterben aus mehreren Ursachen: Alter, Erkrankung, Unfall, Vergiftung, plötzlicher Tod. Das Entbluten spielt bei den Tieren eine wichtige mikrobiologische Rolle und hält das Fleisch länger genießbar. Verendete Tiere erfüllen diese Regel nicht (Abdul Rahim, 2011).

" عن عبد الرحمن بن عثمان أن رسول الله ﷺ "نهى عن قتل الضفدع".
"عن ابن عباس قال نهى رسول الله ﷺ عن قتل النحلة والنملة والصرد والهدهد "

Der Prophet (ﷺ) erlaubte nicht, fünf Tiere zu töten: die Ameise, die Biene, den Frosch, den Würger[338] und den Wiedehopf.
(Sunan Al-Darimi 1914 und Musnad Aḥmad 3072. HS)

Zu diesem Verbot gibt es mehrere unterschiedliche Meinungen, darunter auch die, dass Frösche nicht gegessen werden sollen und auch als Heilmittel nicht erlaubt sind. Heute zählen viele Froscharten zu den geschützten Tieren, weil sie vom Aussterben bedroht sind.

" عن عبد الرحمن بن عثمان أن طبيبا سأل النبي ﷺ عن ضفدع يجعلها في دواء فنهاه النبي ﷺ عن قتلها "

Ein Arzt fragte den Gesandten Allāhs (ﷺ) nach einem Frosch, den er als Heilmittel benutzen wollte. Der Gesandten Allāhs (ﷺ) erlaubte ihm nicht, den Frosch zu töten.
(Sunan Abi Dawoud 4585. HS)

Dies ist eine Regel, die der Prophet festlegte. Zu damaliger Zeit gab es für die Ärzte noch keine Gesetzgebung. Der Prophet Muḥammad, Prophet und höchster Richter aller Muslime, erließ die Gesetze, darunter auch Grundregeln, die die Ärzte betrafen - wie aus folgendem Ḥadîth hervorgeht, der sowohl für die Allgemeinheit Gültigkeit hat, als sich auch speziell an Ärzte und andere besondere Berufsgruppen richtet, wo im Vordergrund der auch heute gültige Grundsatz des „nil nocere“ als zuvörderst „niemals zu schaden“ steht:

" عن أبي موسى الأشعري أن النبي ﷺ سئل أي المسلمين أفضل قال: " من سلم المسلمون من لسانه ويده "

Der Prophet (ﷺ) wurde nach dem besten Muslim gefragt. Er antwortete: „Es ist derjenige, der den Muslimen keinen Schaden zufügt, weder durch seine Zunge noch durch seine Hand.“
(Sunan Al-Timithi 2552. HS)

Al-Kaḥḥal weist darauf hin, dass Fleisch und Milchprodukte bestimmter Tiere einen negativen Einfluss auf den Menschen haben können. Kalif Ùmar warnte die Gläubigen generell vor dem Verzehr von Fleisch und sagte:

" عمر بن الخطاب قال إياكم واللحم فإن له ضراوة كضراوة الخمر "

Hütet euch vor dem Verzehr von Fleisch, denn der Verzehr von Fleisch hat eine suchtähnliche Wirkung wie Wein (Alkohol).
(Muaṭṭaa Malik 1466)

Diese Aussage Ùmars wurde in Al-Ṭibb Al-Nabawi von Al-Thahabi als Ḥadîth niedergeschrieben.[339]

Der Gesandte Allāhs sagte:

[338] Würger (*Passeriformes: Laniidae*) sind ca. amselgroße, räuberisch lebende Singvögel, die Reste ihrer Beute zur Vorratshaltung aufspießen.
[339] Al-Kaḥḥal, 2004.

" عن ابن عباس قال أقبلت يهود إلى النبي ﷺ فقالوا ... أخبرنا عما حرم إسرائيل على نفسه قال اشتكى عرق النسا فلم يجد شيئا يلائمه إلا لحوم الإبل وألبانها فلذلك حرمها قالوا صدقت "

Prophet Jakob (Israel) (ﵺ) litt an Ischias. Er aß das Fleisch und Milchprodukte der Kamele. Nachdem er jedoch geheilt war, verzichtete er darauf.

(Sunan Al-Tirmithi 3042, Musnad Aḥmad 2353. HH)

Der Gesandte untersagte den Gefährten im folgenden Ḥadîth, länger als drei Tage von dem für Gott geschlachteten Fleisch zu essen.

" عن سالم بن عبد الله عن أبيه أنه حدثه أنه سمع رسول الله ﷺ ينهى الناس أن يأكلوا لحوم نسكهم فوق ثلاثة أيام "

Der Gefährte Salim Bin Àbdul Lāh berichtete über seinen Vater, der hörte den Gesandten (ﷺ) den Menschen verbieten mehr als drei Tage von dem für Gott geschlachteten Fleisch zu essen.

(Musnad Aḥmad 5912. HS)

Ob dieses Verbot zur Vorbeugung von Gesundheitsschäden oder wegen der Berücksichtigung der Bedürftigen erlassen wurde, geht aus dem Ḥadîth nicht hervor. Es gibt viele Ḥadîthe, die doppeldeutig sind.

Trotz Anweisung des Propheten nicht mehr als drei Tage hintereinander beim Pilgern zu essen und der Warnung des Kalifen Ùmar beim Fleischessen vorsichtig zu sein, bedeutet das nicht vegetarisch, also fleischlos, zu leben. Vegetarisch zu leben ist nur erlaubt, wenn Ärzte es bei bestimmten Erkrankungen vorschreiben, zum Beispiel bei bestimmten Lebensmittelallergien. Ansonsten ist die vegetarische Ernährung eine westliche Erfindung und eine religiöse Gewohnheit anderer Religionen wie beim Hinduismus. Der Gesandte (ﷺ) betonte in mehreren Ḥadîthen, nicht die anderen nachzuahmen und die Gesetze Gottes zu ändern. Es ist selbstverständlich vegetarisch zu leben, wenn man überhaupt kein Fleisch zur Verfügung hat oder das Fleisch verseucht ist. Aber solange das nicht passiert, bleibt Vegetarismus eine unislamische Sache. Gott erlaubt Fleisch zu essen:

" يَا أَيُّهَا الَّذِينَ آمَنُواْ لاَ تُحَرِّمُواْ طَيِّبَاتِ مَا أَحَلَّ اللهُ لَكُمْ وَلاَ تَعْتَدُواْ إِنَّ اللهَ لاَ يُحِبُّ الْمُعْتَدِينَ * وَكُلُواْ مِمَّا رَزَقَكُمُ اللهُ حَلاَلاً طَيِّبًا وَاتَّقُواْ اللهَ الَّذِيَ أَنتُم بِهِ مُؤْمِنُونَ "

Oh ihr, die ihr glaubt, erklärt die guten Dinge, die Allāh euch erlaubt hat, nicht für verboten; doch übertretet auch nicht. Denn Allāh liebt die Übertreter nicht. Und esset von dem, was Allāh euch gegeben hat: Erlaubtes, Gutes. Und fürchtet Allāh, an Den ihr glaubt.

(Sure Al-Maaida 6: Vers 87-88)

Auch für erlaubte tierische Nahrungsmittel gibt es begleitende Regeln und Verbote. Die Großtierzüchtung liegt hauptsächlich in den Händen der Reichen, aber im Islam müssen sie dafür als Ausgleich Opfer bringen. Von jedem Tier, das im Namen Allāhs geopfert wird, muss ein Drittel an die Armen verteilt werden. So können alle armen Menschen Anteil am Fleisch aller erlaubten Tiere haben, was zu ihrer gesunden Ernährung beiträgt, auch wenn dies nicht jeden Tag der Fall ist. Allāh, der Allerhabene, sagt:

" لِيَشْهَدُوا مَنَافِعَ لَهُمْ وَيَذْكُرُوا اسْمَ اللَّهِ فِي أَيَّامٍ مَّعْلُومَاتٍ عَلَى مَا رَزَقَهُم مِّن بَهِيمَةِ الْأَنْعَامِ فَكُلُوا مِنْهَا وَأَطْعِمُوا الْبَائِسَ الْفَقِيرَ "
… aufdass sie allerlei Vorteile wahrnehmen und während einer bestimmten Anzahl von Tagen des Namens Allāhs für das Gedenken mögen, was Er ihnen an Vieh gegeben hat. Darum esset davon und speist den Notleidenden, den Bedürftigen.
(Sure Al-Ḥadsch 22: Vers 27)

Der Prophet verbot, wegen des Nährwertes des Fleisches, den Reichen, Hühner zu züchten, sondern nur große Tiere, damit die armen Leute Anrecht auf fleischliche Nahrung haben. Da die Hühnerzucht kostengünstig ist, ist sie auch den ärmeren Bevölkerungsschichten möglich, daher wollte er eine Monopolisierung der Hühnerzucht durch die Wohlhabenden vermeiden und schützte somit die Armen.

" عن أبي هريرة ﷺ قال: " أمر رسول الله ﷺ الأغنياء باتخاذ الغنم وأمر الفقراء باتخاذ الدجاج وقال عند اتخاذ الأغنياء الدجاج يأذن الله بهلاك القرى "
Der Prophet Muḥammad (ﷺ) untersagte den Wohlhabenden, Hühner zu züchten, er erlaubte ihnen nur die Zucht von Schafen und Ziegen, und er sagte weiter: „Wenn die Reichen Hühner züchten, wird Gott erlauben, die Städte zu zerstören."
(Sunan Ibn Mâdschah 2298. HD)

In der islamischen Lehre gibt es kein „احتكار Iḥtikar" (Monopol). Der Prophet drohte denjenigen, die ein Monopol betreiben, mit Gottesstrafe und sagte auch:

" عن عمر بن الخطاب قال سمعت رسول الله ﷺ يقول: "من احتكر على المسلمين طعاما ضربه الله بالجذام والإفلاس "
Wer das Essen der Muslime monopolisiert, den wird Allāh mit Aussatz (Lepra) oder Pleite bestrafen.
(Sunan Ibn Mâdschah 2146, Musnad Aḥmad 130. HS)

Die Verantwortung für die Gesundheit und ausreichende Ernährung der armen Menschen liegt zum Teil in der Hand der Reichen, und die Reichen, die nichts für den Erhalt der Gesundheit ihrer Mitmenschen tun, werden bei Allāh und bei den Armen schuldig.

Pflanzliche Produkte (المنتجات النباتية)

Der Verzehr von Knoblauch und Zwiebeln ist vor dem Besuch einer Moschee und in einer Moschee untersagt. Prophet Muḥammad sagte:

" عن جابر بن عبد الله قال قال النبي ﷺ: " من أكل ثوما أو بصلا فليعتزلنا أو ليعتزل مسجدنا وليقعد في بيته "
Wer von euch Knoblauch oder Zwiebeln gegessen hat, der soll sich von uns fernhalten, sich nicht mit uns in unseren Moscheen aufhalten und er soll zu Hause bleiben!
(Ṣaḥîḥ Al-Buchâri 6812. HS)

In einem anderen Ḥadîth wird neben Knoblauch und Zwiebeln auch das Gemüse Kurrath erwähnt. Hierbei handelt es sich um lange Lauchstangen (*Allium porrum*), die hinsichtlich ihres Geschmacks und Geruchs der Zwiebel ähneln:

" عن أبي زياد خيار بن سلمة أنه سأل عائشة عن البصل فقالت: " إن آخر طعام أكله رسول الله ﷺ طعام فيه بصل "
Der Prophet aß jedoch hin und wieder Zwiebeln. Àischa berichtete, dass die letzte Speise, die der Propheten vor seinem Tod zu sich nahm, Zwiebeln enthielt.
(Musnad Aḥmad 23444. HD)

Ein anderer Grund dafür, dass der Prophet wenig Zwiebeln oder Knoblauch aß, ist, dass er regelmäßig den Engel Dschibril (Gabriel) traf. Er sagte:

" عن جابر بن عبد الله عن النبي ﷺ قال من أكل من هذه البقلة الثوم و قال مرة: " من أكل البصل والثوم والكراث فلا يقربن مسجدنا فإن الملائكة تتأذى مما يتأذى منه بنو آدم "

Wahrlich, wer Zwiebeln, Knoblauch oder Kurrath gegessen hat, der soll sich von unserer Moschee fernhalten, denn die Engel werden dadurch gestört, wie die Menschen dadurch gestört werden.

(Ṣaḥîḥ Muslim 876. HS)

Ursächlich für dieses Verbot sind der schlechte Mundgeruch sowie auch Gerüche durch Ausdünstungen der Haut und die sich entladenden Blähungen, die der Verzehr dieser Gemüse hervorruft.

Rauschmittel (المخدرات)

Alle berauschenden Mittel, die das Gehirn betäuben oder die Organe lähmen, sind im Islam nicht gestattet. Das Gehirn und damit das Denken durch Betäubung mit Rauschmitteln und Alkohol zu blockieren ist gegen den religiösen Zweck des Schutzes des Denkens. Ausgenommen sind Schmerzmittel, die Ärzte für Patienten verschreiben. Ein Betrunkener oder Rauschgiftsüchtiger kann nicht mehr beten oder fasten oder andere religiöse Pflichten üben.

" عن عبد الله بن عمرو قال قال رسول الله ﷺ: " من شرب الخمر وسكر لم تقبل له صلاة أربعين صباحا وإن مات دخل النار فإن تاب تاب الله عليه وإن عاد فشرب فسكر لم تقبل له صلاة أربعين صباحا فإن مات دخل النار فإن تاب تاب الله عليه وإن عاد فشرب فسكر لم تقبل له صلاة أربعين صباحا فإن مات دخل النار فإن تاب تاب الله عليه وإن عاد كان حقا على الله أن يسقيه من ردغة الخبال يوم القيامة قالوا يا رسول الله وما ردغة الخبال قال عصارة أهل النار "

Wer Wein trinkt und dadurch betrunken wird, dessen Gebet wird vierzig Morgen (Tage) lang nicht (von Allāh) angenommen. Und wenn er währenddessen stirbt, kommt er ins Feuer. Wenn er währenddessen Reue zeigt, wird Allāh seine Reue annehmen. Und wenn er wiederholt Wein trinkt und dadurch betrunken wird, wird sein Gebet vierzig Morgen (Tage) lang nicht (von Allāh) angenommen. Und wenn er währenddessen stirbt, kommt er ins Feuer. Wenn er währenddessen Reue zeigt, wird Allāh seine Reue akzeptieren. Und wenn er wiederholt Wein trinkt und dadurch betrunken wird, wird sein Gebet vierzig Morgen (Tage) lang nicht (von Allāh) angenommen. Und wenn er währenddessen, stirbt kommt er ins Feuer. Wenn er währenddessen Reue zeigt, wird Allāh seine Reue annehmen. Und wenn er es wieder tut, hat Allāh das Recht, ihn mit dem Radghat Al-Chabal zu tränken. Die Gefährten sagten: „Oh Du Gesandter Allāhs, was ist Radghat Al-Chabal?“ Er sagte: „Die Säfte der Feuerbewohner.“

(Sunan Ibn Mâdschah 3368. HS)

Der berühmte Taabiì Al-Ḥassan Al-Bassri, sagte, dass man jeden Saft trinken kann, solange Geschmack, Geruch oder Farbe nicht verändert sind.[340] In vielen Zitaten, wie im oberen Ḥadîth, betont der Gesandte, wie schwer die Folgen des Rausches sind. Gemeint sind prinzipiell alle Säfte und trinkbaren Flüssigkeiten, die eine Konzentration von Äthylalkohol haben, die zum Rausch und dem Verlust der Beherrschung führen. Als Obergrenze gilt 0,1 Promille Alkohol, was darunter ist, ist laut muslimischen Gelehrten nicht berauschend.[341] Das heißt nicht, dass Alkohol bis zu dieser Grenze getrunken werden darf, sondern dass ein natürlicher Alkoholgehalt in manchen Fruchtsäften religiös

---

340 Al-Jaziri,1987.

341 Anon V, 2008.

geduldet wird. Man darf beschränkt alkoholhaltige Medikamente zu sich nehmen, wenn muslimische Fachärzte dies im Falle einer bestimmten Krankheit in einer bestimmten Dosis und über eine begrenzte Zeit erlauben und wenn es kein anderes Mittel gibt.[342]

Die Gefährten fragten den Gesandten nach Rauschmittel (Alkohol) als Heilmittel.

" فَقَالَ الْأَشَجُّ يَا رَسُولَ اللَّهِ إِنَّ أَرْضَنَا أَرْضٌ ثَقِيلَةٌ وَخِمَةٌ وَإِنَّا إِذَا لَمْ نَشْرَبْ هَذِهِ الْأَشْرِبَةَ هِيجَتْ أَلْوَانُنَا وَعَظُمَتْ بُطُونُنَا فَقَالَ رَسُولُ اللَّهِ ﷺ لَا تَشْرَبُوا فِي الدُّبَّاءِ وَالْحَنْتَمِ وَالنَّقِيرِ وَلْيَشْرَبْ أَحَدُكُمْ فِي سِقَاءٍ يُلَاثُ عَلَى فِيهِ فَقَالَ لَهُ الْأَشَجُّ بِأَبِي وَأُمِّي يَا رَسُولَ اللَّهِ رَخِّصْ لَنَا فِي مِثْلِ هَذِهِ وَأَوْمَأَ بِكَفَّيْهِ فَقَالَ يَا أَشَجُّ إِنِّي إِنْ رَخَّصْتُ لَكَ فِي مِثْلِ هَذِهِ وَقَالَ بِكَفَّيْهِ هَكَذَا شَرِبْتَهُ فِي مِثْلِ هَذِهِ وَفَرَّجَ يَدَيْهِ وَبَسَطَهَا يَعْنِي أَعْظَمَ مِنْهَا "

Der Gefährte Al-Aschadsch sagte: „Oh du Gesandter Allāhs (ﷺ), unsere Erdatmosphäre ist schlecht und schmutzig und wenn wir diese Getränke nicht trinken, werden unsere Bäuche verstimmt und gebläht." Der Gesandte (ﷺ) sagte: „Trinkt nicht aus Ton-, aus Stammholz- und aus Gärgefäßen und man soll aus einem Gefäß trinken, dessen Hals gedichtet werden kann." Al-Aschadsch sagte ihm: „Oh du Gesandter Allāhs, ich schütze dich mit meinem Vater und Mutter, erlaube es uns in dieser Lage" und er zeigte seine Hände. Der Gesandte sagte: „Oh du Aschadsch, wenn ich dir es erlaube," und er zeigte seine Hände, „wirst du so viel trinken" und er öffnete seine Hände, das heißt schlimmer und gefährlicher.

(Musnad Aḥmad 15008)

" طَارِقَ بْنَ سُوَيْدٍ الْجُعْفِيَّ سَأَلَ النَّبِيَّ ﷺ عَنْ الْخَمْرِ فَنَهَاهُ أَوْ كَرِهَ أَنْ يَصْنَعَهَا فَقَالَ إِنَّمَا أَصْنَعُهَا لِلدَّوَاءِ فَقَالَ إِنَّهُ لَيْسَ بِدَوَاءٍ وَلَكِنَّهُ دَاءٌ "

Al-Dschuàfi fragte den Gesandten (ﷺ) nach dem Wein. Er hat ihm untersagt ihn herzustellen oder er wünscht es nicht. Er sagte: „Aber ich gäre ihn für Heilmittel." Er (der Gesandte) sagte: „Er ist eine (dauerhafte) Krankheit und nicht ein Heilmittel."

(Ṣaḥîḥ Muslim 1984. HS)

Die Araber hatten mehrere Methoden Getränke zu gären. Der Prophet Muḥammad (ﷺ) machte sie an mehreren Stelle darauf aufmerksam, dass vergorene Getränke sowie die Methoden der Gärung, die damals bekannt waren, verboten sind (Dabaa, Ḥantam, Muzafat und Naqir, الدباء والحنتم والمزفت والنقير), und untersagte daher alles Gegorene aus Weintrauben, Datteln, Honig, Weizen und Gerste.[343]

" عن عائشة زوج النبي ﷺ أنها قالت سئل رسول ﷺ عن البتع فقال: " كل شراب أسكر فهو حرام "

Der Gesandte Allāhs (ﷺ), wurde über den Wein aus Sirup gefragt und er sagte: „Jedes Getränk, das berauscht, ist verboten (haram)."

(Ṣaḥîḥ Al-Buchâri 242 und 5585, Muaṭṭaa Malik 1331. HS)

" ابن عمر يقول: قال رسول الله ﷺ: " لعن الله الخمر وشاربها وساقيها وبائعها ومبتاعها وعاصرها ومعتصرها وحاملها والمحمولة إليه "

Gott verflucht den Wein (Rauschmittel bzw. Alkohol), seinen Trinker, seinen Hersteller, seinen Träger, denjenigen, zu dem er getragen wird, seinen Verkäufer und denjenigen, der sich davon ernährt.

(Musnad Aḥmad 3189, Sunan Al-Tirmithi 1216. HH)

---

[342] Al-Bouti, 2007.

[343] Ṣaḥîḥ Al-Buchâri 5153. HS.

Dieser Fluch richtet sich nur gegen die Muslime, die sich mit Wein (Rauschmittel bzw. Alkohol) berauschen, alle anderen sind nicht davon betroffen. So muss z.B. jemand, der den Weinladen eines Nichtmuslims in einem islamischen Land zerstört, für den entstandenen Schaden Schadenersatz zahlen.[344]

Die Statistik der Weltgesundheitsorganisation (WHO) des Jahres 2010 zeigt, dass 2,5 Millionen Menschen an Alkoholkonsum starben.[345] Der World Cancer Research Fund (WCRF) hat der Theorie widersprochen, dass das Trinken kleiner Mengen Alkohol gesund sei. Selbst ein tägliches Glas Wein erhöht das Darm- und Leberkrebsrisiko.[346] Besonders in nichtislamischen Ländern trinkt jede zweite Frau während ihrer Schwangerschaft Alkohol und jährlich kommen zahlreiche Kinder mit irreparablen Schäden aufgrund des Alkoholmissbrauchs der Mütter zur Welt. Daher empfehlen Ärzte, während der Schwangerschaft ganz auf dem Genuss von Alkohol zu verzichten.[347]

Aber Gott verspricht den Gläubigen, dass sie im Paradies Wein oder berauschende Getränke erwarten:

" مَثَلُ الْجَنَّةِ الَّتِي وُعِدَ الْمُتَّقُونَ فِيهَا أَنْهَارٌ مِّن مَّاء غَيْرِ آسِنٍ وَأَنْهَارٌ مِن لَّبَنٍ لَّمْ يَتَغَيَّرْ طَعْمُهُ وَأَنْهَارٌ مِّنْ خَمْرٍ لَّذَّةٍ لِّلشَّارِبِينَ وَأَنْهَارٌ مِّنْ عَسَلٍ مُّصَفًّى وَلَهُمْ فِيهَا مِن كُلِّ الثَّمَرَاتِ وَمَغْفِرَةٌ مِّن رَّبِّهِمْ كَمَنْ هُوَ خَالِدٌ فِي النَّارِ وَسُقُوا مَاء حَمِيمًا فَقَطَّعَ أَمْعَاءهُمْ "

(So ist) die Lage des Paradieses, das den Gottesfürchtigen verheißen wurde: Darin sind Bäche von Wasser, das nicht faulig wird, und Bäche von Milch, deren Geschmack sich nicht ändert, und Bäche von berauschendem Getränk - ein Genuss für die Trinkenden - und Bäche von geläutertem Honig. Und darin werden sie Früchte aller Art bekommen und Vergebung von ihrem Herrn. Können sie wohl jenen gleich sein, die ewig im Feuer sind, und denen siedendes Wasser zu trinken gegeben wird, das ihre Därme zerreißt?

(Sure Muḥammad 47: Vers 15)

Gelehrte erklären diese Verse so, dass es sich hier um einen paradiesischen Wein handelt, der nicht zum Betrinken führt.[348]

Alles, was das Gehirn berauscht wie alkoholische Getränke und Rauschgifte, ist im Islam untersagt. Die Betäubung im Rahmen einer Anästhesie oder durch Schmerzmittel bei einer medizinisch indizierten Therapie ist hingegen eingeschränkt erlaubt.

Völlerei und Mäßigung (البطنة والإعتدال)

Der zweite rechtgeleitete Kalif Ùmar warnte, zu viel zu essen und zu trinken:

" إياكم والبطنة في الطعام والشراب، فإنها مفسدة للجسم، مورثة للسقم، مكسلة عن الصلاة، وعليكم بالقصد فيهما فإنه أصلح للجسد وأبعد من السرف، وأن الله ليبغض الحبر السمين "

Wehe euch vor dem Vielessen und –trinken, weil sie zu Erkrankungen führen und Trägheit beim Gebet verursachen. Ihr sollt sparsam damit umgehen, weil das gesünder für den Körper ist und Verschwendung vermieden wird. Und Gott mag nicht den gutaussehenden Dicken.

(Kanz Al-Ùmmal 14/306, Ibn Ḥabban. HM)

---

[344] Vgl. die Fiqh-Interpretationen der vier Rechtsschulen.

[345] WHO, 2011b.

[346] Gammell, 2008. Vgl. auch www.medicalnewstoday.com/articles/99310.php

[347] Stövel, 2009.

[348] Al-Sabouni, 1981.

Der Gesandte lehrte die Gläubigen sich mit wenig Essen zu begnügen:

" اصل كل داء البردة "

Die Ursache jeder Erkrankung liegt im übermäßigen Essen.
(Kanz Al-Ummal von Al-Hindi. HD)

Der Prophet sagte zu Àischa, als sie Schmerzen hatte:

" ان النبي قال لعائشة: "يا عائشة الأزم دواء، والمعدة بيت الداء، وعودوا كل بدن ماعتاد "

Ein leerer Magen bringt Heilung. Der Magen ist das Haus der Krankheiten. Und gewöhnt jeden Körper an seine Gewohnheiten.
(Al-Sayouti Al-Durr Al-Manthour, Al-Sibki. HD)

Im Islam gilt die goldene Regel des folgenden unbestätigten Ḥadîthes als Grundsatz:

" نحن قوم لانأكل حتى نجوع وإذا أكلنا لانشبع "

Wir sind eine Gemeinde, wir essen, wenn wir hungrig sind, aber nie bis zur Sättigung.

Der Prophet Muḥammad sagte:

" المقدام بن معدي كرب الكندي قال سمعت رسول الله ﷺ يقول: " ما ملأ ابن آدم وعاء شرا من بطن حسب ابن آدم أكلات يقمن صلبه فإن كان لا محالة فثلث طعام وثلث شراب وثلث لنفسه "

Der Sohn Adams füllt kein schlimmeres Gefäß als den eigenen Magen. Dem Sohn Adams genügen einige (wenige) Bissen, um ihn am Leben zu erhalten. Doch wenn es unbedingt sein muss, dann sollte er ein Drittel (des Magens) für das Essen, ein Drittel für das Trinken und ein Drittel (leer lassen und) für leichtes Atmen (zur Verfügung stellen).
(Sunan At-Tirmidhi 516 und 2302, Musnad Aḥmad 16556. HH)

Das wichtige Atemzugsvolumen beim Menschen ist durchschnittlich 500 ml Luft. Ein Drittel des Magens ist auch ca. 500 ml. Entsprechend weniger zu essen ist eine Entlastung des Magens und des Drucks auf die Lunge. Al-Kaḥḥal empfahl, nach dem Essen nur dann zu trinken, wenn die Hauptmahlzeit den oberen Teil des Bauches (Magen) verlassen hat.[349] Gästen wird im arabischen Kulturkreis Wasser während des Essens nicht angeboten, höchstens wenn der Gast sich verschluckt.

Allāh verlangt von den Gläubigen beim Besuch der Moscheen, sich sauber zu verhalten, saubere und schöne Kleider anzuziehen und maßvoll beim Essen und Trinken zu sein:

" يَا بَنِي آدَمَ خُذُواْ زِينَتَكُمْ عِندَ كُلِّ مَسْجِدٍ وكُلُواْ وَاشْرَبُواْ وَلاَ تُسْرِفُواْ إِنَّهُ لاَ يُحِبُّ الْمُسْرِفِينَ "

Oh Kinder Adams, habt eine gepflegte Erscheinung an jeder Gebetsstätte, und esset und trinkt, doch überschreitet (dabei) das Maß nicht; wahrlich, Er liebt nicht diejenigen, die nicht Maß halten.
(Sure Al-A`raf 7: Vers 31)

Das Überschreiten des Maßes kann eine große Sünde sein, besonders wenn es verschwenderisch wäre. Das gilt nicht nur für Essen und Trinken, sondern für alle Lebensumstände. Der Islam verlangt an vielen Stellen von den Menschen das Beherrschen der Emotionen. Der Psychologe Häusel definiert das Einkaufen von teuren Sachen als Opfer

---

349 Al-Kaḥḥal, 2004.

an die Emotionen.[350] Und Gott stuft die Verschwender auf die Ebene der Teufel ein und sagte:

" وَآتِ ذَا الْقُرْبَى حَقَّهُ وَالْمِسْكِينَ وَابْنَ السَّبِيلِ وَلاَ تُبَذِّرْ تَبْذِيرًا * إِنَّ الْمُبَذِّرِينَ كَانُواْ إِخْوَانَ الشَّيَاطِينِ وَكَانَ الشَّيْطَانُ لِرَبِّهِ كَفُورًا "

Und gib dem Verwandten, was ihm gebührt, und ebenso dem Armen und dem Sohn des Weges, aber sei (dabei) nicht ausgesprochen verschwenderisch. Denn die Verschwender sind Brüder der Satane, und Satan war undankbar gegen seinen Herrn.

(Sure Al-Israa 17: Vers 25-26)

Der Koran erlaubt nicht, schwachsinnigen Menschen große Mengen an Geld zu geben, weil sie gesundheitlich nicht in der Lage sind, sie zu verwalten. Im Übrigen wird die Vormundschaft für Unmündige geregelt, was auch für Kinder gilt. Für medizinische Entscheidungen kann die Kommunikation mit dem jeweiligen Vormund eine wichtige Rolle spielen, wie im Fall der Dementen und Kaufsüchtigen.

" وَلاَ تُؤْتُواْ السُّفَهَاء أَمْوَالَكُمُ الَّتِي جَعَلَ اللّهُ لَكُمْ قِيَاماً وَارْزُقُوهُمْ فِيهَا وَاكْسُوهُمْ وَقُولُواْ لَهُمْ قَوْلاً مَّعْرُوفًا * وَابْتَلُواْ الْيَتَامَى حَتَّىَ إِذَا بَلَغُواْ النِّكَاحَ فَإِنْ آنَسْتُم مِّنْهُمْ رُشْدًا فَادْفَعُواْ إِلَيْهِمْ أَمْوَالَهُمْ وَلاَ تَأْكُلُوهَا إِسْرَافًا وَبِدَارًا أَن يَكْبَرُواْ وَمَن كَانَ غَنِيًّا فَلْيَسْتَعْفِفْ وَمَن كَانَ فَقِيرًا فَلْيَأْكُلْ بِالْمَعْرُوفِ فَإِذَا دَفَعْتُمْ إِلَيْهِمْ أَمْوَالَهُمْ فَأَشْهِدُواْ عَلَيْهِمْ وَكَفَى بِاللّهِ حَسِيبًا * لِّلرِّجَالِ نَصيِبٌ مِّمَّا تَرَكَ الْوَالِدَانِ وَالأَقْرَبُونَ وَلِلنِّسَاء نَصِيبٌ مِّمَّا تَرَكَ الْوَالِدَانِ وَالأَقْرَبُونَ مِمَّا قَلَّ مِنْهُ أَوْ كَثُرَ نَصِيبًا مَّفْرُوضًا * وَإِذَا حَضَرَ الْقِسْمَةَ أُوْلُواْ الْقُرْبَى وَالْيَتَامَى وَالْمَسَاكِينُ فَارْزُقُوهُم مِّنْهُ وَقُولُواْ لَهُمْ قَوْلاً مَّعْرُوفًا * وَلْيَخْشَ الَّذِينَ لَوْ تَرَكُواْ مِنْ خَلْفِهِمْ ذُرِّيَّةً ضِعَافًا خَافُواْ عَلَيْهِمْ فَلْيَتَّقُوا اللّهَ وَلْيَقُولُواْ قَوْلاً سَدِيدًا * إِنَّ الَّذِينَ يَأْكُلُونَ أَمْوَالَ الْيَتَامَى ظُلْمًا إِنَّمَا يَأْكُلُونَ فِي بُطُونِهِمْ نَارًا وَسَيَصْلَوْنَ سَعِيرًا "

Und gebt nicht den Schwachsinnigen euer Gut, das Allāh euch zum Unterhalt gegeben hat. Versorgt sie davon und kleidet sie und sprecht zu ihnen mit freundlichen Worten. Und prüft die Waisen, bis sie die Ehe-Reife erreicht haben; und wenn ihr in ihnen Vernunft wahrnehmt, so händigt ihnen ihr Gut aus. Und zehrt nicht auf verschwenderisch und in Eile (in der Erwartung), dass sie nicht großjährig würden. Und wer (als Vormund) reich ist, der soll sich zurückhalten, und wer arm ist, der soll nach Billigkeit zehren. Und wenn ihr ihnen ihr Gut aushändigt, lasset dies vor ihnen bezeugen. Es genügt jedoch, dass Allāh die Rechenschaft vornimmt. Den Männern steht ein Teil von der Hinterlassenschaft ihrer Eltern und Verwandten zu, und ebenfalls den Frauen steht ein Teil von der Hinterlassenschaft ihrer Eltern und Verwandten zu. Sei es wenig oder viel. (Das gilt) als vorgeschriebener Anteil. Und wenn bei der Teilung die Verwandten und die Waisen und die Armen anwesend sind, so schenkt ihnen etwas davon und sprecht freundliche Worte zu ihnen. Und fürchten sollen sich diejenigen, die, wenn sie schwache Nachkommen hinterließen, für sie bangen würden; Allāh sollen sie fürchten und geziemende Worte sprechen. Wahrlich, diejenigen, die der Waisen Gut ungerecht aufzehren, die zehren (in Wirklichkeit) Feuer in ihre Bäuche auf und werden in einem Höllenfeuer brennen.

(Sure Al-Nissaa 4: Vers 4-10)

Kaufsucht oder Suchtverhalten durch zwanghaftes Essen werden in der heutigen Medizin als ein Symptom der Depression eingestuft und gehen mit Gefühlen von Leere, Neid, Unsicherheit und anderen sozialen Problemen einher. Eine Erhöhung des Dopamins im Gehirn reizt den Kaufrausch.[351] Depression und gesundheitliche Schäden entstehen auch, wenn man Vermögen verliert und arm wird. Das typische Beispiel ist die

[350] Kaune, 2009.
[351] Wikipedia, 2012

seelische Belastung, wenn Menschen Sozialhilfe zur Grundsicherung des Lebensunterhalts erhalten müssen, nachdem sie zuvor ein auskömmliches Einkommen hatten.

Traditionelle Essgewohnheiten (آداب وعادات الطعام)

Jeder Muslim soll vor dem Essen den Satz „Mit dem Namen Gottes, des Barmherzigen, des Allerbarmers" sagen. Allāhs Gesandter sagte:

" جابر بن عبد الله أنه سمع النبي ﷺ يقول: " إذا دخل الرجل بيته فذكر الله عند دخوله وعند طعامه قال الشيطان لا مبيت لكم ولا عشاء وإذا دخل فلم يذكر الله عند دخوله قال الشيطان أدركتم المبيت وإذا لم يذكر الله عند طعامه قال أدركتم المبيت والعشاء "

Wenn der Mensch sein Haus betritt, sollte er Allāhs gedenken und zum Gruß ein Bittgebet sprechen und er sollte das Essen mit einem Bittgebet beginnen, denn dann sagt der Teufel zu seinen Anhängern, dass sie weder mitessen noch bleiben können.

(Ṣaḥîḥ Muslim 3762. HS)

Griechen und Römer lagen zu Tisch, der Prophet erlaubte das nicht mehr:

" أبا جحيفة يقول قال رسول الله ﷺ: " لا آكل متكئا "

Ich stütze mich nicht auf (liege nicht), während ich esse.

(Ṣaḥîḥ Al-Buchâri 4979. HS)

" عن أبي هريرة قال: " ما عاب النبي ﷺ طعاما قط إن اشتهاه أكله وإن كرهه تركه "

Abu Hurayra berichtete, dass der Prophet (ﷺ) niemals eine Speise bemängelte. Wenn er sie mochte, aß er davon, andernfalls ließ er sie stehen.

(Ṣaḥîḥ Al-Buchâri 4989 und 5409. HS)

" ابردوا الطعام فان الحار لابركة به "

Lasset das Essen kalt werden, denn in zu heißem Essen liegt keine Barakah (vermehrtes Wohl oder Segen).

(Kanz Al-Ùmmal von Al-Hindi. HD)

" ثمامة بن عبد الله قال كان أنس يتنفس في الإناء مرتين أو ثلاثا وزعم أن النبي ﷺ كان يتنفس ثلاثا "

Anas berichtete, dass Allāhs Gesandter (ﷺ) in drei Phasen getrunken und nach jedem Schluck einen kurzen Atemzug genommen hat.

(Ṣaḥîḥ Al-Buchâri 5200, Ṣaḥîḥ Muslim 3782. HS)

Der Prophet Muḥammad empfahl nicht auf das Abendessen zu verzichten:

" عن جابر بن عبد الله قال قال رسول الله ﷺ: " لا تدعوا العشاء ولو بكف من تمر فإن تركه يهرم "

Verzichtet nicht auf das Abendessen, auch wenn ihr nur eine Handvoll Datteln esst. Der Verzicht auf das Abendessen führt zum Altern.

(Sunan Ibn Mâdschah 3346. HD)

" اذيبوا طعامكم بذكر الله والصلاة ولا تناموا عليه فتقسوا قلوبكم "

Verdaut euer Essen durch Thikr (Gedenken an Allāh durch Bittgebete) und Gebete und schlaft nicht damit. Wahrlich, sonst werden eure Herzen hart.

(Al-Haythami 33. HD)

Dieser unbestätigte Ḥadîth deutet darauf hin, dass es schädlich ist, sich direkt nach dem Abendessen hinzulegen, sondern dass man vor dem Schlafengehen einige Zeit mit Bittgebeten verbringen sollte.

Der Prophet hat hygienische Grundregeln und Regeln hinsichtlich des guten Benehmens beim Essen festgelegt, so dass unter anderem Infektionen durch Nahrungsaufnahme reduziert oder ganz verhindert werden. Der Prophet Muḥammad sagte zu Àmru Bin Abi Salama:

" عن عمر بن أبي سلمة أنه دخل على رسول الله ﷺ وعنده طعام قال: " ادن يا بني وسم الله وكل بيمينك وكل مما يليك "

Komm näher, mein Sohn, und sprich: „Mit dem Namen Allāhs“ und iss mit deiner Rechten und iss von dem, was nah zu Dir ist.

(Sunan Al-Tirmithi 1780, Ṣaḥîḥ Muslim 3763-3767, Ṣaḥîḥ Al-Buchâri 5376. HS)

" حذيفة قال كنا إذا حضرنا مع رسول الله ﷺ على طعام لم نضع أيدينا حتى يبدأ رسول الله ﷺ فيضع يده وإنا حضرنا معه طعاما فجاءت جارية كأنما تدفع فذهبت تضع يدها في الطعام فأخذ رسول الله ﷺ بيدها وجاء أعرابي كأنما يدفع فذهب يضع يده في الطعام فأخذ رسول الله ﷺ بيده فقال رسول الله ﷺ: " إن الشيطان يستحل الطعام إذا لم يذكر اسم الله عليه وإنه جاء بهذه الجارية ليستحل بها فأخذت بيدها وجاء بهذا الأعرابي ليستحل به فأخذت بيده والذي نفسي بيده إن يده في يدي مع يدهما يعني الشيطان "

Der Gesandte (ﷺ) lehrte die Gläubigen, bei der Mahlzeit zunächst das zu essen, was direkt vor ihnen lag, und dann erst das andere. Die Gläubigen aßen erst, nachdem der Prophet mit dem Essen angefangen hatte, und sie begannen mit ‚mit dem Namen Allāhs’.

(Musnad Aḥmad 22165. HS)

" عن فاطمة قالت دخل علي رسول الله ﷺ فأكل عرقا فجاء بلال بالأذان فقام ليصلي فأخذت بثوبه فقلت: " يا أبه ألا تتوضأ " فقال: " مم أتوضأ يا بنية " فقلت مما مست النار فقال لي: " أوليس أطيب طعامكم ما مسته النار "

Der Prophet Muḥammad (ﷺ) aß bei seiner Tochter Fatima von einem Fleischknochen. Als Bilal zum Gebet rief, erhob sich der Prophet, um es zu verrichten. Da zog Fatima an seiner Kleidung und sagte zu ihm: „Oh Vater, möchtest du kein Wudhuu (rituelle Reinigung) machen?“ Der Prophet antwortete: „Weswegen soll ich Wudhuu machen, oh Tochter?“ Sie sagte: „Wegen des Essens, das das Feuer berührt hat.“ Er antwortete: „Ist es nicht das, was das Feuer berührte, was euch schmeckt?“

(Musnad Aḥmad 25214. HH)

Das Braten des Fleisches über dem Feuer tötet infektiöse Bakterien und Viren, reduziert die Flüssigkeit des Fleisches, verbessert den Geschmack des Fleisches und, religiös betrachtet, reinigt das Essen. Die Ḥanafi-Rechtschule meinte, dass das Unreine rein wird, wenn es mit Feuer erhitzt wird.[352] Es gibt Berichte, dass der Prophet nach dem Verzehr von Fleisch Wudhuu machte[353], vor allem nach dem Verzehr von Kamelfleisch
Allāhs Gesandter sagte zu Trinkgewohnheiten:

" عن عاصم بن محمد بن زيد بن عبد الله بن عمر عن أبيه عن جده قال نهانا رسول الله ﷺ أن نشرب على بطوننا وهو الكرع ونهانا أن نغترف باليد الواحدة وقال: " لا يلغ أحدكم كما يلغ الكلب ولا يشرب باليد الواحدة كما يشرب القوم الذين سخط الله عليهم ولا يشرب بالليل من إناء حتى يحركه إلا أن يكون إناء مخمرا ومن شرب بيده وهو يقدر على إناء يريد التواضع كتب الله له بعدد أصابعه حسنات وهو إناء عيسى ابن مريم عليهما السلام إذ طرح القدح فقال أف هذا مع الدنيا "

Wahrlich, niemand von euch darf wie die Hunde trinken, und niemand soll aus seiner Hand trinken wie es die Völker vor ihnen taten, mit denen Allāh unzufrieden war. Und niemand soll in der Nacht aus einem Gefäß trinken, ohne es zuvor bewegt zu haben, es sei denn, dass Gefäß ist zugedeckt. Und wer aus seiner Hand trinkt, obwohl er aus einem Gefäß trinken kann, und damit bezweckt, sich Allāh zu unterwerfen, für ihn werden von Allāh so viele gute Taten geschrieben wie die Anzahl seiner Finger, weil es das Gefäß Ìssas, des Sohnes Mariyams (عليه السلام), ist, welches er hinwarf und dabei sagte: „Oh, weg mit diesem und mit dieser Welt.“

(Sunan Ibn Mâdschah 3422. HD)

---

352 Al-Jaziri, 1987.

353 Sunan Al-Nassaaii 174.

" عن أبي سعيد الخدري أنه قال نهى رسول الله ﷺ عن اختناث الأسقية أن يشرب من أفواهها وحدثناه عبد بن حميد أخبرنا عبد الرزاق أخبرنا عن الزهري بهذا الإسناد مثله غير أنه قال واختناثها أن يقلب رأسها ثم يشرب منه "

Allāhs Gesandter erlaubte nicht, direkt aus der Öffnung von Getränkegefäßen oder von Flaschen zu trinken oder sie umzudrehen und davon zu trinken.

(Ṣaḥîḥ Muslim 3769-3770, Ṣaḥîḥ Al-Buchâri 5626. HS)

Al-Kaḥḥal meinte, dass das Saugen einer Flüssigkeit aus einem Gefäß zu Blähung führt und es empfohlen ist, das nicht zu tun.[354] Unabhängig von einer Krankheitsübertragung, kann durch Atmen in ein Gefäß mit einer Flüssigkeit, die gären kann, ein Gärungsprozess beginnen und die Flüssigkeit verderben. Durch den entstehenden Alkohol wird das Getränk islamisch unerlaubt.

" عن ابن عباس قال: " لم يكن رسول الله ﷺ ينفخ في طعام ولا شراب ولا يتنفس في الإناء "

Allāhs Gesandter pustete weder auf Speisen noch auf Getränke noch atmete er in ein Gefäß.[355]

(Sunan Ibn Mâdschah 3279, Sunan Abi Dawoud 3240. HD)

" عن عبد الله بن أبي قتادة عن أبيه قال قال رسول الله ﷺ: "إذا شرب أحدكم فلا يتنفس في الإناء وإذا بال أحدكم فلا يمسح ذكره بيمينه وإذا تمسح أحدكم فلا يتمسح بيمينه "

Wenn einer von euch trinkt, darf er nicht in das Gefäß atmen. Wenn er uriniert hat, darf er sein Glied nicht mit seiner rechten Hand reinigen, und wenn einer von euch die Notdurft verrichtet hat, darf er sich nicht mit der rechten Hand säubern.

(Ṣaḥîḥ Al-Buchâri 5199 und 3780. HS)

" عن جابر قال قال رسول الله ﷺ: " أغلقوا الأبواب وأوكئوا الأسقية وخمروا الآنية وأطفئوا السرج فإن الشيطان لا يفتح غلقا ولا يحل وكاء ولا يكشف إناء وإن الفويسقة تضرم على أهل البيت ولا ترسلوا فواشيكم وصبيانكم إذا غابت الشمس حتى تذهب فحمة العشاء فإن الشياطين تبعث إذا غابت الشمس حتى تذهب فحمة العشاء "

Schließt die Türen, legt die Deckel auf die Getränkegefäße und deckt das Essen und die Getränke zu. Löscht die (Öl-)Lampen in der Nacht aus, wenn ihr euch hinlegt, damit die Mäuse nicht einen Brand im Haus verursachen, und schickt eure Tiere und eure Kinder in die Häuser, wenn die Sonne untergeht, bis die Nacht kommt, denn die Teufel (Dschinn) spielen und verderben in dieser Zeit.

(Ṣaḥîḥ Al-Buchâri 6293-2696 und 5821, Musnad Aḥmad 14719. HS)

Das Wort Dschinn bedeutet unter anderem auch „Verborgenes oder Verstärktes“ und der Embryo heißt Dschanan, d.h. das Unsichtbare.[356] Dies ist ein Hinweis darauf, dass die Araber bereits Kenntnisse über unbekannte, unsichtbare Lebewesen besaßen, die Speisen und Getränke verderben können. Zum Beispiel beschrieb Aq Bin Hamza, der Großgelehrte und Arzt von Sultan Muḥammad Al-Fatih in seinem Buch Kitâb Al-Tibb (1389-1459), die Existenz von kleinen unsichtbaren Lebewesen in der Natur, die verantwortlich für Infektionen seien[357]. Das war ca. 400 Jahre vor der Entdeckung von Louis Pasteur.

---

354 Al-Kaḥḥal, 2004.

355 Ähnlich: Ṣaḥîḥ Al-Buchâri 0153, 5630 und Ṣaḥîḥ Muslim 3780.

356 Al-Razi, 1985, Al-Sayouti, 1986.

357 http://de.wikipedia.org/wiki/Ak%C5%9Femseddin und http://ar.wikipedia.org/wiki/%D8%A2%D9%82_%D8%B4%D9%85%D8%B3_%D8%A7%D9%84%D8%AF%D9%8A%D9%86

Weitere traditionelle Therapiemaßnahmen (إجراءات أخرى تقليدية للتداوي)

Diesem Abschnitt entspräche in unserer Zeit die Hausapotheke oder die Volksmedizin. Die Muslime benutzen einige dieser therapeutischen Maßnahmen zum Teil als „Hausmittel“ bis heute. Viele dieser Hausmittel wurden bereits weiter oben beschrieben. Die Muslime kannten auch die unterschiedlich Wirkung von Medikamenten auf individuelle Patienten, dazu sagte der berühmte Imam Al-Ghazali: „ وكم من دواء ينتفع به مريض ويستضر به آخر! “ „Es gibt Medikamente, die einem Kranken nutzen und einem anderen schaden.“[358]

" عن أبي هريرة ﷺ عن النبي ﷺ قال: " ما أنزل الله داء إلا أنزل له شفاء "

Allāh hat keine Krankheit herabkommen lassen, ohne dass Er für sie zugleich ein Heilmittel herabkommen ließ.

(Ṣaḥîḥ Al-Buchâri 5246. HS)

Der vierte rechtgeleitete Kalif Àli Bin Abi Ṭalib sagte (in gereimter Poesie) über Krankheit und Heilung:

Deine Krankheit ist von dir und du merkst es nicht,
Deine Heilung ist in dir und du siehst es nicht,
Du glaubst, dass du ein kleiner Körper bist,
Und in dir ist die große Welt gefalzt.

Schröpfen, Aderlass, Abbrennen (الحجامة، الفصد والكي)

Beim islamischen Schröpfen (Ḥidschama) wird eine kleine Stichwunde in der Mitte der angesaugten Beule angebracht, das Blut aus dieser Beule in einem Schröpfglas aufgefangen und sein Volumen gemessen. Es gibt zahlreiche Berichte, dass sich der Prophet für unterschiedliche Indikationen mittels Schröpfen behandeln ließ.

" ابْنِ عَبَّاسٍ: رَفَعَهُ الْحِجَامَةُ فِي الرَّأْسِ تَنْفَعُ مِنْ سَبْعٍ: مِنَ الْجُنُونِ وَالْجُذَامِ وَالْبَرَصِ وَالنُّعَاسِ وَالصُّدَاعِ وَوَجَعِ الضِّرْسِ وَالْعَيْنِ "

Wahrlich, das Schröpfen am Kopf hilft bei Sieben: Bei Schwachsinn, bei Aussatz und bei Weissfleckenhaut (im allgemeinen arabischen Sprachgebrauch Vitiligo aber auch Albino), gegen Schlafmüdigkeit, gegen Kopfschmerzen, gegen (Backen-) Zahnschmerzen und gegen bösen Blick.

(Ṣaḥîḥ Al-Buchâri. HS)

" مِنْ حَدِيثِ جابر أَنَّ النَّبِيَّ ﷺ احْتَجَمَ على وَرِكِهِ مِنْ وَثْءٍ كَانَ بِهِ "

Der Prophet (ﷺ) ließ sich ebenfalls mit Schröpfen an der Hüfte behandeln, als er unter einer Quetschung (Watha) litt.

(Sunan Abi Dawoud 703. HS)

" كان جابر بن عبد الله يحدث أن يهودية من أهل خيبر سمت شاة مصلية ثم أهدتها لرسول الله ﷺ فأخذ رسول الله ﷺ الذراع فأكل منها وأكل رهط من أصحابه معه ثم قال لهم رسول الله ﷺ ارفعوا أيديكم وأرسل رسول الله ﷺ إلى اليهودية فدعاها فقال لها أسممت هذه الشاة قالت اليهودية من أخبرك قال أخبرتني هذه في يدي للذراع قالت نعم قال فما أردت إلى ذلك قالت قلت إن كان نبيا فلن يضره وإن لم يكن نبيا استرحنا منه فعفا عنها رسول الله ﷺ ولم يعاقبها وتوفي بعض أصحابه الذين أكلوا من الشاة واحتجم رسول الله ﷺ على كاهله من أجل الذي أكل من الشاة حجمه أبو هند بالقرن والشفرة "

Der Prophet (ﷺ) ließ sich und seine Gefährten nach einer Vergiftung mit dem Schröpfen behandeln.

(Sunan Abi Dawoud 3911. HD)

---

[358] Al-Ghazali, 2008.

" عن ابن عباس قال: " احتجم النبي ﷺ وهو محرم "

Ibn Abbas berichtete: Der Prophet (ﷺ) ließ sich durch Schröpfen behandeln, während er sich im Iḥram-Zustand (beim Pilgern) befand.

(Ṣaḥîḥ Al-Buchâri 5262. HS)

" عن ابن عباس قال: " احتجم النبي ﷺ وهو صائم "

Der Prophet (ﷺ) ließ sich ebenfalls mit Schröpfen behandeln, während er fastete.

(Ṣaḥîḥ Al-Buchâri 5262, 5261 und 1939. HS)

Es wurde berichtet, dass es zur Zeit des Gesandten Allāhs zwei Ärzte in Medina gab. Der Prophet ließ sich von einem der beiden mit Schröpfen behandeln.

" عن ابن عباس رضي الله عنه عن النبي ﷺ احتجم وأعطى الحجام أجره واستعط "

Ibn Àbbas berichtete: Der Prophet (ﷺ) ließ sich durch Schröpfen behandeln und gab dem Behandelnden seinen Lohn.

(Ṣaḥîḥ Al-Buchâri 5259, Sunan Al-Tirmithi 1978. HS)

Der Gesandte Allāhs nannte auch bestimmte Tage (17., 19. und 21. eines Monats), an denen man Schröpfen anwenden sollte. Der Prophet empfahl, am 15. Tag eines jeden Monats sowie am Mittwoch, Freitag, Samstag und Sonntag kein Schröpfen vorzunehmen. Um die Begründung hierfür herauszufinden, bedarf diese Empfehlung noch weiterer Studien und Kenntnisse. Die ausgewählten Tage des Monats im Hidschri-Kalender (Mond-Kalender) deuten jedenfalls auf einen Lebensrhythmus hin, der den damaligen arabischen Wüstenbewohnern zu Eigen war. Weiterhin empfahl der Prophet, Al-Ḥidschama in nüchternem Zustand und nicht nach dem Essen, bei Frauen, die die Wechseljahre erreicht haben, und bei Männern, die über 20 Jahre alt sind, sowie im Frühling durchzuführen. Bei bestimmten chronischen Erkrankungen darf das Schröpfen nur in leichter, „weicher" Form angewandt werden. Nach dem Eingriff sollte man Milch und Milchprodukte vermeiden, um Übelkeit vorzubeugen.[359]

Das Schröpfen war bereits bei den alten Ägyptern und Chinesen bekannt. Nach Europa kam diese Heilmethode über Andalusien durch die arabisch-muslimische Medizin.[360]

In einer Studie des Ḥidschama-Zentrums Schecho in Damaskus wurden im Jahr 2007 600 Patienten mit Schröpfen behandelt. Die Patienten litten unter Diabetes, Rheuma- und Gelenkbeschwerden, Migräne, Bluthochdruck, Hämophilie und Sterilitätsproblemen. In über 70% der Fälle wurde eine Milderung der Beschwerden festgestellt.[361]

Allāhs Gesandter sagte:

" عن عَلِيٍّ رَفَعَهُ: " خَيْرُ الدَّوَاءِ الْحِجَامَةُ وَالْفَصْد "

Wahrlich, das wohlste Heilmittel für euch ist Schröpfen und Aderlass.

(Muaṭṭaa Malik 1821, Musnad Aḥmad)

[359] Al-Wannus, 2008.
[360] Al-Hinnawi, 2008.
[361] Al-Wannus, 2008. Vgl. auch Berichte hierzu der WHO und des Deutschen Ärzteblattes.

" عن ابن عباس عن النبي ﷺ قال: " الشفاء في ثلاثة في شرطة محجم أو شربة عسل أو كية بنار وأنا أنهى أمتي عن الكي "

Es gibt Heilbehandlungen durch drei Dinge: Durch Ḥidschama, durch ein Getränk aus Bienenhonig und durch Abbrennen (Kauterisieren) (der kranken Stelle). Meiner Umma (Gemeinde) untersage ich aber das Abbrennen.

(Ṣaḥîḥ Al-Buchâri 5249. HS)

Laut unbestätigter Berichte verbot der Gesandte das Kauterisieren zum Beispiel von Fisteln, weil es sich zu einer Gefahr entwickeln könne.[362] Ausnahmen des Kauterisier verbotes erlaubte der Gesandte, wenn es keine anderen besseren Mittel gab:

" عَنْ مَالِك عَنْ نَافِعٍ أَنَّ عَبْدَ اللَّهِ بْنَ عُمَرَ اكْتَوَى مِنْ اللَّقْوَةِ وَرُقِيَ مِنْ الْعَقْرَبِ "

Àbdul Lāh bin Ùmar liess sich gegen Gesichtslähmung kauterisieren und gegen Skorpionbiss Ruqya belesen.

(Muaaṭṭaa Malik 1759. HH)

Die Ärzte stellten in der späteren Zeit des Kalifats fest, dass es Familien gab, die schneller bluteten als andere Familien. Sie hatten die blutenden Gefäße mit Kauterisieren behandelt, damit der Patient nicht ausblutet. Sie konnten die großen Blutgefäße auch operativ behandeln, indem sie sie nähten. Die Ärzte erkannten durch das Auftreten der Bluterkrankheit (Hämophilie) in Familien den erblichen Zusammenhang.

Verbände (الضماد)

Knochenbrüche wurden mittels Bruchschiene befestigt und darum ein fester Verband (Dschibar[363]) gelegt. Der Gefährte und vierte rechtgeleitete Kalif Àli berichtete:

" عَنْ عَلِيِّ بْنِ أَبِي طَالِبٍ قَالَ انْكَسَرَتْ إِحْدَى زَنْدَيَّ فَسَأَلْتُ النَّبِيَّ ﷺ فَأَمَرَنِي أَنْ أَمْسَحَ عَلَى الْجَبَائِرِ "

Einer meiner Vorderarme wurde gebrochen. Ich fragte den Gesandten Gottes (ﷺ) (wegen des Wudhuu). Er befahl mir die Dschibar-Stellen (mit Wasser) einzureiben.

(Sunan Ibn Mâdschah 657. HDJ)

Laut unbestätigten Zitaten des Gesandten, hatte man einen warmen Stoff (Bandage) auf Schmerzstellen gelegt und ab und zu gewechselt, um die Schmerzen zu lindern.[364]

Behandlung von Fieber (علاج الحمى)

Allāhs Gesandter sagte:

" عن عبد الله بن عمر قال قال رسول الله ﷺ: " إنما الحمى شيء من فيح جهنم فأبردوها بالماء "

Das Fieber ist ein Teil des Feuerwindes, deswegen sollt ihr es mit Wasser kühlen.

(Ṣaḥîḥ Al-Buchâri 5725, Musnad Aḥmad 5907. HS)

In einem anderen Ḥadîth bittet der Prophet darum, Fieber mit Zamzam-Wasser zu löschen, denn das Zamzam-Wasser hat heilende Wirkung. Gemäß dem Ḥadîth, überliefert von Ibn Al-Jauziah, soll man das Wasser bei Fieber drei Tage lang nach der Dämmerung (Saḥar) über sich gießen.[365] Allāhs Gesandter sagte:

---

[362] Al-Kaḥḥal, 2004.

[363] Kommt vom Verb Dschabara = Binden bzw. Verbinden. Al-Dschabr oder Algebra wurde daraus abgeleitet.

[364] Al-Kaḥḥal, 2004.

[365] Al-Jauziah, 2006.

" أخبرنا ثوبان عن النبي ﷺ قال: " إذا أصاب أحدكم الحمى فإن الحمى قطعة من النار فليطفئها عنه بالماء فليستنقع نهرا جاريا ليستقبل جريته فيقول بسم الله اللهم اشف عبدك وصدق رسولك بعد صلاة الصبح قبل طلوع الشمس فليغتمس فيه ثلاث غمسات ثلاثة أيام فإن لم يبرأ في ثلاث فخمس وإن لم يبرأ في خمس فسبع فإن لم يبرأ في سبع فتسع فإنها لا تكاد تجاوز تسعا بإذن الله "

Wahrlich, wenn einer von euch an Fieber erkrankt ist, dann ist das Fieber ein Stück des Feuers. Er soll es mit Wasser löschen. Er soll sich jeweils dreimal an drei Tagen vor Sonnenaufgang nach dem Morgengebet in einen fließenden Fluss in Flussrichtung setzen und sagen: „Mit dem Namen Allāhs, oh Allāh, heile Deinen Diener, und bestätige Deinen Gesandten." Wenn er dann nicht geheilt ist, soll er es an fünf Tagen tun. Wenn er dann nicht geheilt ist, soll er es sieben Tage tun. Wenn er nicht geheilt wird, soll er es an neun Tagen tun, weil Fieber nicht länger als neun Tage anhält.

(Sunan Al-Tirmithi 2010. HD)

" عن ابن عباس أن النبي ﷺ كان يعلمهم من الحمى ومن الأوجاع كلها أن يقولوا: " بسم الله الكبير أعوذ بالله العظيم من شر عرق نعار ومن شر حر النار "

Ibn Àbbas berichtete, dass der Prophet (ﷺ) die Gefährten folgendes Bittgebet gegen Fieber und Schmerzen lehrte: „Mit dem Namen Allāhs, des Allergrößten, suche ich Zuflucht bei Allāh, dem Allmajestätischen, vor der Bosheit (dem Übel) der fiebrigen Schweißausbrüche und vor der Hitze des Höllenfeuers."

(Sunan Ibn Mâdschah 3517. HD)

Die Sünden in dieser Welt und der Anteil am Höllenfeuer werden allerdings durch Fieber vermindert.

" عن أبي أمامة عن النبي ﷺ قال: " الحمى كير من جهنم فما أصاب المؤمن منها كان حظه من جهنم "

Das Fieber ist ein Teil des Dschahannam-Feuerblasebalgs. Wenn es einen Gläubigen trifft, dann ist das sein Anteil am Dschahannam-Feuer.

(Musnad Aḥmad 21243. HH)

" عن أبي هريرة قال ذكرت الحمى عند رسول الله ﷺ فسبها رجل فقال النبي ﷺ: " لا تسبها فإنها تنفي الذنوب كما تنفي النار خبث الحديد "

Ein Mann schimpfte über das Fieber. Allāhs Gesandter (ﷺ) sagte: „Beschimpfe das Fieber nicht, weil es die Sünden vernichtet, so wie das Feuer die Schlacke des Eisens vernichtet."

(Sunan Ibn Mâdschah 3460. HS)

In einem unbestätigten Ḥadîth sagte der Prophet, dass das Fieber die Vorbotschaft des Todes sei und ein Gefängnis, das Allāh für die Menschen auf Erden bestimmt hat.[366]

Imam Al-Ghazali erwähnt in seinem bekannten Buch „Ayyuhal Walad" (Oh Kind) folgendes Rezept im Falle von Fieber bei der „gelben Erkrankung" (Ikterus, Gelbsucht): Oxymel (السكنجبين), eine Mischung aus Essig und Honig, vermischt mit Gerstenwasser (الكشكاب).[367]

Mitten in Medina gab es ein Sumpf, der bei einigen Fieber-, Bauchschmerzen und Unwohlsein verursachte (es handelte sich wohl um Malaria). Àischa (رضي الله عنها), die Frau des Gesandten berichtete, dass ihr Vater Abu Bakr und der Gebetsrufer Bilal dadurch an Fieber erkrankten:

[366] Al-Kaḥḥal, 2004.
[367] El Domiaty, 2002.

" عَنْ عَائِشَةَ رضي الله عنها قَالَتْ قَالَ رَسُولُ اللَّهِ ﷺ: ... اللَّهُمَّ بَارِكْ لَنَا فِي صَاعِنَا وَفِي مُدِّنَا وَصَحِّحْهَا لَنَا وَانْقُلْ حُمَّاهَا إِلَى الْجُحْفَةِ " قَالَتْ
وَقَدِمْنَا الْمَدِينَةَ وَهِيَ أَوْبَأُ أَرْضِ اللَّهِ قَالَتْ فَكَانَ بُطْحَانُ يَجْرِي نَجْلًا تَعْنِي مَاءً آجِنًا"

Der Gesandte (ﷺ) sagte „Oh Allāh, segne uns ... und in unseren Städten und verbessere sie für uns und verschiebe ihr Fieber in das Dschuḥfa-Gebiet.“ Àischa sagte: „Und wir kamen nach Al-Madina und sie ist ein Pestgebiet. Der Ort Baṭḥan war voll von schmutzigem Wasser.“

(Ṣaḥîḥ Al-Buchâri 1790. HS)

Als Schutzmaßnahme gegen diese Pest ließ der Gesandte den Sumpf Baṭḥan mit Erde füllen und danach verschwand die Fiebererkrankung.[368]

Das Hungergefühl unterdrücken (التخفيف من الجوع)

" عن جابر قال مكث النبي ﷺ وأصحابه وهم يحفرون الخندق ثلاثا لم يذوقوا طعاما فقالوا يا رسول الله إن هاهنا كدية من الجبل
فقال رسول الله ﷺ رشوها بالماء فرشوها ثم جاء النبي ﷺ فأخذ المعول أو المسحاة ثم قال بسم الله فضرب ثلاثا
فصارت كثيبا يهال قال جابر فحانت مني التفاتة فإذا رسول الله ﷺ قد شد على بطنه حجرا "

Dschabir, ein Gefährte des Propheten Muḥammad (ﷺ), war beim Ausgraben des Al-Chandaq-Walls. Die Mitbeteiligten waren drei Tage lang ohne Nahrung. Er bemerkte, dass der Prophet einen Stein auf seinen Bauch gebunden hatte.

(Musnad Aḥmad 13695, Al-Tabari 10. HS)

Der Prophet hatte den Stein benutzt, um den Bauch vor Aufblähung zu schützen. Bis heute kann man beobachten, dass alte Menschen im Nahen Osten sich ein ca. zwei Meter langes Gewand (الشملة Schamlah) um den Bauch binden, während sie arbeiten oder sich auf der Straße befinden. Dieses Gewand hat eine ähnliche Wirkung wie der Stein, den der Gesandte Allāhs benutzte. Es gibt einen anderen Ḥadîth, nach dem der geschwollene Bauch (Aszites) eines Mannes gepresst wurde.[369]

Behandlung von Abszessen (علاج الورم)

Àli berichtete:

" دخلت مع رسول الله ﷺ على رجل يعوده، بظهره ورم. فقالوا: يارسول الله هذه مدة، قال: " بطوا عنه "

Ich besuchte zusammen mit dem Gesandten Allāhs einen kranken Mann, der eine Schwellung (entzündete Stelle) am Rücken hatte. Er sagte: „Oh du Gesandter Allāhs, das ist eine entzündete, eiternde Stelle.“ Er sagte: „Lasset sie aufplatzen.“ Àli sagte weiter, dass er mit dem Propheten so lange blieb, bis die Stelle aufgeplatzt war.

(Al-Kaḥḥal)

Schon Hippokrates lehrte eine ähnliche Regel, nämlich latinisiert „Ubi pus, ibi evacua“ (wo Eiter ist, dort entleere ihn).

Gesunde Bewegung (الحركة الصحية)

Der Islam verlangt von den Gläubigen ihre körperliche Stärke zu bewahren und positiv anzuwenden. Der Koran berichtete uns in mehreren Fällen über körperliche Stärke.

Ein Vater bat Moses eine der beiden Töchter zu heiraten und verlangte von ihm auf Fürsprache seiner Tochter acht Jahre Dienst. Moses nahm das Angebot an.

---

[368] Al-Jaziri, 1987.

[369] Al-Kaḥḥal, 2004.

" قَالَتْ إِحْدَاهُمَا يَا أَبَتِ اسْتَأْجِرْهُ إِنَّ خَيْرَ مَنِ اسْتَأْجَرْتَ الْقَوِيُّ الْأَمِينُ "

Da sagte eine der beiden: „Oh mein Vater, stell ihn in deinen Dienst ein; denn der beste Mann, den du einstellen kannst, ist wahrlich der, der stark und ehrlich ist.“

(Sure Al-Qassas 28: Vers 27)

Der Gesandte veranstaltete einen Wettlauf mit seiner Frau Àischa:

" عَنْ عَائِشَةَ قَالَتْ: " خَرَجْتُ مَعَ النَّبِيِّ ﷺ فِي بَعْضِ أَسْفَارِهِ وَأَنَا جَارِيَةٌ لَمْ أَحْمِلْ اللَّحْمَ وَلَمْ أَبْدُنْ فَقَالَ لِلنَّاسِ " تَقَدَّمُوا " فَتَقَدَّمُوا ثُمَّ قَالَ لِي " تَعَالَيْ حَتَّى أُسَابِقَكِ " فَسَابَقْتُهُ فَسَبَقْتُهُ فَسَكَتَ عَنِّي حَتَّى إِذَا حَمَلْتُ اللَّحْمَ وَبَدُنْتُ وَنَسِيتُ خَرَجْتُ مَعَهُ فِي بَعْضِ أَسْفَارِهِ فَقَالَ لِلنَّاسِ " تَقَدَّمُوا " فَتَقَدَّمُوا ثُمَّ قَالَ " تَعَالَيْ حَتَّى أُسَابِقَكِ " فَسَابَقْتُهُ فَسَبَقَنِي فَجَعَلَ يَضْحَكُ وَهُوَ يَقُولُ هَذِهِ بِتِلْكَ "

Ich bin mit dem Gesandten (ﷺ) auf Reisen gewesen. Und ich war ein junges Mädchen, schlank und hatte kein Überfleisch (Übergewicht). Er sagte den Menschen: „Kommt nach vorne!“ Sie kamen nach vorne, dann sagte er mir: „Komm, lauf mit mir um die Wette“. Ich bin mit ihm gerannt und hab ihn überholt. Er schwieg. Bis ich Übergewicht hatte und auf Reisen mit ihm war. Er sagte den Menschen: „Kommt nach vorne!“ Sie kamen nach vorne, dann sagte er mir: „Komm, lauf mit mir um die Wette“. Ich bin mit ihm gerannt und er hat mich überholt. Er lachte und sagte: „Dieses Mal ist der Ausgleich für damals.“

(Musnad Aḥmad 25745. HS)

" وَشَكَا إِلَيْهِ ﷺ الْمُشَاةُ فِي طَرِيقِ الْحَجِّ تَعَبَهُمْ وَضَعْفَهُمْ عَنْ الْمَشْيِ، فَقَالَ لَهُمْ: " اسْتَعِينُوا بِالنَّسْلِ فَإِنَّهُ يَقْطَعُ عَنْكُمْ الْأَرْضَ وَتَخِفُّونَ لَهُ " قَالُوا فَفَعَلْنَا فَخَفَفْنَا لَه "

Die Fußgänger, die pilgerten, beschwerten sich beim Gesandten (ﷺ), dass sie durch das Gehen müde und schwach werden. Er sagte ihnen: „Behelft euch mit Laufen, weil es die Strecke unter euch erleichtert und ihr werdet dadurch leichter.“ Sie sagten, dass sie es taten und ihnen besser wurde.

(Ṣaḥîḥ Muslim 4184. HS)

Der berühmte rechtgeleitete Kalif Ùmar verfügte, dass das Reiten, Schwimmen und das Schießen mit Pfeil und Bogen schon im Kindesalter gelehrt werde. Es gibt es Berichte, dass der Kalif Ùmar Ringkämpfer von Beruf war, bevor er Muslim wurde. Auch der Gesandte führte Ringkämpfe aus:

" عَنْ أَبِي جَعْفَرِ بْنِ مُحَمَّدِ بْنِ عَلِيِّ بْنِ رُكَانَةَ عَنْ أَبِيهِ أَنَّ رُكَانَةَ صَارَعَ النَّبِيَّ ﷺ فَصَرَعَهُ النَّبِيُّ ﷺ "

Der Gefährte Rukana kämpfte ‚Ringkampf‘ gegen den Gesandten (ﷺ). Der Gesandte (ﷺ) hat ihn besiegt.

(Sunan Abi Dawoud 4078. HD)

Der Gesandte lehrte seine Gefährten das Gehen mit guter Haltung, um sich vor Fußschäden zu schützen. Der Gefährte Ibn Àbbas berichtete:

" عن ابن عباس أن النبي ﷺ كان إذا مشى مشى مجتمعا ليس فيه كسل "

Wenn der Gesandte (ﷺ) geht, geht er mit guter Haltung und nicht träge.

(Musnad Aḥmad 2876. HS)

Eine Nachahmung der Bewegungsmuster von Tieren wurde vom Propheten abgelehnt, diese Nachahmungen könnten als verstörend und körperschädigend angesehen werden. Der Gefährte Abu Hurayra berichtete:

" عن أبي هريرة قال: " أمرني رسول الله ﷺ بثلاث ونهاني عن ثلاث أمرني بركعتي الضحى كل يوم والوتر قبل النوم وصيام ثلاثة أيام من كل شهر ونهاني عن نقرة كنقرة الديك وإقعاء كإقعاء الكلب والتفات كالتفات الثعلب "

Der Gesandte (ﷺ) befahl mir Dreierlei und verbot mir Dreierlei: Er befahl mir, die täglichen zwei freiwilligen Vormittagsgebete zu verrichten, das Witr-Gebet[370] vor dem Schlaf zu verrichten und das empfohlene Fasten für drei Tage im Monat. Aber er verbot mir, den Kopf ruckartig zu bewegen wie ein Huhn, zu schnappen wie ein Hund, und forschend-listig von der Seite zu schauen wie ein Fuchs.

(Musnad Aḥmad 7758. HS)

[370] Ein freiwilliges tägliches Gebet.

Hygiene und Prävention (النظافة والوقاية)

Die Begriffe nadschas (النجس) und Al-Dschanaba (الجنابة)

Der Begriff nadschas bedeutet islamisch „rituell unrein" und kann sowohl allegorisch auf die Seele bezogen (ma'nawi), wie im Fall des Götzendienstes oder bei Glücksspiel, als auch auf Materie, Substanzen oder Flüssigkeiten als Unreinheit angewandt werden.[371] In einigen Fällen wird er auch als „unerlaubt" definiert, wie zum Beispiel in der Heilkunde, wobei es sich meistens um flüssige oder feuchte Materie und Substanzen, selten um trockene Materie handelt. Das könnte bedeuten, dass das Mischen von Substanzen mit Wasser unter bestimmten Bedingungen zu Unreinheit führt. Umgekehrt kann eine Substanz, die vom flüssigen Zustand in den trockenen übergeht, in einigen Fällen nicht mehr „nadschas" sein. Die unreine Substanz, laut Al-Schafii-Schule, soll eine Farbe, Geruch, Geschmack haben, ansonst wäre das doch rein.[372] Nadschas gilt durch Aussage des Gesandten als allgemeine Leitlinie, sie ist aber nicht ausreichend für die heutige Zeit. Viele Gifte, Chemikalien, Flüssigkeiten und Schadstoffe sind farblos, geschmacklos und sehr gesundheitsschädigend. Als neue, moderne Definition von Reinheit gelten daher seit einigen Jahren die Bestimmungen der malaysischen Behörden und Islamgelehrten hinsichtlich des Imports von Nahrungsmitteln und Getränken.[373]

In der heutigen Medizin gibt es den Überbegriff nadschas nicht mehr, er ist durch mehrere Begriffe wie „verschmutzt von …", „verseucht durch …", „kontaminiert mit …" ersetzt worden und für jeden dieser Zustände gibt es Definitionen, Grenzwerte, tolerierte Konzentrationen von unerwünschten Substanzen wie z.B. für das Trinkwasser. Die Menge an Schmutz und Schadstoffen, die dieses verseuchen oder unbrauchbar machen, wird genau definiert.[374]

Der Begriff Al-Dschanaba, der zwar nicht als „unrein" aber auch nicht als völliger Zustand der Reinheit gilt, beschreibt den Zustand sowohl des Samenergusses mit oder ohne Geschlechtsverkehr wie auch das Eindringen des Penis in die Scheide (oder After) der Frau auch ohne Samenerguss. Egal ob das erlaubt ist oder nicht, so sind Mann und Frau im Zustand Al-Dschanaba und müssen sich einer vollen Körperreinigung unterziehen, bevor sie beten, in die Moscheen gehen oder den Koran lesen. Erlebt man einen sexuellen Traum mit Vorhandensein von Sexualsekreten auf den Kleidern, so gilt auch die obere Reinigungsregel. Bei der „Mathii"-Flüssigkeit (Präejakulat-Drüsensekret) ist eine Teilreinigung durch das Säubern des Geschlechtsorgans ausreichend und danach erfolgt die rituelle Reinigung (Wudhuu).

Rituelle Reinigung (التطهر)

Für das Gebet oder vor dem Lesen des Korans ist eine rituelle Körperreinigung (Wudhuu) vorgeschrieben. Der gläubige Muslim muss vor jedem Gebet nach einem festgelegten Ritual und in festgelegter Reihenfolge seine Hände, sein Gesicht, seine Arme bis

---

371 Zaidan, 2006.
372 Al-Jaziri, 1987.
373 Vgl. Malaysische Halal-Standards. Einige Länder wie Malaysia versuchen auch Lebensmittel und Stoffe als halal zu definieren, wenn sie die Gesundheit nicht schädigen.
374 Vgl. Lebensmittelgesetz und Wasser- und Gewässer-Reinheitsbestimmungen des Bundes, der Länder und der EU.

zum Ellenbogen und seine Füße waschen und mit Wasser über seinen Kopf streichen. Dies wird im Koran wie folgt vorgeschrieben:

" يَا أَيُّهَا الَّذِينَ آمَنُواْ إِذَا قُمْتُمْ إِلَى الصَّلاةِ فاغْسِلُواْ وُجُوهَكُمْ وَأَيْدِيَكُمْ إِلَى الْمَرَافِقِ وَامْسَحُواْ بِرُؤُوسِكُمْ وَأَرْجُلَكُمْ إِلَى الْكَعْبَينِ وَإِن كُنتُمْ جُنُبًا فَاطَّهَّرُواْ وَإِن كُنتُم مَّرْضَى أَوْ عَلَى سَفَرٍ أَوْ جَاء أَحَدٌ مَّنكُم مِّنَ الْغَائِطِ أَوْ لاَمَسْتُمُ النِّسَاء فَلَمْ تَجِدُواْ مَاء فَتَيَمَّمُواْ صَعِيدًا طَيِّبًا فَامْسَحُواْ بِوُجُوهِكُمْ وَأَيْدِيكُم مِّنْهُ مَا يُرِيدُ اللهُ لِيَجْعَلَ عَلَيْكُم مِّنْ حَرَجٍ وَلَـكِن يُرِيدُ لِيُطَهَّرَكُمْ وَلِيُتِمَّ نِعْمَتَهُ عَلَيْكُمْ لَعَلَّكُمْ تَشْكُرُونَ "

Oh ihr, die ihr glaubt! Wenn ihr euch zum Gebet begebt, so wascht euer Gesicht und eure Hände bis zu den Ellenbogen und streicht über euren Kopf und (wascht) eure Füße bis zu den Knöcheln. Und wenn ihr im Zustand der Unreinheit seid, so reinigt euch. Und wenn ihr krank seid oder euch auf einer Reise befindet oder einer von euch von der Notdurft zurückkommt oder wenn ihr Frauen berührt habt und kein Wasser findet, so sucht reinen Sand und reibt euch damit Gesicht und Hände ab. Allāh will euch nicht mit Schwierigkeiten bedrängen, sondern Er will euch nur reinigen und Seine Gnade an euch erfüllen, auf dass ihr dankbar sein möget.

(Sure Al-Maaida 5: Vers 6)

Vor der körperlichen Reinigung soll der Muslim seine Seele reinigen und seine innere Absichten auf reinste Weise in das Gebet für Gott einbringen. Bei den zu reinigenden Körperteilen handelt es sich hauptsächlich um solche, deren Hautoberflächen mit anderen Menschen, Tieren oder Flächen in Berührung kommen (Gesicht, Hände und Füße) oder Infektionen übertragen können (Gesicht, Hände, Füße, Mund und Nase), denn der Moslem wirft sich beim Gebet auf den Boden und berührt ihn dabei mit diesen Körperteilen. Durch die täglichen fünfmaligen Waschungen wird die Wahrscheinlichkeit reduziert, sich und andere während einer großen Versammlung im Gotteshaus (Moschee) zu infizieren und gleichzeitig bleibt der Gebetsraum sauber und gepflegt. Das Reinigungsritual im Islam ist ein bedeutendes Kapitel und bedarf der Erklärung vieler Details, daher empfehlen wir, diesbezügliche Fachbücher zu studieren. Der Prophet sagte in einem Ḥadîth, dass der Mensch beim Sudschud (Unterwerfung) die Erde mit sieben Körperteilen berührt. Allāh verlangt von den Gläubigen fünf Teile dieser sieben rituell zu reinigen. Die übrigen beiden sind die Knie, die sowieso im Gebet und auch bei Männern als Schamzone (Àwra) bedeckt sind.

Medizinisch gesehen ist dieser Wasch-Ritus als Hygienemaßnahme und Schutz anderen gegenüber zu betrachten, weil die zu reinigenden Hautflächen im ständigen Kontakt mit der Erde oder mit anderen Betenden in den Moscheen sind, in denen zigtausende von Menschen versammelt sein können. Durch Waschen werden Keime, falls vorhanden, reduziert, besonders im Winter bei Erkältung, wenn der Betende sich beim Sudschud auf den Teppich nieder wirft, um sein Gebet auszuführen. Zu Lebzeiten des Gesandten Muḥammad gab es in den Moscheen keine Teppiche. Der Moscheeboden war mit Palm-Blättern bedeckt und die Betenden durften mit ihren Schuhen darauf beten. Erst später, in der Zeit der Umayyaden zur Zeit des Kalifen Al-Walid Bin Àbdul Malik, wurden neu gebaute Moscheen mit Teppichen ausgelegt. Heute ist das Waschen der Füße oder der Socken sogar noch dringender, weil alle Moscheen mit Teppichen oder Teppichboden ausgestattet sind. Beim Sudschud ist der Abstand zwischen Mund und Teppichboden ca. 3-5 cm, die Nase ist dabei im direkten Kontakt mit dem Teppichboden.[375]

---

[375] Abou Al-Majd, 2008, Al-Sayouti, 1986.

Das Waschen der Hände ist der erste Schritt der rituellen Reinigung. Händewaschen, kann die „Sünden“ der Vergangenheit entfernen.[376] Vor mehreren Jahren wurde der 15. Oktober zum Internationalen Tag des Händewaschens nominiert[377], denn laut einer Studie waschen sich nur ein Drittel aller Männer, aber zwei Drittel aller Frauen die Hände nach Verrichten der Notdurft.[378] Das tägliche Waschen der Füße reduziert zum Beispiel den Buttersäuregeruch und bei denjenigen, die Fußpilz haben, die Konzentration der Pilze. Hautärzte verlangen beim Untersuchen des Fußpilzes mindestens drei Tage die Füße nicht zu waschen, um aussagefähige Abstriche zu bekommen.

Der Prophet Muḥammad sagte:

" عن أبي هريرة أن رسول الله ﷺ قال: " إذا توضأ أحدكم فليجعل في أنفه ثم لينثر ومن استجمر فليوتر وإذا استيقظ أحدكم من نومه فليغسل يده قبل أن يدخلها في وضوئه فإن أحدكم لا يدري أين باتت يده "

Wenn einer von euch die Gebetsreinigung (Wudhuu) vornimmt, soll er seine Nase mit Wasser spülen; und wer sich (nach der Verrichtung der Notdurft) mit Steinen reinigt, der soll es mit einer ungeraden Anzahl an Steinen tun. Und wer aus dem Schlaf erwacht, der soll seine Hände waschen, bevor er sie zum wudhuu in das Wasser führt; denn keiner von euch weiß, wo seine Hand übernachtet hat.

(Ṣaḥîḥ Al-Buchâri 0157. HS)

Das Spülen der Nase und des Mundes führen zu Reduzierung von Trockenheit der Nase und des Mundes, von Schmutz, Schleim, Essensresten und Mundgeruch, so dass der Betende den Koran besser rezitieren und gut atmen kann.

Zur Mundreinigung vor dem Gebet wurde traditionell der Siwak (auch Miswak) verwendet. Der Siwak, ein weicher, faseriger Zweig des kleinen Arak-Baumes (*Salvadora persica*), der auch als Zahnbürstenbaum bezeichnet wird und hauptsächlich in Saudi Arabien wächst, wird ungefähr drei Tage lang in Salzwasser eingeweicht und danach kurz gewaschen, bevor er angewandt wird. Im Übrigen hat eine schwedische Studie die antibakterielle Wirkung des Siwaks nachgewiesen.[379] Der Prophet Muḥammad sagte:

" عن أبي أمامة أن رسول الله ﷺ قال: " تسوكوا فإن السواك مطهرة للفم مرضاة للرب ما جاءني جبريل إلا أوصاني بالسواك حتى لقد خشيت أن يفرض علي وعلى أمتي ولولا أني أخاف أن أشق على أمتي لفرضته لهم وإني لأستاك حتى لقد خشيت أن أحفي مقادم فمي "

Säubert eure Zähne mit dem Siwak, denn durch die Reinigung des Mundes mit Siwak erlangt man die Zufriedenheit Gottes. Als Gabriel zu mir kam, empfahl er mir Siwak zu benutzen, so dass ich Sorge hatte, dass dies für meine Gemeinde zur Pflicht werden sollte. Hätte dies keine Härte für meine Gemeinde oder für die Menschen bedeutet, hätte ich ihnen zur Pflicht gemacht, vor jedem Gebet Siwak zu benutzen. Ich säubere meinen Mund solange mit Siwak, bis ich befürchte, meine Vorderzähne dabei zu schleifen.

(Sunan Ibn Mâdschah 285, Sunan Al-Nassaaii 5, Musnad Aḥmad 23196, Sunan Al-Darimi 681. HD)

Der Gesandte Allāhs (ﷺ) hat seine Zähne mit dem Siwak (Miswak) mehrere Male täglich gereinigt.

---

[376] Lee, 2010.
[377] Unicef, 2009.
[378] Howe, 2009.
[379] Al-Teen et al. 2006; Sofrata, 2008, El-Tatari et al. 2011.

Zahnärzte empfehlen die Zähne mit einer Zahnbürste zu reinigen. Optimal ist die Reinigung von unten nach oben. Das Der Gesandte (ﷺ) tat das beim Zähnereinigen mit dem Miswak:

„عن حُذَيفَةَ بن اليَمان رَضِيَ اللهُ عنه قال: كان النبيُّ ﷺ إذا قام من اللَّيل يَشُوصُ فاه بالسِّواكِ"

Der Gefährte Huthaifa Bin Al-Yaman berichtete, dass der Prophet seinen Mund mit dem Siwak massiert und seine Zähne von unten nach oben säubert[380], wenn er nach dem Nachtschlaf aufsteht.

(Ṣaḥîḥ Al-Buchâri 245. HS)

Hierzu gibt es auch folgende Anekdote: Während eine muslimische Armee in Alt-Syrien eine von Byzantinern besetzte Stadt belagerte (ca. 637 u.Z.), reinigten sich die Soldaten vor deren Mauern und in Sichtweite der byzantinischen Soldaten ihre Zähne mit dem Siwak. Die byzantinischen Soldaten wussten nicht, was dies bedeutete, und dachten, die muslimischen Soldaten würden ihre Zähne schärfen und dass sie Kannibalen seien. Deswegen flohen sie aus der Stadt und überließen sie kampflos den Muslimen.

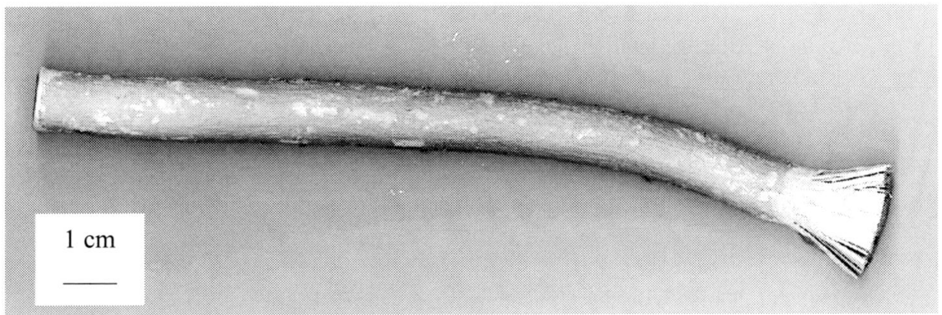

Abbildung 7: Der Siwak vom Arak-Baum wird seit rund 1400 Jahren als Zahnbürste verwendet.

Die islamische Gesellschaft ist wohl die einzige, die seit rund 1400 Jahren ihre Zähne putzt und den Munde spült.

" عن سويد بن النعمان قال خرجنا مع رسول الله ﷺ إلى خيبر فلما كنا بالصهباء دعا بطعام فما أتي إلا بسويق فأكلنا فقام إلى الصلاة فتمضمض ومضمضنا "

Der Gesandte Allāhs (ﷺ) spülte seinen Mund nach dem Essen aus, bevor er zum Gebet ging. Die Gefährten machten es ihm nach.

(Ṣaḥîḥ Al-Buchâri 5034 und 5435. HS)

Der Gesandte weist seine Gefährten auf die Pflege ihrer Zähne hin:

"ما لكم تدخلون عليَّ قُلْحًا استاكُوا„

Was ist mit Euch los, dass Ihr bei mir mit gelb-grünen Zähnen eintretet. Säubert Eure Zähne mit dem Siwak.

(Al-Albani 799. HD)

---

[380] Eine der Erklärungen des Wortes „يشوص" ist die „Zähne von unten nach oben putzen, Zahnfleisch massieren". http://wiki.dorar-aliraq.net/lisan-alarab/%D8%B4%D9%88%D8%B5

Der Gesandte befahl selbst bei rituellen Waschungen nicht verschwenderisch zu sein:

" عَنْ عَبْدِ اللَّهِ بْنِ عَمْرٍو أَنَّ رَسُولَ اللَّهِ ﷺ مَرَّ بِسَعْدٍ وَهُوَ يَتَوَضَّأُ فَقَالَ مَا هَذَا السَّرَفُ فَقَالَ أَفِي الْوُضُوءِ إِسْرَافٌ قَالَ نَعَمْ وَإِنْ كُنْتَ عَلَى نَهَرٍ جَارٍ "

Der Gesandte (ﷺ) ging an Sa`d vorbei, als dieser gerade die rituelle Gebetswaschung (wudhuu) vollzog. Er (der Gesandte) sagte „Was ist das für eine Verschwendung?" Darauf antwortete er (Sa`d): „Gibt es in der rituellen Gebetswaschung Verschwendung?". Er (der Gesandte) sagte: „Ja, auch wenn du an einem fließenden Fluss bist."

(Sunan Ibn Mâdschah 425. HD)

Mit dem Wasser verschwenderisch zu sein bedeutet auch Übertreiben von Sauberkeit und Hygienemaßnahmen. Die moderne Medizin vermutet, dass einige Haut- und Allergieerkrankungen durch zu viel Hygiene und Körperwaschung entstehen, weil dadurch gesunde Mikroorganismen auf der Hautschicht bei übertriebener Sauberkeit zerstört werden. In Einzelfällen kann sogar ein krankhafter Waschzwang auftreten.

Zu einer minimalen rituellen Körperreinigung, die einmal in der Woche stattfinden soll, sagte der Prophet Muḥammad:

" عن أبي هريرة قال قال رسول الله ﷺ: " حق على كل مسلم أن يغتسل في كل سبعة أيام يوما يغسل فيه رأسه وجسده "

Jeder Muslim ist Allāh gegenüber dazu verpflichtet, innerhalb von sieben Tagen einen Tag auszuwählen, an dem er sich einer Ganzkörperwaschung unterzieht.

(Ṣaḥîḥ Al-Buchâri 847. HS)

" عن عائشة ﵂ أن رسول الله ﷺ كان إذا أراد أن ينام وهو جنب توضأ وإذا أراد أن يأكل غسل يديه "

Vor dem Schlafen gehen und nach dem Beischlaf mit seiner Frau machte der Prophet Muḥammad (ﷺ) Wudhuu (rituelle Reinigung) und vor dem Essen wusch er sich die Hände.

(Sunan Al-Nassaaii 256. HS)

Das Waschen der Hände vor dem Essen zählt zu einer Reihe vorgeschriebener oder empfohlener allgemeiner Hygienemaßnahmen.

Allgemeine Hygienemaßnahmen (إجرائات عامة للنظافة)

Körperpflege und reinliches Verhalten (العناية بالجسد والتصرف النظيف)

Der Gesandte befahl seinen Gefährten das Haar zu pflegen:

" عَنْ أَبِي هُرَيْرَةَ أَنَّ رَسُولَ اللَّهِ ﷺ قَالَ مَنْ كَانَ لَهُ شَعْرٌ فَلْيُكْرِمْهُ "

Wahrlich, wer von euch Haare hat, so soll er sie pflegen.

(Sunana Abi Dawoud 4163. HS)

Und in einem anderen Ḥadîth berichtete der Gefährte Dschabir über einen Mann, den der Gesandte mit ungepflegtem, struppigem Haar sah.

" عن جابر بن عبد الله قال أتانا رسول الله ﷺ فرأى رجلا شعثا قد تفرق شعره فقال: " أما كان يجد هذا ما يسكن به شعره ورأى رجلا آخر وعليه ثياب وسخة فقال أما كان هذا يجد ماء يغسل به ثوبه "

Dschabir berichtete, dass Allāhs Gesandter zu ihnen kam. Als er einen Mann sah, der struppiges Haar hatte, sagte er: „Findet dieser Mann nichts, womit er sein Haar kämmen

kann?“ [381] Und als er einen Mann sah, der schmutzige Kleider trug, sagte er: „Findet dieser Mann kein Wasser, womit er sein Kleid waschen kann?“
(Sunan Abi Dawoud 3540, Sunana Al-Nassaaii. HS)

Im folgenden Ḥadîth handelte der Gesandte praktischer:

" عَنْ زَيْدِ بْنِ أَسْلَمَ، أَنَّ عَطَاءَ بْنَ يَسَارٍ أَخْبَرَهُ، قَالَ: كَانَ رَسُولُ اللَّهِ ﷺ فِي الْمَسْجِدِ، فَدَخَلَ رَجُلٌ ثَائِرَ الرَّأْسِ وَاللِّحْيَةِ، فَأَشَارَ إِلَيْهِ رَسُولُ اللَّهِ ﷺ بِيَدِهِ أَنِ اخْرُجْ كَأَنَّهُ يَعْنِي إِصْلَاحَ شَعَرِ رَأْسِهِ وَلِحْيَتِهِ، فَفَعَلَ الرَّجُلُ ثُمَّ رَجَعَ، فَقَالَ رَسُولُ اللَّهِ ﷺ: " أَلَيْسَ هَذَا خَيْرًا مِنْ أَنْ يَأْتِيَ أَحَدُكُمْ ثَائِرَ الرَّأْسِ كَأَنَّهُ شَيْطَانٌ "

Der Gesandte (ﷺ) war in der Moschee. Ein Mann trat ein, der struppiges Haar und Bart hatte. Der Gesandte (ﷺ) zeigte mit seiner Hand dem Mann, dass er raus soll, als ob er meinte, dass er sein Haar und seinen Bart verbessern solle. Der Mann tat es. Und kam zurück. Der Gesandte (ﷺ) sagte: „Ist das nicht wohler, als dass einer von euch kommt mit ungepflegtem Kopf wie ein Teufel.“
(Muttaa Malik 1709. HH)

" عن كعب بن عجرة: النبي ﷺ أمر كعبا أن يحلق رأسه من القمل قال صم ثلاثة أيام أو أطعم ستة مساكين مدين مدين أو اذبح "

Der Prophet Muḥammad (ﷺ) befahl seinem Gefährten Ka`b, sein Kopfhaar zu rasieren, nachdem er sich mit Läusen infiziert hatte.
(Musnad Aḥmad 17418)

Der Gesandte hat sein Haar mit Öl oder mit Veilchen massiert[382]. Der Gesandte empfahl auch das Achsel- und Schamhaar zu rasieren und die Fingernägel zu schneiden.[383]

Über das Verhalten des Gesandten Muḥammad beim Nießen berichtete der Gefährte Abu Hurayra folgendes:

" عَنْ أَبِي هُرَيْرَةَ أَنَّ النَّبِيَّ ﷺ كَانَ إِذَا عَطَسَ غَطَّى وَجْهَهُ بِيَدِهِ أَوْ بِثَوْبِهِ وَغَضَّ بِهَا صَوْتَهُ "

Wenn der Gesandte nießte, bedeckte er sein Gesicht mit seinen Händen oder mit seinem Kleid und dämpfte damit den dadurch entstandenen Lärm.
(Sunan Al-Tirmithi 2745. HS)

" عن ابن عباس قال قالت ميمونة وضعت لرسول الله ﷺ ماء يغتسل به فأفرغ على يديه فغسلهما مرتين مرتين أو ثلاثا ثم أفرغ بيمينه على شماله فغسل مذاكيره ثم دلك يده بالأرض ثم مضمض واستنشق ثم غسل وجهه ويديه وغسل رأسه ثلاثا ثم أفرغ على جسده ثم تنحى من مقامه فغسل قدميه "

Maymuna, die Gattin des Propheten (ﷺ) berichtete: „Der Gesandte (ﷺ) bat um Wasser, um sich zu reinigen. Er goss es zwei- oder dreimal über seine Hände. Er wusch seine linke Seite mit seiner Rechten, danach wusch er seinen Genitalbereich und massierte seine Hände mit Erde; dann putzte er (drei Mal) seine Nase und spülte seinen Mund. Er wusch sein Gesicht und seine Hände. Er wusch seinen Kopf dreimal und goss reichlich Wasser über sich, rückte etwas von der Stelle und wusch beide Füße.“
(Ṣaḥîḥ Al-Buchâri 257. HS)

Dieser Ḥadîth und auch andere zeigen, dass der Prophet Erde als Reinigungsmittel benutzte, insbesondere nachdem er seine Geschlechtsorgane gereinigt hatte, so wie wir heute Seife oder seifenähnliche Stoffe benutzen. In manchen Kulturen wird auch heute

[381] Wörtlich übersetzt: „mit dem er sein Haar glatt macht“.
[382] Musnad Aḥmad.
[383] Vgl. Sunan Al-Nassaaii 10.

noch Erde wohl auch aufgrund der seifenähnlichen alkalischen Eigenschaften als reinigendes Mittel angewandt.

Der Prophet Muḥammad sagte:

" عن أنس بن مالك قال قال رسول الله ﷺ: " إذا كان أحدكم في الصلاة فإنه يناجي ربه فلا يبزقن بين يديه ولا عن يمينه ولكن عن شماله تحت قدمه "

Wenn einer von euch betet, soll er nicht nach vorn und nicht nach rechts, sondern nach links und unter seine Füße spucken, weil er Allāh anspricht.

(Ṣaḥîḥ Muslim 856, Ṣaḥîḥ Al-Buchâri 399 und 500. HS)

Nach mehreren anderen Ḥadîthen soll man den Speichel in der Erde begraben oder mit den Schuhen in die Erde reiben, so dass er nicht mehr sichtbar ist.

Reinigungsvorschriften bei Wassermangel, Al-Tayammum (التيمم)

Es gibt besondere Reinigungsregeln bei Wassermangel.

" يَا أَيُّهَا الَّذِينَ آمَنُواْ لاَ تَقْرَبُواْ الصَّلاَةَ وَأَنتُمْ سُكَارَى حَتَّىَ تَعْلَمُواْ مَا تَقُولُونَ وَلاَ جُنُبًا إِلاَّ عَابِرِي سَبِيلٍ حَتَّىَ تَغْتَسِلُواْ وَإِن كُنتُم مَّرْضَى أَوْ عَلَى سَفَرٍ أَوْ جَاء أَحَدٌ مِّنكُم مِّن الْغَآئِطِ أَوْ لاَمَسْتُمُ النِّسَاء فَلَمْ تَجِدُواْ مَاء فَتَيَمَّمُواْ صَعِيدًا طَيِّبًا فَامْسَحُواْ بِوُجُوهِكُمْ وَأَيْدِيكُمْ إِنَّ اللهَ كَانَ عَفُوًّا غَفُورًا "

Oh ihr, die ihr glaubt, nahet nicht dem Gebet, wenn ihr betrunken seid, bis ihr versteht, was ihr sprecht, noch im Zustande der Unreinheit - ausgenommen als Reisende unterwegs -, bis ihr den Ghusl (volle Waschung) vorgenommen habt. Und wenn ihr krank seid oder euch auf einer Reise befindet oder einer von euch von der Notdurft zurückkommt, oder wenn ihr die Frauen berührt habt und kein Wasser findet, dann sucht guten (reinen) Sand und reibt euch dann Gesicht und Hände ab. Wahrlich, Allāh ist Allverzeihend, Allvergebend.

(Sure Al-Nissaa 4: Vers 43)

" حدثنا عمران بن حصين الخزاعي أن رسول الله ﷺ رأى رجلا معتزلا لم يصل في القوم فقال يا فلان ما منعك أن تصلي في القوم فقال يا رسول الله أصابتني جنابة ولا ماء قال عليك بالصعيد فإنه يكفيك "

Der Gesandte (ﷺ) fragte einen Mann, warum er nicht mitgebetet hatte. Der Mann antwortete ihm: „Oh du Gesandter Allāhs, ich bin unrein (im Dschanaba-Zustand) und ich fand kein Wasser.“ Allāhs Gesandter sagte ihm: „Es genügt dir der Sand.“

(Ṣaḥîḥ Al-Buchâri 335. HS)

Der folgende Ḥadîth gibt uns Details zum Tayammum. Der Prophet sagte zu Àmmar Bin Yassir, als er kein Wasser fand, um Wudhuu zu unternehmen:

" عن عبد الرحمن بن أبزى قال كنا عند عمر فأتاه رجل فقال يا أمير المؤمنين ربما نمكث الشهر والشهرين ولا نجد الماء فقال عمر أما أنا فإذا لم أجد الماء لم أكن لأصلي حتى أجد الماء فقال عمار بن ياسر أتذكر يا أمير المؤمنين حيث كنت بمكان كذا وكذا ونحن نرعى الإبل فتعلم أنا أجنبنا قال نعم أما أنا فتمرغت في التراب فأتينا النبي ﷺ فضحك فقال: " إن كان الصعيد لكافيك وضرب بكفيه إلى الأرض ثم نفخ فيهما ثم مسح وجهه وبعض ذراعيه "

„Es genügt dir Sand.“ Er (der Gesandte) berührte die Erde mit seinen Händen, pustete darauf und massierte sein Gesicht und seine Unterarme.

(Sunan Al-Nassaaii 314. HS)

Reinigungsvorschriften nach dem Beischlaf und nach sexuellen Träumen (الجنابة)

Wird ein Mann sexuell erregt, wird beispielsweise die durchsichtige „Mathii“-Flüssigkeit (Präejakulat-Drüsensekret) ausgeschieden, so soll er sein Geschlechtsorgan säubern und einen neuen Wudhuu tun. Der Kalif Àli berichtete:

" عَنْ عَلِيِّ بْنِ أَبِي طَالِبٍ قَالَ كُنْتُ رَجُلًا مَذَّاءً فَأَمَرْتُ الْمِقْدَادَ بْنَ الْأَسْوَدِ أَنْ يَسْأَلَ النَّبِيَّ ﷺ فَسَأَلَهُ فَقَالَ فِيهِ الْوُضُوءُ "

Àli Bin Abi Ṭalib berichtete: „Ich war ein Mann, der schnell ‚Mathii‘ produzierte. Ich befahl Al-Miqdad Bin Al-Aswad den Gesandten (ﷺ) danach zu fragen. Er hat ihn gefragt. Er sagte, dass man Wudhuu tun soll.“

(Ṣaḥîḥ Al-Buchâri 132. HS)

Über die Lage der Frau sagte der Gesandte:

" عَنْ أُمِّ سَلَمَةَ قَالَتْ جَاءَتْ أُمُّ سُلَيْمٍ بِنْتُ مِلْحَانَ إِلَى النَّبِيِّ ﷺ فَقَالَتْ يَا رَسُولَ اللَّهِ إِنَّ اللَّهَ لَا يَسْتَحْيِي مِنْ الْحَقِّ فَهَلْ عَلَى الْمَرْأَةِ تَعْنِي غُسْلًا إِذَا هِيَ رَأَتْ فِي الْمَنَامِ مِثْلَ مَا يَرَى الرَّجُلُ قَالَ نَعَمْ إِذَا هِيَ رَأَتْ الْمَاءَ فَلْتَغْتَسِلْ "

Um Salim Bint Milḥan kam zum Gesandten (ﷺ) und sagte: „Gott schämt sich nicht vor dem Wahren. Muss eine Frau sich körperlich reinigen, wenn sie im Traum sieht, was der Mann auch sieht. Er antwortete: „Ja, wenn sie die Flüssigkeit[384] findet, soll sie ihren Körper zur Gänze waschen.“

(Sunan Al-Tirmithi 122. HS)

Àischa, die Frau des Gesandten, berichtete:

" عن عائشة قالت: " كنا إذا أصابت إحدانا جنابة أخذت بيديها ثلاثا فوق رأسها ثم تأخذ بيدها على شقها الأيمن وبيدها الأخرى على شقها الأيسر "

Wenn sich eine (von uns Frauen) im Dschanaba-Zustand befand (unrein war), nahm sie mit ihren beiden Händen Wasser und goss es sich dreimal über ihren Kopf, alsdann über ihre rechte Seite und anschließend über ihre linke Seite.

(Ṣaḥîḥ Al-Buchâri 268. HS)

Es gab auch einen unbestätigten Ḥadîth, der besagt, wenn ein Paar zweimal Geschlechtsverkehr ausübt, dass sie nach dem ersten Mal eine rituelle Reinigung Wudhuu vornehmen sollen.[385]

Wunden dürfen nicht gewaschen werden:

" عن عطاء عن جابر قال خرجنا في سفر فأصاب رجلا منا حجر فشجه في رأسه ثم احتلم فسأل أصحابه فقال هل تجدون لي رخصة في التيمم فقالوا ما نجد لك رخصة وأنت تقدر على الماء فاغتسل فمات فلما قدمنا على النبي ﷺ أخبر بذلك فقال قتلوه قتلهم الله ألا سألوا إذ لم يعلموا فإنما شفاء العي السؤال إنما كان يكفيه أن يتيمم ويعصر أو يعصب شك موسى على جرحه خرقة ثم يمسح عليها ويغسل سائر جسده "

Ein Gefährte verletzte sich während einer Reise an seinem Kopf mit einem Stein. In der Nacht darauf hatte er einen sexuellen Traum und am nächsten Morgen fragte er seine Gefährten, ob er trotz der Verletzung eine Vollwaschung machen könne. Sie erlaubten es ihm, woraufhin dieser Gefährte seiner Kopfverletzung erlag. Als sie zurückkehrten, sagte der Prophet Muḥammad (ﷺ): „Sie haben ihn getötet. Gott tötet sie“, und sagte, dass sie danach fragen sollten und es ausreichend wäre, wenn ein Verletzter „Tayamm-

[384] Die Flüssigkeit, die bei der Frau bei Erregung entsteht.
[385] Al-Kaḥḥal, 2004.

um“ machen würde, ohne mit Wasser in Berührung zu kommen. Er hätte seine Verletzung gut verbinden und den Rest des Körpers mit Wasser waschen können.
(Sunan Abi Dawoud 284. HH)

Der Fall dieses aufgrund einer entzündeten Wunde verstorbenen Gefährten zeigt, dass der Prophet den anderen Gefährten die Verantwortung für dessen Tod gab, denn sie hatten falsche Kenntnisse angewandt. Eine Grundregel im Islam ist, dass man eingreifen darf, wenn man qualifiziert ist, und dass man sonst Fachleute fragen soll. Der Prophet hat diese Gefährten verflucht, weil sie einen Menschen aufgrund ihrer Unkenntnis getötet hatten.

Reinigungsvorschriften nach der Notdurft (الإستنجاء)

Der Gefährte Al-Mughira Bin Schu`ba berichtete, dass der Prophet sich zurückzog, wenn er seine Notdurft verrichten wollte:

" عن أبي سلمة عن المغيرة بن شعبة أن النبي ﷺ كان إذا ذهب المذهب أبعد "
Wenn der Prophet (ﷺ) zum Verrichten der Notdurft ging, entfernte er sich sehr weit von den Menschen.
(Sunan Abi Dawoud 1. HH)

" وبإسناده قال: " لا يبولن أحدكم في الماء الدائم الذي لا يجري ثم يغتسل فيه "
Wahrlich, keiner darf in stilles Wasser urinieren und sich danach in ihm waschen.
(Ṣaḥîḥ Al-Buchâri 232. HS)

" عن ابن عمر قال قال رسول الله ﷺ: " لا يبولن أحدكم في الماء الناقع "
Nicht in Süßwasser, das zum Trinken geeignet ist, oder in Wasser, das zum Baden vorbereitet wurde, urinieren.
(Sunan Ibn Mâdschah 339, Musnad Aḥmad 22051. HD)

Der Prophet Muḥammad sagte:

" معاذ بن جبل قال لقد سمعت رسول الله ﷺ يقول: " اتقوا الملاعن الثلاث البراز في الموارد والظل وقارعة الطريق "
„Fürchtet euch vor drei Flüchen: das Verrichten der Notdurft in Wasserläufe, auf Schattenplätzen und auf der Straße.“
(Sunan Ibn Mâdschah 323, Sunan Abi Dawoud 24. HH)

Gemeint sind offenbar die Öffentlichkeit (Straße), Rastplätze mit dem wichtigen kühlenden Schatten und Wasserläufe als Entnahmestellen zum Trinken. Das Verrichten der Notdurft in Wasserstellen kann neben anderen Krankheiten vor allem auch zu damals verbreiteten Parasitosen wie Spulwurm-, Hakenwurm-, Amöben- und Bilharzia-Erkrankungen führen. Heutzutage ist das strafbar. Neben den Haustoiletten ließ der Prophet Muḥammad in Medina öffentliche Toiletten errichten (genannt Al-Manassii` (المناصع).

" عن عائشة أن أزواج رسول الله ﷺ كن يخرجن بالليل إذا تبرزن إلى المناصع وهو صعيد أفيح "
Es gab in der Zeit des Propheten besondere Orte am Rande der Häuser (Manassii`), die als offene Toiletten von Männern und Frauen genutzt wurden.
(Ṣaḥîḥ Muslim 4035. HS)

Die meisten heutigen Toiletten in arabischen und anderen islamischen Ländern sind so konstruiert, dass der Benutzer diese nur mit seinen Schuhen berührt, während die europäischen WC's auch mit anderen Körperteilen in Kontakt kommen, somit ist die Wahrscheinlichkeit einer Kontamination bei den arabischen Toiletten vielleicht geringer, für Ältere oder Kranke sind die europäischen jedoch bequemer.

Dschabir berichtet, dass Prophet Muḥammad sagte:

" عن جابر أنه قال: " سمعت رسول الله ﷺ يقول: " إذا تغوط أحدكم فليمسح ثلاث مرات "

Wenn ihr eure Notdurft verrichtet habt, dann reinigt euch danach drei Mal.

(Musnad Aḥmad 14081. HS)

Man soll die Haut im Bereich der Ausscheidungsöffnungen reinigen. Der Gesandte verbot u. a. aus hygienischen Gründen und ritueller Reinheit seinen Gefährten ihren Körpern nach der Notdurft mit trockenem Kot[386] oder Knochen[387] zu putzen:

" أن ابن مسعود ﷺ جاء إلى النبي ﷺ بحجرين وروثة يستجمر بها، فأخذ الحجرين وألقى الروثة وقال: " هذه ركس "

Ibn Masòud (ﷺ) kam zum Gesandten (ﷺ) mit zwei Steinen und einem Stück trockenen Kot, damit der Gesandte sich von der Notdurft reinigen konnte. Er (der Gesandte) nahm die beiden Steine und warf das Kotstück weg und sagte: „Dies ist unrein."

(Ṣaḥîḥ Al-Buchâri. HS)

Es ist somit empfohlen, sich nach Verrichten der Notdurft zunächst mit Wasser zu waschen und wenn es kein Wasser gibt, mit kleinen, glatten Steinen.

" عن جابر بن عبد الله قال: " نهى رسول الله ﷺ أن يبول قائما "

Der Gefährte Dschabir Bin Àbdul Lāh berichtete, dass der Gesandte (ﷺ) nicht erlaubte, im Stehen zu urinieren.

(Sunan Ibn Mâdschah 305. HD)

Diese Regel wurde aufgestellt, um seinen Körper oder den anderer, die eventuell daneben stehen könnten, nicht mit Urin zu beschmutzen. Mit durch Urin beschmutzten Kleidern darf man nicht mehr beten. Es ist auch streng verboten in Richtung der Qibla (der Gebetsrichtung nach Mekka) zu urinieren.

" عن سلمان قال قال له رجل إن صاحبكم ليعلمكم حتى الخراءة قال أجل نهانا أن نستقبل القبلة بغائط أو بول أو نستنجي بأيماننا أو نكتفي بأقل من ثلاثة أحجار "

Ein Mann sagte zu Salman, dass ihr Gefährte (gemeint ist der Prophet Muḥammad) sie alles lehrt, auch wie sie sich bei der Notdurft verhalten sollen. Salman sagte zu ihm: „Es ist wahr, er lehrte uns, unsere Notdurft nicht in Richtung Mekka (Qibla) zu verrichten und uns danach nicht mit der rechten Hand zu reinigen und dass wir nicht weniger als drei Steine dafür benutzen sollen."

(Sunan Al-Nassaaii 41. HS)

" حميد بن عبد الرحمن قال لقيت رجلا صحب النبي ﷺ كما صحبه أبو هريرة أربع سنين قال: " نهانا رسول الله ﷺ أن يتمشط أحدنا كل يوم أو يبول في مغتسله أو تغتسل المرأة بفضل الرجل أو يغتسل الرجل بفضل المرأة وليغترفا جميع "

Der Prophet Muḥammad (ﷺ) verbot den Gefährten, an ihren Waschplätzen ihr Haar jeden Tag zu kämmen und dort zu urinieren und dass die Frau sich mit dem Rest des

[386] Kot im Freien in der Sonne zum Trocknen ausgelegt und wird so hart wie das aus Kuhfladen durch Trocknen gewonnene Brennmaterial, welches in armen Ländern verwendet wird.

[387] Ṣaḥîḥ Muslim. HS.

Waschwassers des Mannes reinigt oder dass der Mann sich mit dem Rest des Waschwasser der Frau reinigt. Sie sollen ungebrauchtes Wasser benutzen.
(Musnad Aḥmad 22051. HS)

Der berühmte Irak-Wali Al-Hajjaj (660 – 714 u.Z.), der sehr hart in seinen Urteilen war, praktizierte diesen Ḥadîth in ungewöhnlicher Härte, in dem er einen Beduine sieben Jahre lang ins Gefängnis schickte, weil er auf einem Ruheplatz für Menschen und Tiere urinierte.[388] Es gibt aber auch mildere Berichte über Urteile des Propheten:

" عبيد الله بن عبد الله بن عتبة أن أبا هريرة أخبره أن أعرابيا بال في المسجد فثار إليه الناس ليقعوا به فقال لهم رسول الله ﷺ:
" دعوه وأهريقوا على بوله ذنوبا من ماء أو سجلا من ماء فإنما بعثتم ميسرين ولم تبعثوا معسرين "

Ein Wüstenaraber stand auf und urinierte in der Moschee. Als die Leute nach ihm griffen, sagte der Prophet (ﷺ) zu ihnen: „Lasst ihn, gießt einen Eimer Wasser oder etwas mehr über seinen Urin, denn eure Aufgabe besteht darin, es (den Menschen) leichter zu machen, nicht darin, es (ihnen) schwerer zu machen!“
(Ṣaḥîḥ Al-Buchâri 5663. HS)

Der Prophet stellt hier wohl nicht eine Regel für den hygienischen Alltag auf, sondern vor allem eine Regel für Nachsicht in „Notfällen“ der Notdurft z.B. bei Inkontinenz.

" عن علي رضي الله عنه قال: " يغسل من بول الجارية وينضح من بول الغلام ما لم يطعم" ... عن علي بن أبي طالب رضي الله عنه أن النبي ﷺ قال
فذكر معناه ولم يذكر ما لم يطعم زاد قال قتادة هذا ما لم يطعما الطعام فإذا طعما غسلا جميعا "

Kleidung, die mit Urin eines weiblichen Säuglings verunreinigt ist, muss gewaschen werden, Kleidung, auf der sich Urin eines männlichen Säugling befindet, wird mit Wasser befeuchtet, muss aber nicht gewaschen werden, wenn der Urin von einem Kind verursacht wird, das nicht mehr gestillt wird, muss es immer mit Wasser gewaschen werden.
(Sunan Abi Dawoud 322. HSM)

Der Urin auf der Kleidung eines Erwachsenen, der von einem normal ernährten Kleinkind (ob Junge oder Mädchen) stammt, muss durch Waschen des Kleidungsstücks entfernt werden.

Kleidungsvorschriften (شروط الملابس)

Gott sandte Stoffe zum Kleiden für die Menschen herab und verlangte von ihnen ihr Scham zu decken und ihr Körper zu schützen:

" يَا بَنِي آدَمَ قَدْ أَنزَلْنَا عَلَيْكُمْ لِبَاسًا يُوَارِي سَوْءَاتِكُمْ وَرِيشًا وَلِبَاسُ التَّقْوَىَ ذَلِكَ خَيْرٌ ذَلِكَ مِنْ آيَاتِ اللهِ لَعَلَّهُمْ يَذَّكَّرُونَ * يَا بَنِي آدَمَ لاَ يَفْتِنَنَّكُمُ الشَّيْطَانُ كَمَا أَخْرَجَ أَبَوَيْكُم مِّنَ الْجَنَّةِ يَنزِعُ عَنْهُمَا لِبَاسَهُمَا لِيُرِيَهُمَا سَوْءَاتِهِمَا إِنَّهُ يَرَاكُمْ هُوَ وَقَبِيلُهُ مِنْ حَيْثُ لاَ تَرَوْنَهُمْ إِنَّا جَعَلْنَا الشَّيَاطِينَ أَوْلِيَاء لِلَّذِينَ لاَ يُؤْمِنُونَ "

Oh Kinder Adams, Wir haben euch Kleidung herabgesandt, um eure Scham zu bedecken und zum Schmuck; doch das Kleid der Frömmigkeit - das ist das Beste. Dies ist eins der Zeichen Allāhs, aufdass sie (dessen) eingedenk sein mögen. Oh Kinder Adams, lasset Satan euch nicht verführen, (so) wie er eure Eltern aus dem Garten vertrieb und ihnen ihre Kleidung entriss, um ihnen ihre Scham zu zeigen. Wahrlich, er sieht euch, er und seine Schar, von wo ihr sie nicht seht. Denn seht, Wir haben die Satane zu Freunden derer gemacht, die nicht glauben.
(Sure Al-A`raf 7: Vers 26-27)

---

[388] Al-Àskari, 2012.

Die Kleidungspflicht hat vor allem gesellschaftliche Wurzeln, zum Beispiel war das Bedecken von Körper und Haaren der Frau in der Zeit der Römer Ausdruck der gehobenen Herkunft im Gegensatz zu den unverschleierten Dienerinnen oder Sklavinnen.[389] Zum Einfluss der islamischen Kleidungpflicht auf die Gesundheit gibt es noch nicht genug Studien. Die islamische Kleiderart der Frauen (Hidschab) hat auch Schutzwirkung auf die Frauen, wie vor Sonnenbrand und Hautkrebs (malignes Melanom, Basaliom). Ein Mensch soll seine nackte Haut der strahlenden heißen Sonne nicht mehr als ca. 20 Minuten aussetzen. Auch die Männer in den heißen Ländern tragen im Sommer lange Kleidung. Interessant ist, dass die Beduinen sowohl im Sommer als auch im Winter dicke Kleidung tragen. Auf Nachfrage wird erklärt, dass im Sommer die dicken Kleidungsstücke zum schnellen erstmaligen starken Schwitzen am Tag führen, was danach durch Verdunstungskälte zu einer längeren Phase der Körperkühlung und Wasserhaushaltstabilisierung führt.

Es wurde überliefert, dass der Prophet Muḥammad keine enge, sondern leichte, breite Kleidung trug, die er schnell an- oder ausziehen konnte. Sie bestand meistens aus knielangen Hemden mit langen, normal breiten Ärmeln, die bis zum Handgelenk reichten. Weiterhin trug er eine leichte Kopfbedeckung (Àmama), die vor Wind, Hitze, Kälte und Regen schützen sollte. Seine Lieblingsfarbe war weiß,[390] eine weitere Lieblingsfarbe des Gesandten war die grüne Farbe. Laut muslimischen Gelehrten beruhigt die grüne Farbe die Augen und hat einen positiven Einfluss auf die Seele. Gott beschrieb die Bekleidung der Paradiesbewohner und sagte:

" أُوْلَئِكَ لَهُمْ جَنَّاتُ عَدْنٍ تَجْرِي مِن تَحْتِهِمُ الْأَنْهَارُ يُحَلَّوْنَ فِيهَا مِنْ أَسَاوِرَمِن ذَهَبٍ وَيَلْبَسُونَ ثِيَابًا خُضْرًا مِّن سُندُسٍ وَإِسْتَبْرَقٍ
مُّتَّكِئِينَ فِيهَا عَلَى الْأَرَائِكِ نِعْمَ الثَّوَابُ وَحَسُنَتْ مُرْتَفَقًا "

Sie sind es, denen die Gärten von Eden, durch welche Bäche fließen, zuteil werden. Darin werden sie mit Armspangen aus Gold geschmückt und in grüne Gewänder aus feiner Seide und Brokat gekleidet sein, und darin lehnen (sie) auf erhöhten Sitzen. Wie herrlich ist der Lohn und wie schön ist die Raststätte!

(Sure Al-Kahf 18: Vers 31)

Unabhängig davon, dass die Muslime sich für Gott reinigen und Ihm sauber gegenüber treten wollen, verhindern saubere Kleider auch das Einschleppen von Schmutz, Ungeziefer und infektiösem Material in die Gotteshäuser. Dadurch bleiben sowohl die Betenden wie auch die Gotteshäuser sauber. Niemand ist von diesen Regeln ausgeschlossen. Das gilt auch für den Propheten. Gott befiehlt dem Propheten seine Kleider zu reinigen:

" يَا أَيُّهَا الْمُدَّثِّرُ * قُمْ فَأَنذِرْ * وَرَبَّكَ فَكَبِّرْ * وَثِيَابَكَ فَطَهِّرْ "

Oh du Bedeckter (Prophet Muḥammad)! Erhebe dich und warne und verherrliche deinen Herrn und reinige deine Kleider.

(Sure Al-Mudathir 74: Vers 1-4)

---

[389] Şen und Goldberg, 1994.
[390] Al-Jauziah, 2006.

" عن أبي سعيد الخدري قال بينما رسول الله ﷺ يصلي بأصحابه إذ خلع نعليه فوضعهما عن يساره فلما رأى ذلك القوم ألقوا نعالهم فلما قضى رسول الله ﷺ صلاته قال ما حملكم على إلقاء نعالكم قالوا رأيناك ألقيت نعليك فألقينا نعالنا فقال رسول الله ﷺ: " إن جبريل ﷺ أتاني فأخبرني أن فيهما قذرا أو قال أذى وقال إذا جاء أحدكم إلى المسجد فلينظر فإن رأى في نعليه قذرا أو أذى فليمسحه وليصل فيهما "

Der Gesandte Muḥammad (ﷺ) zog seine Schuhe vor dem Gebet aus … und sagte: „Der Engel Gabriel (ﷺ) berichtete mir, dass an meinen Schuhen Schmutz haftet. Wenn einer von euch in die Moschee geht, soll er nachschauen, ob seine Schuhe mit Schmutz oder Schädigendem behaftet sind, wenn ja, soll er sie putzen und dann damit beten."

(Sunan Abi Dawoud 555. HS)

" عن جابر بن عبد الله السلمي أن رسول الله ﷺ نهى أن يأكل الرجل بشماله أو يمشي في نعل واحدة وأن يشتمل الصماء وأن يحتبي في ثوب واحد كاشفا عن فرجه "

Allāhs Gesandter (ﷺ) verbot das Essen mit der linken Hand oder das Gehen mit nur einem Schuh und dass man nur ein einziges Kleidungsstück trägt ohne Öffnungen für Hände und ohne Unterwäsche, so dass beim Beugen seine Scham zu sehen ist.

(Muaṭṭaa Malik 1438. HS)

Das Verbot des Gehens mit nur einem Schuh beruht nicht nur darauf, weil es ungesund ist, mit nur einem Schuh zu gehen, denn dies würde zu Veränderungen der Wirbelsäulen- und Fußform führen, sondern beruht auch auf einem Aberglauben durch eine Geschichte in vorislamischer Zeit in der griechischen Mythologie.[391]

Das Tragen von Seidenkleidern ist Männern normalerweise nicht erlaubt. Bei Hauterkrankungen gibt es eine Ausnahme:

" عن شعبة أخبرني قتادة أن أنسا حدثهم قال رخص النبي ﷺ لعبد الرحمن بن عوف والزبير بن العوام في حرير حدثني محمد بن بشار حدثنا غندر حدثنا شعبة سمعت قتادة عن أنس رخص أو رخص لهما لحكة بهما "

Der Prophet (ﷺ) erlaubte Abdul Raḥman Bin Àuf und Al-Zubayr Bin Al-Àwaam das Tragen von Seide wegen des Juckreizes, unter dem sie litten.

(Ṣaḥîḥ Al-Buchâri 2705. HS)

" عن أنس قال: "رخص النبي ﷺ للزبير وعبد الرحمن في لبس الحرير لحكة بهما "

Der Prophet Muḥammad (ﷺ) erlaubte den Gefährten ausnahmsweise das Tragen echter Seide, wenn sie unter einem Juckreiz der Haut litten oder von Läusen befallen waren.

(Ṣaḥîḥ Al-Buchâri 5391, 2705 und 2704. HS)

Der Gesandte sagte zu Kleiderläusen:

" عن رجل من الأنصار أن رسول الله ﷺ قال: " إذا وجد أحدكم القملة في ثوبه فليصرها ولا يلقيها في المسجد "

Wenn einer von euch eine Laus in seinem Kleid in der Moschee findet, so soll er sie nicht in der Moschee lassen, sondern bewahren und außerhalb der Moschee lassen.

(Musnad Aḥmad 22387. HS)

---

[391] In Thessalien herrschte König Pelias, der seinen Bruder, den rechtmäßigen Herrscher des Thrones beraubt hatte. Pelias war ein Orakel verkündet worden, dass ein Mann mit nur einem Schuh ihn vom Thron stoßen werde. Jason, der Sohn seines Bruders, hatte einen Bach durchquert und dabei einen Schuh im Schlamm verloren. Mit Entsetzen sah Pelias Jason mit nur einem Schuh bekleidet in die Königshalle treten. Schließlich wurde das Orakel erfüllt.

Tiere als Schädlinge (الحيوانات الضارة)

Tiere, die dem Menschen oder seiner Gesundheit schaden könnten, dürfen ausnahmsweise getötet werden, so lange sie sich in unmittelbarer Nähe der Menschen befinden. Der Prophet Muḥammad sagte:

" عن ابن عمر أن رسول الله ﷺ قال: " خمس لا جناح في قتل من قتل منهن الغراب والفأرة والحدأة والكلب العقور والعقرب "

Fünf Tiere dürfen getötet werden, ohne dass man dabei eine Sünde begeht: Der Raabe, die Maus, die Eule, der bissige Hund und der Skorpion.

(Musnad Aḥmad 5219. HS)

" عن عائشة ﷺ عن النبي ﷺ قال: " خمس فواسق يقتلن في الحرم الفأرة والعقرب والحديا والغراب والكلب العقور "

Fünf Tierarten dürfen in der heiligen Moschee getötet werden: Mäuse, Skorpione, Eulen, Raben und bissige Hunde.

(Ṣaḥîḥ Al-Buchâri 3067. HS)

Die Tollwut ist seit 4000 Jahren bekannt.[392]. Wenn ein bissiger Hund ein Schaf oder ein Kamel beißt und mit Tollwut infiziert, so sollen sie eingeschläfert werden und ihr Fleisch nicht gegessen werden.[393] Nach wie vor besteht die Gefahr, sich durch Hunde mit dem Tollwutvirus anzustecken. Durch die Tollwut kommen jährlich ca. 50.000 Menschen ums Leben.[394]

Hunde sind nicht per se rituell unrein (nadschas), da das weder im Koran noch in der Sunna verzeichnet ist.[395] Dennoch haftet Hunden im Volksmund etwas „Schmutziges“ an, da sie ihr Fell nicht so sehr pflegen wie z.B. eine Katze. Es gibt unterschiedliche Meinungen unter den Gelehrten und Rechtsschulen über die Reinheit des Hundes, besonders bezüglich der Frage, ob das ganze Tier oder nur sein Speichel nadschas sind. Der Gesandte sagte:

" عن أبي هريرة قال قال رسول الله ﷺ: " طهور إناء أحدكم إذا ولغ فيه الكلب أن يغسله سبع مرات أولاهن بالتراب "

Falls ein Hund von eurem Essgeschirr getrunken hat, sollte dieses anschließend sorgfältig siebenmal gereinigt werden, davon das erste Mal mit Erde.

(Ṣaḥîḥ Al-Buchâri 0172, Ṣaḥîḥ Muslim 420. HS)

Außerdem erlaubte der Prophet Geckos „Wazgh“ (وزغ أو حردون) zu töten:

" عن عامر بن سعد عن أبيه قال أمر رسول الله ﷺ بقتل الوزغ وسماه فويسقا "

Der Gesandte (ﷺ) befahl den Wazgh zu töten und nannte ihn Frevlerchen.

(Ṣaḥîḥ Al-Buchâri 3067, Sunan Abi Dawoud 4578 und 4579. HS)

In dem folgenden Ḥadîth, der von historisch-religiöser Bedeutung ist, gibt Al-Buchâri ein Zitat des Propheten wieder. Als der Stamm des Propheten Ibrahim (Abraham) diesen verbrennen wollte, bliesen die Wazgh in das Feuer, damit es heißer würde, während andere Tiere versuchten, das Feuer zu löschen, um Ibrahim zu retten. Dies wird dahingehend interpretiert, dass die Tiere bis auf die Geckos auf der Seite des Propheten Abraham waren und ihn unterstützten:

---

[392] Universitätsklinikum Freiburg, 2009, Ni`mah, 2009.
[393] Al-Damiri, 2006.
[394] Aljazeera, 2009.
[395] Vgl. Bücher über die islamische Wissenschaft und Lehre bzw. Rechtschulen (Fiqh-Bücher).

" عن أم شريك ﷺ أن رسول الله ﷺ أمر بقتل الوزغ وقال كان ينفخ على إبراهيم ﷺ "

Der Gesandte befahl den Gecko zu töten, und er sagte: „Er blies auf das Feuer, das den Propheten Ibrahim verbrennen sollte."

(Ṣaḥîḥ Al-Buchâri 3109. HS)

Der Prophet verlangte jedoch, beim Töten der Geckos schnell und „human" vorzugehen. Er sagte:

" عن أبي هريرة قال قال رسول الله ﷺ: " من قتل وزغة في أول ضربة فله كذا وكذا حسنة ومن قتلها في الضربة الثانية فله كذا وكذا حسنة أدنى من الأولى ومن قتلها في الضربة الثالثة فله كذا وكذا حسنة أدنى من الثانية "

Wahrlich, wer einen Wazgh mit dem ersten Schlag vernichtet, dem werden so und so viele gute Taten gutgeschrieben, wer ihn mit dem zweiten Schlag vernichtet, bekommt so und so viel gute Taten weniger gutgeschrieben, als hätte er sie mit einem Schlag vernichtet, und wer ihn mit dem dritten Schlag vernichtet, der bekommt so und so viele gute Taten weniger gutgeschrieben als wenn er ihn mit dem zweiten Schlag vernichtet hätte.

(Sunan Abi Dawoud 4579. HS)

Es gibt mehrere Anweisungen zum Umgang mit Schäden, die Tiere verursachen können, wenn sie in Lebensmittel fallen.

" عَنْ مَيْمُونَةَ أَنَّ رَسُولَ اللَّهِ ﷺ سُئِلَ عَنْ فَأْرَةٍ سَقَطَتْ فِي سَمْنٍ فَقَالَ أَلْقُوهَا وَمَا حَوْلَهَا فَاطْرَحُوهُ وَكُلُوا سَمْنَكُمْ "

Wahrlich, wenn eine Maus in Fett fällt, so werft sie weg und was darum lag, und esset euer Fett.

(Ṣaḥîḥ Al-Buchâri 229, Ṣaḥîḥ Al-Buchâri 233. HS)

Daraus haben die meisten muslimischen Gelehrten und Ärzte gefolgert, dass man, wenn ein Tier in trockene Speisen gefallen ist und diese dadurch nicht verdorben hat, nur die betroffenen Stellen um das Tier herum entfernen kann und dass der Rest rein bleibt und gegessen werden kann. Flüssige Speisen würden dadurch jedoch unrein (nadschas) und ungenießbar werden.[396] Fällt eine Laus oder ein Floh ins Essen, so soll das Essen nicht verzehrt werden, wenn das Essen flüssig ist.[397]

Ein Bürger Ägyptens fragte einen Scheich (einen Imam in einer Moschee, bei dem es sich aber nicht unbedingt um einen Gelehrten gehandelt hatte), ob er den Saft trinken darf, in den eine Fliege gefallen war. Der Scheich befahl ihm, diesen zu trinken.[398] Der folgende Ḥadîth ist unter den Gelehrten und Fachleuten sehr umstritten, nach dem Allāhs Gesandter gesagt haben soll:

" عن أبي هريرة عن النبي ﷺ: " إذا وقع الذباب في إناء أحدكم فليغمسه فإن في أحد جناحيه شفاء والآخر داء". "عن أبي هريرة عن رسول الله ﷺ أنه قال: " إن الذباب في أحد جناحيه داء وفي الآخر شفاء فإذا وقع في إناء أحدكم فليغمسه فإنه يتقي بالذي فيه الداء ثم يخرجه "

Wenn eine Fliege in eines eurer Gefäße (oder in ein Getränk) fällt, sollte man sie in der Flüssigkeit erdrücken und danach entfernen, denn in einem ihrer Flügel gibt es ein Heilmittel und in dem anderen einen Krankheitserreger und das Heilmittel schützt vor der Erkrankung.

(Ṣaḥîḥ Al-Buchâri 3073, 5336, Musnad Aḥmad 7055 und 8129. HS)

---

[396] Vgl. Fatḥ Al-Bari bi Scharḥ Ṣaḥîḥ Al-Buchâri.

[397] Al-Damiri, 2006.

[398] Karrum, 2008.

Einige beharren auf dieser Aussage mit der Begründung, dass wir wenig über die Tierwelt wissen und noch lange nicht alles entdeckt haben, Andere jedoch sind der Meinung, dass dieser Ḥadîth unverständlich ist. Der Zoologe Professor Ḥassan von der Al-Azhar-Universität machte im Hinblick auf diesen Ḥadîth mikrobiologische Studien über die Flügel der Fliegen *P. papatasi*, *M. stabulans*, *M. domestica* und *C. pipiens* und fand dabei nicht unerwartet sowohl gram-positive als auch gram-negative Bakterien.[399] Professor Al-Sayouti berichtete über einen Befund über Bakteriophagen in einem Flügel der Hausfliege (*P. papatasi*, *M. stabulans*, *M. domestica* and *C. pipiens*), die zur Vernichtung von Cholera-Bakterien führen. In Indien sollen die Fliegen zur Hemmung der Cholera und nicht zu deren Verbreitung beigetragen haben.[400]

Auch andere Hygienemaßnahmen gegen Seuchenursachen werden seit der damaligen Zeit angewandt. Der Gesandte warnte vor der Infektionsübertragung durch den Essgeschirr:

" عن جابر بن عبد الله الأنصاري قال سمعت رسول الله ﷺ يقول: " غطوا الإناء وأوكئوا السقاء فإن في السنة ليلة ينزل فيها وباء لا يمر بإناء لم يغط ولا سقاء لم يوك إلا وقع فيه من ذلك الوباء "

Legt die Deckel auf die Wassergefäße und deckt das Essen und die Getränke zu, denn es gibt eine Nacht im Jahr, in der Seuchen herabgesandt werden. Wenn sie offene oder nicht zugedeckte Gefäße vorfinden, verseuchen sie sie.

(Musnad Aḥmad 14301. HS)

Prävention (الوقاية)

Die Prävention, besonderes vor ansteckenden, übertragbaren Krankheiten ist ein Hauptteil des Botschaft Gottes. Gott schuf u.a. auch diese Erreger und nicht die Natur oder der Mensch. Wer sich unbabsichtet infiziert, trotz aller möglichen Schtzmaßnahmen, dann könnte das Fatum bzw. Schicksal (Qadhaa قضاء = Fügung und Qadar قدر = Vorbestimmung) sein, sei es positiv oder negativ. Bevor die Menschen eine üble Tat begehen, sollen sie gewarnt werden, welche Taten eine Sünde sein können, damit sie nicht bestraft werden. Gott sendet die Propheten um die Menschen zu warnen. Fehlt eine Warnung, so können sie nicht von Gott bestraft werden.

Quarantäne bei ansteckenden Krankheiten (الحجر الصحي)

Angesichts der Verbreitung von Seuchen entwickelten die Muslime ein umfangreiches Hygiene- und Quarantänesystem, das unter anderem auch den Menschen- und Tiertransport in oder aus Seuchengebieten untersagte. Der Prophet Muḥammad sagte:

" أسامة بن زيد يحدث سعدا أن رسول الله ﷺ قال: " إذا سمعتم بالطاعون بأرض فلا تدخلوها وإذا وقع بأرض وأنتم بها فلا تخرجوا منها "

Wenn ihr Nachricht erhaltet, dass die Pest in einem Gebiet ausgebrochen ist, so begebt euch nicht dorthin, und wenn diese auf einem Gebiet ausbricht, auf dem ihr euch befindet, so verlasset es nicht.

(Ṣaḥîḥ Al-Buchâri 3473, Musnad Aḥmad 20799 und 20810. HS)

Und in einer anderen Überlieferung sagte der Gesandte:

---

[399] Hassan, 2008.

[400] Al-Sayouti, 1997

„وإذا وقَعَ بأرضٍ وأنتم بها، فلا تَخرُجوا فرارًا منه "

… und wenn diese auf einem Gebiet ausbricht, auf dem ihr euch befindet, so verlasset es nicht, um ihr zu entfliehen.

(Ṣaḥîḥ Al-Buchâri 1962. HS)

Das Verbot der Flucht in der Überlieferung und damit die Verschleppung eines Krankheitserregers ist eine taugliche Maßnahme eine Infektionsverbreitung einzudämmen. Es gab jedoch Ausnahmen von dieser Regel hinsichtlich des Umgangs mit der Pest (wohl allgemein als Begriff für Seuche verwendet). Al-Kaḥḥal berichtete, dass eine Gruppe von Gefährten aus einem Pestgebiet in von Menschen unbewohnte Berge, Täler und andere Gebiete geflohen ist, um sich vor Infizierung zu schützen und gleichzeitig eine Infektion anderer zu vermeiden.[401] Der Koran berichtete über eine Gruppe in vorislamischer Zeit, die vor der Pest flüchtete. Gott sagte:

" أَلَمْ تَرَ إِلَى الَّذِينَ خَرَجُواْ مِن دِيَارِهِمْ وَهُمْ أُلُوفٌ حَذَرَ الْمَوْتِ فَقَالَ لَهُمُ اللهُ مُوتُواْ ثُمَّ أَحْيَاهُمْ إِنَّ اللهَ لَذُو فَضْلٍ عَلَى النَّاسِ وَلَكِنَّ أَكْثَرَ النَّاسِ لاَ يَشْكُرُونَ "

Hast du nicht über jene nachgedacht, die in Todesfurcht zu Tausenden aus ihren Häusern auszogen?[402] Allāh sprach zu ihnen: „Sterbt!“ Dann gab Er ihnen das Leben (wieder). Wahrlich, Allāh ist huldvoll gegen die Menschen, doch die meisten Menschen sind nicht dankbar.

(Sure Al-Baqara 2: Vers 243)

Über den Schutz der Gesunden wurde folgendes vom Gesandten überliefert:

" لا يُورِدَنَّ مُمْرِضٌ على مُصِحٍّ "

Kranke dürfen Gesunde nicht besuchen.

(Al-Albani 7810, Ṣaḥîḥ Muslim 4117, Sunan Abi Dawoud 3422. HS)

Laut den Gelehrten gilt das Verbot Kranke zu besuchen sowohl für Menschen als auch für Tiere, um jegliche weitere Verbreitung einer Infektion einzudämmen.

" أبا هريرة يقول قال رسول الله ﷺ : " لا عدوى ولا طيرة ولا هامة ولا صفر وفر من المجذوم كما تفر من الأسد "

Keine Infektion, keine Skepsis (durch Vogelflugrichtung), keine Skepsis (durch ominöse Totenvögel[403]), keine Skepsis im Monat Safar und fliehe vor dem an „Dschutham“ (Lepra) Erkrankten, wie du vor einem Löwen fliehst.

(Ṣaḥîḥ Al-Buchâri ohne Nummer, Musnad Aḥmad 9345. HS)

Unter Dschutham („Löwenkrankheit“, das Gesicht gleicht einem Löwengesicht) verstehen die meisten arabischen Ärzte “Lepra, Masern und Mumps“. Einige sind der Meinung, dass es sich um eine seltene infektiöse Erkrankung handelt, die zu dem Verfall der Organe führt. Gemeint sind wohl mutilierende (verstümmelnde) Erkrankungsformen, wie sie für Lepra typisch sind, aber auch zum Beispiel bei Sonderformen der Tuberkulose (Scrofulose, das Gesicht gleicht einem Wildschweingesicht) vorkommen.

Ein an Lepra erkrankter Mann aus dem Stamm Thaqief wollte zum Gesandten kommen und ihm seinen Schwureid (Bekräftigung der Zugehörigkeit zum Islam) durch Handschlag geben. Der Gesandte schickte ihm eine Nachricht:

[401] Al-Kaḥḥal, 2004.

[402] Laut Koran-Exegese sind ca. 4.000 Personen vor einer Seuche geflohen. Al-Sabouni, 1981.

[403] Zum Beispiel Eulen oder Raben.

" عَنْ عَمْرِو بْنِ الشَّرِيد، عَنْ أَبِيهِ، قال: " كَانَ فِي وَفْدِ ثَقِيفٍ رَجُلٌ مَجْذُومٌ، فَأَرْسَلَ إِلَيْهِ النَّبِيُّ ﷺ، إِنَّا قَدْ بَايَعْنَاكَ فَارْجِعْ "

Wir haben deinen Schwureid angenommen. Kehr zurück.

(Ṣaḥîḥ Muslim 4145. HS)

Hier findet sich eine doppelte Regel: keine Infektionsverbreitung und die Entlastung eines Erkrankten von der Qual der Reise. Der Kalif Ùmar erlaubte einer an Lepra Erkrankten nicht im Raum der Ka`ba-Moschee zu verweilen (Muaṭṭaa Malik 434). Ergänzend zum Thema sagte der Prophet Muḥammad:

" عن ابن عباس أن النبي ﷺ قال: " لا تديموا النظر إلى المجذومين "

Wahrlich, lasst euren Blick nicht lange auf den an Lepra Infizierten.

(Sunan Ibn Mâdschah 3533. HH)

Es soll vermieden werden, dass die Infizierten Angst oder ein schlechtes Gewissen bekommen. Gewöhnlich hat der Gesandte Gottes Menschen durch seine Gepflogenheiten aufmerksam gemacht, wie etwa beim Niesen andere Menschen zu schützen:

„كان رسولُ اللهِ ﷺ إذا عَطَسَ وضَعَ يدَه، أو ثوبَه على فيه، وخَفَضَ، أو غَضَّ بها صوتَه".

Abu Hurayra berichtete: „Wenn der Gesandte (ﷺ) niest, legte seine Hände oder sein Kleid auf seinem Mund oder machte damit seine Stimme leiser."

(Sunan Abi Dawoud 5029. HS)

Weiterhin empfahl der Gesandte einem Gefährten, ein Land zu verlassen, das häufig von der Pest verseucht wurde, und sagte zu ihm:

" فروة بن مسيك قال قلت يا رسول الله أرض عندنا يقال لها أرض أبين هي أرض ريفنا وميرتنا وإنها وبئة أو قال وباؤها شديد فقال النبي: " دعها عنك فإن من القرف التلف "

Farwa Bin Musiek sagte: „Oh du Allāhs Gesandter, wir haben Boden in Abyan, der zu unserem Umland und Essensreserven gehört. Er ist verseucht bzw. seine Verseuchung ist stark". Allāhs Gesandter sagte: „Lass die Erde, wahrlich, nach dem Ekel kommt der Ruin!"

(Sunan Abi Dawoud 3422. HH)

Der Prophet Muḥammad sagte auch über Infizieren und Ansteckung:

" أبا هريرة ﷺ قال إن رسول الله ﷺ قال: " لا عدوى ولا صفر ولا هامة فقال أعرابي يا رسول الله فما بال إبلي تكون في الرمل كأنها الظباء فيأتي البعير الأجرب فيدخل بينها فيجربها فقال فمن أعدى الأول "

„Keine Infektion, keine Skepsis im Monat Safar, keine Skepsis (durch ominöse Totenvögel)." Ein Beduine fragte den Propheten: „Was ist mit meinen Kamelen. Sie sind auf dem Sand gesund wie Gazellen, kommen an Räude (Krätze) infizierte Kamele, dann werden sie ebenfalls an Räude angesteckt." Der Prophet antwortete: „Wer hat denn die ersteren angesteckt?"

(Ṣaḥîḥ Al-Buchâri 5278. HS)

Der Gesandte erlaubte nicht in der Moschee zu spucken und sagte:

„البصاق في المسجد خطيئة وكفارتها دفنها"

Das Spucken in der Moschee ist eine Sünde, und die Buße dieser Sünde es zu begraben

(Ṣaḥîḥ Al-Buchâri 5278. Muslim, und Sunan Al-Nassaaii. HS)

„أن النبيَّ ﷺ قال: إذا تنخم أحدُكم فليغيب نخامتَه أن تصيبَ جلدَ مؤمنٍ أو ثوبَه فتؤذيه“

Wenn einer von euch (durch Niesen bzw. Husten) Schleim ausscheidet, dann muss er es entfernen (bzw. decken), damit er nicht die Haut oder das Kleid eines Gläubigen trifft und ihm schadet,

(Al-Albani 295. HH)

Der Gesandte lehrte die Gefährten ein Bittgebet für den Schutz vor einer Infektion:

“اللَّهمَّ إنِّي أعوذُ بِكَ منَ البرصِ والجنونِ والجذامِ ومن سيِّئِ الأسقامِ„

Oh Allāh, Ich nehme meine Zuflucht bei Dir vor Weissfleckenhaut (Vitiligo und Albino), verrückt sein (Besessenheit, Schwachsinn), Aussatz und vor den schlechten Krankheiten.

(Sunan Abi Dawoud 1554. HS)

Weiterhin, forderte der Gesandte die Gefährten Gutes zu tun, um sich vor Bedrohungen zu schützen

„صَنائِعُ المَعْرُوفُ تَقِي مَصارِعَ السُّوءِ و الآفَاتِ و الهلكَاتِ، و أهلُ المعروفِ في الدنيا هُمْ أهلُ المعروفِ في الآخرةِ “

Wahrlich, was man Gefallen für die Anderen tut, schützt vor schlechtem Erleben, Seuchen und Vernichtendem. Und die Gefallen-Tuenden in dieser Welt sind die Gefallen-Tuenden im Jenseits.

(Al-Albani 3795. HS)

Um die Gesundheit und Sicherheit der Geschöpfe zu schützen und zu bewahren geht die islamisch-prophetische Grundlehre beim Umgang mit Härtefällen sehr sanft und real vor. Zu den Härtefällen gehören u.a. Angst oder starker Regen, Wind und Stürme. Die Fachtheologie-Gelehrten messen diese Fälle, in Bezug auf die gemeinsamen Pflichtgebete inkl. des Freitagsgebets, und entscheiden, dass keine gemeinsamen Gebete in den Moscheen stattfinden sollen Der Gesandte (ﷺ) erlaubte solche Handlungen

„عن عبدِ اللهِ بنِ عُمرَ (رضي الله عنه) أنَّه أذَّن بالصَّلاةِ في ليلةٍ ذاتِ بَرْدٍ وريحٍ، ثم قال: ألا صَلُّوا في الرِّحالِ، ثم قال: إنَّ رسولَ اللهِ (ﷺ) كان يأمُرُ المؤذِّنَ إذا كانتْ ليلةٌ ذاتُ بَردٍ ومَطرٍ يقول: ألا صَلُّوا في الرِّحالِ“

Abdullāh Bin Ùmar (رضي الله عنه) rief in einer kalten und windigen Nacht zum Gebet, und dann sagte er: „Aber betet zu Hause, weil Allāhs Gesandter (ﷺ) hatte den Gebetrufer angewiesen, wenn es eine kalte und windige Nacht gab, zu sagen: ‚Betet zu Hause‘.“

(Ṣaḥîḥ Al-Buchâri 666. Muslim 697. HS)

Während einer nationalen Epidemie oder einer internationalen Pandemie wie die Coronavirus-Pandemie, ist es erlaubt, wenn Fachärzte und Behörden veranlassen Versammlungen in den Gotteshäusern auszusetzen, solange es eine Gefahr für die Allgemeinheit gibt[404]. Menschen dürfen keine Angst haben in eine Moschee zu gehen, um sich oder Andere nicht zu infizieren.

Über frühe Quarantänemaßnahmen zur Eindämmung von Infektionskrankheiten wird folgendes berichtet: Der Kalif Al-Walid Bin Àbdul Malik (705 – 715 u.Z.) sperrte die an Pest erkrankten Menschen ein, damit sie nicht betteln gingen, und gab ihnen regelmäßige Verpflegung und medizinische Behandlung. Wer von ihnen nicht gehen konnte, bekam eine Pflegeperson zugeteilt.[405] Der Arzt Ibrahim Àbdul Raḥman Al-Azraq emp-

[404] Vgl. http://iumsonline.org/ar/ContentDetails.aspx?ID=11084 und https://islamonline.net/33830

[405] Al-Choudhari, 2001, Al-Damiri, 2006.

fahl in seinem Buch „Tashiel Al-Manafi`“, zwischen Gesunden und Pest-Infizierten einen Abstand von der Länge einer Lanze (1,5-3 Meter) zu halten.[406]

Auch heute gilt als Grundregel der Epidemiologie, dass die ursprüngliche Infektionsquelle beseitigt werden muss, um eine durch Infektion bedingte Epidemie zu stoppen.

Allgemeine präventive Verhaltensregeln (التصرفات الوقائية العامة)

Die traditionelle islamische Medizin umfasst nicht nur Quarantäne als Präventionsmaßnahme, sondern erweitert sich auch auf seelische und allgemeine materielle Präventivmaßnahmen. Viele Stellen sowohl im Koran als auch in der Sunna beschreiben reine Schutzmaßnahmen.

Mehrere Zitate geben Anweisungen für allgemeine Schutzmaßnahmen, vor allem um den Körper im Sinne einer Unfallprävention vor gefährlichen Gegenständen schützen. Der Gesandte Allāhs sagte:

" عن أبي موسى عن النبي ﷺ قال: " إذا مر أحدكم في مسجدنا أو في سوقنا ومعه نبل فليمسك على نصالها أو قال فليقبض بكفه أن يصيب أحدا من المسلمين منها شيء "

Wenn jemand unsere Moscheen oder Märkte besucht und Pfeile oder Speere bei sich trägt, der sollte deren spitzen Enden mit seiner Hand bedecken, damit er keinen Muslim dadurch trifft.

(Ṣaḥîḥ Al-Buchâri 6548. HS)

Man muss nicht nur bei Menschen, sondern auch bei Tieren darauf achten, dass man harte oder verletzende Gegenstände nicht so platziert, dass sie zu Verletzungen führen können.[407] Ebenso handeln diejenigen vorausschauend, die beispielsweise einen Weg von Dornengestrüpp befreien und somit verhindern, dass Mensch und Tier gesundheitlichen Schaden erleiden oder verunglücken können. Der Gesandte Allāhs sagte:

" عن أبي هريرة عن النبي ﷺ قال: " مر رجل من المسلمين بجذل شوك في الطريق فقال لأميطن هذا الشوك عن الطريق أن لا يعقر رجلا مسلما قال فغفر له "

Als ein Mann einen Weg entlang ging, sah er einen Dornzweig auf der Gehstrecke liegen; er räumte ihn aus dem Weg, und für diese Tat dankte ihm Allāh in der Weise, indem er ihm dafür (seine Sünden) vergab.

(Ṣaḥîḥ Al-Buchâri 0653, Musnad Aḥmad 8142. HS)

Eine kleine, scheinbar nicht wertvolle gute Tat, kann, laut dem Ḥadîth einen Menschen vor dem Feuer Gottes retten. Hier ist die Absicht, dass man immer Gutes tut, egal wie klein oder unwichtig es sein könnte.

" عن أبي برزة قال قلت يا رسول الله مرني بعمل أعمله قال: " أمط الأذى عن الطريق فهو لك صدقة "

Abu Barza fragte Allāhs Gesandten nach einer guten Tat. Der Prophet sagte ihm: „Entferne den Schaden aus dem Weg, dies ist für dich eine gute Tat (Ṣadaka)!“

(Musnad Aḥmad 18964. HS)

Der Prophet Muḥammad empfahl das Feuerlöschen, bevor man sich zum Schlaf niederlegt:

---

[406] Muḥammad IV, 2008.

[407] Sunan Abi Dawoud 2190. Al-Masri, 2008.

" عن جابر بن عبد ا ﷺ قال قال رسول الله ﷺ: "... وأطفئوا المصابيح فإن الفويسقة ربما جرت الفتيلة فأحرقت أهل البيت"
Löscht die (Öl-)Lampen aus, damit die ‚kleinen Sünder'-Mäuse nicht einen Brand im Haus verursachen können, so dass die Hausbewohner verbrennen.
(Ṣaḥîḥ Al-Buchâri 5821, Muaṭṭaa Malik 1453, Musnad Aḥmad 14634. HS)

" احترق بيت بالمدينة على أهله، فحدث النبي ﷺ بشأنهم، فقال: " إنما هذه النار عدو لكم، فإذا نمتم، فأطفئوها عنكم "
Ein Haus in Al-Madina ist verbrannt. Der Gesandte (ﷺ) sprach darüber. Er sagte: „Wahrlich, dieses Feuer ist ein Feind für euch. Wenn ihr schlafen geht, löschet es."
(Musnad Aḥmad 19135. HS)

Außerdem empfahl der Gesandte aus Gesundheits- und Sicherheitsgründen die Reduzierung der Nachtausgänge überhaupt und sagte:

" عَنْ عَلِيِّ بْنِ عُمَرَ ... وَغَيْرِهِ قَالَا قَالَ رَسُولُ اللَّهِ ﷺ أَقِلُّوا الْخُرُوجَ بَعْدَ هَدْأَةِ الرِّجْلِ فَإِنَّ لِلَّهِ تَعَالَى دَوَابَّ يَبُثُّهُنَّ فِي الْأَرْضِ "
Reduziert die Ausgänge, wenn die Nacht kommt und die Menschen weniger auf den Wegen gehen, weil Allāh Getiere hat, die Er auf der Erde in dieser Zeit sendet.
(Sunan Abi Dawoud 5104. HS)

Unbestätigter Aussage zufolge warnt der Gefährte Àmr bin Al-Àass vor dem Staub als Träger der Lungenerkrankungen:

" روى ابن سعد فقال: عن ابن سندر مولى النبي ﷺ قال: أقبل عمرو بن العاص وابن سندر معهم فكان ابن سندر ونفر معه يسيرون بين يدي عمرو بن العاص فأثاروا الغبار فجعل عمرو طرف عمامته على أنفه ثم قال اتقوا الغبار فإنه أوشك شيء دخولا وأبعده خروجا وإذا وقع على الرئة صار نسمة "
Àmr bin Al-Àass begleitete Ibn Sandar und eine kleine Gruppe Anderer, die Staub aufwirbelten. Àmr hob einen Teil seiner Kopfdeckung auf seine Nase und sagte: „Hütet euch vor dem Staub, weil er schwer austritt. Und wenn er in die Lunge reinkommt, wird er krankmachend (Nasmah)."[408]
(Buch „Die großen Stufen" الطبقات الكبرى)

Laut unbestätigtem Zitat des Gesandten, verbot er ohne Erlaubnis der Nachbarn Mauern zu erhöhen und so den Einfall von Sonnenlicht zu behindern. Dies gilt im Islam als Schutzgesetz.

Suchtprävention (الوقاية من الإدمان)

Die Suchtprävention umfasst nicht nur Rauschmittel, die bereits bei den verbotenen Speisen angesprochen wurden, sondern erweitert sich im religiösen Sinne auf alle Glücksspiele, die Sucht und seelische Abhängigkeit verursachen. Toto, Lotto (Maysir مَيْسِر) und ähnliches sind islamisch nicht erlaubt:

" يَا أَيُّهَا الَّذِينَ آمَنُواْ إِنَّمَا الْخَمْرُ وَالْمَيْسِرُ وَالأَنصَابُ وَالأَزْلاَمُ رِجْسٌ مِّنْ عَمَلِ الشَّيْطَانِ فَاجْتَنِبُوهُ لَعَلَّكُمْ تُفْلِحُونَ * إِنَّمَا يُرِيدُ الشَّيْطَانُ أَن يُوقِعَ بَيْنَكُمُ الْعَدَاوَةَ وَالْبَغْضَاء فِي الْخَمْرِ وَالْمَيْسِرِ وَيَصُدَّكُمْ عَن ذِكْرِ اللّهِ وَعَنِ الصَّلاَةِ فَهَلْ أَنتُم مُّنتَهُونَ "
Oh ihr, die ihr glaubt! Berauschendes, Glücksspiel, Opfersteine und Lospfeile sind ein Gräuel, das Werk des Satans. So meidet sie, auf dass ihr erfolgreich seid; Satan will durch das Berauschende und das Losspiel nur Feindschaft und Hass zwischen euch auslösen, um euch vom Gedenken an Allāh und vom Gebet abzuhalten. Werdet ihr euch denn abhalten lassen?
(Sure Al-Maaida 5: Vers 90-91)

---

[408] Das Wort Nasmah bedeutet auch das unsichtbare Kleine oder Übertragen von etwas, was krank macht.

Mit dem Hinweis auf „abhalten - meiden“ spricht der Koran eine Präventivmaßnahme gegen alle der oben genannten Suchtarten an, die sowohl die seelische als auch die körperliche Gesundheit gefährden. Es handelt sich hier nicht nur um die religiösen Schäden, wie das Gedenken an Allāh, sondern auch, wie die Großgelehrten erklären, dass diese Spiele süchtig machen und das soziale, finanzielle und familiäre Leben zerstören können. Bei Lotto und Toto ist der Gewinnwert nicht garantiert sondern zufälligerweise. Der Gesandte Gottes verbot alle wirtschaftlichen Händel, bei denen kein realer Wert im Hintergrund steht. So verbot der Gesandte (ﷺ) trächtige Tiere als zwei Tiere zu verkaufen. Daraus wird interpretiert, dass auch Options- und Future-Wertpapiere nicht erlaubt sind.

Die Anzahl der Spielsüchtigen in Deutschland wurde im Jahr 2008 auf 400.000 Menschen geschätzt. Im Jahr 2007 gaben sie ca. 270 Millionen Euro aus.[409] Psychologen warnen Behörden vor der Problematik der Spielsucht durch neue Spielautomaten, die hohes Suchtpotential haben.[410] Die Wissenschaft leistet auch weitere Beiträge, um das Suchtproblem zu verstehen. Es konnte festgestellt werden, dass die Suchtgefahr von Glücksspielen messbar ist.[411]

Öffentliche Hygiene (النظافة العامة)

Beerdigung (الدفن)

Der Koran berichtete nicht nur den grausamen Brudermord des Adam-Kindes durch das Flüstern des Teufels, sondern berichtete vor allem auch über den Verbleib der Leiche Abels, des ersten Toten auf der Erde. Der Rabe lehrte Kain[412] das Beerdigen:

" فَبَعَثَ اللهُ غُرَابًا يَبْحَثُ فِي الأَرْضِ لِيُرِيَهُ كَيْفَ يُوَارِي سَوْءَةَ أَخِيهِ قَالَ يَا وَيْلَتَا أَعَجَزْتُ أَنْ أَكُونَ مِثْلَ هَـذَا الْغُرَابِ فَأُوَارِيَ سَوْءَةَ أَخِي فَأَصْبَحَ مِنَ النَّادِمِينَ "

Da sandte Allāh einen Raben, der auf dem Boden scharrte, um ihm (Kain) zu zeigen, wie er den Leichnam seines Bruders (Abel) verbergen könne. Er sagte: „Wehe mir! Bin ich nicht einmal imstande, wie dieser Rabe zu sein und den Leichnam meines Bruders zu verbergen?“ Und da wurde er reumütig.

(Sure Al-Maaida 5: Vers 31)

Tierverhalten taucht an mehreren Stellen im Koran als Lehrstück sowohl für Hygiene als auch für Verhalten allgemein auf.

Aus sowohl Hygienegründen als auch Traueranlass verlangte der Gesandte von den Gläubigen die Leiche des Verstorbenen so schnell wie möglich zu beerdigen:

" عن الحصين بن وحوح أن طلحة بن البراء مرض فأتاه النبي ﷺ يعوده فقال: " إني لا أرى طلحة إلا قد حدث فيه الموت فآذنوني به وعجلوا فإنه لا ينبغي لجيفة مسلم أن تحبس بين ظهراني أهله "

Talḥa Bin Al-Baraa war krank. Der Gesandte (ﷺ) besuchte ihn und sagte: „Wahrlich, ich sehe, dass Talḥa im Sterben liegt. Wenn er stirbt, benachrichtigt mich und beeilt

409 Klein, 2009.
410 Kaune, 2009.
411 Krankenkassen, 2009.
412 Auf Arabisch Kain = قابيل Qabiel und Abel = هابيل Habiel.

euch ihn zu beerdigen, wahrlich ein verwesender Leichnam eines Muslim darf nicht lange bei seinen Verwandten eingesperrt sein“.
(Sunan Abi Dawoud 2747. HD)

Die bis heute bekannte Beerdigungsart ist die Beerdigung ohne Sarg.[413] Andere Arten der Beerdigung kennt der Islam nicht. Der Tote wird auf den Händen der Beerdigungsbegleiter von Familie, Freunden, Bekannten und Fremden, die einen Lohn bei Allāh dadurch bekommen, zum Grab getragen. Das ist eine Ehrung des Verstorbenen und ist eine Erinnerung an den eigenen Tod. Durch die Erschütterung der Leiche ohne Sarg unterwegs zum Friedhof (Maqbara) konnte auch ein möglicher Scheintod ausgeschlossen werden. Falls der Mensch doch noch nicht tot ist, kann er sofort Signale geben (Sprechen, Weinen, Schreien oder Bewegen), so dass die Träger es merken und ihn nicht beerdigen. Heutzutage wird in Deutschland der Verstorbene nicht vor 24 Stunden beerdigt und nur nach Ausstellung eines ärztlichen Totenscheins.

Anders als in manchen Kulturen und Traditionen, sprach der Gesandte, ohne zu zögern, direkt die Verwandten und Anwesenden über den Tod des Gefährten an (Übermittlung der Sterbenachricht). So sollen auch Ärzte die Angehörigen direkt über den Tod eines Patienten informieren.

Nur ausnahmsweise bei manchen infektiösen Erkrankungen und Epidemien erlauben die Gelehrten in Kooperation mit Fachärzten und Behörden die Leichen der infizierten Verstorbenen anders zu beerdigen, wenn zum Beispiel die Ärzte empfehlen die infizierte Leiche durch Verbrennen zu beseitigen.[414]

Die islamische Lehre erlaubt den Kontakt zu der Leiche des Verstorbenen, anders als andere Kulturen oder Religionen, die dies nicht erlauben; z.B. die Wunderheiler in einigen Stämmen in Äthiopien dürfen nicht in der Nähe der Verstorbenen anwesend sein.[415] Der Gesandte verlangt in mehreren Ḥadîthen von denjenigen, die die Toten waschen, sich nachher einer ganzkörperlichen rituellen Waschung zu unterziehen.

" رُوِيَ عَنْ أَبِي هُرَيْرَةَ عَنِ النَّبِيِّ ﷺ قَالَ: "من غسل ميتا فليغتسل ومن حمله فليتوضأ "

Wahrlich, wer einen Totenkörper (rituell) wäscht, soll sich anschließend auch (rituell) ganzkörperlich reinigen und, wer ihn trägt, soll Wudhuu machen.
(Sunan Abi Dawoud ohne Nummer, Sunan Ibn Mâdschah 1462, Muaṭṭaa mailk 4749. HS)

Unabhängig von der religiösen Seite spielt diese Regelung eine auch epidemiologisch wichtige Rolle bei der Bekämpfung der Übertragung von versteckten oder offenen Krankheiten des Verstorbenen. Der medizinische Sinn ist die Unterbrechung der Infektionskette, da bei islamischen Beerdigungen Angehörige der Großfamilie und zahlreiche Bekannte, die den Toten zu seinem Grab begleiten, sich unter anderem in der Trauer umarmen. Die Beileidsbekundung und die Begrüßung finden per Handschlag statt. Durch Wudhuu werden zuerst die Hände gewaschen. Heutzutage werden meistens Schutzkleider und Handschuhe beim Waschen des Toten benutzt. Stirbt der Patient an einer infektiösen Erkrankung, so wird er, je nach Lage, entweder mit Wasser gewa-

[413] Neulich in mehrerern deutschen Bundesländern erlaubt.
[414] Vgl. Fatwa über das Verbrennen eines an Tollwut-Virus erkrankten Muslims. Al-Scharif, 2009.
[415] Arte, 2008.

schen, aber möglichst ohne Körperkontakt zu dem Verstorbenen (z.B.: wenn es einen Duschautomat oder ähnliches gäbe), oder hier gilt die Regel des „Tayammum“[416]. Bei der Beerdigung müssen die Anti-Infektionsregeln, wie Abstand halten, sowie Tragen von Mund-Nase-Maske und Handschuhen, beachtet werden.

" عبد الله بن جعفر قال لما جاء نعي جعفر قال رسول الله ﷺ: " اصنعوا لآل جعفر طعاما فقد أتاهم ما يشغلهم أو أمر يشغلهم "

Als der Prophet. (ﷺ) die traurige Nachricht über den Tod Dschafars erhielt, sagte er zu den Gefährten: „Macht ein Essen für die Familie Dschafars, weil sie mit einer Sache beschäftigt ist.“

(Sunan Ibn Mâdschah 1599. HH)

Anders als in Mitteleuropa, wo die Verwandten eines Verstorbenen nach der Trauerfeier zu einem Leichenschmaus eingeladen werden, ist die islamische Gesellschaft verpflichtet die Verwandten eines Verstorbenen seelsorgerisch und wirtschaftlich zu verpflegen und zu versorgen, bis sie die Kraft wiederhaben selbstständig zu sein, die Bürokratie (wie rechtliche Sachen, Testament, etc…) zu erledigen und die Trauer zu ertragen. Traditionell wird das Gericht Talbina aus Milch, Honig und Kleie zubereitet.

" عن عائشة زوج النبي ﷺ أنها كانت إذا مات الميت من أهلها فاجتمع لذلك النساء ثم تفرقن إلا أهلها وخاصتها أمرت ببرمة من تلبينة فطبخت ثم صنع ثريد فصبت التلبينة عليها ثم قالت كلن منها فإني سمعت رسول الله ﷺ يقول: " التلبينة مجمة لفؤاد المريض تذهب ببعض الحزن "

Àischa, die Gattin des Propheten (ﷺ), berichtete, dass, wenn jemand aus ihrer Familie gestorben war, sich die Frauen aus diesem Anlass bei ihr versammelten und alsdann heimgingen, so dass nur ihre eigenen Familienangehörigen mit den nächsten Verwandten zurück blieben, und dass sie dann einen Topf voll mit einem Milchgetränk aus Honig und Kleie (Talbina) zubereiten ließ. Gleichzeitig ließ sie Brot einweichen und fügte dann die Talbina hinzu. Dann sagte sie zu den anwesenden Frauen: „Esset davon, denn ich hörte den Gesandten Allāhs (ﷺ) sagen: Die Talbina ist sowohl eine Erholung für das Herz eines Leidenden als auch eine Linderung für die Trauer.“[417]

(Ṣaḥîḥ Al-Buchâri 4997. HS)

Der Islam erlaubt die Trauer um einen toten Verwandten. Der Gesandte schränkte die Trauer im Sterbefall öffentlich auf nur drei Tage ein.

„عن أمِّ حَبيبةَ زَوجِ النَّبيِّ ﷺ، قالت: سَمِعتُ رَسولَ الله ﷺ يقولُ: لا يَحِلُّ لامرأةٍ تُؤمِنُ باللهِ واليَومِ الآخِرِ أن تُحِدَّ على ميِّتٍ فَوقَ ثلاثِ ليالٍ، إلَّا على زَوجٍ أربعةَ أشهُرٍ وعشرًا“

Um Ḥabibah, die Gattin des Propheten (ﷺ), sagte: „Ich hörte Allāhs Gesandten sagen: „Wahrlich, es ist nicht erlaubt für eine Frau, die glaubt an Allāh und das Jenseits, für einen Verstorbenen zu trauern mehr als drei Nächte, außer vier Monate und 10 Tage für den Ehemann.“

(Ṣaḥîḥ Al-Buchâri 5334. HS)

Der Gesandte trauerte als sein einziger Sohn Ibrahim als Säugling starb, nahm ihn zu sich, küsste ihn, roch ihn, weinte und sagte:

---

[416] http://site.islam.gov.kw/eftaa/DoctrinalIssues/Pages/Issue08.aspx

[417] Ähnlich Sunan Ibn Mâdschah 1599. Man vermutete, dass die Talbina-Zutaten antidepressiv wirken.

" عَنْ أَنَسِ بْنِ مَالِكٍ ﷺ قَالَ دَخَلْنَا مَعَ رَسُولِ اللَّهِ ﷺ عَلَى أَبِي سَيْفٍ الْقَيْنِ وَكَانَ ظِئْرًا لِإِبْرَاهِيمَ عليه السلام فَأَخَذَ رَسُولُ اللَّهِ ﷺ إِبْرَاهِيمَ فَقَبَّلَهُ وَشَمَّهُ ثُمَّ دَخَلْنَا عَلَيْهِ بَعْدَ ذَلِكَ وَإِبْرَاهِيمُ يَجُودُ بِنَفْسِهِ فَجَعَلَتْ عَيْنَا رَسُولِ اللَّهِ ﷺ تَذْرِفَانِ فَقَالَ لَهُ عَبْدُ الرَّحْمَنِ بْنُ عَوْفٍ ﷺ وَأَنْتَ يَا رَسُولَ اللَّهِ فَقَالَ يَا ابْنَ عَوْفٍ إِنَّهَا رَحْمَةٌ ثُمَّ أَتْبَعَهَا بِأُخْرَى فَقَالَ ﷺ: " إِنَّ الْعَيْنَ تَدْمَعُ وَالْقَلْبَ يَحْزَنُ وَلَا نَقُولُ إِلَّا مَا يَرْضَى رَبُّنَا وَإِنَّا بِفِرَاقِكَ يَا إِبْرَاهِيمُ لَمَحْزُونُونَ "

Das Auge weint, das Herz trauert, wir sagen nur, was unseren Herren zufrieden macht und wir sind durch deine Trennung von uns, oh du Ibrahim, traurig.

(Ṣaḥîḥ Al-Buchâri 1241. HS)

Das Zerreißen der Kleider war bei den alten Ägyptern in der vorislamischen Zeit eine götzendienerische Gewohnheit während des Trauerrituals.[418] Sich zum Beispiel aus Trauer selbst zu schlagen (Selbstgeißelung u.ä.) ist nicht erlaubt.

" عن عبد الله قال قال رسول الله ﷺ: " ليس منا من ضرب الخدود وشق الجيوب ودعا بدعاء الجاهلية "

Wahrlich, nicht zu uns gehören diejenigen, die sich auf die Wangen schlagen, die Kleidungsausschnitte zerreißen und die die Bittgebete der vorislamischen Zeit ausrufen.

(Ṣaḥîḥ Al-Buchâri 1297-1298, Sunan Al-Nassaaii 1837. HS)

Der Gesandte weinte, als er das Grab seiner Mutter besuchte. Außerdem befahl der Prophet den Gefährten die Gräber zu respektieren. Als er den Gefährten Ibn Ḥazm sah, wie sich dieser an einem Grab anlehnte, sagte er:

" إم عمارة قال رآني رسول الله ﷺ وأنا متكئ على قبر فقال: " انزل عن القبر لا تؤذ صاحب القبر ولا يؤذيك "

Steig vom Grab herunter. Schade dem Grabbesitzer nicht, und er schadet dir nicht!

(Musnad Aḥmad 20934. HS)

Erweiternd sagte er zu den Gefährten auch:

"أَبِي هُرَيْرَةَ قَالَ قَالَ رَسُولُ اللَّهِ ﷺ: " لَأَنْ يَجْلِسَ أَحَدُكُمْ عَلَى جَمْرَةٍ فَتُحْرِقَ ثِيَابَهُ فَتَخْلُصَ إِلَى جِلْدِهِ خَيْرٌ لَهُ مِنْ أَنْ يَجْلِسَ عَلَى قَبْرٍ"

Wahrlich, es ist lieber für jemanden von euch auf einer Glut zu sitzen, die sein Kleid verbrennt und seine Haut berührt, besser als auf einem Grab zu sitzen.

(Ṣaḥîḥ Muslim 971. HS)

Das Grabschänden und das Berauben der Leiche (z.B. Herausbrechen des Zahngoldes) werden laut den meisten Gefährten und Gelehrten dem Diebstahl zugerechnet und hart bestraft.[419]

Hygiene bei Schlachtungen und verendeten Tieren (النظافة أثناء الذبح والجيفة)

Der Gesandte ließ ebenfalls besondere Plätze außerhalb der dicht bewohnten Straßen für das Schlachten von Tieren einrichten, vergleichbar mit den heutigen Schlachthöfen, und er ordnete an, die Straßen zu säubern und frei zu machen.[420]

In der Umayyaden Zeit gab es einen Staatsbeamten, der als Inspektor (Ḥisbah) arbeitete. Eine seiner Aufgaben war auf den Märkten zu kontrollieren, dass die Metzger und andere Speisenverkäufer ihre Waren gegen Fliegen und ähnliche Insekten zudecken, das Essen gut aufbewahren und die Gefäße mit heißem Wasser und Putzmittel vor- und nach-

[418] Al-Abiadh, 2009.
[419] Vgl. Sunan Abi Sawud 3829.
[420] Al-Abiadh, 2012.

waschen. Interessant ist, dass sie Rind- und Schaffleisch nicht miteinander mischen durften, um Kontaminationen zu vermeiden.[421]

Verletzte Tiere sollten unterwegs geschlachtet werden. Diese Notschlachtung diente dazu, den verletzten Tieren Schmerzen zu ersparen, und die Reisenden konnten unterwegs das Fleisch verzehren, solange es noch genießbar war. Zurückbleibende Fleischreste wurden markiert, das Fleisch für Andere auf dem Wege zurückgelassen und konnte so verzehrt werden, solange es noch nicht verdorben war. Allāhs Gesandter sagte:

" عن ابن عباس أن ذؤيبا أبا قبيصة حدثه أن رسول الله ﷺ كان يبعث معه بالبدن ثم يقول: " إن عطب منها شيء فخشيت عليه موتا فانحرها ثم اغمس نعلها في دمها ثم اضرب به صفحتها ولا تطعمها أنت ولا أحد من أهل رفقتك "

Wenn ein Kamel unterwegs zu Schaden kommt, und du hast Sorge, dass es stirbt, sollst du es als Opfergabe für Gott (hadī) schlachten, seine Füße in sein Blut tunken, und damit seine Haut markieren. Danach dürfen weder du noch deine Begleiter davon essen.

(Ṣaḥīḥ Muslim 2349. HS)

Das Ausbluten reduziert die Infektionsgefahr und das schnelle Verderben des Fleisches.

Reinhaltung von Wasser (نظافة الماء)

Der Prophet Muḥammad sagte:

" عن أبي أمامة الباهلي قال رسول الله ﷺ: " إن الماء لا ينجسه شيء إلا ما غلب على ريحه وطعمه ولونه "

Das Wasser bleibt rein, solange seine Farbe, sein Geruch oder sein Geschmack sich nicht ändern.

(Sunana Ibn Mâdschah 514. HD)

" عن عبيد الله بن عبد الله بن عمر عن أبيه قال سمعت رسول الله ﷺ سئل عن الماء يكون بالفلاة من الأرض وما ينوبه من الدواب والسباع فقال رسول الله ﷺ: " إذا بلغ الماء قلتين لم ينجسه شيء "

Der Prophet Muḥammad (ﷺ) antwortete auf die Frage, was mit dem Wasser ist, wenn es in Kontakt mit Tieren, Löwen und Leoparden gekommen ist: „Wenn die Menge des Wassers zwei ‚Qilla' (ca. 160 Liter) erreicht, ist es noch rein."

(Sunana Ibn Mâdschah 510. HS)

Würde die Wassermenge weniger als 160 Liter betragen und hätten die Tiere davon getrunken, so wäre es unrein für die rituelle Anwendung der Muslime.

Fällt ein großes Tier in einen Brunnen und stirbt darin, so sollen - im allgemeinen- 200 Wassergefäße (ca. 500 Liter) abgepumpt werden. Danach darf das Wasser wieder benutzt werden.[422]

Der Prophet Muḥammad sagte:

" هشام بن زهرة حدثه أنه سمع أبا هريرة يقول قال رسول الله ﷺ: " لا يغتسل أحدكم في الماء الدائم وهو جنب" فقال كيف يفعل يا أبا هريرة قال يتناوله تناولا "

Keiner von euch darf sich in stillem Wasser (welches nicht fließt), waschen, wenn ihr unrein (im Al-Dschanaba-Zustand) seid.

(Ṣaḥîḥ Muslim 426. HS)

[421] Al-Schiezari, 2012.
[422] Al-Jaziri, 1987.

Der Gefährte Abu Hurayra erklärte, dass man das Wasser herausschöpfen und sich neben der Wasserstelle waschen soll.

Wasser spielt naturgemäß gerade in den eher wasserarmen Gegenden Arabiens eine besonders wichtige Rolle. Die Mekkaner, genauer gesagt die Quraiyschiten, vertreten durch den fünften Großvater des Propheten Muḥammads Quṣay, der die arabischen Stämmen einigte, pflegten bereits in vorislamischer Zeit für die Durchreisenden und Pilger große Wassergefäße mit Dattel- und Sultaninen-Saft vorzubereiten, damit sie davon trinken konnten, denn die Araber waren besonders stolz darauf, die Kinder des Propheten Abrahams zu sein.[423] Der Prophet Muḥammad sagte:

" أبا هريرة ﵁ يقول قال رسول الله ﷺ: " ثلاثة لا ينظر الله إليهم يوم القيامة ولا يزكيهم ولهم عذاب أليم رجل كان له فضل ماء بالطريق فمنعه من ابن السبيل ورجل بايع إماما لا يبايعه إلا لدنيا فإن أعطاه منها رضي وإن لم يعطه منها سخط ورجل أقام سلعته بعد العصر فقال والله الذي لا إله غيره لقد أعطيت بها كذا وكذا فصدقه رجل ثم قرأ هذه الآية " إن الذين يشترون بعهد الله وأيمانهم ثمنا قليلا "

Wahrlich, es gibt drei Menschen beim Jüngsten Gericht, die Allāh nicht ansehen und nicht loben wird und die eine höhere Strafe bekommen: Derjenige, der am Wegesrand eine Wasserquelle hat, aber den Durchreisenden davon nichts abgibt. …

(Ṣaḥîḥ Al-Buchâri 2186. HS)

Eine aufgrund ihrer Frömmigkeit hoch angesehene muslimische Persönlichkeit war Kalif Ùmar Ibn Àbdul Àzîz, auch Ùmar II. genannt. Er ließ Raststätten bauen, in denen sowohl Menschen als auch Tiere auf Kosten des Staates zwei Tage lang mit Wasser und Nahrungsmitteln versorgt wurden. Er verlangte von seinen Gemeinde-Stellvertretern (den Walis), sich um diese Angelegenheit zu kümmern. Wer behindert zu reisen war, durfte drei Tage lang diese Gastfreundschaft genießen.[424]

---

[423] Al-Choudhari, 2001.

[424] Al-Choudhari, 2001, Chalid, 1987, Al-Zuḥayli, 1998, Alsallaby, 2006.

Sexualität in der Propheten-Medizin (العلاقة الجنسية في الطب النبوي)

Die Ehe (الزواج)

Der Gesandte empfahl:

" عَنْ ابْنِ عَبَّاسٍ قَالَ قَالَ رَسُولُ اللَّهِ ﷺ: " لَمْ نَرَ لِلْمُتَحَابَّيْنِ مِثْلَ النِّكَاحِ "

Wahrlich, sehen wir keine andere Lösung für die, die sich lieben, außer zu heiraten.

(Sunan Ibn Mâdschah 1847. HS)

" أنس بن مالك ﷺ يقول جاء ثلاثة رهط إلى بيوت أزواج النبي ﷺ يسألون عن عبادة النبي ﷺ فلما أخبروا كأنهم تقالوها فقالوا وأين نحن من النبي ﷺ قد غفر له ما تقدم من ذنبه وما تأخر قال أحدهم أما أنا فإني أصلي الليل أبدا وقال آخر أنا أصوم الدهر ولا أفطر وقال آخر أنا أعتزل النساء فلا أتزوج أبدا فجاء رسول الله ﷺ إليهم فقال أنتم الذين قلتم كذا وكذا أما والله إني لأخشاكم لله وأتقاكم له لكني أصوم وأفطر وأصلي وأرقد وأتزوج النساء فمن رغب عن سنتي فليس مني "

Dennoch faste ich und breche mein Fasten, bete ich und gehe schlafen und heirate ich die Frauen. Wer sich von diesem meinem Weg (Sunna) abwendet, der gehört nicht zu mir.

(Ṣaḥîḥ Al-Buchâri 4776. HS)

Vorausgesetzt dass religiöse und gesellschaftliche Regeln eingehalten werden, erlaubt der Islam Heirat, Sexualität und Kindergebären. Das Grundprinzip der Liebe und Sexualität im Islam, ähnlich wie im Christen- und Judentum, ist die offen anerkannte Heirat zwischen Mann und Frau. Die Ehe im Islam ist eine wichtige soziale Säule. Eine „Zölibat"-ähnliche Situation ist im Islam verpönt. Gott sagte:

" وَمِنْ آيَاتِهِ أَنْ خَلَقَ لَكُم مِّنْ أَنفُسِكُمْ أَزْوَاجًا لِّتَسْكُنُوا إِلَيْهَا وَجَعَلَ بَيْنَكُم مَّوَدَّةً وَرَحْمَةً إِنَّ فِي ذَٰلِكَ لَآيَاتٍ لِّقَوْمٍ يَتَفَكَّرُونَ "

Und unter Seinen Zeichen ist dies, dass Er Gattinnen für euch aus euch selber schuf, auf dass ihr Frieden bei ihnen finden möget; und Er hat Zuneigung und Barmherzigkeit zwischen euch gesetzt. Hierin liegen wahrlich Zeichen für ein Volk, das nachdenkt.

(Sure Al-Rum 30: Vers 21)

Der Islam verbietet, armen Menschen die Heirat zu verwehren, und verspricht, ihnen Vermögen zu geben. Der Koran empfiehlt aber vorübergehend keusch zu bleiben, wenn die Möglichkeiten fehlen, eine Ehe zu gründen:

" وَأَنكِحُوا الْأَيَامَى مِنكُمْ وَالصَّالِحِينَ مِنْ عِبَادِكُمْ وَإِمَائِكُمْ إِن يَكُونُوا فُقَرَاء يُغْنِهِمُ اللَّهُ مِن فَضْلِهِ وَاللَّهُ وَاسِعٌ عَلِيمٌ * وَلْيَسْتَعْفِفِ الَّذِينَ لَا يَجِدُونَ نِكَاحًا حَتَّى يُغْنِيَهُمُ اللَّهُ مِن فَضْلِهِ وَالَّذِينَ يَبْتَغُونَ الْكِتَابَ مِمَّا مَلَكَتْ أَيْمَانُكُمْ فَكَاتِبُوهُمْ إِنْ عَلِمْتُمْ فِيهِمْ خَيْرًا وَآتُوهُم مِّن مَّالِ اللَّهِ الَّذِي آتَاكُمْ وَلَا تُكْرِهُوا فَتَيَاتِكُمْ عَلَى الْبِغَاء إِنْ أَرَدْنَ تَحَصُّنًا لِّتَبْتَغُوا عَرَضَ الْحَيَاةِ الدُّنْيَا وَمَن يُكْرِههُّنَّ فَإِنَّ اللَّهَ مِن بَعْدِ إِكْرَاهِهِنَّ غَفُورٌ رَّحِيمٌ "

Und verheiratet diejenigen von euch, die ledig sind, und die guten unter euren Sklaven, männliche wie weibliche. Wenn sie arm sind, so wird Allāh sie aus Seiner Fülle reich machen; denn Allāh ist Allumfassend, Allwissend. Und diejenigen, die keine (Gelegenheit) zur Ehe finden, sollen sich keusch halten, bis Allāh sie aus Seiner Fülle reich macht. Und jene, die ihr von Rechts wegen besitzt - wenn welche von ihnen eine Freilassungsurkunde begehren, (so) stellt sie ihnen aus, falls ihr von ihnen Gutes wisset; und gebt ihnen von Allāhs Reichtum, den Er euch gegeben hat. Und zwingt eure Sklavinnen nicht zur Prostitution, wenn sie ein ehrbares Leben führen wollen, nur um die Güter des irdischen Lebens zu erlangen. Werden sie aber (zur Prostitution) gezwungen, dann wird

Allāh gewiss nach ihrem erzwungenen Tun Allvergebend und Barmherzig (zu ihnen) sein.
(Sure Al-Nur 24: Vers 32-33)

Unter bestimmten Umständen erlaubt der Islam die Polygamie mit bis zu vier Frauen, jedoch unter der Voraussetzung der allgemeinen Gerechtigkeit.[425] Über die unmögliche Gerechtigkeit in der körperlichen und seelischen Liebe, die nicht erreichbar ist, wenn man mehr als eine Frau hat, warnte Gott den Menschen und sagte:

" وَلَن تَسْتَطِيعُواْ أَن تَعْدِلُواْ بَيْنَ النِّسَاء وَلَوْ حَرَصْتُمْ فَلاَ تَمِيلُواْ كُلَّ الْمَيْلِ فَتَذَرُوهَا كَالْمُعَلَّقَةِ وَإِن تُصْلِحُواْ وَتَتَّقُواْ فَإِنَّ اللهَ كَانَ غَفُورًا رَّحِيمًا "

Und ihr könnt zwischen den Frauen keine Gerechtigkeit üben, so sehr ihr es auch wünschen möget. Aber neigt euch nicht gänzlich (einer) zu, so dass ihr die andere gleichsam in der Schwebe lasset. Und wenn ihr es wiedergutmacht und gottesfürchtig seid, so ist Allāh Allverzeihend, Barmherzig.
(Sure Al-Nissaa 4: Vers 129)

In der frühen Schöpfungszeit, als es niemanden außer Adam und Eva (Ḥawaa abgeleitet von Ḥayat = Leben) und wenigen Nachkommen gab, war der sogenannte Kreuz-Inzest erlaubt, woraufhin viele Menschen geboren wurden.[426] Prinzipiell ist im Islam - wie in anderen Religionen auch - der Inzest verboten, aber Heirat unter Vettern und Kusinen ist erlaubt, trotzdem raten viele Ärzte in den islamischen Ländern von einer Heirat zwischen Verwandten ab. Der Prophet verbot die gleichzeitige Heirat mit zwei Schwestern. Es gibt auch ein unbestätigtes Zitat des Propheten, in dem er seine Gemeinschaft darauf aufmerksam macht, nicht unter Verwandten zu heiraten, damit keine kranken oder geistig behinderten Kinder zur Welt kommen.[427]

" اغتربوا ولا تضووا "

Heiratet die Fremden, so werden eure Nachkommen nicht schwach zur Welt kommen.
(Al-Zamachschari أساس البلاغة. HD)

" عن أبي هريرة ﷺ أن رسول الله ﷺ قال: " لا يجمع بين المرأة وعمتها ولا بين المرأة وخالتها "

Es darf nicht gleichzeitig verheiratet werden mit einer Frau und ihrer Tante mütterlicher- oder väterlicherseits.
(Ṣaḥîḥ Al-Buchâri 4718. HS)

Außerdem regelt der Islam die Heirat unter den Muslimen und Nichtmuslimen:

" الْيَوْمَ أُحِلَّ لَكُمُ الطَّيِّبَاتُ وَطَعَامُ الَّذِينَ أُوتُواْ الْكِتَابَ حِلٌّ لَّكُمْ وَطَعَامُكُمْ حِلُّ لَّهُمْ وَالْمُحْصَنَاتُ مِنَ الْمُؤْمِنَاتِ وَالْمُحْصَنَاتُ مِنَ الَّذِينَ أُوتُواْ الْكِتَابَ مِن قَبْلِكُمْ إِذَا آتَيْتُمُوهُنَّ أُجُورَهُنَّ مُحْصِنِينَ غَيْرَ مُسَافِحِينَ وَلاَ مُتَّخِذِي أَخْدَانٍ وَمَن يَكْفُرْ بِالإِيمَانِ فَقَدْ حَبِطَ عَمَلُهُ وَهُوَ فِي الآخِرَةِ مِنَ الْخَاسِرِينَ "

Heute sind euch alle guten Dinge erlaubt. Und die Speise derer, denen die Schrift gegeben wurde, ist euch erlaubt, wie auch eure Speise ihnen erlaubt ist. Und ehrbare gläubige Frauen und ehrbare Frauen unter den Leuten, denen vor euch die Schrift gegeben wurde, wenn ihr ihnen die Brautgabe gebt, und nur für eine Ehe und nicht für Unzucht und heimliche Liebschaften. Und wer den Glauben verleugnet, dessen Tat ist ohne

[425] S. Sure Al-Nissaa 3: Vers 3.
[426] Al-Sabouni, 1981.
[427] Al-Sayouti, 1986.

Zweifel zunichte geworden; und im Jenseits wird er unter den Verlierern sein.
(Sure Al-Maaida 5: Vers 5)

Ein Muslim darf eine Nicht-Muslimin heiraten. Eine Heirat zwischen einer muslimischen Frau und einem Nicht-Muslim ist nicht erlaubt. Einer der Hauptgründe ist laut den meisten Gelehrten, dass die Nicht-Muslime götzendienerische und keine rein monotheistischen Gedanken haben. Mögliche Ehepartner sind aufgefordert, besonders im ethisch-moralisch und religiösen Bereich gut zu wählen

" يَا أَيُّهَا الَّذِينَ آمَنُوا إِنَّ مِنْ أَزْوَاجِكُمْ وَأَوْلَادِكُمْ عَدُوًّا لَّكُمْ فَاحْذَرُوهُمْ وَإِن تَعْفُوا وَتَصْفَحُوا وَتَغْفِرُوا فَإِنَّ اللَّهَ غَفُورٌ رَّحِيمٌ * إِنَّمَا أَمْوَالُكُمْ وَأَوْلَادُكُمْ فِتْنَةٌ وَاللَّهُ عِندَهُ أَجْرٌ عَظِيمٌ "

Oh ihr, die ihr glaubt, wahrlich, unter euren Frauen und Kindern sind welche, die euch feindlich gesonnen sind; so hütet euch vor ihnen. Und wenn ihr verzeiht und Nachsicht übt und vergebt, dann ist Allāh Allvergebend, Barmherzig. Eure Reichtümer und eure Kinder sind wahrlich eine Versuchung; doch bei Allāh ist großer Lohn.
(Sure Al-Taghabun 64: Vers 14-15)

Aber am Ende ist der Mensch allein verantwortlich bei Gott. Seine Verwandtschaftsverhältnisse helfen ihm bei Gott nicht:

" لَن تَنفَعَكُمْ أَرْحَامُكُمْ وَلَا أَوْلَادُكُمْ يَوْمَ الْقِيَامَةِ يَفْصِلُ بَيْنَكُمْ وَاللَّهُ بِمَا تَعْمَلُونَ بَصِيرٌ "

Weder eure Blutsverwandtschaft noch eure Kinder werden euch nützen. Er wird zwischen euch am Tage der Auferstehung entscheiden. Und Allāh sieht alles, was ihr tut.
(Sure Al-Mumtaḥina 60: Vers 3)

Die Scheidung einer Ehe ist im Islam erlaubt, wenn die Ehe nicht mehr funktioniert. Mehrere Verse im Koran erklären dies und zeigen auch Wege, um zwischen den Ehepartnern zu vermitteln.

Uneheliche Beziehungen sind in der islamischen Lehre nicht erlaubt. Die meisten muslimischen Gelehrten betrachten das Verbieten der Unzucht (Sexualität ohne Ehe) unter mehreren Gesichtspunkten, so auch als Schutz des Partners vor Übertragung von Geschlechtskrankheiten.

Unzucht war in der vorislamischen Zeit nur bei den Sklavinnen und nicht bei den ehrenhaften freien Frauen bekannt.

Hind Bint Ùtbah, sie war eine freie Frau, traf den Gesandten und wollte den Islam annehmen. Als der Gesandte den Schwureid (Bayàa) von ihr wollte, sollte sie ihm versprechen keine Unzucht zu begehen. Sie antwortete: „Würde eine Freie es tun?“
(Ibn Àbd Al-Birr, Al-Àsqalani 425 HS.)

" عن أبي هريرة أن أعرابيا أتى رسول الله ﷺ فقال إن امرأتي ولدت غلاما أسود وإني أنكرته فقال له رسول الله ﷺ: " هل لك من إبل قال نعم قال فما ألوانها قال حمر قال هل فيها من أورق قال إن فيها لورقا قال فأنى ترى ذلك جاءها قال يا رسول الله عرق نزعها قال ولعل هذا عرق نزعه ولم يرخص له في الانتفاء منه "

Ein Beduine beschwerte sich beim Propheten Muḥammad (ﷺ), weil seine Frau ein dunkles Kind zur Welt gebracht hatte. Der Prophet (ﷺ) fragte ihn: „Hast du Weidetiere?“ Der Beduine bejahte dies. Er fragte ihn, welche Farben sie hätten. Er antwortete, sie seien rot. Er fragte weiter, ob es darunter auch eins gäbe, das rot-schwarz sei. Er antwortete, dass es darunter auch welche von rot-schwarzer Farbe gäbe. Er fragte ihn: „Woher kommt diese Mischung?“ Er antwortete: „Oh Du Gesandter Allāhs, vielleicht

ist diese Mischung durch den Stammbaum entstanden." Er antwortete: „Vielleicht ist das Kind auch eine Mischung, die durch den Stammbaum entstanden ist." Der Prophet verbot daraufhin dem Beduinen, das Kind abzulehnen und verlangte es anzuerkennen.
(Ṣaḥîḥ al-Buchâri 6770, Sunan Abi Dawoud 1927. HS)

" انظر في أي نصاب تضع ولدك فإن العرق دساس "
Siehe genau, wo du dein Kind einordnest, weil das Erbe etwas verstecken kann.
(Al-Albani 2023. HDJ)

Ob die zuletzt zitierten Überlieferungen mit möglichen unehelichen Kindern oder mit eventuellen Erbschäden zu tun haben, ist unklar. Es gilt aber als Grundeinstellung, dass man der Frau nicht ohne genauen Beweis etwas Unmoralisches vorwerfen soll. Die juristisch-religiöse Regel gilt: (البينة على من إدعى واليمين على من أنكر) Die Beweislast liegt bei demjenigen, der etwas behauptet, also zum Beispiel seine Frau der Untreue oder einen Arzt der Fehlbehandlung beschuldigt. Hingegen können beide einen Schwur vor Gott auf den Koran ablegen, um ihre Version zu beeiden, also entsprechend einer eidesstattlichen Erklärung.

Kulturelle nicht-religiöse Aspekte der Ehe (تطلعات زواج ثقافية لادينية)

Einige medizinische Entscheidungen, die muslimischen Patienten oder Patientinnen treffen, haben nicht immer einen religiösen Hintergrund, sondern eine rein kulturelle Begründung. Beispielsweise, wenn eine Frau nicht gebären kann oder bei vorherigen Geburten nicht mehr gebären kann[428], oder körperliche Mängel hat, wird ihr von einigen weniger Wert zugemessen. Das ist ein Verstoß gegen die Grundsätze der Religion. So lange sie keine persönliche Schuld trägt, ist Kinderschenken oder Sterilität von Gott und Er kann entscheiden, wie viele Kinder eine Familie haben darf oder nicht. Der Gesandte hat Frauen geheiratet, die keine Kinder bekamen, und andere, die keine Söhne gebaren. Trotzdem wurden sie weder geschieden noch diskriminiert. Die Menschen sind Geschöpfe Gottes, Der sie schafft, wie Er will.

Regeln zum Geschlechtsverkehr (قواعد العمل الجنسي)

Die folgende Sure erlaubt den Geschlechtsverkehr während der Nächte der Fastenzeit und verbietet ihn in Moscheen.

" أُحِلَّ لَكُمْ لَيْلَةَ الصِّيَامِ الرَّفَثُ إِلَى نِسَآئِكُمْ هُنَّ لِبَاسٌ لَّكُمْ وَأَنتُمْ لِبَاسٌ لَّهُنَّ عَلِمَ اللّهُ أَنَّكُمْ كُنتُمْ تَخْتانُونَ أَنفُسَكُمْ فَتَابَ عَلَيْكُمْ وَعَفَا عَنكُمْ فَالآنَ بَاشِرُوهُنَّ وَابْتَغُواْ مَا كَتَبَ اللّهُ لَكُمْ وَكُلُواْ وَاشْرَبُواْ حَتَّى يَتَبَيَّنَ لَكُمُ الْخَيْطُ الأَبْيَضُ مِنَ الْخَيْطِ الأَسْوَدِ مِنَ الْفَجْرِ ثُمَّ أَتِمُّواْ الصِّيَامَ إِلَى الَّليْلِ وَلاَ تُبَاشِرُوهُنَّ وَأَنتُمْ عَاكِفُونَ فِي الْمَسَاجِدِ تِلْكَ حُدُودُ اللّهِ فَلاَ تَقْرَبُوهَا كَذَلِكَ يُبَيِّنُ اللّهُ آيَاتِهِ لِلنَّاسِ لَعَلَّهُمْ يَتَّقُونَ "

Es ist euch erlaubt, euch in der Nacht des Fastens euren Frauen zu nähern; sie sind Geborgenheit (Kleider) für euch und ihr seid Geborgenheit (Kleider) für sie. Allāh weiß, dass ihr gegen euch selbst trügerisch gehandelt habt, und Er wandte euch Seine Gnade wieder zu und vergab euch. So pflegt nun Verkehr mit ihnen und trachtet nach dem, was Allāh für euch bestimmt hat. Und esset und trinkt, bis der weiße Faden von dem schwarzen Faden der Morgendämmerung für euch erkennbar wird. Danach vollendet das Fasten bis zur Nacht. Und pflegt keinen Verkehr mit ihnen, während ihr euch in die Moscheen zurückgezogen habt. Dies sind die Schranken Allāhs, so kommt ihnen nicht

[428] Vgl. Fremd oder einfach anders? Nds. Ministerium für Soziales, Frauen, Familie, Gesundheit und Integration. 2011.

nahe! So erklärt Allāh den Menschen Seine Zeichen. Vielleicht werden sie (Ihn) fürchten.
(Sure Al-Baqara 2: Vers 187)

Al-Kaḥḥal empfiehlt Einschränkungen des Geschlechtsverkehrs wie folgt: Nicht direkt nach dem Essen, nicht beim Hungern, nicht nach Müdigkeit, nicht nach einem Bad, nicht nach einer Übelkeit, nicht bei psychischer Unruhe oder schlechtem Zustand wie Sorge oder innerem Druck, am Anfang der Nacht, nicht mit einer Unbeliebten oder Erkrankten oder einer jungen Frau, die noch nicht ihre Menstruation bekam, oder einer sehr alten oder einer menstruierenden oder im Wochenbett befindlichen Frau.[429]

" وَيَسْأَلُونَكَ عَنِ الْمَحِيضِ قُلْ هُوَ أَذًى فَاعْتَزِلُواْ النِّسَاء فِي الْمَحِيضِ وَلاَ تَقْرَبُوهُنَّ حَتَّىَ يَطْهُرْنَ فَإِذَا تَطَهَّرْنَ فَأْتُوهُنَّ مِنْ حَيْثُ أَمَرَكُمُ اللّهُ إِنَّ اللّهَ يُحِبُّ التَّوَّابِينَ وَيُحِبُّ الْمُتَطَهِّرِينَ "

Und sie befragen dich über die Menstruation. Sprich: „Sie ist ein Leiden. So haltet euch von den Frauen während der Menstruation fern und kommt ihnen nicht nahe, bis sie rein sind; und wenn sie rein sind, dann geht zu ihnen, wie Allāh es euch geboten hat. Wahrlich, Allāh liebt diejenigen, die sich (Ihm) reuevoll zuwenden und die sich reinigen."
(Sure Al-Baqara 2: Vers 222)

Muslimische Frauen gelten während der Menstruation und des Wochenbetts als „rituell unrein" und nicht als „unrein". Sie üben ganz normale Alltagspflichten aus, sind aber von bestimmten religiösen Pflichten und Ritualen befreit. Der Prophet Muḥammad, wie Àischa (ﷺ), seine Gattin, über ihn berichtete, verhielt sich gegenüber seinen Frauen während ihrer Menstruation wie auch sonst immer:

" عن عائشة ﷺ قالت كان النبي ﷺ يباشرني وأنا حائض وكان يخرج رأسه من المسجد وهو معتكف فأغسله وأنا حائض "

Der Gesandte versah mich mit Zärtlichkeiten, als ich meine Regel hatte. Und er ließ mich seinen Kopf waschen, bevor er in die Moschee ging zum Iìtikaf (Aufenthalt in der Moschee während des Fastenmonats Ramadan) und ich hatte meine Regel.
(Ṣaḥîḥ Al-Buchâri 6994. HS)

" عن عائشة قالت كان النبي ﷺ يقرأ القرآن ورأسه في حجري وأنا حائض "

Der Gesandte las den Koran und sein Kopf lag auf meinem Schoß, als ich meine Regel hatte.
(Ṣaḥîḥ Al-Buchâri 1890. HS)

Frauen dürfen an der Pilgerfahrt nach Mekka nicht teilnehmen, wenn sie ihre Menstruation haben, aber wenn sie pilgern möchten, dürfen sie laut Gelehrten während des Aufenthalts in Mekka Hormone nehmen, die die Menstruation verschieben.

Der Gesandte regelte auch religiöse Pflichten am Ende der Menstruation und bei verlängerter Menstruationsdauer:

„عن عائشة أم المؤمنين أَنَّ امْرَأَةً سَأَلَتِ النبيَّ ﷺ عن غُسْلِهَا مِنَ المَحِيضِ، فأمَرَهَا كيفَ تَغْتَسِلُ، قالَ: خُذِي فِرْصَةً مِن مَسْكٍ، فَتَطَهَّرِي بهَا قالَتْ: كيفَ أتَطَهَّرُ؟ قالَ: تَطَهَّرِي بهَا، قالَتْ: كيفَ؟ قالَ: سُبْحَانَ اللَّهِ، تَطَهَّرِي فَاجْتَبَذْتُهَا إلَيَّ، فَقُلتُ: تَتَبَّعِي بهَا أثَرَ الدَّمِ".

Àischa, Mutter der Gläubigen, berichtete, dass eine Frau den Gesandten ﷺ fragte über ihre volle Waschung (Ghusl) nach der Menstruation, er befahl ihr eine volle Waschung zu unternehmen. Er sagte: „Nimm (nach der Waschung) ein Stück Wolle oder Baum-

[429] Al-Kaḥḥal, 2004.

wolle mit dem Moschus-Parfum (Misk), reinige dich damit. Sie sagte „Wie?“. Er sagte: „Gepriesen sei Allāh! Reinige dich.“. Ich (Àischa) habe die Gefährtin stark zu mir gezogen und sagte ihr: “Folge (und reinige) damit die Blutspuren.“
(Ṣaḥîḥ Al-Buchâri 314. HS)

Laut Erklärung des Zitats sollen mit der Moschus-parfümierten Wolle oder Baumwolle die Vulva und die Blutspuren gereinigt werden[430].

Erweiterend sagte Àischa im Bezug auf dieses Thema in einer anderen Ḥadîth-Version:

„فَقَالَتْ عَائِشَةُ: نِعْمَ النِّسَاءُ نِسَاءُ الأَنْصَارِ لَمْ يَكُنْ يَمْنَعُهُنَّ الحَيَاءُ أَنْ يَتَفَقَّهْنَ فِي الدِّينِ “.
Gelobt die Frauen, die Ansar-Frauen, ihre Scham hat sie nicht verhindert die Religionsjurisprudenz (Fiqh-Lehre = Verstehen und Anwenden der religiösen Texte) zu lernen
(Ṣaḥîḥ Muslim 332. HS)

Moschus war schon vor der islamischen Zeit bekannt und hat medizinsche Wirkung, u.a. Testosteron-Erhöhung, krampflösend, nervenstärkend, erotisierend und belebend[431]. Ob Moschus eine desinfizierende bzw. infektionshemmende Wirkung hat, bleibt noch offen.

Der Gesandte regelte auch religiöse Pflichten bei verlängerter Menstruationsdauer:

" عن عائشة ﵂ قالت استحيضت فاطمة بنت أبي حبيش فسألت النبي ﷺ فقالت يا رسول الله إني أستحاض فلا أطهر أفأدع الصلاة قال رسول الله ﷺ إنما ذلك عرق وليست بالحيضة فإذا أقبلت الحيضة فدعي الصلاة وإذا أدبرت فاغسلي عنك أثر الدم وتوضئي فإنما ذلك عرق وليست بالحيضة قيل له فالغسل قال ذلك لا يشك فيه أحد "
Fatima, Tochter des Abu Hubaisch bekam ihre Menstruation. Sie fragte den Propheten Muḥammad (ﷺ), und sagte: „Oh Gesandter Allāhs, ich bin eine Frau, die ihre Monatsregel so oft erlebt, dass ich nicht zu dem rituellen Zustand der Reinheit gelangen kann. Soll ich nun das Gebet unterlassen?“ Der Gesandte Allāhs (ﷺ) sagte: „Nein! Denn es handelt sich dabei um eine Blutader, nicht um eine Monatsregel; (so verfahre wie folgt): Wenn du deine Regel hast, so lass das Gebet sein. Und wenn diese zu Ende ist, so wasche das Blut von dir ab und bete.“
(Sunan Al-Nassaaii 217, Ṣaḥîḥ Al-Buchâri 0228. HS)

" عن ابن عباس عن النبي ﷺ في الذي يأتي امرأته وهي حائض قال: " يتصدق بدينار أو بنصف دينار "
Der Gefährte Ibn Àbbas berichtete, dass der Gesandte (ﷺ) gefragt wurde, was man tun soll, wenn man mit seiner Frau während der Menstruation geschlafen hat, er antwortete: „Er soll einen Dinar oder einen halben Dinar spenden.“
(Sunan Ibn Mâdschah 632. HH)

Wenn Samenreste auf einem Kleid bleiben und trocknen, so soll man den Fleck durch Reiben trocken entfernen.

" عَائِشَةَ قَالَتْ كُنْتُ أَفْرُكُ الْمَنِيَّ مِنْ ثَوْبِ رَسُولِ اللَّهِ ﷺ بِأَصَابِعِي ثُمَّ يُصَلِّي فِيهِ وَلَا يَغْسِلُهُ "
Àischa sagte: „Ich hatte die trockenen Samenreste aus dem Kleid des Gesandten Allāhs (ﷺ) mit meinen Fingern gerieben, und danach betete er damit ohne es zu waschen.“
(Sunan Abi Dawoud. HS)

---

430 https://www.dorar.net/hadith/sharh/14622
431 https://de.wikipedia.org/wiki/Moschus und https://www.gesundheit.de/wellness/koerperpflege/duefte/moschus-koenig-der-duefte

" عن أبي هريرة أن النبي ﷺ لقيه في بعض طريق المدينة وهو جنب فانخنست منه فذهب فاغتسل ثم جاء فقال أين كنت يا أبا هريرة قال كنت جنبا فكرهت أن أجالسك وأنا على غير طهارة فقال: " سبحان الله إن المسلم لا ينجس "

Abu Hurayra traf den Gesandten in einer Straße in Al-Madina und war im Al-Dschanaba-Zustand. Er vermied ihn zu treffen, ging und reinigte sich. Danach kam er. Er (der Gesandte) fragte „Oh Abu Hurayra, wo warst du? Er antwortete: „Ich war im Al-Dschanaba -Zustand und wollte dich nicht in diesem unreinen Zustand treffen". Er antwortete: „Gepriesen sei Allāh, der Muslim verunreinigt den anderen nicht."

(Ṣaḥîḥ Al-Buchâri 274 HS. Auch 248-250, 261, 274, 277, 286, 295, 297 und 306)

Àischa, die Gattin des Propheten, berichtete:

" عن عائشة قالت: " كان النبي ﷺ إذا أراد أن ينام وهو جنب غسل فرجه وتوضأ للصلاة "

Der Prophet (ﷺ) pflegte seinen Genitalbereich zu waschen und Wudhuu vorzunehmen, wenn er sich im Al-Dschanaba-Zustand schlafen legen wollte.

(Ṣaḥîḥ Al-Buchâri 279. HS)

Gesunde oder vorübergehend kranke Männer dürfen den Beischlaf mit ihren Frauen nur für eine beschränkte Zeit unterbinden, sonst wäre eine Scheidung seitens der Frau rechtmäßig erlaubt:

" سعيد بن المسيب أنه كان يقول: " من تزوج امرأة فلم يستطع أن يمسها فإنه يضرب له أجل سنة فإن مسها وإلا فرق بينهما "

Wer eine Frau heiratet, aber mit ihr keinen Beischlaf tut, dem wird ein Ultimatum von einem Jahr gegeben. Entweder schläft er mit ihr oder es soll eine Trennung stattfinden.

(Muaṭṭaa Malik 1069)

Um die psychische Lage der Soldaten zu verbessern, fragte der zweite Kalif Ùmar Bin Al- Chaṭṭab seine Tochter Ḥafṣa, wie lange eine verheiratete Frau es sexuell ohne ihren Mann aushalten kann. Ùmars Tochter Ḥafsa gab einen Zeitraum von vier Monaten an. Daraufhin tauschte Ùmar die Soldaten alle vier Monate aus.[432]

Es gibt ein Zitat des Propheten, das man dahingehend interpretiert, dass Frauen, die zum Geschlechtsverkehr gezwungen wurden, keine Strafe bekommen, sondern nur derjenige, der sie dazu zwingt.[433] Al-Azhar erlaubte in einer umstrittenen Fatwa den anständigen, vergewaltigten Frauen die Abtreibung vor dem vierten Monat.[434]

Sowohl der Koran als auch der Prophet Muḥammad erlauben die Homosexualität nicht.

" وَلُوطًا إِذْ قَالَ لِقَوْمِهِ أَتَأْتُونَ الْفَاحِشَةَ وَأَنتُمْ تُبْصِرُونَ * أَئِنَّكُمْ لَتَأْتُونَ الرِّجَالَ شَهْوَةً مِّن دُونِ النِّسَاءِ بَلْ أَنتُمْ قَوْمٌ تَجْهَلُونَ * فَمَا كَانَ جَوَابَ قَوْمِهِ إِلَّا أَن قَالُوا أَخْرِجُوا آلَ لُوطٍ مِّن قَرْيَتِكُمْ إِنَّهُمْ أُنَاسٌ يَتَطَهَّرُونَ * فَأَنجَيْنَاهُ وَأَهْلَهُ إِلَّا امْرَأَتَهُ قَدَّرْنَاهَا مِنَ الْغَابِرِينَ "

Und (gedenke) Lots, als er zu seinem Volke sagte: „Wollt ihr Schändlichkeiten begehen, wo ihr doch einsichtig seid? Wollt ihr euch wirklich in (eurer) Sinnenlust mit Männern statt mit Frauen abgeben? Nein, ihr seid ein unwissendes Volk." Doch die Antwort seines Volkes war nichts anderes als: „Treibt Lots Familie aus eurer Stadt hinaus; denn sie sind Leute, die rein sein möchten." Also erretteten Wir ihn und die Seinen bis auf seine Frau; sie ließen Wir bei jenen, die zurückblieben.

(Sure Al-Naml 27: Vers 54-57)

---

[432] Chalid, 1987, Al-Sayouti, 1997.

[433] Vgl. Ṣaḥîḥ Al-Buchâri 6436.

[434] Al-Quds Al-Arabi, 2009, Al-Ahram, 2007.

Nach Auffassung aller monotheistischen Religionen war auch Sodomie (Zoophilie), also der Vollzug sexueller Handlungen an Tieren durch den Menschen, eine Freveltat, die mit dem Tode zu ahnden ist. Dabei sollen auch die Tiere, die Gegenstand der Sodomie waren, eingeschläfert und nicht konsumiert werden; hier scheinen Moralvorstellungen und Schamhaftigkeit eine Rolle gespielt zu haben:

" عن ابن عباس قال قال رسول الله ﷺ: " من أتى بهيمة فاقتلوه واقتلوها معه " قال قلت أنه كره أن يؤكل لحمها وقد عمل بها ذلك العمل "

Ibn ʿAbbās sagte, der Prophet (ﷺ) habe gesagt: „Wer Geschlechtsverkehr mit Tieren ausübt, den sollt ihr töten, ebenso wie die Tiere, die er missbraucht hat". Daraufhin fragte Ibn ʿAbbās ihn: „Warum auch die Tiere?" Er sagte zu ihm, dass man ihr Fleisch einfach nicht essen wolle, nachdem diese Tat mit ihnen stattgefunden hatte.
(Sunan Abi Dawoud 3871. HH)

Eine Kastration ist für Muslime verboten.

" سعد بن أبي وقاص يقول رد رسول الله ﷺ على عثمان بن مظعون التبتل ولو أذن له لاختصينا "

Der Prophet (ﷺ) erlaubte den Männern nicht, sich zu kastrieren.
(Ṣaḥîḥ Al-Buchâri 4685 und 4686. HS)

Schwangerschaft, Geburt und Stillen (الحمل، الولادة والرضاعة)

Nur Gott weiß, welches Lebewesen im Mutterleib wächst:

" اللهُ يَعْلَمُ مَا تَحْمِلُ كُلُّ أُنثَى وَمَا تَغِيضُ الأَرْحَامُ وَمَا تَزْدَادُ وَكُلُّ شَيْءٍ عِندَهُ بِمِقْدَارٍ "

Allāh weiß, was jedes weibliche Wesen trägt, und wann der Mutterschoß abnimmt und wann er zunimmt. Und bei Ihm geschehen alle Dinge nach Maß.
(Sure Al-Ra`d 13: Vers 8)

" لِلَّهِ مُلْكُ السَّمَاوَاتِ وَالْأَرْضِ يَخْلُقُ مَا يَشَاء يَهَبُ لِمَنْ يَشَاء إِنَاثًا وَيَهَبُ لِمَن يَشَاء الذُّكُورَ * أَوْ يُزَوِّجُهُمْ ذُكْرَانًا وَإِنَاثًا وَيَجْعَلُ مَن يَشَاء عَقِيمًا إِنَّهُ عَلِيمٌ قَدِيرٌ "

Allāhs ist das Königreich der Himmel und der Erde. Er schafft, was Er will. Er beschert Mädchen, wem Er will, und Er beschert Knaben, wem Er will. Oder Er gibt beide, Knaben und Mädchen, und Er macht unfruchtbar, wen Er will; Er ist Allwissend, Allmächtig.
(Sure Al-Schura 42: Vers 49-50)

Die Schuldzuweisung für Kinderlosigkeit hat in vielen muslimischen Gesellschaften einen traditionellen und nicht einen religiösen Hintergrund. Meistens wird die Frau beschuldigt und dadurch abgewertet. Àischa, die Mutter der Gläubigen, war jung und lebte lange mit dem Propheten zusammen, ohne Kinder zu bekommen. Weder der Koran noch die Sunna sagen etwas darüber. Eine Wallfahrt zu Gräbern berühmter Religionslehrer oder Mystiker, um dort Bittgebete für Kindersegen zu verrichten, geschieht immer wieder, ist aber unislamisch.

Der Gesandte sagte, als er nach der Entstehung eines Jungen oder Mädchens gefragt wurde:

" عبد الله بن سلام بلغه مقدم النبي ﷺ المدينة فأتاه يسأله عن أشياء فقال إني سائلك عن ثلاث لا يعلمهن إلا نبي ما أول أشراط الساعة وما أول طعام يأكله أهل الجنة وما بال الولد ينزع إلى أبيه أو إلى أمه قال أخبرني به جبريل آنفا قال ابن سلام ذاك عدو اليهود من الملائكة قال أما أول أشراط الساعة فنار تحشرهم من المشرق إلى المغرب وأما أول طعام يأكله أهل الجنة فزيادة كبد الحوت وأما الولد فإذا سبق ماء الرجل ماء المرأة نزع الولد وإذا سبق ماء المرأة ماء الرجل نزعت الولد "

Und wegen des Kindes, wenn das Wasser des Mannes (gemeint ist die Samenflüssigkeit) die Frau schneller als das Wasser der Frau (gemeint ist das Ei) erreicht, ähnelt das Kind dem Vater. Und wenn das Wasser der Frau schneller als das Wasser des Mannes die Frau erreicht, ähnelt das Kind der Mutter.

(Ṣaḥîḥ Al-Buchâri 3645. HS)

" عن ابن عباس قال أقبلت يهود إلى رسول الله ﷺ فقالوا يا أبا القاسم إنا نسألك عن خمسة أشياء فإن أنبأتنا بهن عرفنا أنك نبي واتبعناك فأخذ عليهم ما أخذ إسرائيل على بنيه إذ قالوا " الله على ما نقول وكيل " قال هاتوا قالوا أخبرنا عن علامة النبي قال تنام عيناه ولا ينام قلبه قالوا أخبرنا كيف تؤنث المرأة وكيف تذكر قال يلتقي الماءان فإذا علا ماء الرجل ماء المرأة أذكرت وإذا علا ماء المرأة آنثت. "

Und wenn beim Geschlechtsverkehr zwischen den Eheleuten die Flüssigkeit des Mannes die Flüssigkeit der Frau übersteigt (beherrscht), wird ein Sohn kommen und wenn die Flüssigkeit der Frau die Flüssigkeit des Mannes übersteigt, wird eine Tochter kommen.

(Musnad Aḥmad 2353. HS)

Der Prophet Muḥammad empfahl seinen Anhängern, vor dem Geschlechtsverkehr mit dem Partner folgendes Bittgebet auszusprechen:

" عن ابن عباس ﷺ عن النبي ﷺ قال: " أما إن أحدكم إذا أتى أهله وقال: " بسم الله اللهم جنبنا الشيطان وجنب الشيطان ما رزقتنا " فرزقا ولدا لم يضره الشيطان "

Mit dem Namen Allāhs. Oh Allāh, lass uns den Teufel vermeiden und lass den Teufel vermeiden, was wir bekommen. Wenn wir ein Kind bekommen, wird der Teufel ihm nicht schaden.

(Ṣaḥîḥ Al-Buchâri 3031. HS)

Ein Coitus interruptus, also ein Samenerguss außerhalb des Körpers der Frau während des Geschlechtsverkehrs ist zulässig, aber es ist unklar, ob er als Verhütungsmittel betrachtet wurde.

" عن جابر قال: " كنا نعزل على عهد النبي ﷺ " حدثنا علي بن عبد الله حدثنا سفيان قال عمرو أخبرني عطاء سمع جابرا ﷺ قال: " كنا نعزل والقرآن ينزل "

Die Gefährten berichteten in mehreren Ḥadîthen über die Anwendung des Coitus interruptus zu Lebzeiten des Gesandten Allāhs (ﷺ), wofür von ihm kein Verbot ausgesprochen wurde.

(Ṣaḥîḥ Al-Buchâri 4808, Ṣaḥîḥ Muslim 2607, 8208 und 5210. HS)

Gleichzeitig erlaubte der Gesandte diese Methode nicht, wenn die Frau es nicht will.

" عَنْ عُمَرَ بْنِ الْخَطَّابِ ﷺ أَنَّ النَّبِيَّ ﷺ نَهَى عَنْ الْعَزْلِ عَنْ الْحُرَّةِ إِلَّا بِإِذْنِهَا "

Ùmar Bin Al-Chaṭṭab (ﷺ) sagte, dass der Gesandte (ﷺ) verbot den Coitus interruptus bei der freien Ehefrau anzuwenden, ohne ihre Erlaubnis.

(Musnad Aḥmad 212. HS)

Eine bestimmte Schwangerschaft ist im Koran erwähnt. Sarah, die Frau Abrahams, bekam ihr Kind Isḥâq (Isaak) viel später als andere Frauen. Das war ein Wunder Gottes:

" وَامْرَأَتُهُ قَآئِمَةٌ فَضَحِكَتْ فَبَشَّرْنَاهَا بِإِسْحَقَ وَمِن وَرَاء إِسْحَقَ يَعْقُوبَ * قَالَتْ يَا وَيْلَتَى أَأَلِدُ وَأَنَاْ عَجُوزٌ وَهَـذَا بَعْلِي شَيْخًا إِنَّ هَـذَا لَشَيْءٌ عَجِيبٌ * قَالُواْ أَتَعْجَبِينَ مِنْ أَمْرِ اللهِ رَحْمَتُ اللهِ وَبَرَكَاتُهُ عَلَيْكُمْ أَهْلَ الْبَيْتِ إِنَّهُ حَمِيدٌ مَّجِيدٌ "

Und seine Frau stand dabei und lachte, worauf Wir ihr die frohe Botschaft von (ihrem künftigen Sohn) Isaak und von (dessen künftigem Sohn) Jakob nach Isaak verkündeten. Sie sagte: „Ach, wehe mir! Soll ich ein Kind gebären, wo ich doch eine alte Frau bin und dieser mein Ehemann ein Greis ist? Das wäre wahrlich eine wunderbare Sache." Da sprachen jene: „Wunderst du dich über den Beschluss Allāhs? Allāhs Gnade und Seine Segnungen sind über euch, oh Leute des Hauses. Wahrlich, Er ist Preiswürdig, Ruhmvoll."

(Sure Hud 11: Vers 71-73)

" هَلْ أَتَاكَ حَدِيثُ ضَيْفِ إِبْرَاهِيمَ الْمُكْرَمِينَ * إِذْ دَخَلُوا عَلَيْهِ فَقَالُوا سَلَامًا قَالَ سَلَامٌ قَوْمٌ مُّنكَرُونَ * فَرَاغَ إِلَى أَهْلِهِ فَجَاء بِعِجْلٍ سَمِينٍ * فَقَرَّبَهُ إِلَيْهِمْ قَالَ أَلَا تَأْكُلُونَ * فَأَوْجَسَ مِنْهُمْ خِيفَةً قَالُوا لَا تَخَفْ وَبَشَّرُوهُ بِغُلَامٍ عَلِيمٍ * فَأَقْبَلَتِ امْرَأَتُهُ فِي صَرَّةٍ فَصَكَّتْ وَجْهَهَا وَقَالَتْ عَجُوزٌ عَقِيمٌ قَالُوا كَذَلِكَ قَالَ رَبُّكِ إِنَّهُ هُوَ الْحَكِيمُ الْعَلِيمُ "

Ist die Geschichte von Abrahams geehrten Gästen nicht zu dir gekommen? Als sie bei ihm eintraten und sprachen: „Frieden!" sagte er: „Frieden, unbekannte Leute." Und er ging unauffällig zu seinen Angehörigen und brachte ein gemästetes Kalb. Und er setzte es ihnen vor. Er sagte: „Wollt ihr nicht essen?" Es erfasste ihn Furcht vor ihnen. Sie sprachen: „Fürchte dich nicht." Dann gaben sie ihm die frohe Nachricht von einem klugen Knaben. Da kam seine Frau in Aufregung heran, und sie schlug ihre Wange und sagte: „(Ich bin doch) eine unfruchtbare alte Frau!" Sie sprachen: „Das ist so, aber dein Herr hat gesprochen. Wahrlich, Er ist der Allweise, der Allwissende."

(Sure Al-Thariay 51: Vers 24-30)

Stillen gehört zur Gesundheit und verstärkt sie. Der Islam beschränkt die Stillzeit auf zwei Jahre nach dem Mondkalender. Gott sagte darüber im Koran:

" وَالْوَالِدَاتُ يُرْضِعْنَ أَوْلاَدَهُنَّ حَوْلَيْنِ كَامِلَيْنِ لِمَنْ أَرَادَ أَن يُتِمَّ الرَّضَاعَةَ وَعلَى الْمَوْلُودِ لَهُ رِزْقُهُنَّ وَكِسْوَتُهُنَّ بِالْمَعْرُوفِ لاَ تُكَلَّفُ نَفْسٌ إِلاَّ وُسْعَهَا لاَ تُضَآرَّ وَالِدَةٌ بِوَلَدِهَا وَلاَ مَوْلُودٌ لَّهُ بِوَلَدِهِ وَعَلَى الْوَارِثِ مِثْلُ ذَلِكَ فَإِنْ أَرَادَا فِصَالاً عَن تَرَاضٍ مِّنْهُمَا وَتَشَاوُرٍ فَلاَ جُنَاحَ عَلَيْهِمَا وَإِنْ أَرَدتُّمْ أَن تَسْتَرْضِعُواْ أَوْلاَدَكُمْ فَلاَ جُنَاحَ عَلَيْكُمْ إِذَا سَلَّمْتُم مَّآ آتَيْتُم بِالْمَعْرُوفِ وَاتَّقُواْ اللهَ وَاعْلَمُواْ أَنَّ اللهَ بِمَا تَعْمَلُونَ بَصِيرٌ "

Und die Mütter stillen ihre Kinder zwei volle Jahre. (Das gilt) für die, die das Stillen vollenden wollen. Und es obliegt dem, dem das Kind geboren wurde, für (die Mütter) ihre Nahrung und Kleidung auf gütige Weise Sorge zu tragen. Von keiner Seele soll etwas gefordert werden über das hinaus, was sie zu leisten vermag. Einer Mutter soll nicht wegen ihres Kindes Schaden zugefügt werden, und dem, dem das Kind geboren wurde, nicht wegen seines Kindes. Und für den Erben gilt das gleiche. Und wenn sie beide in gegenseitigem Einvernehmen und nach Beratung (das Kind vorzeitig) entwöhnen wollen, dann liegt darin kein Vergehen für sie. Und wenn ihr eure Kinder stillen lassen wollt, so ist es kein Vergehen für euch, sofern ihr das, was ihr vereinbart habt, in gütiger Weise bezahlt. Und fürchtet Allāh und wisset, dass Allāh wohl sieht, was ihr tut.

(Sure Al-Baqara 2: Vers 238)

Der Kalif Ùmar zahlte eine Unterstützung für die Kinder während der zweijährigen Stillzeit, was dem heutigen Kindergeld bzw. Erziehungsurlaub entspricht.

Al-Ghilah ist der Geschlechtsverkehr während der Stillzeit, der den Gebräuchen benachbarter Völker folgend erlaubt ist. Der Prophet Muḥammad sagte:

" عن عائشة عن جدامة بنت وهب الأسدية أنها سمعت رسول الله ﷺ يقول: " لقد هممت أن أنهى عن الغيلة حتى ذكرت أن الروم وفارس يصنعون ذلك فلا يضر أولادهم " قال مالك: " والغيلة أن يمس الرجل امرأته وهي ترضع "

Ich hätte beinahe die Ghilah verboten, aber dann hörte ich, dass die Römer und Perser es tun, ohne dass die Kinder davon Schaden bekommen.

(Sunan Al-Tirmithi 2003. HH)

Beschneidung (الختان)

Die Beschneidung männlicher Kinder ist eine gesellschaftliche und religiöse Tradition, die seit über 3000 Jahren bekannt ist. Alle semitischen Gesandten und Propheten darunter Jesus waren beschnitten. Die Beschneidung der Knaben ist im Islam eine religiöse Pflicht, weil die Muslime dem Weg des Propheten Abraham folgen sollen:

" قُلْ صَدَقَ اللهُ فاتَّبِعُوا مِلَّةَ إبْرَاهِيمَ حَنِيفًا وَمَا كَانَ مِنَ المُشْرِكِينَ "

Sprich: „Allāh spricht die Wahrheit. So folgt der Religion Abrahams, des Lauteren im Glauben, der neben Allāh keine Götter setzte.“

(Sure Aali Imran 3: Vers 94)

" وَمَنْ أَحْسَنُ دِينًا مِّمَّنْ أَسْلَمَ وَجْهَهُ لله وَهُوَ مُحْسِنٌ واتَّبَعَ مِلَّةَ إبْرَاهِيمَ حَنِيفًا وَاتَّخَذَ اللهُ إبْرَاهِيمَ خَلِيلاً "

Und wer hat eine schönere Religion als jener, der sich Allāh ergibt und dabei Güte übt und dem Glauben Abrahams folgt, des Aufrechten? Und Allāh nahm Sich Abraham zum Freund.

(Sure Al-Nissaa 4: Vers 125)

Über die Beschneidung Abrahams sagte der Prophet Muḥammad:

" عن أبي هريرة أن رسول الله ﷺ قال: " اختتن إبراهيم بعد ثمانين سنة واختتن بالقدوم "

Ibrahim (Abraham) ließ sich mit 80 Jahren beschneiden, in dem Ort Al-Qadoum im alten Syrien.

(Ṣaḥîḥ Al-Buchâri 5824. HS)

Beschneidung gehört zur der menschlichen Natur, wie der Gesandte die Muslime lehrte. Der Prophet sagte:

" عن أبي هريرة ﷺ سمعت النبي ﷺ يقول: " الفطرة خمس الختان والاستحداد وقص الشارب وتقليم الأظفار ونتف الآباط "

Zur Fitra (menschlichen Natur) gehören fünf Dinge: Die Beschneidung, das Abrasieren der Schamhaare, das Kurzschneiden des Schnurrbarts, das Schneiden der (Finger- und Fuß-)Nägel und das Auszupfen der Achselhaare.

(Ṣaḥîḥ Al-Buchâri 5441 und 6297-6300. HS)

Die Beschneidung der männlichen Kinder ist auch im Judentum die Regel. Ein Merkmal der Vertreibung der Muslime und Juden bei der Inquisition in Spanien im Mittelalter war, dass die Männer untersucht wurden, ob sie beschnitten waren.

Wenn der Muslim seine Harnblase entleert, so soll er danach sein Glied von Urinresten reinigen. Laut muslimischer Erfahrung wird der Urinrest durch die Beschneidung der Vorhaut reduziert. Der Gesandte warnte den Gläubigen vor einer Strafe Gottes, wenn sie es nicht tun:

" ابْنِ عَبَّاسٍ قَالَ مَرَّ رَسُولُ اللَّهِ ﷺ عَلَى قَبْرَيْنِ فَقَالَ إِنَّهُمَا يُعَذَّبَانِ وَمَا يُعَذَّبَانِ فِي كَبِيرٍ أَمَّا هَذَا فَكَانَ لَا يَسْتَنْزِهُ مِنْ بَوْلِهِ وَأَمَّا هَذَا فَإِنَّهُ كَانَ يَمْشِي بِالنَّمِيمَةِ ثُمَّ دَعَا بِعَسِيبٍ رَطْبٍ فَشَقَّهُ بِاثْنَيْنِ فَغَرَسَ عَلَى هَذَا وَاحِدًا وَعَلَى هَذَا وَاحِدًا ثُمَّ قَالَ لَعَلَّهُ يُخَفَّفُ عَنْهُمَا مَا لَمْ يَيْبَسَا "

Der Gesandte (ﷺ) ging an zwei Gräbern vorbei und sagte, dass sie wegen einer Kleinigkeit gequält werden. Einer (der Verstorbenen) hatte seinen Urin (von seinem Körper) nicht richtig gereinigt und der andere hatte Übles über den anderen geredet. Er verlangte nach einem Palmenzweig, den er in zwei Teile trennte und sie auf den beiden Gräbern pflanzte und sagte: „Vielleicht wird ihre Qual dadurch reduziert, solange sie noch grün sind.“

(Sunan Al-Nassaaii 31. HS)

Die weithin umstrittene Beschneidung der Frauen ist keine religiöse Pflicht, sondern (bedingt) freiwillig. Die häufigste und in vielen Ländern vor allem Afrikas angewandte Beschneidung für Frauen ist die pharaonische Methode (Infibulation) und nicht die islamische (verschiedene Formen der teilweisen oder vollständigen Entfernung der Klitoris und/oder der Klitorisvorhaut).

Der Gesandte sagte zu einer Frauen-Beschneiderin:

„عن أم عطية الأنصارية أن امرأة كانت تختن بالمدينة فقال لها النبي ﷺ لا تنهكي فإن ذلك أحظى للمرأة وأحب إلى البعل“

Übertreibe nicht beim Schneiden[435] (der Kitzler-Vorhaut), weil das der Frau nutzt (reizt) und lieber für den Mann ist.

(Sunan Al-Bayhaqi. HH, auch Sunan Abi Dawud 5271. HS und Al-Ṭabarani HH)

Der Große Medizinethiker und Arzt Al-Barr betonte in seinem Buch über die Beschneidung, dass die vom Propheten nicht empfohlene Frauenbeschneidung zu Schäden bei der Frau wie Blutungen, Entzündung und Schwierigkeiten beim Sexualverkehr führt[436].

Die rechtliche Diskussion zur Wertigkeit der Unversehrtheit des Körpers im Gegensatz zur freien Religionsausübung im Falle der Beschneidung hat in Deutschland und in andereren Ländern Europas auch im Rahmen der Migration aus islamischen Ländern für Aufsehen gesorgt. Die Weltgesundheitsorganisation (WHO) wendet sich gegen die Genitalbeschneidung bei Mädchen und Frauen und stuft sie in zahlreichen Dokumenten als Verletzung des Menschenrechts auf körperliche Unversehrtheit ein: „Female Genital Mutilation (FGM) is a violation of the human rights of girls and women.“.

Eher im Hintergrund läuft die medizinische Frage, ob eine Beschneidung bei Knaben (Zirkumzision der Penisvorhaut) außer bei medizinischer Indikation wie zum Beispiel Fällen von Phimose gegebenenfalls präventive Vorteile hat, die wiederum gegenüber möglichen Komplikationsraten abzuwägen wären. Die WHO empfahl die präventive Beschneidung von Männern in Afrika als Voluntary Medical Male Circumcision (VMMC), um das AIDS-Risiko zu vermindern. Nahezu 15 Millionen VMMCs wurden in diesem Zusammenhang in 14 Staaten in Ost- und Südafrika durchgeführt. Unabhängig von der Religion empfehlen einige auch nichtmuslimische Ärzte den Eltern die Beschneidung ihrer neugeborenen Söhne aus hygienischen Gründen, wozu es reichlich Fachliteratur gibt.

---

[435] Die Klitoris (Kitzler) muss geschont werden.

[436] Al-Barr 1994.

Teil 3

Medizin während des Kalifats

" وَفَوْقَ كُلِّ ذِي عِلْمٍ عَلِيمٌ "

Und über jedem, der Wissen hat, ist der Eine, Der noch mehr weiß.

(Sure Yussuf 12: Vers 76)

Das arabische Kalifat (632 - 1492 u.Z.)

Die weitere medizinische Entwicklung war umfangreich und vielfältig. Die folgende Darstellung ist entsprechend als beispielhafter Überblick der medizinischen Praxis und Forschung in der Zeit des Kalifats zu betrachten.

Historischer Überblick

Nachdem der Prophet Muḥammad 632 u.Z. nach 23 Jahren Prophetentum ohne männlichen Nachkommen gestorben war, ergab sich die Frage nach einem Nachfolger als Oberhaupt des neuen jungen islamischen Staates, der sich schnell und stetig ausbreitete und eine Verwaltung brauchte. Letztendlich wurde der Schwiegervater des Propheten, Abu Bakr (573 - 634 u.Z.), von einer Mehrheit der islamischen Gefährten zum neuen Oberhaupt durch Schwureid gewählt. Er nannte sich nicht Stellvertreter Gottes sondern Kalif (Chalīfat Rasūl Allāh, Nachfolger des Gesandten). Da der Gesandte keine Söhne hatte sondern nur Töchter, regierte nach Abu Bakrs Tod der Schwiegersohn des Gesandten Ùmar Bin Al-Chaṭṭāb (Ùmar I. 592 - 644 u.Z.) zehn Jahre die Muslime, bis er 644 u.Z. ermordet wurde. Noch heute genießt er den Ruf eines gerechten, besonnenen und bescheidenen Verwalters, der von den Gefährten „Amir Al-Mŭminin, Prinz der Gläubigen" und unter christlichen Gruppen im Nahen Osten „Abŭ Al-Islam, Vater des Islam" genannt wurde. Ihm folgte ʽUṯmān bin Àffān (574 - 656 u.Z.), ein anderer Schwiegersohn des Propheten. Danach wurde mit Àli bin Abi Ṭālib (598 - 661 u.Z.) ein Vetter und weiterer Schwiegersohn des Propheten vierter Kalif, die Leitung der Gläubigen blieb also in der Familie des Propheten.

Alle vier Kalifen gelten als besonders weise und gerecht und werden von den Sunniten als die „Rechtgeleiteten"[437] bezeichnet. Die Zeit, in der sie regierten, wird als das goldene theologische Zeitalter empfunden. In der Zeit der rechtgeleiteten Kalifen wurde der Weg (Sunna) des Propheten Muḥammad fortgesetzt und erweitert. In den rund 40 Jahren der rechtgeleiteten Kalifen ist die Grenze des neu entstandenen islamischen Staats festgelegt worden.

In der Zeit des vierten Kalifen Àli bin Abi Ṭālib (598 - 661 u.Z.) kam der über die rechtmäßige Nachfolge Muḥammads schwelende Konflikt unter den Muslimen in Medina zum Ausbruch, was zu einem Krieg und zur Spaltung der Muslime führte. Nach Auffassung einiger Muslime kam mit dem Kalifen Àli endlich der legitime Nachfolger Muḥammads an die Macht. Diese Gruppe, die Schiiten-Rechtsschule, bekannte sich zur

[437] Zu den Rechtgeleiteten werden auch die Kalifen Al-Hassan Bin Àli und Ùmar bin Abdul Àziz (Ùmar II.) gerechnet.

Schiàa Àli (Partei Àlis), also als Anhänger des Kalifen Àli, den sie als ihren ersten Imam (Vorsteher, Vorbild) betrachten.[438]

Nach Àli bin Abi Ṭālib folgte für nur 6 Monate sein ältester Sohn Al-Ḥassan, der von den Schiiten als der zweite Imam angesehen wird. Al-Ḥassan verzichtete auf eine Konfrontation mit dem Prophetengefährten und fünften Kalif Mu'āwiya Bin Abi Sufian (603 - 680 u.Z.), der den islamischen Staat der Umayyaden gründete, die von Damaskus aus herrschten und deren Grenze von Marokko bis China reichte. In dieser Zeit wurde dem rechtgeleiteten Kalifen Ùmar Bin Àbdul Aziz (Ùmar II. 717 - 720 u.Z.) durch das Testament des Kalifen Suleiman (715 - 717 u.Z.) die Führung der Gläubigen übertragen, was zu einer kompletten Veränderung der Anwendung und Praxis des Islam durch eine „Ein Mann-Revolution" führte. Gerechtigkeit und Respekt waren die Regierungskennzeichen Ùmars II.

Den Umayyaden folgte die Dynastie der Abbassiden (750 - 1258 u.Z.) in Bagdad. Parallel dazu bestanden das umayyadische Kalifat von Córdoba im heutigen Spanien (750 - 1492 u.Z.), das für die Wissensvermittlung nach Europa besonders wichtig war, und das fatimidische Kalifat (909 - 1171 u.Z.), das von Marokko nach Ägypten, über die westliche arabische Halbinsel und den Nahen Osten bis Nordsyrien reichte. Eine Fläche von fast einem Drittel der alten Welt wurde von ein paar tausend arabischen Walis geführt.

Das Abbassidenkalifat wurde 1258 u.Z. durch die Mongolen zerstört. Einigen gelang die Flucht nach Ägypten, wo unter der Aufsicht türkischer Mameluken-Herrscher ein neues Kalifat errichtet wurde. Der islamische Politikraum zerfiel nach und nach in Einzelstaaten, die zwar meist von islamischen, nicht aber von arabischen Walis regiert wurden.

Das arabische Kalifat im Westen brachte durch die fortgeschrittene Zivilisation der Araber in Al-Andalus neben anderem Wissen umfangreiche medizinische Kenntnisse nach Europa. Im Jahre 1492 u.Z. vollenden die „katholischen Könige" Isabella I. von Kastilien und Ferdinand II. von Aragón die *Reconquista*, die Rückeroberung von Spanien und Portugal. Damit endet die Blütezeit des Islams. Königin Isabella und König Ferdinand, die „katholischen Könige" (los reyes católicos), die die letzte Bastion der Araber besiegt und Muslime und Juden nach Marokko vertrieben haben, wurden in der Capilla Real der Kathedrale von Granada beigesetzt: Über ihrem Grab stand an der Wand der Satz: „ولا غالب إلا الله Und es gibt keinen Sieger außer Allāh".

Kurz bevor die Westflanke des Kalifats in Spanien fiel, erweiterte Al-Fatiḥ Sultan Mehmet (im Arabischen auch als Muḥammad Al-Fatiḥ[439] bekannt) mit der Eroberung von Byzanz (Konstantinopel, das heutige Istanbul) 1453 u.Z. das Osmanische (Ùthmanische) Reich, womit das oströmische Reich und das Mittelalter enden.

Zusammengefasst gab es folgende Phasen:

[438] Die Sunniten umfassen ca. 85%, die Schiiten ca. 10% der Muslime.

[439] Das Wort Al-Fatih bzw. Fatih wird meistens fälschlich als Eroberer (Mehmet der Eroberer) und nicht als Eröffnender übersetzt.

Ca. 610-632 u.Z.: Die Lebenszeit des Propheten und die Propheten-Medizin in Mekka und Medina.
Ca. 632-650 u.Z.: Das frühe Kalifat mit Aufbau und Befestigung der Sunna in Mekka und Medina.
Ca. 650-750 u.Z.: Das Kalifat der Umayyaden. Beginn und Entwicklung der selbstständigen wissenschaftlichen Medizin.
Ca. 750-1258 u.Z.: Das Kalifat der Abbassiden in Bagdad: Fortsetzung und Erweiterung der übernommenen Ziele aus der Umayyaden-Zeit.
Ca. 750-1492 u.Z.: Das umayyadische Kalifat von Córdoba.
Ca. 909-1171 u.Z.: Das fatimidische Kalifat von Marokko bis in den Nahen Osten.

Nach dem Zerfall des umayyadischen Kalifats in Andalusien 1492 u.Z. gab es wenig Wissenskontakt mit Europa, bis auf islamische Kenntnisse, die auf dem Wege über Istanbul durch das Osmanische Reich kamen, dieser Zeitabschnitt wird in dieser Arbeit nicht berücksichtigt.

Medizinische und wissenschaftliche Bedeutung des Kalifats

Das frühe Kalifat

Zu Lebzeiten des Gesandten Muḥammad (ﷺ) lernte seine Frau Àischa sowohl von ihm als auch von der arabischen Medizin, die die Ärzte in seiner Zeit ausübten, so dass muslimische Gelehrte sie auch als Ärztin anerkannten[440].

„حَدَّثَنَا هِشَامُ بْنُ عُرْوَةَ، قَالَ: كَانَ عُرْوَةُ يَقُولُ لِعَائِشَةَ: يَا أُمَّتَاهُ، لَا أَعْجَبُ مِنْ فَهْمِكِ، أَقُولُ: زَوْجَةُ رَسُولِ اللَّهِ (ﷺ) وَبِنْتُ أَبِي بَكْرٍ، وَلَا أَعْجَبُ مِنْ عِلْمِكِ بِالشِّعْرِ وَأَيَّامِ النَّاسِ، أَقُولُ: ابْنَةُ أَبِي بَكْرٍ، وَكَانَ أَعْلَمَ النَّاسِ أَوْ وَمِنْ أَعْلَمِ النَّاسِ، وَلَكِنْ أَعْجَبُ مِنْ عِلْمِكِ بِالطِّبِّ، كَيْفَ هُوَ؟ وَمِنْ أَيْنَ هُوَ؟ قَالَ: فَضَرَبَتْ عَلَى مَنْكِبِهِ، وَقَالَتْ: "أَيْ عُرَيَّةُ ، إِنَّ رَسُولَ اللَّهِ (ﷺ) كَانَ يَسْقَمُ عِنْدَ آخِرِ عُمْرِهِ، أَوْ فِي آخِرِ عُمْرِهِ، فَكَانَتْ تَقْدَمُ عَلَيْهِ وُفُودُ الْعَرَبِ مِنْ كُلِّ وَجْهٍ، فَتَنْعَتُ لَهُ الْأَنْعَاتَ، وَكُنْتُ أُعَالِجُهَا لَهُ، فَمِنْ ثَمَّ" .“

Ùrwah sagte zu Àischa: Oh Du Mutter, ich wundere mich nicht über deinen Verstand, ich sage, du bist die Frau von Allāhs Gesandten (ﷺ) und die Tochter von Abu Bakr, und ich wundere mich nicht über deine Kenntnisse von Gedichten und des Alltags der Menschen, ich sage, du bist Tochter von Abu Bakr und er war der bestwissende aller Menschen, oder einer der bestwissenden, aber ich wundere mich über deine Medizinkenntnisse, wie ist das? Und woher kommt das? Er sagte, dass sie auf seine Schulter schlug und sagte: „Oh du Ùrwah(chen), Allāhs Gesandter erkrankte (ab und zu) in seinem Alter. Arabische Delegationen besuchten ihn aus verschiedenen Orten. Sie hatten ‘Heilrezepte‘ genannt. Ich habe sie angewandt und dadurch die medizinische Kenntnisse erworben.“

(Musnad Ahmad 24380. HS)

Vom ersten Kalifen Abu Bakr (573 - 634 u.Z.) gibt es nur einen zeitgenössischen medizinischen Bericht, nämlich, als er schwer krank war, verweigerte er sich behandeln zu lassen.[441] Nach dem Ableben des Propheten breitete sich der Islam in kürzerer Zeit rasch aus. Die Araber trafen auf neu in den Islam eingetretene Muslime und Nicht-Muslime mit anderem Lebensverständnis und Verhalten, und anderen Gewohnheiten,

---

[440] Al-Saqqaf, Alawi. Buch „Aìscha Mutter der Gläubigen“ مؤسسة الدرر السنية 2013.
[441] Al-Barr, 1992.

die sie prinzipiell nicht ablehnten oder veränderten. Der Prophetenarzt Al-Ḥarith Bin Kildah traf im 7. Jahrhundert u.Z. den König von Persien Kisra Annu Schirwan. Der König bekam auf seine Fragen folgende goldene Regeln: „Man darf nicht: Essen auf Essen folgen lassen und zu viel essen; nur Fleisch von jungen Tieren essen; Obst in der ersten Erntephase essen und bei jeder Sache sparsam sein; das Bad nicht mit vollem Magen betreten; keine Medikamente einnehmen, solange man gesund ist; wenn die Krankheit da ist, soll man sie schnell und effektiv behandeln, bevor sie den Körper zerstört." Der König befahl alles zu notieren.[442]

Der zweite Kalif Ùmar Bin Al-Chaṭṭāb (Ùmar I., 592 - 644 u.Z.) verbot den Groß-Gefährten und Gelehrten lange Zeit die Stadt Medina zu verlassen, er erließ den „Al-Madina-Arrest". Er hatte Angst, dass Wissende im Kriege sterben und ihre Kenntnisse und ihr guter Rat verloren gehen könnten, weil es noch nicht genug Nachfolger gab, die ihr Wissen besaßen. Kalif Ùmar I. wusste unter anderem, dass das Wetter in Damaskus und anderen dem Islam neu eröffneten Ländern kälter ist und die Sonne schwächer scheint als in Mekka und Medina. Er befahl seinen Soldaten, häufig in der Sonne zu verweilen, weil die Sonne das arabische Bad sei. Dadurch wollte er seine Soldaten vor Erkrankung schützen. Er sagte: „Wehe euch den Luxus zu genießen, euch anzuziehen wie die Fremden. Und ihr sollt in der Sonne verweilen, weil sie das Bad der Araber ist. Übt eure Körper, seid belastbar, seid einfach beim Essen, zieht euch einfache Kleider an."[443] Als Christen an der Pest erkrankten, ordnete Kalif Ùmar an, ihnen eine Unterstützung zum Überleben und die Kosten der Behandlung zu zahlen.[444] Die Stärke seines Glaubens war so hoch, dass er, nachdem er von einem Nicht-Muslim mit einem Dolch beim Gebet tödlich verletzt wurde, sich nicht um seine Verletzung, Schmerzen und seine letzten Stunden kümmerte, sondern um die Gemeinschaft (Umma), indem er fragte, ob sie das Gebet nach ihm abgeschlossen haben. Er glaubte fest, dass seine Seele in Allāhs Hand ist.

Vom dritten Kalifen Ùthman bin Àffan (574 - 656 u.Z.) wird berichtet, dass er in seinem Mund Goldbrücken als Ersatzzähne einbauen ließ.[445]

Es begann die wissenschaftliche Auseinandersetzung mit der Säfte-Lehre zu Trockenheit oder Feuchtigkeit des Körpers und zur verkehrten Mischung der Körpersäfte. Bei Erkrankungen mit Fäulnis des Körpers wurde angenommen, dass jede Mischungsstörung durch einen der Säfte zu einer „Fäulnis" dieser Flüssigkeit führen kann. War der Körper zu feucht, so sollte er durch Sport, gutes ausgewogenes Essen und Bewegung getrocknet werden, um nicht zu erkranken. Viele Gelehrte beschäftigten sich intensiv mit verschiedenen Körperflüssigkeiten wie Speichel (Balgham البلغم), Blut (Dam الدم), gelber Galle (Ṣafraa الصفراء), schwarzer Galle (Saudaa السوداء), Schweiß (Al-Àraq العرق) und Urin (Al-Baul البول).[446] Interessant ist die Art, wie die Ärzte die Patienten untersuchten: Der Arzt untersuchte das Gesicht, die Gesichtsfarbe, die Augen, die Fingernägel,

[442] Abu Schaar, 2007.
[443] Al-Nadawi, 1960.
[444] Sabri, 2012.
[445] Farrouch, 1980.
[446] Al-Kaḥḥal, 2004.

die Zunge, den Puls und den Urin des Kranken.[447] Die Untersuchung der Eigenschaften des Urins soll wie folgt sein: Der Patient soll nüchtern sein, er darf nicht vorher viel getrunken oder irgendwelche Stoffe gegessen haben, die den Urin färben. Er darf keine starken Anstrengungen unternommen, nicht gefastet und keinen sexuellen Verkehr gehabt haben, sowie sich nicht übergeben oder einen Zusammenbruch gehabt haben. Die Analyse erfolgte nach Farbe, Konzentration, Klarheit, Trübung, Geruch, Schaum, Menge und Ausfällung.[448] Wichtig war es auch, auf welcher Körperseite der Patient schläft und wie tief er atmet.[449]

Das Kalifat der Umayyaden

Es wurde nicht dokumentiert, dass Großgelehrte damals Einwände gegen die weitere Entwicklung der Heilverfahren erhoben hätten, wohingegen wir heutzutage erleben, dass manche Großgelehrte ihr „Veto“ gegen einzelne Heilverfahren aussprechen oder Heilverfahren nur beschränkt zulassen. Der Kalif Mu'āwiya Bin Abi Sufian (603 - 680 u.Z.) hatte zwei Leibärzte, Ibn Athal, Pharmakologe und Toxikologe, und den Allgemeinmediziner Abu Al-Ḥakam, die ihm zur Seite standen und ihn medizinisch berieten.[450] Die Familie Al-Ḥakam gab diese Kenntnisse an ihre Nachfolger von einer Generation zur nächsten weiter.[451] Alle sollten von den neuen Kenntnissen Nutzen haben. Die Tollwut breitete sich vermehrt unter Hunden in Al-Baṣra (im heutigen Irak) aus, als der Statthalter Ziyād Bin Abīh (gest. 673 u.Z.) regierte. Er schrieb ein Rezept gegen Tollwut und hängte es an die Tür der Hauptmoschee, damit alle das Rezept lesen und ihre Hunde behandeln konnten.[452]

Der fünfte anerkannt hochgelehrte Kalif Ùmar Bin Abdul Aziz (Ùmar II. 681 - 720 u.Z.) hatte darauf verzichtet im großen Umayyaden Schloss zu wohnen, er nahm sich in Damaskus eine kleine Wohnung und verlangte von seinen Finanzverwaltern den niedrigsten Lohn, welchen ein normaler Arbeiter in Damaskus verdiente. Er sagte auch: „Wer das Gefühl der Schwachen nicht erlebt, ist kein gerechter Kalif“. Ùmar II. kümmerte sich so weitgehend um die Gesundheit und die Ernährung seiner Gemeinde, dass er einmal verweigerte die Ka`ba in Mekka neu zu bekleiden und sagte, dass es wichtiger sei das Geld dafür zu verwenden, die hungrigen Bäuche der Menschen zu füllen als die Ka`ba neu zu bekleiden.[453] Herrscher und Gelehrte achteten auf die Entwicklung von Medikamenten gegen Mensch- und Tierseuchen. Die Fortsetzung der Zusammenstellung der klassischen Sunna fällt ebenfalls hauptsächlich in die Epoche Ùmars II. Dementsprechend kommen zu den bereits aus Koran und Sunna bekannten Regeln zu Gesundheit und Heilung nun erstmals wissenschaftlich fundierte Erkenntnisse hinzu. Der Stadtverwalter Al-Ḥajjaj Bin Yusuf in Bagdad (675 - 714 u.Z.) ließ seinen Privatarzt Tiadoc seine besten griechischen Medizin-Kenntnisse im Buch „Ibdal Al-Adwiyah, die

---

[447] Farrouch, 1980.
[448] Sayid, 2009
[449] Ghazi, 2011.
[450] Farrouch, 1980.
[451] Chammasch, 2008.
[452] Farrouch, 1980. Es ist nicht bekannt, welche Stoffe er für diese Behandlung benutzte. Bis heute werden wichtige Anzeigen an die Türen der großen Moscheen gehängt.
[453] Chalid, 1987.

Zusammensetzung der Arzneimittel" niederschreiben. Ùmar II. befahl das Buch des jüdischen Arztes von Marsar Djaweh der Gesellschaft zur Verfügung zu stellen. Daraus entstand eine Volksmedizin für jeden und nicht nur für die Reichen oder gut Ausgebildeten. Ùmar II. ließ Medizinkenntnisse systematisieren und lehren.[454] In diesem Zusammenhang sagte der Kalif einen berühmten Weisheitssatz: „Wenn du kannst, sei ein Gelehrter, wenn du nicht kannst, dann lerne viel, und wenn du nicht kannst, dann liebe die Gelehrten und diejenigen, die lernen möchten, und wenn du nicht kannst, dann hasse sie nicht".[455] Für den Kalif Ùmar II. war egal, wer lehrt, ob Araber oder Nichtaraber. Àbdul Malik Ibn Abdschar, der Alexandriner Privatarzt des Kalifen Ùmar II., war als Lehrarzt tätig.[456] Prinzipiell gab es in dieser Zeit einen medizinischen Informationsaustausch mit Europa auf mehreren Ebenen und in mehreren Epochen. Wissenschaft und Frömmigkeit sollten sich ergänzen. Auch eine Freundschaft mit dem christlichen Westen hat Ùmar II. geschlossen, so dass der byzantinische Kaiser Leo III. vesuchte durch das Senden seines Leibarztes das Leben des Kalifen nach seiner Vergiftung zu retten. Er zeigte auch Traurigkeit, als der Kalif starb.[457]

Der Kalif Al-Walid Bin Àbdul Malik (704 - 720 u.Z.) war der erste Kalif, der Krankenhäuser im großen Maßstab baute (706 u.Z.). Er gab Blinden und durch psychische Erkrankungen arbeitsunfähigen Menschen monatliche Renten und je einen Diener.[458] Die Krankenhäuser waren geteilt in Männer- und Frauenabteilungen für Fieber-, Augen-, Durchfall-Erkrankungen und Rehabilitation, es gab Küche, Apotheke und ein Getränkelager (Scharab Chanah = Haus des Trinkens mit einem Muhtar[459] = Leiter), sowie Räume für die Medizin-Lehre.[460]

Die Größe des islamischen Kalifats und die dort herrschende Sicherheit verhalfen der Medizin zur Blüte. Die Chemie suchte, fand und analysierte neue Medikamente. Der Kalif Al-Walid hatte die Lepra-Kranken isolieren lassen und ließ sie mit einem Gegenmittel behandeln.[461] Am Rande von Damaskus wurden besondere Gärten gegründet (جنينات الجذامى = Gärten der Leprakranken), um die an Aussatz erkrankten Patienten zu isolieren. Zu diesem Zweck gründeten die Gesundheitsbehörden Stiftungen (وقف = Waqf) und stellten Diener für die Kranken an, um sie langfristig zu versorgen.[462] Waqf stammt von der Wortwurzel wa-qa-fa und bedeutet „haften". Waqf lässt sich am ehesten als eine „für Gott zweckgebundene Gabe" definieren. Es besteht zwischen der sozialen und der religiösen Pflichterfüllung ein Zusammenhang, der nicht aufgelöst werden darf. Der Waqf ist ein unabänderliches Institut, die einzelne Gabe darf daher weder verkauft noch beschlagnahmt werden. Er behält seine Gestalt bis zum Jüngsten Gericht. Das war

[454] Sayid Al-Ahl, 1977.
[455] Al-Zuḥayli, 1998.
[456] Al-Ùmari, 1971.
[457] Chalid, 1987, Al-Zuḥayli, 1998.
[458] Die muslimischen Ärzte betrachteten damals die Blinden und psychisch Kranken als „Schicksals-Menschen, die vom Staat verpflegt werden sollen" (Schamsi Bascha, 1998). Eine Fatwa in England erlaubte es einem muslimischen Blinden sich von einem Hund in die Moschee begleiten zu lassen, obwohl der Speichel des Hundes als unrein gilt. Al-Arabiya, 2008
[459] persischer Begriff.
[460] Al-Ùmari, 1971, Al-Sayouti 1997.
[461] Parslo, 2007.
[462] Al-Sayouti, 1997.

für die Herrschenden damals ein Menschenrecht, und so behauptete Al-Daghim, dass die Basis der Menschenrechte in Europa islamischer Herkunft ist.[463]

Al-Aŝfahani berichtete in seinem Buch Al-Aghani über die Chirurgie in Mekka und Medina, dass Sukayna Bint Al-Ḥussain (735 u.Z.) am Auge wegen eines verdickten unbekannten Geschwürs operiert wurde.[464]

Das Kalifat der Abbassiden

Trotz der Machtübernahme der Abbassiden und der Verlagerung der Kalifatshauptstadt von Damaskus in das neu erbaute Bagdad, litt die weitere Entwicklung der Wissenschaft und Medizin nicht unter diesen politischen Änderungen.

Einige Kalifen intensivierten die Staatsbeziehung mit umliegenden Reichen. Das führte dazu, dass auch Europa in verstärktem Maße auf den Orient aufmerksam wurde. Außergewöhnlich war das Interesse Karls des Großen am arabisch-islamischen Osten. Es entstand eine gute gegenseitige Beziehung, nicht zuletzt durch die Gesandtschaften zwischen dem Abbassiden Kalifen Hârûn Al-Raschîd (um 763 - 809 u.Z.) und Kaiser Karl dem Großen (748 - 814 u.Z.). Letzterer sandte einige fränkische Ärzte nach Bagdad, die die arabisch-islamische Medizin erlernten und ihre erworbenen Kenntnisse nach Deutschland transferierten. Es ist hier zu erwähnen, dass der Kalif gute persönliche und geschäftliche Beziehung mit Europa hatte und dem Kaiser eine mechanische Wasser-Uhr, ein Astrolabium und einen seltenen weißen indischen Elefanten schenkte. Aus dieser Zeit, zusammen mit der arabisierten Fassung der Geschichten aus 1001 Nacht, stammt die im Westen so verbreitete Assoziation der orientalischen Reiche mit großer Macht und großem Prunk.[465]

Der Kalif Al-Ma'mūn (786 - 833 u.Z.), Sohn von Hârûn Al-Raschîd, gründete Beit Al-Ḥikma (بيت الحكمة Haus der Weisheit), nachdem er einen Traum über Aristoteles hatte.[466] Statt Gold, Land, oder Sklaven verlangte der Kalif Al-Ma'mūn vom besiegten oströmischen Kaiser Theophilus im Jahr 830 u.Z. die Herausgabe der Wissensschätze der Griechen, die unterirdisch in Tongefäßen vor den Römern versteckt worden waren, und rettete so vieles der griechischen Wissenschaft und Philosophie.[467] Den griechischen Wissenschaftlern bot er seine Gastfreundschaft im Haus der Weisheit an. Die Teilrettung der griechischen Medizin durch die Muslime brachte zusätzlich neue Kenntnisse in die Medizin. Die Rettung und Erhaltung dieser Schätze förderte im Europa der Renaissance die Wiedergeburt der europäischen griechisch-römischen Identität, die weitgehend dank der Araber und Muslime stattfand.[468]

Auch wenn das Kalifat und die Folgezeit immer wieder von innen- und außenpolitischen Unruhen geprägt waren, so erreichten dennoch Kultur und Wissenschaft beispiellose Höhen. Ägyptische, griechische, persische, römische, indische, chinesische, kopti-

---

[463] Al-Kilani, 2010.
[464] Al-Asfahani, 2011.
[465] EKIR, 2003; Al-Choudhari 1998; Al-Schak`a, 1975, Al-Masri, 2008.
[466] Massouḥ, 2007.
[467] Muḥammad III, 2008, Al-Masri, 2008.
[468] Munir, 2009a.

sche, nestorianische[469] wissenschaftliche Schriften wurden im Haus der Weisheit gesammelt, übersetzt und weiter bearbeitet. Von dieser neuen Situation profitierten besonders die syrisch christlichen Nestorianer, weil sie die Freiheit, die sie wünschten, bekamen. Sie leisteten den ersten Beitrag zu der Übersetzungsbewegung in der Zeit der Umayyaden und brachten dadurch viele Kenntnisse in die arabische Sprache.[470] In der Zeit des Umayyaden-Kalifats hatten die Muslime gute Kontakte zu der Alexandria-Bibliothek in Ägypten. Sie übersetzten die alten Medizinbücher in die der aramäischen Sprache ähnliche assyrische und die nahverwandte arabische Sprache. Diese Phase war die multikulturelle Grundlage für das, was später als „islamische Zivilisation" bezeichnet wurde.[471] Die Fachleute in Bagdad übersetzten unter anderem folgende Bücher: „Die unterschiedliche Meinung der Gelehrten über die Anatomie", „Die Anatomie der Toten", „Das Buch der Biologie - die Tiere", „Die Lehre Hippokrates' der Anatomie", „Aristoteles' Meinung über die Anatomie" und „Die Anatomie des Uterus".[472] Vermutlich war dieses Ausmaß an Übersetzungen aus allen Ländern die größte frühe Übersetzungsaktion der Geschichte der Menschheit.

Der Kalif Al-Mu`tassim (833 - 842 u.Z.) beauftragte den Wissenschaftler Muḥammad Bin Àbdul Malik Al-Zayat die Pflanzenkunde zu systematisieren, die wichtig für die Pharmakologie ist.[473] Der Staat griff auch in kleinen Gesundheitsangelegenheiten ein. Ein Staatsinspektor in Bagdad sah eine Gruppe von Gegnern an einem Mittag, die in der Sonne saßen und auf ihren Prozess beim Richter warteten. Er sandte eine Nachricht an den Richter, dass er sie entweder sofort zu sich rufen und sich ihre Angelegenheit vornehmen oder sie vor der Sonne schützen und einen neuen Termin vereinbaren soll.[474]

Ab dieser Epoche war eine deutliche Spezialisierung der Ärzte und Pharmakologen festzustellen. Aus religiöser Sicht war am Anfang nicht ersichtlich oder deutlich, ob man eine Leiche anatomisch sezieren darf. Anfängliche religiöse Bedenken gegen das Sezieren von Leichen wurden später relativiert. Die Lehre der Anatomie fing durch Yūḥannā Ibn Māsawayh (gest. 857 u.Z) mit dem Sezieren von Affen an.[475] Die gewonnenen Erkenntnisse wurden auf Operationen an Menschen adaptiert. Die Isfahan-Medizinschule war weltweit berühmt. Zum ersten Mal wurde das Innere des Menschen in einem Bild dargestellt. Offene Halsoperationen wurden auch zeichnerisch dargestellt. Der Arzt Ibn Al-Dschazzar in Nordafrika (ابن الجزار 898 - 980 u.Z.) schrieb über Pädiatrie und Alterserkrankungen (Gerontologie).[476] Seine Werke waren in vielen europäischen Ländern bekannt. Etwa zeitgleich baute Yaḥiya Bin Chalid Al-Barmaki in Bagdad eine spezielle Klinik für indische Medizin, die von indischen Ärzten geleitet wurde.[477]

[469] Nestorianer werden auch als assyrische Christen bezeichnet.
[470] Ohlig, 2000.
[471] Der Begriff „Die islamische Zivilisation" wurde im 19.Jahrhundert von den christlichen Arabern eingeführt und von den Muslimen anerkannt. Kousch, 2009.
[472] Muḥammad III, 2008.
[473] Al-Choudhari, 1998.
[474] Al-Schak`a, 1975.
[475] Muḥammad III, 2008.
[476] Wikipedia I, 2019.
[477] Mustafa, 1998.

Der Kalif Al-Muqtadir Billāh (921 u.Z.) forderte bei der Medizinprüfung bei Gott zu schwören, was dem Eid des Hippokrates ähnlich war, nachdem er eine Beschwerde von den Verwandten eines verstorbenen Patienten bekam, der falsch behandelt worden war.[478] Der Staat kontrollierte nun die Prüfungen, der Arzt Sinan Bin Thabit Bin Qurra war Prüfer. Im ersten Teil der Prüfung wurden theoretische, im zweiten Teil praktische Kenntnisse in Anwesenheit praktizierender Ärzte geprüft.[479] Diese Ordnung entspricht prinzipiell dem heutigen Medizinstudium.

Im Gegensatz zu den bereits im 9. Jahrhundert von Karl dem Großen gepflegten Beziehungen Europas zum östlichen Herrschaftsbereichs des Islam wurde eine Beziehung Europas zur Westseite (Al-Andalus), die direkt an Frankreich grenzte und auch eine höhere Kultur und Wissenschaft hatte, erst sehr viel später aufgebaut. Der Bischof Gerbert von Aurillac, der spätere Papst Silvester II. (950 - 1003 u.Z.), studierte in Córdoba und Sevilla. Er hat die arabischen Zahlen von Al-Andalus in das christliche Europa gebracht.[480]

In der Zeit des Kalifen Al-Mutii` Billāh (945 - 974 u.Z.) haben Ärzte versucht zwei zusammengewachsene männliche siamesische Zwillinge zu trennen. Einer starb gleich, der zweite starb am „Geruch" des verstorbenen Bruders. Der Arzt Àli Bin Al-Àbbas Al-Majusi (Hali Abbas gest. 994 u.Z.) schrieb das Buch „Al-Kitâb Al-Malaki, Das Königliche Buch", das auf 700 Seiten theoretische und praktische Medizinregeln enthält. Dieses Buch wurde von Leonardo von Pisa in Syrien ins Lateinische übersetzt und nach Europa mitgenommen.[481] Ichwan (die Gebrüder) Al-Ŝafa (ca. 1000 u.Z.) beschrieben in ihren Blättern, die bemerkenswerterweise geheim verteilt wurden, rund 800 Jahre vor Charles Darwin zum ersten Mal die große Ähnlichkeit zwischen Mensch und Affe.

Um das Jahr 1000 u.Z. wurden auch besondere chirurgische Techniken angewandt. Es wird berichtet, dass der Gelehrte Al-Zamachschari mit einer Beinprothese versorgt wurde.[482] Der Kalif Al-Râschid Billāh (1135 - 1136 u.Z.) wurde ohne Darmausgang geboren. Die Ärzte konnten ihm einen künstlichen Ausgang aus Gold anlegen.[483]

Der Kalif Al-Mustanŝir Billāh (1226 - 1242 u.Z.) gründete die Al-Mustanŝiriah-Schule in Bagdad und teilte sie in 240 Abteilungen je nach Spezialisierung. Unter ihnen gab es die Medizin-Abteilung mit einem „Scheich Al-Ţibb", was heute einem Professor bzw. Chefarzt entspräche.

---

[478] Al-Sayouti, 1997.
[479] Farrouch, 1980.
[480] Abu Nadhir, 2010.
[481] Farrouch, 1980.
[482] Abu Zaid, 2011.
[483] Al-Sayouti, 1997.

Das Kalifat von Al-Andalus

In Córdoba gab es rund 600 Moscheen, 300 Bäder (Ḥammams), 50 Hospitäler, 80 öffentliche Schulen, 17 höhere Lehranstalten und Universitäten und 20 öffentliche Bibliotheken.[484] Am Beispiel der Ḥammams kann man gut den allgemeinen sozialen Standard ablesen, was nicht nur für Al-Andalus, sondern für den gesamten Bereich der arabischen Zivilisation galt. Die Anzahl der Bäder erreichte in der Zeit des Kalifen Hârûn Al-Raschîd fast 60.000, allein die Stadt Bagdad hatte 2000 Bäder, deren Dächer mit Teer gestrichen wurden.[485] Aber schon der Prophet Muḥammad sagte seinen Gefährten über das Ḥammam, das nur manche von ihnen vom römischen Reich kannten:

" عن عبد الله بن عمرو قال قال رسول الله: " تفتح لكم أرض الأعاجم وستجدون فيها بيوتا يقال لها الحمامات فلا يدخلها الرجال إلا بإزار وامنعوا النساء أن يدخلنها إلا مريضة أو نفساء "

Das Land der Fremden wird euch eröffnet. Ihr werdet dort Häuser finden, die „Ḥammamat“ genannt sind. Die Männer dürfen sie nur betreten, wenn sie ihre Scham bedecken. Ihr sollt den Frauen verbieten sie zu betreten, bis auf die Kranken oder Frauen im Wochenbett.

(Sunan Abi Dawud 3496, Sunan Ibn Mâdschah 3738. HD)

Das Wort Ḥammam heißt Bad und kommt vom Verb ḥamma, das stark erhitzen bedeutet. Davon ist auch das Wort Ḥumma (Fieber) abgeleitet. Al-Kaḥḥal beschrieb die Eigenschaften eines guten Ḥammam. Es sollte ein stabiles Gebäude mit höherem Dach, mit einem großflächigen und ebenen Platz und hell genug beleuchtet sein. Es sollte darin keinen Schmutz oder irgendetwas Unangenehmes, Störendes oder Abweisendes geben. Und natürlich war schönes, weiches, wohlschmeckendes Wasser mit gutem Geruch die wichtigste Voraussetzung.[486] Viele der öffentlichen Ḥammams wurden neben den Moscheen gebaut, damit die Betenden nach dem Baden die Moscheen besuchen konnten.[487] Jedes muslimische Haus hatte ein Ḥammam, was später der spanischen Inquisition die Trennung muslimischer Familien von den anderen Bewohnern Andalusiens erleichterte.

Laut unbestätigten Berichten soll der Emir von Córdoba Hischam I. (757 - 796 u.Z.) eine europäische Delegation in Córdoba empfangen haben, die schließlich die gesamte Verwaltungsstruktur und Zivilisation der Muslime studierte. Es wurden auch arabische Fachleute aus dem Al-Andalus für die technische und wissenschaftliche Innovation „gemietet“.[488]

Der Chirurg Abu Al-Kassim Al-Zahrawi (in Europa bekannt als Albucasis 936 - 1013 u.Z.) führte die chirurgische Fachspezialisierung ein und erweiterte das chirurgische Instrumentarium auf mehr als 200 oft verbesserte Instrumente. Albucasis entfernte Tonsillen und Nierensteine. Er ordnete an Patienten mit Blumen zu erfreuen, um ihre seelische Kraft zu erhöhen[489].

---

[484] Hunke, 1976, Förster, 2001, Schmidt, 1902.
[485] Al-Chatib, 2008.
[486] Al-Kaḥḥal, 2004.
[487] Chidhr, 2008.
[488] Al-Abiadh, 2009.
[489] Awadh, 2010.

Kaiser Otto I. sandte 953 u.Z. den Mönch John als Botschafter nach Córdoba, wo er drei Jahre lebte, arabisch lernte und hunderte wertvolle Dokumente vom Arabischen ins Deutsche übersetzte, die die Grundwissenschaft damaliger Zeit enthielten.[490]

Der andalusische Arzt Ibn Zuhr (Avenzoar, Abu Al-Àlaa Bin Zuhr إبن زهر 1072 - 1162 u.Z.) hatte ungewöhnliche Ideen bei der Behandlung seiner Patienten. Er empfahl auf das Baden im Ḥammam zu verzichten, und begründete das damit, dass der Körpers durch das Baden müde und die Laune der Menschen verschlechtert wird. Er war der erste, der Seidenfäden für die Operationsnaht benutzte.[491] Die Schwester Ibn Zuhrs und ihre Töchter waren als Frauen- und Kinder-Ärztinnen spezialisiert, die die Frauen des Kalifen Al-Manssour untersuchten und behandelten.[492] Weitere Spezialisierungen waren bekannt. Eine Anekdote besagt, dass der Sultan Abdul Mu´min Àli von Marokko und Andalusien erkrankte, aber er mochte keine Medikamente einnehmen. Ibn Zuhr konnte ihn nicht ohne Medikamente behandeln. Er begoss eine Rebe, die zufälligerweise in dieser Zeit wuchs mit einer Mischung aus Wasser und dem Medikament. Der Sultan ist durch sein Lieblingsessen, die Trauben, die das Medikament aufgenommen hatten, gesund geworden.[493]

Kaiser Friedrich II. (1194 - 1250 u.Z.) lernte auch bei den Arabern in Al-Andalus. Im Jahr 1224 u.Z. gründete er die Universität von Neapel[494] und verbot die Ausübung der Medizin ohne Zulassung.[495] Friedrich II. war ein Beispiel für das moderne Europa der damaligen Zeit.[496]

Vermittlung von Medizinkenntnissen durch die Kreuzzüge

Das Ostmittelmeer erlebte zwischen 1086 - 1305 u.Z. mehrere Kreuzzüge, mit denen versucht wurde „das Grab Jesu“[497] von den „ungläubigen Muslimen“ zu befreien und Palästina zu erobern. Die Europäer lernten viele medizinische Techniken und Gesundheitsregeln durch den Kontakt mit der muslimischen Bevölkerung während der mehr als 200 Jahre dauernden Kreuzzüge. Wichtig ist, dass sie die Freiheit des Denkens beim Verstehen der Religion bemerkten.[498] Das war eine Einbahnstraße, weil es in der arabischen Literatur nie oder selten dokumentiert wurde, dass die Kreuzzüge den Muslimen etwas Positives geliefert hätten. Stattdessen Krieg, Ausbeutungen und Zerstörungen, keiner weiß, wie viele uneheliche Kinder unbekannter Väter und Waisenkinder diese Kriege hinterließen. Laut Aufzählungen des Chronisten Ibn Al-Kathier stellten die deutschen Kämpfer die Mehrheit in den Kreuzzügen.[499]

Schon in der Anfangszeit der Kreuzzüge kam islamisches Wissen nach Europa. Constantinus Africanus (1015 - 1087 u.Z.), ein arabischer Medizingelehrter aus Kartha-

---

490 Parslo, 2007.
491 Bin Abdullah, 2012. Andere Autoren behaupten, dass Al-Razi Fäden als Nahtmaterial erfand und anwandte.
492 Schamsi Bascha 1988.
493 Abu Schaar, 2007.
494 Abassah, 2006.
495 Schamsi Bascha,1998.
496 Wikipedia, 2018.
497 Im Islam wurde Jesus weder gekreuzigt noch getötet. Gott hob ihn in den Himmel.
498 Arsalan, 2004.
499 Al-Kilani, 2010.

go im heutigen Tunesien, konvertierte zum Christentum und trat in den Benediktinerorden ein. Er brachte wichtige Bücher mit nach Salerno, unter ihnen das Lehrbuch der Medizin von Al-Majusi[500]. In Salerno entstand so wesentlich gefördert durch diese Wissensübertragung der islamischen Medizinkenntnisse die allererste europäische Medizinschule. Mönche brachten neue Heilpflanzen wie Baldrian und Johannisbrotkerne aus dem Orient mit.[501]

Trotz der Härte der Kämpfe und der hohen Anzahl an Toten und Verletzten wurden islamische menschliche Werte so hoch gehalten, dass König Ṣalaḥ Al-Din (Saladin 1138 - 1193 u.Z.) seinen Privatarzt Hibatullāh Bin Dschamie` mit Obst und Schnee an seinen Gegner Richard Löwenherz sandte, als dieser ärztliche Hilfe brauchte, die den Kreuzrittern nicht zur Verfügung stand. Kenntnisse zur Medizin in den islamischen Ländern[502] wurden ausgetauscht, als jüdische, christliche und muslimische Ärzte Verletzte im Kampf um Jerusalem versorgten.[503] Es gibt viele Spekulationen über einen die Heilung fördernden Talisman als Geschenk von Saladin an Richard Löwenherz. Talismane gibt es in der islamischen Lehre eigentlich nicht. Höchstwahrscheinlich handelte es sich um ein Ruqya-Bittgebet vom frommen König Saladin für König Richard.[504]

Ein muslimischer Arzt beschrieb die folgende Behandlung: „Ich war bei ihnen (Kreuzrittern) um einen Ritter zu behandeln, der eine entzündete Stelle in seinem Fuß hatte. Ich habe den Ritter so versorgt, dass der Eiter aus seinem Fuß heraus floss und seine Lage verbesserte sich. Der Arzt der Kreuzritter sagte, dass ich keine Ahnung habe. Er sagte dem Kranken, ob er mit einem Fuß leben kann oder mit beiden Füßen sterben soll. Der Ritter wollte lieber mit einem Fuß leben. Der Arzt amputierte seinen Fuß auf einem Baumstamm. Der Ritter starb sofort.“[505]

Bevor Saladin Jerusalem eroberte und die Kreuzritter vertrieb, hatte ein deutscher Orden im Südteil der Stadt ein Krankenhaus gebaut und die Verletzten versorgt. Saladin ließ es auch nach dem Sieg weiterhin in Betrieb.[506] Saladin ließ eine Heilanstalt mit Ärzten, Pflegern und Ernährungsberatern bauen und ausstatten, er baute auch eine Heilanstalt für psychisch leidende Menschen[507] und ließ Schulen und Gebäude mit Bädern bauen und einrichten, die für Kenntnissuchende (Ṭullab Ìlm, Studenten), Mystiker, Durchreisende und Ärzte bestimmt waren. Lehr- und Pflegepersonal war vorhanden. Trotz der Kriege, blieb die Stadt Damaskus verschont, in der der gebürtige Damaszener Muḥammad Ibn Al-Laboudi (1174 – 1224 u.Z.) das erste Buch der Rheumatologie „رسالة في وجع المفاصل. Brief über die Gelenkschmerzen“ schrieb.[508] Inmitten des langen Krieges gab es offenbar doch Zeitnischen, in denen die Wissenschaft keine Grenzen kannte und gute Werke hervorbrachte.

[500] Sezgin, 2003.
[501] Shafy, 2010.
[502] Abu Schaar, 2008, und Wikipedia III, 2019.
[503] Phönix, 2009.
[504] Talismane wurden in den Werken von Muḥyedin Ibn Al-Àrabi (1164 – 1245 u.Z.) beschrieben und haben einen Sufi-Charakter. Es ist nicht bekannt, ob König Saladin Sufi war.
[505] Muḥammad II, 2008.
[506] Munir, 2009b.
[507] Sarḥan, 2007.
[508] Al-Batusch, 2007.

Alle diese Erfahrungen haben die Kreuzritter laut mehreren arabischen und europäischen Quellen stark beeinflusst, so dass die Ritter Saladin verehrt, die Muslime geachtet und festgestellt haben, wie effektiv die Wissenschaft im Islam war. Papst Clemens V. betrachtete diese Verehrung als Treuebruch an Europa, was wohl einer der Gründe für die Auflösung des Ritterordens der Templer und die Verhaftung dieser militärischen Elite Europas im Jahr 1309 u.Z. nach dem Rückzug von Jerusalem war. Kurz nach Ende der Kreuzzüge gründete Papst Clemens V. allerdings an den Universitäten Rom, Oxford, Salamanca und Paris Lehrstühle für Arabistik, Hebräisch und Chaldäisch.[509] Er ordnete per Dekret an, dass die Ärzte die Werke Avicennas (Ibn Sina) beherrschen mussten, bevor sie praktizieren durften.[510] Durch den Kontakt der Kreuzritter mit den Muslimen wurde das Verbot der Chirurgie in Europa aufgehoben.[511]

Die Kriegshandlungen während der Kreuzzüge zerstörten viele wertvolle arabisch-islamische Literatur, ähnlich wie es während der Eroberungszüge der Mongolen geschah, die schließlich zum Untergang des Kalifats der Abbassiden im Jahr 1285 u.Z. führten. Die Araber mit ihrer Einfachheit, simplem Leben und Glauben faszinierten aber viele neu in den Islam eingetretene Völker, besonders im Bereich der Gerechtigkeit, so dass der praktizierende aber nicht der politische Islam in diesen Ländern auch nach dem Zerfall des Kalifats der Abbassiden erhalten blieb.

Das islamische Wissen gelangte also unter Karl dem Großen, nochmals während der Kreuzzüge und auch auf Handelswegen vor allem über Sizilien, Konstantinopel, Spanien und Malta ins mittelalterliche Europa[512]. Allerdings wurden viele wissenschaftliche Erkenntnisse aus dem islamischen Kulturraum lange in europäischen Bibliotheken ungenutzt gehortet, bis sie Jahrhunderte später wieder entdeckt wurden. Darüber hinaus versuchten muslimische und jüdische Gelehrte ihr Glück auch in Europa und arbeiteten als Leibärzte oder auf den Märkten der deutschen Länder als Harnbeschauer und Heilmittelverkäufer. Es waren Araber, die in Genua und anderen Städten im 13. und 14. Jahrhundert Hygienemaßnahmen gegen die Pest lehrten.[513] Schon vor den Kreuzzügen gab es Europäer, wie den englischen Wissenschaftler Adelard von Bath (um 1070 - um 1160 u.Z.), die vom Arabischen ins Lateinische übersetzten.[514] Der Koran wurde um 1100 u.Z. durch Petrus Vernabilis (Peter der Ehrwürdige), den Abt des Klosters Cluny, übersetzt. [515] Michael Scotus (1236 u.Z.) übersetzte Aristoteles und Ibn Ruschd (Averroes) aus dem Arabischen ins Lateinische. Und schließlich wäre Martin Luthers Teilübersetzung des Korans „Verlegung des Alcoran" aus dem Lateinischen ins Frühneuhochdeutsche im Jahre 1542 u.Z. zu erwähnen.[516] Mit der 1754 u.Z. gegründeten Orientalischen Akademie in Wien, der ersten ihrer Art im Westen, begann auch eine wissen-

[509] Al-Abiadh, 2011.
[510] Ghazi,2011.
[511] Sedmak, 2003, Hunke 1976.
[512] Bebel, 1997
[513] Göpfrich, 2008.
[514] Sayid, 2009.
[515] Gorawski, 2000.
[516] Todt, 1994.

schaftliche Beschäftigung mit dem Orient. Das Sammeln orientalischer Artefakte hatte indes schon sehr viel früher begonnen.[517]

Übersetzungstätigkeit (حركة الترجمة)

Die Kenntnisse der Menschheit gehören allen Menschen. Gott sendet Propheten in der Sprache, die sie benutzen.

" وَمَا أَرْسَلْنَا مِن رَّسُولٍ إِلاَّ بِلِسَانِ قَوْمِهِ لِيُبَيِّنَ لَهُمْ "

Und Wir schickten keinen Gesandten, es sei denn mit der Sprache seines Volkes, auf dass er sie aufkläre.

(Sure Ibrahim 14: Vers 3)

Bei Übernahme von Kenntnissen aus anderen Kulturen ist aber eine Übersetzung notwendig.

Noch älter als die griechische Medizin ist die ägyptische Medizin.[518] Man muss den zu wenig beachteten Einfluss der ägyptischen Medizin auf die griechische Medizin betonen.[519] Zuerst wurde direkt von Griechisch ins Assyrische und dann ins Arabische, später in der Zeit des Kalifen Al-Mahdi (775 - 785 u.Z.) wurde direkt vom Griechischen ins Arabische übersetzt.[520] Die arabischen Muslime waren nicht bloß Vermittler griechischen Denkens, sie waren echte Kulturträger. Sie erhielten Disziplinen lebendig, zu denen sie Zugang gefunden hatten, und bereicherten sie um neue Fragestellungen.[521] Die Kenntnisse, die sie aus vielen Kulturen gewannen, sind weiterentwickelt und erweitert worden so zum Beispiel, dass die Übersetzung mancher Bücher mehr als drei Mal wiederholt, kontrolliert und korrigiert wurde.

Es gab in der islamischen Epoche drei Übersetzungsphasen:

Die erste Periode: Hellenistisch denkend, „syriani"-sprachlich (assyrisch bzw. neuaramäisch) und christlich orientiert besonders durch die östlichen Nestorianer und nicht die westlichen Jakobi-Christen. Der persische Arzt Yūhannā Ibn Māsawayh übersetzte als erste Übersetzung aus dem Syriani das Medizinbuch „Ahroun اهرون".[522] Der muslimische Wali (Verwalter) Àmr Bin Saàd bat im 7. Jahrhundert u.Z. den maronitischen Patriarchen Johannes I. das Neue Testament (الإنجيل Al-Indschil) zum ersten Mal ins Arabische zu übersetzen. Das Alte Testament (arab. التوراه Al-Taurah), die jüdische Thora, wurde später vom Ägypter Saàd Al-Fayoumi im Jahr 941 u.Z. zum ersten Mal ins Arabische übersetzt. Besonders in dieser Phase war bei manchen Kalifen die Wissenschaft genauso wichtig wie das Regieren. Die ersten, die einen großen Beitrag bei der Übersetzung der Bücher geleistet haben, waren die syrischen christlichen Nestorianer in der Zeit des Kalifen Mu`awiya. Sie konnten Latein, Aramäisch, Arabisch, Hebräisch, Assyrisch und Persisch.

---

[517] Pfaffenbichler, 2006.
[518] Abdul Malik, 2010.
[519] Sayid, 2009.
[520] Isbir, 2008.
[521] Watt. 2004.
[522] Parslo, 2007.

Die zweite Periode: Ab Kalif Hischam Bin Àbdul Malik bis Kalif Al-Ma'mūn konzentrierte man sich mehr auf Übersetzungen von Schriften der Naturwissenschaft, Medizin und Philosophie aus dem Griechischen, Persischen, Indischen und anderen Sprachen. Es fanden nicht nur die Übersetzung sondern auch die Arabisierung und eine wissenschaftliche Bearbeitung statt.

Die dritte Periode: Ab Kalif Al-Ma'mūn bis Ende der Abbassiden-Zeit bzw. bis Ende von Al-Andalus wurden Übersetzungen und wissenschaftliche Bearbeitungen von Texten besonders aus dem Bereich der Technik und Medizin vorgenommen.[523] Der Prinz Àbdullāh Bin Al-Zubayr hatte 100 Diener; um übersetzen zu können, hatte jeder eine fremde Sprache gelernt.[524]

In der Schlacht von Talas (751 u.Z.) gegen die Armee der in China regierenden Familie Tang gewannen die Muslime die Oberhand und hatten viele Gefangene gemacht, unter denen einige die Herstellung von Papier kannten und in Bagdad lehrten[525]. Die erste Papier-Presse in Bagdad entstand im Jahre 800 u.Z. Der Import des Papiers aus China (751 u.Z.) und die Herstellung in Bagdad zum billigen Produkt führten dazu, dass die Kenntnisse jedem zugänglich wurden und nicht nur den Reichen oder denen, welche Bibliotheken hatten. Ein Grundsatz des Islams ist das Verbreiten von Kenntnissen und nicht sie zu sperren. Dazu sagt der Prophet Muḥammad:

" عن عبد الله بن عمرو بن العاص عن النبي ﷺ قال: " من كتم علما ألجمه الله يوم القيامة بلجام من نار "

Wahrlich, wer seine Kenntnisse verbirgt (nicht den Menschen damit hilft), wird im Jüngsten Gericht von einem Band aus Feuer umzingelt.

(Sunan Abi Dawud 3173, Al-Albani 121, Musnad Aḥmad 10082. HH)

Das war einer der Gründe, warum die Muslime die Kenntnisse überall in der Welt verbreiteten. Bibliotheken und Buchhandlungen wurden eingerichtet. Als die Mongolen 1258 u.Z. Bagdad zerstörten, warfen sie die Bücher in den Tigris, so dass sein Wasser sich durch die Lösung der Tinte tagelang schwarz färbte.

Die Gelehrten im Islam sind hochgeehrt. Allāh sagt im Koran:

" قُلْ هَلْ يَسْتَوِي الَّذِينَ يَعْلَمُونَ وَالَّذِينَ لَا يَعْلَمُونَ "

Sprich: „Sind solche, die wissen, denen gleich, die nicht wissen?"

(Sure Al-Zumar 39: Aya 9)

Die Kalifen folgten diesen Prinzipien, so dass der Kalif Hârûn Al-Raschîd diejenigen, die ein Buch schrieben oder übersetzten, mit dessen Papiergewicht in Gold belohnte. Einige haben allerdings in betrügerischer Weise versucht, auf dickem und schwerem Papier zu schreiben, um mehr Gold vom Kalifen zu bekommen.[526]

Auch heute spielen Übersetzungen und Dokumentationen der historischen Werke eine wichtige Rolle. Die Arabische Liga in Kairo sammelte unter der Koordination von Sa-

[523] Mustafa, 1998.
[524] Al-Sayouti, 1997.
[525] Kassim, 2009.
[526] Mustafa, 1998.

laḥud Din Al-Munadschid rund tausend handgeschriebene alte Medizinbücher.[527] Es wurden fast alle alten Werke neu geschrieben und gedruckt oder elektronisch publiziert.

Wichtige muslimische Ärzte

Es ist müßig zwischen arabischen und nicht arabischen muslimischen Gelehrten zu unterscheiden. Über mehrere Jahrhunderte bestand von Spanien bis Indien ein einziges Land, wo Menschen sich vermischten und untereinander heirateten. Viele übernahmen auch die arabischen Namen. Fast alle waren Muslime. Es gibt unter den Arabern einen Sprichwort, das lautet: „Wer arabisch spricht und unter den Arabern lebt, ist einer von ihnen“. Aber auch laut christlichen und jüdischen Zeugnissen, befreite der Islam die Menschen vom Druck ihrer damaligen zum Teil brutalen Herrscher, wie ein Propheten-Botschafter zu einem König sagte: „Wir sind gekommen, die Menschen vom Glauben an Menschen zum Glauben an Gott zu befreien.“. Es waren sicher auch diese neuen Freiheiten, die der Wissenschaft förderlich waren.

Ìssa Abu Qurayisch (um 780 u.Z.)

Als Apotheker konnte er bei Al-Chayzaran, der Frau des Kalifen Al-Mahdi, durch die Untersuchung des Urins feststellen, ob sie schwanger war oder nicht.[528]

Al-Razi (Rhazes 864 - 925 u.Z.)

Abu Bakr Ibn Zakariyya Al-Razi, der aus Persien stammte, wurde der arabische Galenos genannt. Er war Arzt in verschiedenen Krankenhäusern, zuletzt in Bagdad, und ein Experimentator und nicht ein Dogmatiker[529]. Mehr als fünfzig seiner Werke sind erhalten geblieben. Eines seiner bekanntesten Werke ist eine Abhandlung über das klinische Bild von Masern, Pocken und Mumps als getrennte Krankheiten, von der es Übersetzungen ins Lateinische, Griechische, Französische und Englische gibt.

Al-Razi war der erste, der das systematische Denken und Experimentieren in der Wissenschaft etablierte und lehrte. Er gab Affen Quecksilber und beobachtete sie, um die Wirkung dieses Stoffes zu untersuchen.[530]. Als erster Wissenschaftler in der Welt führte er Tierexperimente mit Affen durch.[531] Al-Razi hat viele medizinische Neuheiten entwickelt, er hat die Nähfäden für die Operationen und die Saiten des Musikinstrumentes Kanon (Harfe) aus Dick- und Dünndärmen der Schafe hergestellt. Er war auch der erste, der den Faserverband (فتيلة الجرح) angewandt hat. Außerdem gelang es ihm Alkohol zu destillieren und daraus reinen Alkohol zu gewinnen, um Wunden zu desinfizieren.[532] Die erste Beschreibung von Alkohol stammt übrigens von Dschabir Ibn Ḥayan (ca. 815 u.Z.), lange vor Al-Razi.[533]

---

[527] Bin Abdullah, 2012.
[528] Abu Chalil, 2008.
[529] Amr, 2007.
[530] Al-Scharqawai, 2008.
[531] Hunke, 2004.
[532] Forbes, 1970.
[533] Sayid, 2009.

Al-Razi etablierte die Pharmazie als eigenständige Wissenschaft. Er teilte die Medikamente in irdische, pflanzliche und tierische Arzneien und experimentierte auch mit „Placebo-Medikamenten". Außerdem probierte er seine Medikamente bei sich selbst.[534] Er hat sich mit Diabetes-Therapie beschäftigt und empfahl den Ärzten den Patienten zu begegnen, um sie zu untersuchen, und sagte, dass „die Arzt-Patient-Begegnung die Hälfte der Behandlung" sei.[535]

Al-Razis Bücher wurden mehrfach ins Lateinische und in andere Sprachen übersetzt. Bis ins 17. Jahrhundert hinein genoss er in der europäischen Medizin hohes Ansehen.[536]

Al-Farabi (872 - 950 u.Z.)

Wie weit ein Wissenschaftler die Menschen beeinflussen kann, ist am Beispiel des Gelehrten Al-Farabi zu sehen: Es wurde berichtet, dass Al-Farabi zum Kalifen Al-Muqtadir Billāh kam und bei ihm ein erstes Stück Musik spielte, so dass der Kalif und seine Wesire lachten. Das zweite Musikstück brachte sie alle zum Weinen und das dritte zur Müdigkeit, so dass manche dabei schliefen. Die Erkenntnis, wie weit die Musik den Menschen beeinflussen kann, so dass eine Musiktherapie sinnvoll eingesetzt werden kann, wurde von Avicenna aufgegriffen.

Musik mit unmoralischen Gesangstexten ist bei vielen Gelehrten nicht erlaubt. Leichte beruhigende Musik ist erlaubt, so lange sie den Menschen nicht zu Ekstase und Sucht verführt, wie die Großgelehrten Al-Qaradawi und Al-Bouti meinten. Musikinstrumente sind bis auf Al-Daff (Tamburin) und Al-Nay (Längsflöte) eigentlich nicht erlaubt, werden aber toleriert. Interessanterweise ist die Gitarre (Qithara قيثارة) eine arabische Erfindung ist.[537]

Ibn Al-Dschazzar (895 - 979 u.Z.)

Sein Medizinbuch „Der Proviant des Reisenden" über die klinische Medizin, Diagnose und Behandlung war bis zum 16. Jahrhundert in Europa sehr bekannt. Das Buch war für den Reisenden gedacht, der in ein Land ohne Arzt reist, also gewissermaßen das erste Werk in der Welt als „Erste Hilfe- und Notfallbuch". Außerdem kümmerte er sich um arme Menschen und schrieb für sie das Buch „Die Medizin für Arme und Bedürftige".[538]

Ibn Sina (Avicenna 980 - 1037 u.Z.)

Der in Afschana bei Buchara im heutigen Usbekistan geborene Ibn Sina wurde der Ärzte-Prinz genannt. Er schrieb das große Werk „Kanon der Medizin (Canon medicinae)" in fünf Bänden: 1- Theoretische Medizin. 2- Arzneimittellehre. 3- Spezielle Pathologie und Therapie mit 17 Kapiteln über psychische und psychosomatische Krankheiten. 4- Die Chirurgie-Lehre. 5- Gift- und Gegengiftlehre. Er berichtete unter anderem über Meningitis, Lungentuberkulose, Hirnschlag, Gesichtslähmung, Leberentzündung, Ge-

---

[534] Sayid, 2009.
[535] Kaadan, 2019.
[536] Benecke, 1997, Farrouch, 1980, Ohlig, 2000, Watt, 2004.
[537] Tucek, 2007.
[538] Mustafa, 1998.

schlechtskrankheiten und „Geschwüre" (Tumoren). Er stellte fest, dass eine Operation nur erfolgreich ist, wenn der Tumor im Anfangsstadium ist. Dieses Standardwerk von Ibn Sina galt fast 650 Jahre in vielen Universitäten in Europa als Hauptlehrbuch. Allein im 15. Jahrhundert wurde es in sechzehn Auflagen gedruckt, darunter eine hebräische, im 16. Jahrhundert in zwanzig Auflagen und nochmals einige im 17. Jahrhundert. Hinzu kamen unzählige Kommentare auf Lateinisch, Griechisch und in den Volkssprachen.[539] Er war der Erste, der den Milzbrand (Anthrax) beschrieb und nannte ihn „النار المقدسة das heilige Feuer".[540] Ibn Sina beschrieb den Luftröhren-Stich (Tracheotomie) als lebensrettenden Eingriff und schlug vor, dafür einen Kanal aus Gold oder Silber zu implantieren. Erst kürzlich wurde das Kapitel seiner Lehre im Bereich der Zahnmedizin ins Deutsche übersetzt.[541]

Eindrucksvoll ist seine empirische Methode zur Testung der Medikamentenwirksamkeit: „Das Medikament darf weder Wärme noch Kälte haben, es darf nur an einer Erkrankung erprobt werden und es soll an Gegenerkrankungen getestet werden. Die Dosis des Medikaments entspricht der Stärke der Erkrankung und soll entsprechend erhöht werden. Die Dauer der Medikation muss beachtet werden. Die Erprobung soll an Menschen erfolgen, ansonsten gibt es verfälschte Ergebnisse."[542]

Ibn Sina beschrieb Empfehlungen über Diät, die als Weiterentwicklung der Propheten-Medizin gesehen werden können, zum Beispiel den Umgang mit Patienten, die Probleme mit dem Essen haben.[543]

Eine nette Anekdote zu seinen außergewöhnlichen Diagnosemethoden ist überliefert: Ibn Sina diagnostiziert Liebeskummer anhand des Pulsschlages. Ein junger Mann litt an Krankheitssymptomen und die Ärzte konnten ihn nicht behandeln. Ibn Sina sah ihn und verlangte einen Geographen hinzuzuziehen, der zuerst die Namen der Städte neben dem Patienten langsam aufzählen sollte. Bei einer von ihnen sprang der Puls des jungen Patienten hoch. Ibn Sina verlangte nun die Namen aller Quartiere der vorher genannten Stadt zu nennen. Bei einem Quartier sprang der Puls des Patienten noch höher. Danach nannte er die Namen aller Familien, die in diesem Quartier wohnten. Bei einer dieser Familie erhöhte sich der Puls des Patienten noch mehr. Die Familie hatte eine Tochter, in die sich der Patient verliebt hatte.[544]

Vor seinem Tod habe Ibn Sina gesagt: „Wenn der ‚Heiler' meinen Körper nicht heilen kann, dann nutzt die Heilung nicht mehr."

Àmmar Al-Moussalli (um 1010 u.Z.)

Al-Moussalli führte Augenoperationen besonders bei Schielen durch.[545]

---

539 Anon VI, 2008, Anon VII,. 2008.
540 Al-Tawil, 1985.
541 Rashid, 2007.
542 Sayid, 2009
543 Al-Kaḥḥal, 2004.
544 Farrouch,1980.
545 Farrouch, 1980.

Ibn Ruschd (Averroes 1126 - 1198 u.Z.)

Ibn Ruschd war umfassend gebildet und nicht nur Arzt, sondern auch Richter und Philosoph. Er erklärte die übersetzten Werke des Aristoteles, die einen starken philosophischen Einfluss auf Europa erreichten. Viele medizinische Werke sind durch seinen Streit mit dem andalusischen Kalifen Al-Manssour verlorengegangen, als dieser sie verbrennen ließ. Nach der Versöhnung konnte Ibn Ruschd doch einige der Werke aus dem Gedächtnis niederschreiben. Besonders wichtig ist sein Buch „Die Universalitäten in der Medizin“ (الكليات في الطب), das sich mit der Lehre, Systematisierung, Ethik und Art der Untersuchungen auseinandersetzt.[546] Ibn Ruschd kommentierte als Arzt und Wissenschaftler: „Wer die Anatomie praktiziert, steigert seinen Glauben an Gott.“[547]

Ibn Al-Biṭar (1190 - 1248 u.Z.)

Er lebte in Málaga und beschrieb in seinen Büchern „Die Sammlung der einzelnen Medikamente“ (Al-Djami`Fi Al-Adwiyah Al-Mufradah) und „Vollständige Darstellung über einzelnen Heilpflanzen“ (Al-Mughni Fi Al-Adwiyah Al-Mufradah) 1400 Medikamente, von ihnen 400 neue.[548]

Ibn Al-Suwaydi (um 1250 u.Z.)

Er ließ sich stark von Ibn Al-Biṭar beeinflussen und schrieb ein Buch über Heilpflanzen unter dem Titel „Die Eigenschaften zu den Pflanzennamen“, in dem er viel von seinem Vorgänger zitierte.[549]

Raschidul Din Al-Şuri (um 1240 u.Z.)

In seinem Buch „Sammlung von einzelnen Heilpflanzen“ (Fi Al-Adwiyah Al-Mufradah) beschrieb er Heilpflanzen und ließ sie in allen Wachstums-Stadien zeichnen, die wichtig für die Herstellung der Medikamente waren.[550]

Ibn Al Nafis (1210 - 1288 u.Z.)

Ibn Al-Nafis ist in Damaskus geboren. Er studierte Medizin an der Al-Nuri Universität in Damaskus. Ihm zu Ehren gibt es in Damaskus ein Krankenhaus mit dem Namen Ibn Al-Nafis Krankenhaus. Als Anatom beschrieb er 529 Muskeln mit ihrer Funktion im menschlichen Körper.[551] Sein Buch „Kommentare über die Anatomie des Avicenna“ (Scharḥ Taschirḥ Al-Qanoun شرح تشريح القانون) präsentiert neue Kenntnisse wie die Entdeckung des kleinen Blutkreislaufs 400 Jahre vor William Harvey, die Anatomie der Gallenwege und die Anatomie der Sehnervenkreuzung (Chiasma opticum).[552]

---

[546] Jabri, 2009.
[547] Abdel-Halim, 2008b.
[548] Schamsi Bascha,1998.
[549] Rajab, 2008.
[550] Farrouch, 1980.
[551] Kataya, 2008.
[552] Lilly, 1986, Abu Schaar, 2008, von Schumann et. al., 1987, Abdel-Halim, 2008a.

Àli Bin Aḥmad Al-Ămidi (um 1300 u.Z.)

Der aus Bagdad stammende blinde Wissenschaftler Àli Bin Aḥmad Al-Ămidi entwickelte tastbare Buchstaben für Blinde lange Zeit vor dem Franzosen Louis Braille (1809 - 1854 u.Z.). Er markierte seine Bücher mit bestimmten aus Papier geschnittenen Buchstaben, die er mit seinen Finger fühlen und identifizieren konnte.[553]

Tabelle 6: Im Text sonst nicht genannte muslimische Gelehrte und ihre in der Zeit des Kalifats entstandenen Werke.[554] Die Lebensdaten sind als ungefähre Angaben zu sehen.

Autor (Kurzform)	Werk	Inhalt
Al-Asmaʿî (740 - 828 u.Z.)	„Kitâb Al-Nabat Wal Aschdschar" Buch der Pflanzen und Bäume	Botanik, Systematik und Beschreibungen.
Al-Dinouri (- 895 u.Z.)	„Kitâb Al-Nabat" Buch der Pflanzen	Mit aramäischen, griechischen und persischen Namen
Al-Idrissi (1100 - 1166 u.Z.)	„Al-Dschjami` Li Sifat Aschtat Al-Nabat" Sammlung der unterschiedlichen Pflanzen	Systematik in verschiedenen Sprachen
Ibn Ish`ak Al-Kindi (800 - 873 u.Z.)	„Fi Al-Adwiyah Al-Mufradah" Über einzelne Heilpflanzen	Aus dem Griechischen übersetzt

Weitere muslimische Forscher

Ibn Ţufail (1185 u.Z.) vermutete, dass das Leben am Äquator entstanden sei, weil die Temperatur dort nachts und tags ähnlich ist. Al-Qazwîni (1203 - 1283 u.Z.) schrieb ein Buch mit dem Titel „ʿAja'ib Al-Machlûqât wa Ghara'ib Al-Mawjûdât, Wunder der erschaffenen Dinge und Fremdheit der vorhandenen Dinge" und ging so weit, dass er feststellte, dass Pflanzen Gefühle und Bewegung haben.[555] Ibn Chaldoun (1332 - 1406 u.Z.) beschäftigte sich mit der Entwicklungsbiologie und teilte die Welt in Metalle, Pflanzen und Tiere.

Wichtige nicht-muslimischen Ärzte

In der Blütezeit des Kalifats entwickelte sich die Wissenschaft sehr stark, woran nicht nur arabische sondern auch christliche und besonders in Al-Andalus auch jüdische Wissenschaftler beteiligt waren. Sowohl der Islam als auch die Muslime sind tolerant gegenüber Andersgläubigen, solange es keine Kriegshandlung zwischen ihnen gibt.

Gabriel Buchtischu`

Ein Beispiel einer traditionellen Familie von Ärzten ist die christliche Familie Buchtischu`, die generationsweise die Kalifen behandelte. So fleißig, zuverlässig und ver-

[553] Farrouch, 1980, Al-Zahrani, 2007.

[554] Farrouch, 1980.

[555] Farrouch,1980.

trauenswürdig waren manche wie Gabriel Buchtischu`, dass er der Leibarzt des Kalifen Hârûn Al-Raschîd wurde.[556]

Yūḥannā Ibn Māsawayh (gest. 857 u.Z)

Der Nachfolger von Gabriel Buchtischu` als Leibarzt, der persische Christ Yūḥannā Ibn Māsawayh, behandelte die Kalifen von Hârûn Al-Raschîd bis Al-Mutawakil.

Ḥunayn Ibn Isḥak (Johannitius 809 - 873 u.Z.)

Der Kalif Al-Ma'mūn holte den jüdischen Arzt Ḥunain Ibn Isḥak in das bereits oben genannte Haus der Weisheit in Bagdad und ernannte ihn zum Chef der Übersetzungsabteilung. Ḥunain erlebte neun Kalifen und schrieb und übersetze mehr als hundert Medizin-Bücher.[557] Das von Ḥunayn verfasste „Kitâb Al-Massa'il Fi Al-Àyn" (Das Buch der Fragen über das Auge) war das erste Buch über die Augenanatomie und Augenerkrankungen.[558]

Isḥak Bin Suleiman Al-Israiely (Isaac Judaeus um 840 - um 930 u.Z.)

Zwischen 905 und 909 u.Z. berief Ziyādat Allāh III. den jüdischen Arzt Isaac Judaeus an seinen Hof nach Kairouan im heutigen Tunesien. Er machte die im Osten der islamischen Welt bereits hochentwickelte arabische Medizin auch im Westen heimisch. Als sein Hauptwerk gilt das „Kitāb Al-Ḥummayāt" (Buch der Fieber).

Tabelle 7: Im Text sonst nicht genannte wichtige jüdische und christliche Ärzte in der Zeit des Kalifats.

Name	Funktion	Religion
Assaph Ha-Yehoudi (um 650 u.Z.)	Arzt	Jude
Àmar Al-Bassri (um 800 u.Z.)	Leibarzt der Abbassiden Kalifen	Christ
Isḥak Bin Ḥunein (um 900 u.Z.)	Arzt	Jude
Haly Abbas (gest. 994 u.Z.)	Arzt	Jude
Isḥak Bin Àmran (um 1000 u.Z.)	Arzt	Jude
Hibatullāh Bin Dschamie` (um 1200 u.Z.)	Arzt von Saladin	Jude
Ibn Al-Muṭran (um 1150 u.Z.)	Arzt im Al-Nuri-Krankenhaus	Christ
Abu Karam Sa`id bin Thuma Al-Baghdadi (um 1200 u.Z.)	Arzt	Christ

Moussa Bin Maymoun (Moses Maimonides um 1135 - 1204 u.Z.)

Maimonides war jüdischer Universalgelehrter, der besonders auch als Jurist und Religionsphilosoph wirkte. Seine medizinische Ausbildung erhielt er in Marokko. Maimonides teilte die Medizin in Präventivmedizin, heilende Medizin und pflegende Medizin auch für Alte und Behinderte ein. Er betont den rationalen Charakter der Medizin.

---

556 Abdul Sattar, 2010.
557 Al-Schak`a, 1975.
558 Schamsi Bascha, 1998.

Maimonides verfasste zehn medizinische Werke in arabischer Sprache, die nahezu alle Gebiete der Medizin berühren.

Tiermedizin in der Zeit des Kalifats

Der Begriff „Veterinär" stammt aus dem Altägyptischen und ist über die arabisierte Form „beyṭar بيطار" in den deutschen Sprachgebrauch eingeflossen.[559] In der Zeit des Propheten waren Tiere Milch- und Fleischlieferanten und dienten als Transportmittel. Außerdem waren sie Freunde der Menschen, die die Pflicht haben das Tier als beseeltes Lebewesen gut zu behandeln. Schon in der Zeit des Kalifats suchten Muslime mehr Erkenntnisse über das Tier und seine Behandlung zu erwerben.[560] Diese Kenntnisse trugen zum besseren Verständnis der Humanmedizin bei und wurden in Büchern festgehalten, von denen einige auch heute noch erhalten sind.

Tabelle 8: Ausgewählte Werke im Text nicht genannter muslimischer Gelehrter mit Tierbezug. Die Lebensdaten sind als ungefähre Angaben zu sehen.

Autor (Kurzform)	Werk	Inhalt
Ibn Al-Muqaffa' (720 - 757 u.Z.)	*Kalīla wa Dimna* (Kalila und Dimna), wahrscheinlich aus indischen Quellen übersetzt	Fabeln
Al-Aṣma'i (740 - 828 u.Z.)	u.a. *kitāb Al-ibl* (Buch der Kamele), *kitāb Al-chail* (Buch der Pferde), *kitāb asch-schā* (Buch der Schafe), *kitāb Al-wuḥusch* (Buch der Raubtiere)	Zoologie, Haltung und Zucht von Haustieren
Al-Ǧāḥiẓ (779 - 869 u.Z.)	*kitāb Al-ḥayawān* (Buch der Tiere)	Zoologie, Evolution
Ibn Al-Marzaban (921 - 977 u.Z.)	تفضيل الكلاب على كثير ممن لبس الثياب (Die Bevorzugung der Hunde gegenüber vielen, die Kleider tragen)	Leben, Gewohnheiten und Krankheiten des Hundes[561]

Schon Ibn Ṭufayl (1105 - 1185 u.Z.) in seinem Werk „Ḥay Ibn Yaqżān (Hay bin Yaqzan)" und später Kamal Al-Din Al-Damiri (1344 - 1405 u.Z.) in seinem Werk „Ḥayāt Al-Ḥayawān" (Das Leben der Tiere), Al-Qazwini in seinem Werk „ʿAja'ib al-machlūqāt wa-ghara'ib al-mawjūdāt" (Wunder der erschaffenen Dinge und Wundersames der existierenden Dinge) und Ibn Saiydih haben sich mit Systematik und Verhalten der Tiere, ihrer Entwicklung, Embryologie, Tier-Sekretion, Wachstum, Vererbungslehre und Ähnlichkeiten zu den Menschen beschäftigt. Parallel dazu haben sie sich mit der Lehre der Pharmazie beschäftigt.[562] Die meisten Kenntnisse aus dem Tierreich wurden mit den Kenntnissen über den Menschen verglichen. Ibn Chaldoun (1332 - 1406 u.Z.)

---

559 Auch die vorislamischen Ägypter haben Tierschutz gekannt und angewandt. Als ein General eines Pharaos den Pferdestall des Gegners und die vernachlässigte verhungerte Tiere darin sah, wurde er zornig und wütend.

560 Al-Masri, 2008 und 2011.

561 Al-Daghim, 1995.

562 Farrouch, 1980.

schrieb in seinem sehr bekannten Werk „Muqaddima, Einführung“ über die Tierarten und ihre biologische Entwicklung.[563]

Krankenhäuser und Apotheken (المشافي والصيدليات)

Das erste ambulante Krankenhaus wurde in der Zeit des Propheten Muḥammad als „Militär-Krankenhaus“ in einem Zelt neben der Propheten Moschee gegründet. Dort haben die Gefährten die Verletzten versorgt[564]. Allein um die Umayyaden Moschee in Damaskus gab es drei Krankenhäuser.[565] Die Patienten, arm wie reich, wurden umsonst gepflegt. Die ärztliche Behandlung kostete sie keinen Dirham, sie erhielten freie Unterkunft, Verpflegung und Arzneien, ja sie bekamen noch Kleidung und Zehrgeld für einen Monat nach ihrer Entlassung dazu.[566]

Im frühen 8. Jahrhundert wurde eine mobile Krankenstation samt Apotheke zur medizinischen Versorgung der Dörfer im unteren Irak eingerichtet, so dass die Medizinversorgung nicht nur in Städten, sondern auch auf den Dörfern stattfand. Ein Arzt war ständig anwesend.[567]

Der Kalif Al-Manssour (714 - 774 u.Z.) eröffnete in Bagdad die erste Apotheke für das Volk.[568] Der Kalif Al-Ma’mūn (833 u.Z.) erlaubte Apothekern ihren Beruf nur auszuüben, wenn sie die Apotheker-Prüfung bestanden hatten. Der Apotheker-Beruf sollte von einer Kommission regelmäßig kontrolliert werden.[569] Der Kalif Al-Mu`tassim Billāh (1240 – 1258 u.Z.) prüfte selbst die Apotheker mit einem Trick. Er schickte ihnen ein Rezept mit einem unbekannten Medikamenten-Namen. Wer behauptete, dass er das Medikament kannte, wurde sofort entlassen, aus der Stadt ausgewiesen und erhielt Berufsverbot.[570]

Wegen des um 900 u.Z. ergangenen Auftrags des Kalifen an Al-Razi ein neues Krankenhaus in Bagdad zu bauen[571], begründete er die Lehre „Fleisch-Sensorik“. Al-Razi suchte einen geeigneten Platz für das Krankenhaus, indem er morgens vor Sonnenaufgang ein Schaf schlachtete, in vier Teile zerlegte und an mögliche Bauplätze legte. Nach Sonnenuntergang untersuchte Al-Razi die Fleischstücke nach Geruch, Farbe, Aussehen, Trockenheit und Allgemeinzustand. Die besterhaltenen Fleischstücke gaben den Hinweis, dass die Luftqualität an diesem Ort die beste in Bagdad und der Bauplatz somit der geeignetste sei, um dort ein Krankenhaus zu bauen. Al-Razi baute schließlich am Rande Bagdads das Krankenhaus.

[563] Madani, 2007.
[564] Ṣaḥīḥ Al-Buchâri 4122. HS.
[565] Schamsi Bascha,1998.
[566] Hunke, 2004.
[567] Farrouch,1980, Watt, 2004.
[568] Abu Chalil, 2008.
[569] Farrouch, 1980.
[570] Al-Sayouti, 1997.
[571] Wahrscheinlich vom Kalif Àdhud Al-Dawlah. Sayid, 2009.

Chaghab, die Mutter des Kalifen Al-Mūqtādir Billāh, ließ im Jahr 918 u.Z. ein Krankenhaus in Bagdad bauen, das als das erste von einer Frau gegründete Krankenhaus gilt.[572]

Sultan Nur Al-Din Zanki (1146 - 1174 u.Z.) baute aus dem Lösegeld eines der fränkischen Könige und Kreuzritter in der Höhe von 300.000 Gold-Dinar ein Krankenhaus. Das Al-Nuri-Krankenhaus (1154 u.Z.) war wahrscheinlich die erste Universitätsklinik in der Welt und blieb es bis Ende des 19. Jahrhunderts u.Z.[573]

Im Al-Nuri-Krankenhaus in Damaskus bekam jeder psychisch kranke Patient zwei Pfleger zur Verfügung, die ihm jeden Tag seine Kleider wechselten, ihn duschten, ihm beim Beten und Koranrezitieren halfen und ihn in die frische Luft mitnahmen.[574] Die Patienten sollten nicht an Geldmangel leiden, so wurde jedem Patienten fünf Dinar Versorgungsgeld während seiner Rehabilitation bezahlt.[575] Das erinnert uns an das Krankengeld in unserer heutigen Zeit.

Papst Innozenz III. (1160 - 1216 u.Z.) ließ, angeregt durch seine Bewunderung der muslimischen Krankenhäuser in den Gebieten der Kreuzzüge, in Rom das Krankenhaus Sancti Spiritus gründen.[576]

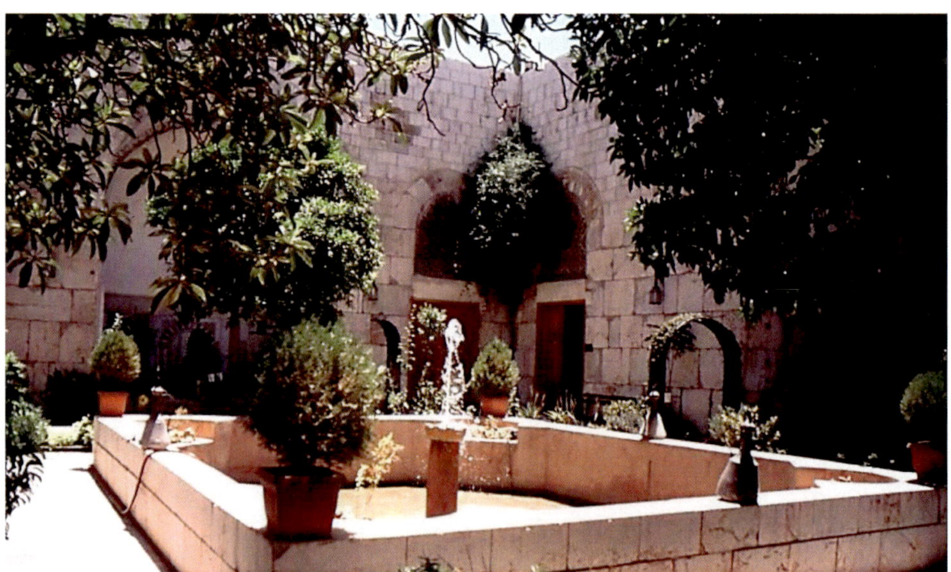

Abbildung 8: Al-Nuri-Krankenhaus in Damaskus (Bild vom Jahr 2010 u.Z.) gebaut im Jahr 1154 u.Z. von Lösegeldern der Kreuzritter. Das Haus ist in ein Wissenschaftsmuseum umgewandelt.

[572] Al-Arnaaout, 2011.
[573] Abu Schaar, 2008.
[574] Schamsi Bascha, 2007.
[575] Hunke, 2004.
[576] Schamsi Bascha, 1998.

Die Frau des Prinzen Sayf Al-Din Àli Bin Yusuf Al-Qaymari war gestorben. Der Prinz wollte ihre Morgengabe ihrem Vater zurückgeben, der sie ablehnte. Mit der abgelehnten Morgengabe ließ der Prinz im Jahre 1254 u.Z. das Krankenhaus Al-Bimaristan Al-Qaymari in Damaskus bauen, das seit den Kreuzzügen bis heute erhalten geblieben ist. Für Al-Qaymari gab es einen Etat für Ärzte, Pflegepersonal und Hausmeister. Wenn ein Restgeld blieb, wurde es für die Befreiung von Kriegsgefangenen ausgegeben.[577]

Im Jahr 1354 u.Z. ließ der Mameluken Prinz Sayf Al-Din Arghoun das Arghoun-Krankenhaus für Psychiatrie in der Stadt Aleppo in Syrien bauen, das ausschließlich auf die Behandlung psychisch kranker Patienten spezialisiert war.[578]

Impressionen zu einzelnen Fachgebieten während des Kalifats

Pharmakologie

Pflanzenheilkunde war, wie auch die oben genannten Literaturübersichten zeigen, weit verbreitet. Der Arzt Al-Ḥarrani in Al-Andalus im elften Jahrhundert u.Z. kostete Medikamente, die seine Schüler zubereitet hatten, um zu prüfen, ob sie die Zutaten richtig mischten oder falsch gewogen hatten.[579]

Muslimische Ärzte in Marokko im elften Jahrhundert u.Z. entdeckten in der Milz von Hunden ein Heilmittel gegen Krankheit des bissigen Hundes (Tollwut).[580] Heute weiß man, dass die Milz eine zentrale Rolle bei der Aktivierung von Immunzellen spielt. Es wurde auch berichtet, dass gegen Tollwut ein Gramm Nierensubstanz vom gleichen beißenden Hund nach seinem Einschläfern benutzt werden kann, was unseren modernen Impftechniken sehr nahe kommt.

Entzündete Stellen wurden mit erhitztem Olivenöl, Henna, Kohle, Pinienharz und warmem Teer-Öl behandelt, letzteres wird heute immer noch die schwarze Creme genannt und meistens gegen Schuppenflechte (Psoriasis) angewandt.

Chirurgie und Anästhesie

Um Schnittwunden zu nähen, benutzten Araber und Berber im elften Jahrhundert u.Z. die Kiefer von großen Ameisen. Die Körper der Ameisen wurden abgetrennt, mit der kleinen Naturzange der Ameisenkiefer an den verbliebenen Köpfen konnte die Wunde durch den Biss geklammert werden.[581]

Anästhetische Mittel für starke Schmerzen und bei Operationen waren erlaubt, was die islamischen Gelehrten akzeptierten.[582] Die Ärzte ließen einen Schwamm getränkt mit Anästhetika, wozu Haschisch und Mohn (*Papaver argemone*) gehörten, auf die Nase des Patienten drücken, damit er die Mischung einatmet. Einige Menschen sollen jedoch die Willenskraft besessen haben, durch den Glauben allein Schmerzen zu besiegen, wie zwei Berichte zeigen. Einer der Söhne des Kalifen Àli hatte eine entzündete Verdi-

[577] Abu Schaar, 2008.
[578] Arja, 2010.
[579] Farrouch, 1980.
[580] Bin Abdullah, 2012.
[581] Bin Abdullah, 2012.
[582] Hunke, 2004.

ckung, die durch Druck zum Platzen gebracht werden sollte. Er lehnte es ab. Seine Begleiter warteten bis er im Gebet war und brachten das Karbunkel zum Platzen. Er merkte dies während des Gebetes nicht, weil er mit dem Gebet tief beschäftigt war. Ein zweiter Bericht ist überliefert, dass der Fuß Ùrwa Ibn Al-Zubayrs sich in Damaskus nach einem Tritt auf einen Knochen entzündete. Der Kalif Al-Walid Bin Abdul Malik versammelte alle verfügbaren Ärzte, die meinten, dass der Fuß amputiert werden müsse. Die Ärzte boten ihm ein anästhetisches Mittel zu trinken an. Er lehnte es ab und bat sie den Fuß während des Gebetes zu amputieren, weil er nicht lange Zeit verbringen möchte, ohne sich an Gott zu erinnern. Die Ärzte taten es. Danach nahm er seinen amputierten Fuß in die Hand und sprach ein Bittgebet: „Oh Du Gott, wenn Du mich mit einem Glied prüfst, dann habe ich noch andere heile Glieder."

Bei schweren Atemproblemen wurde in der Zeit Hârûn Al-Raschîds ein Blasbalg benutzt, um Luft in die Lunge zu pressen[583], was in unserer Zeit der künstlichen Beatmung entspricht.

Psychologische Medizin

Der Großgelehrte Abu Ḥamid Al-Ghazali (Algazel 1058 - 1111 u.Z.) beschrieb in seinem Buch Al-Munqith Min Al-Ďalal (Der Retter von dem Irren) detailliert die Depression. Der arabische Fachbegriff Kanzh oder Ghanz (غنظ او كنظ) bedeutet „zu viel Sorge". Nach ihm beginnt die Depression mit starker Konzentrationsschwäche und Verstandesdefizit. Danach treten Hoffnungslosigkeit, erweiterte depressive Stimmung mit Zweifel an sich selbst, tiefe innere Religiosität, Denken den Ort zu verlassen (Suizidgedanken), innere Konflikte, Neigung zum Sündigen, Verstummen, Verdauungsstörungen und Appetitlosigkeit, Körperschwäche und Isolation auf.[584] Außerdem entwickelte Al-Ghazali seine berühmte „Zweifel-Theorie", die der Franzose René Descartes von ihm durch seinen Satz „*cogito ergo sum,* ich denke, also bin ich" übernommen hat.[585]

Hygiene und Umweltmedizin

Nicht nur im Bereich Tier-Mensch und im allgemeinen Umgang galten Hygiene-Regeln, sondern auch für verschiedene Berufe und deren Lehrlinge. Im Kalifat von Bagdad wurden Staatsinspektoren im Bereich Lebensmittelsicherheit eingesetzt. Die Metzger und deren Mitarbeiter sollten einen Abstand zwischen Käufern und dem zu verkaufenden Fleisch haben, sie sollten das Holzbrett, das sie für das Schneiden des Fleisches benutzten, nach Feierabend mit Salz bedecken, damit Tiere oder irgendwelche Ungeziefer es nicht ablecken. Nach dem Schlachten durften sie das Tier nicht mit Luft aufblasen, um die Haut vom Fleisch zu trennen. Die Bäcker sollten Mundschutz tragen, während sie Brot backen, um keinen Speichel, Schweiß oder Nasenschleim in den Teig fallen zu lassen, sie sollten den Teig nur mit den Händen kneten, und jemanden beauftragen die Fliegen mit Fliegenschirmen abzuhalten.[586]

---

[583] Al-Dschassir, 2008.
[584] Al-Ghazali, 2008, Farrouch, 1980.
[585] Zaqzouq, 1997.
[586] Al-Schak`a, 1975.

Außer Hygienemaßnahmen spielten auch umweltbezogene Gesundheitsschutzmaßnahmen eine große Rolle[587].

Der Umayyaden-Prinz Chalid Bin Yazid Bin Mu'āwiya (gest 704 u.Z.) hatte eine Methode entwickelt, wie man das salzige Meereswasser in mehreren Stufen zu Süßwasser machte.[588] Aus gesundheitlichen Gründen wurde das Trinkwasser regelmäßig auf Geruch, Farbe und Geschmack untersucht.[589]

Muslimische Wissenschaftler wie Ibn Sina, Al-Razi oder Ibn Chaldoun sahen aufgrund der höheren Bevölkerungsdichte und der vielen Abfälle Städte als gefährliche Plätze für Infektionen und Luftverschmutzung. Ibn Sina empfahl bei der Suche nach einem Haus oder einer Wohnung folgende Faktoren genau zu beachten: Die Art und Höhe der Erde, Wasserversorgung, Metalle, sowie Windrichtung und Berge. Fenster und Türen sollten so ausgerichtet sein, damit der Wind und die Sonne sie erreichen. Man sollte sich erkundigen, welche Erkrankungen die Bewohner haben und welche Nahrung sie essen.[590]

In der Abbassiden-Zeit verboten die Walis den Bau von Ton- und Brennkalkstätten in den Städten wegen der damit verbundenen Rauch-, Lärm- und Geruchsbelästigung.[591]

Der Kalif Al-Muqtadi Billāh (1075 - 1094 u.Z.) verbot Bäderabwasser in den Fluss Tigris abfließen zu lassen.[592]

Abou Al-Àlaa Zahr Bin Abdul Malik (1131 u.Z.) berichtete über die Verbindung zwischen Wetter, Umwelt und Krankheiten.[593]

Es galten folgende Regeln zum Bewohnen einer Stadt: „In der arabischen Zivilisation ist eine Stadt nur dann bewohnbar, wenn sie an einem Fluss liegt, an einem belebten Markt liegt, einen fleißigen praktizierenden Arzt, einen gerechten Richter und einen starken Verwalter hat.[594]“

---

587 Zu mehr infos, Vgl. www.loccum.de/material/interkultur/gruenerislam/al-masri.pdf

588 Mustafa, 1998.

589 Farrouch, 1980.

590 Muḥammad, 2008.

591 Abiadh, 2012

592 Al-Choudhari, 1998.

593 Farrouch, 1980, Maḥmoud, 2008.

594 Bin Abdullah, 2012.

Teil 4
Krankenpflege für muslimische Patienten in der Gegenwart
(العناية الصحية للمرضى المسلمين في هذا الزمن)

" وَلاَ تَنسَوُاْ الْفَضْلَ بَيْنَكُمْ إِنَّ اللهَ بِمَا تَعْمَلُونَ بَصِيرٌ "

Und vergesset nicht, einander Güte zu erweisen. Wahrlich, Allāh sieht wohl, was ihr tut.

(Sure Al-Baqara 2: Vers 237)

Interreligiöse Krankenversorgung und Krankenpflege

Nach dem Zerfall des arabischen islamischen Kalifats in Córdoba zerfielen auch die meisten alten islamischen Großreiche. Die Muslime blieben in medizinisch-technologischem Stillstand. Auch die alte islamische Medizin litt darunter. Europa und Amerika entwickelten die Medizin und exportierten neues medizinisches Wissen in islamische Länder. Diese nicht-islamischen Kenntnisse brauchen eine islamische Rückendeckung, ob sie islamkonform sind oder nicht und entsprechend bei Muslimen ohne religiöse Bedenken angewandt werden dürfen. Das gilt im Grundsatz natürlich auch für religiöse Muslime, die in europäischen Ländern behandelt werden.

Zurzeit leben ungefähr 30 Millionen Muslime in der Europäischen Union. Die Zahl dieser Gruppe wird in Zukunft eher noch steigen, das gilt insbesondere für große Ballungsgebiete. In manchen EU-Mitgliedsstaaten wird die Marke von 15% erreicht werden. Deswegen gilt es, interkulturelle und interreligiöse Annäherungsmodelle zu entwickeln, um eventuellen Konfliktsituationen bereits im Vorfeld entgegenzutreten. Denn „das Fremde zeigt sich, indem es sich uns entzieht.“[595] Diese passive Fremderfahrung muss derart gesteuert werden, dass sie durch die aktive Verschmelzung der Kulturhorizonte zweier Personen schließlich verschwindet. Nur durch das Verschwinden der Erfahrung einer anderen Person als jemand Fremden, kann eine Ebene geschaffen werden, die es ermöglicht, unbefangen miteinander umzugehen. Deswegen heißt es im Koran:

" يَا أَيُّهَا النَّاسُ إِنَّا خَلَقْنَاكُم مِّن ذَكَرٍ وَأُنثَى وَجَعَلْنَاكُمْ شُعُوبًا وَقَبَائِلَ لِتَعَارَفُوا إِنَّ أَكْرَمَكُمْ عِندَ اللهِ أَتْقَاكُمْ إِنَّ اللهَ عَلِيمٌ خَبِيرٌ "

Oh ihr Menschen, Wir haben euch ja von einem weiblichen und männlichen Wesen erschaffen und Wir haben euch zu Völkern und Stämmen gemacht, damit ihr einander kennenlernt! Wahrlich, Allāh ist Allwissend, Allkundig.

(Sure Al-Ḥujurat 49: Vers 13)

Für den Umgang mit muslimischen Patienten müssen wir berücksichtigen, dass manche muslimische Migranten nur mit dem Körper hier sind. Ihr Denken und ihre Gefühle sind noch voll oder teilweise zu Hause. Die Kälte des Wetters und der Menschen mit ihren anderen Gewohnheiten, wie das „asoziale Leben der Nachbarn untereinander[596]“ und das hochtechnologische Leben zwingt sie dazu. Das vorliegende Buch insgesamt, aber ganz besonders die folgenden Informationen zur Versorgung und Pflege muslimischer Patienten sollen dazu dienen, sich besser *kennenzulernen*, was wiederum bedeutet, dass es erforderlich ist zu *lernen*, den anderen zu *kennen*.

---

[595] Waldenfels, Topographie des Fremden (1997).

[596] Außer einen Gruß gibt es oft kaum Kontakte mit Nachbarn.

Minderheiten neigen häufig dazu, an ihrer Kultur und Religion festzuhalten. In einer für sie fremden Mehrheitsgesellschaft betrachten sie ihre überkommenen Werte als Rettungsanker. Die Kulturunterschiede können Probleme und Konflikte auslösen, sie können aber gleichermaßen zu einer Bereicherung und einem Miteinander beitragen. Muslimische Minderheiten besinnen sich oft auf religiöse Werte. So verwundert es nicht, dass muslimische Patienten bemüht sind, Gottes Geboten zu entsprechen. Der Alltag eines Muslims ist mit einer Vielzahl von religiösen Pflichten verbunden. Der Islam deckt viele Seiten des Alltags, was in einer säkularen Gesellschaft befremdlich anmutet. Selbst Krankheiten besitzen eine besondere Stellung im Islam, über ihren religiösen Stellenwert haben wir oben ausführlich berichtet. Ein wichtiger Faktor für behandelnde und pflegende Personen ist es auch zu erkennen, welches religiöse Verständnis der Patient zur Behandlung hat.

Muslimische Ärzte betrachten sowohl in Deutschland als auch in den islamischen Ländern ihre Patienten wie „Brüder und Schwestern" bzw. „Mütter und Väter". Sie sprechen den Patienten nicht mit „Herr oder Frau" sondern mit „Bruder bzw. Schwester" an oder, wenn die Patienten alt sind, werden sie auch als „Vater oder Mutter, Onkel oder Tante" angesprochen. Andersrum sprechen die älteren Menschen die Ärzte mit „Sohn bzw. Tochter" an. Sie erwarten von ärztlichem und pflegendem Personal, dass es so handelt, als ob es mit Verwandten umgeht.

Der Schambereich und das Schamgefühl

Der religiöse Umgang mit der Schamzone (z.B. bei den Männern vom Bauchnabel bis zu den Knien) wird in der Medizin häufig locker angewandt und manchmal nicht berücksichtigt. Ein Muslim darf seinen Körper nicht ohne Grund entblößen. Die Regel „Keine Schamhaftigkeit bei religiösen Angelegenheiten (لا حياء في الدين)" gilt auch für medizinische Notwendigkeiten. Über die Körperbedeckung sagt Gott:

" قُل لِّلْمُؤْمِنِينَ يَغُضُّوا مِنْ أَبْصَارِهِمْ وَيَحْفَظُوا فُرُوجَهُمْ ذَلِكَ أَزْكَى لَهُمْ إِنَّ اللَّهَ خَبِيرٌ بِمَا يَصْنَعُونَ * وَقُل لِّلْمُؤْمِنَاتِ يَغْضُضْنَ مِنْ أَبْصَارِهِنَّ وَيَحْفَظْنَ فُرُوجَهُنَّ وَلَا يُبْدِينَ زِينَتَهُنَّ إِلَّا مَا ظَهَرَ مِنْهَا وَلْيَضْرِبْنَ بِخُمُرِهِنَّ عَلَى جُيُوبِهِنَّ وَلَا يُبْدِينَ زِينَتَهُنَّ إِلَّا لِبُعُولَتِهِنَّ أَوْ آبَائِهِنَّ أَوْ آبَاء بُعُولَتِهِنَّ أَوْ أَبْنَائِهِنَّ أَوْ أَبْنَاء بُعُولَتِهِنَّ أَوْ إِخْوَانِهِنَّ أَوْ بَنِي إِخْوَانِهِنَّ أَوْ بَنِي أَخَوَاتِهِنَّ أَوْ نِسَائِهِنَّ أَوْ مَا مَلَكَتْ أَيْمَانُهُنَّ أَوِ التَّابِعِينَ غَيْرِ أُوْلِي الْإِرْبَةِ مِنَ الرِّجَالِ أَوِ الطِّفْلِ الَّذِينَ لَمْ يَظْهَرُوا عَلَى عَوْرَاتِ النِّسَاء وَلَا يَضْرِبْنَ بِأَرْجُلِهِنَّ لِيُعْلَمَ مَا يُخْفِينَ مِن زِينَتِهِنَّ وَتُوبُوا إِلَى اللَّهِ جَمِيعًا أَيُّهَا الْمُؤْمِنُونَ لَعَلَّكُمْ تُفْلِحُونَ "

Sprich zu den gläubigen Männern, dass sie ihre Blicke zu Boden schlagen und ihre Keuschheit wahren sollen. Das ist reiner für sie. Wahrlich, Allāh ist dessen, was sie tun, recht wohl kundig. Und sprich zu den gläubigen Frauen, dass sie ihre Blicke zu Boden schlagen und ihre Keuschheit wahren und ihren Schmuck nicht zur Schau tragen sollen - bis auf das, was davon sichtbar sein darf, und dass sie ihre Tücher um ihre Kleidungsausschnitte schlagen und ihren Schmuck vor niemand (anderem) enthüllen sollen als vor ihren Gatten oder Vätern oder den Vätern ihrer Gatten oder ihren Söhnen oder den Söhnen ihrer Gatten oder ihren Brüdern oder den Söhnen ihrer Brüder oder Söhnen ihrer Schwestern oder ihren Frauen oder denen, die sie von Rechts wegen besitzen, oder solchen von ihren männlichen Dienern, die keinen Geschlechtstrieb mehr haben, und den Kindern, die der Blöße der Frauen keine Beachtung schenken. Und sie sollen ihre Füße nicht so (auf den Boden) stampfen, dass bekannt wird, was sie von ihrem Schmuck verbergen. Und wendet euch allesamt reumütig Allāh zu, oh ihr Gläubigen, auf dass ihr erfolgreich sein möget.

(Sure Al-Nur 24: Vers 30-31)

In einem anderen Vers ergänzt der Koran diese Pflichten mit dem Aufzählen der Attribute der frommen Menschen:

" قَدْ أَفْلَحَ الْمُؤْمِنُونَ * الَّذِينَ هُمْ فِي صَلَاتِهِمْ خَاشِعُونَ * وَالَّذِينَ هُمْ عَنِ اللَّغْوِ مُعْرِضُونَ * وَالَّذِينَ هُمْ لِلزَّكَاةِ فَاعِلُونَ * وَالَّذِينَ هُمْ لِفُرُوجِهِمْ حَافِظُونَ * إِلَّا عَلَى أَزْوَاجِهِمْ أوْ مَا مَلَكَتْ أَيْمَانُهُمْ فَإِنَّهُمْ غَيْرُ مَلُومِينَ * فَمَنِ ابْتَغَى وَرَاء ذَلِكَ فَأُوْلَئِكَ هُمُ الْعَادُونَ * وَالَّذِينَ هُمْ لِأَمَانَاتِهِمْ وَعَهْدِهِمْ رَاعُونَ * وَالَّذِينَ هُمْ عَلَى صَلَوَاتِهِمْ يُحَافِظُونَ * أُوْلَئِكَ هُمُ الْوَارِثُونَ * الَّذِينَ يَرِثُونَ الْفِرْدَوْسَ هُمْ فِيهَا خَالِدُونَ "

Wahrlich, erfolgreich sind die Gläubigen, die in ihren Gebeten voller Demut sind, und die sich von allem leeren Gerede fernhalten, und die die Zakat entrichten und ihre Schamteile bewahren; außer gegenüber ihren Gattinnen oder denen, die sie von Rechts wegen besitzen; denn dann sind sie nicht zu tadeln. Diejenigen aber, die darüber hinaus etwas begehren, sind Übertreter. Und diejenigen, die das ihnen anvertraute Gut und ihre Verpflichtung hüten, und die ihre Gebete einhalten - dies sind die Erben, die Al-Firdaus (Paradies) erben werden. Auf ewig werden sie darin verweilen.

(Sure Al-Muminun 23: Vers 1-11)

Die Bedeckung des Körpers ist eine Pflicht. Ein Muslim darf seine Schamzone weder seinen Verwandten noch Fremden zeigen. Die Schamzone darf nur der Ehepartner sehen. Im medizinischen Bereich soll das Personal soweit wie möglich, je nach Lage des Patienten und der Tiefe seiner Frömmigkeit vorsichtig damit umgehen, und die Wünsche des Patienten berücksichtigen. Viele Muslime in deutschsprechenden Ländern bevorzugen christliche Krankenhäuser, weil sie das Gefühl haben, dort nahe zu ihrer Religion zu sein und, dass ihre Religiosität mit Respekt angesehen wird.

In vielen medizinischen Fächern kann es bei Untersuchungen zu Schwierigkeiten kommen, weil die Patienten ihren intimen Bereich (Àwrah) Personen, die sie nicht kennen, zeigen sollen. Manchmal verlangen einige Patientinnen die Anwesenheit ihrer Mutter oder Schwester bei einer Untersuchung. Manchmal gibt es Fälle, in denen der Arzt nicht nur die betroffene Region sehen will, sondern auch andere, für den Patienten scheinbar nicht betroffene Regionen, um sich zu vergewissern, dass seine diagnostische Vermutung richtig ist; der Arzt sollte dies vorher dem Patienten erklären.

Über die Körperbedeckung der Frauen sprach Gott zum Gesandten:

" يَا أَيُّهَا النَّبِيُّ قُل لِّأَزْوَاجِكَ وَبَنَاتِكَ وَنِسَاء الْمُؤْمِنِينَ يُدْنِينَ عَلَيْهِنَّ مِن جَلَابِيبِهِنَّ ذَلِكَ أَدْنَى أَن يُعْرَفْنَ فَلَا يُؤْذَيْنَ وَكَانَ اللَّهُ غَفُورًا رَّحِيمًا "

Oh Prophet! Sprich zu deinen Frauen und deinen Töchtern und zu den Frauen der Gläubigen, sie sollen ihre Übergewänder reichlich über sich ziehen. So ist es am ehesten gewährleistet, dass sie (dann) erkannt und nicht belästigt werden. Und Allāh ist Allverzeihend, Barmherzig.

(Sure Al-Aḥzab 33: Vers 59)

Die Schamzone des Mannes reicht laut den meisten Rechtsschulen vom Bauchnabel bis zu den Knien. Bei den Frauen ist der ganze Körper eine Schamzone (Àwrah عورة), bis auf Gesicht, Hände und Füße. Die Kleider der Frauen und Männer sollen nicht eng sein und nicht die Körperformen erkennen lassen.

Es ist zu beachten, dass gläubige Frauen, die noch nicht verheiratet sind, in der Regel noch Jungfrauen sind. Der Islam erlaubt Geschlechtsverkehr vor der Ehe nicht. Ärzte sollen die Schüchternheit der Frauen bei der Untersuchung respektieren.

Religionssensible Pflege

Muslimische Fachleute bieten in Zusammenarbeit mit den Krankenkassen und Krankenhäusern Fortbildung über „Kultur- bzw. religionssensible Pflege" an. Die Sprache, die Kommunikation und das Verständnis zwischen Arzt und Patient spielen eine wichtige Rolle. Manchmal benutzt der Patient allgemeine volksmedizinische Ausdrücke, die in Deutschland unbekannt sind und nicht verstanden werden. Kann der Patient kein oder wenig deutsch, so soll er eine Hilfe bekommen. Entweder durch die Begleitung eines Angehörigen, der diese Aufgabe erfüllen kann, oder durch das Beiziehen eines Dolmetschers. Da der Patient aber in Anwesenheit eines Dritten gehemmt sein könnte frei zu sprechen, könnte die Fragefreiheit des Arztes und Antwortfreiheit des Patienten beeinträchtigt sein.

Es ist zu bemerken, dass es in einem säkularen Staat, in dem auch Nichtgläubige leben, für Ärzte und Medizinpersonal fremd klingt, wenn ein muslimischer Patient sagt, dass der Allheiler Allāh (Gott) ist und nicht der Arzt. Auszusprechen und daran zu glauben, dass Gott der Allheiler ist, ist für den Arzt keine Beleidigung.

Die Berührung zwischen Arzt und Patient fängt üblicherweise mit dem Handschlag an, um Vertrauen zu schaffen. Das jedoch ist Musliminnen laut den Ḥadīthen des Propheten nicht erlaubt, wenn der Arzt dem anderen Geschlecht als der Patient angehört (Muḥram). Wenn Frauen Männern nicht die Hand geben möchte, darf das nicht als Beleidigung, sondern muss als religiöse Handlung verstanden werden. Ähnliches gilt für Umarmen oder die Hand auf die Schultern legen. Es ist freundlich, wenn die Ärzte sich, soweit wie möglich, auf eine schnelle, einmalige und sehr begrenzte Körperuntersuchung einschränken, wenn der Patient sehr religiös ist.

Empfohlen ist geschlechtsspezifischer Umgang mit den Patienten: Muslimische Ärztinnen sollen im Normalfall muslimische Frauen behandeln. Handelt es sich um einen Notfall und es gibt keine muslimische Ärztinnen, so kann zuerst nach einer nicht-muslimischen Ärztin gesucht werden und dann nach einem muslimischen Arzt und dann nach einem nicht-muslimischen Arzt. Es gibt auch Gelehrte, die meinen, dass gut qualifizierte, glaubwürdige Ärzte vor nicht gut qualifizierten muslimischen Ärzten zu bevorzugen sind. Muslimische Ärzte sollen im Normalfall muslimische Männer behandeln. Handelt es sich um einen Notfall und es gibt keine muslimische Fachärzte, so kann zuerst nach einem nicht-muslimischen Arzt gesucht werden und dann nach einer muslimischen Ärztin und dann nach einer nicht-muslimischen Ärztin. Nicht-praktizierende Muslime sollen gefragt werden, ob es ihnen aus religiöser Sicht gleichgültig ist, wer sie behandelt.

Das rituelle Fasten

Nicht jeder Patient kann und darf wegen seiner Erkrankung fasten. Der Arzt muss dem Patienten erklären, welche Wirkung und Gefahr das Fasten in seinem Fall bedeuten kann. Das ist besonders wichtig, wenn der Fastenmonat in den Sommer fällt, wo der Tag bis zu 19 Stunden lang sein kann. Ist der Patient nicht zu überzeugen, so ist es empfohlen, den Imam seiner Moschee, in der er regelmäßig betet, zu holen. Kann der Patient ohne medizinische Komplikationen fasten, so ist es empfohlen, ihm dabei zu helfen, weil das Fasten seine Seele und Geduld gegenüber seiner Erkrankung verstärken kann.

In der Apotheke

Der Besuch einer Apotheke, um ein Medikament abzuholen, ist erlaubt. Problematisch kann es nur sein, wenn Muslime bestimmte Fragen zu Medikamenten, die von Gynäkologen, Urologen oder Internisten verschrieben worden sind und mehr Erklärung bedürfen, stellen möchten. In den islamischen Ländern ist es üblich, dass Apothekerinnen in diesem Zusammenhang Frauen bedienen und Apotheker Männer. Außerdem bitten manchmal die Patienten das Personal zur Seite, um nicht gehört zu werden.

Empfehlungen für den Umgang mit muslimischen Patienten im Krankenhaus und in Arztpraxen

- Man sollte die Stufe der Frömmigkeit des Patienten und die Tiefe seiner religiösen Praxis beachten.
- Man sollte eine Möglichkeit für das Verrichten der fünf alltäglichen Pflichtgebete vorsehen. Eine Befreiung vom Pflichtgebet gibt es selten. Das Gebet lässt den Patienten sein Leid kurzfristig vergessen, beruhigt seine Seele und hilft ihm seine Krankheit zu ertragen. Außerdem gibt es ihm Hoffnung, seine Sünden zu reduzieren und den Lohn bei Gott zu bekommen. Es wird empfohlen, einen Raum mit einem neuen sauberen Teppichboden zu gestalten, in dem die Muslime statt in ihren Krankenzimmern gemeinsam beten dürfen.
- Man sollte Schamgefühl und Schamzonen berücksichtigen, ganz besonders in der Gynäkologie und Dermatologie.
- Man sollte in der Pflege Männer für Männer und Frauen für Frauen einsetzen. Ein Treffen zwischen einem Mann und einer Frau, die nicht miteinander verheiratet sind, in einem geschlossenen Raum ohne Anwesenheit von Nahverwandten ist unerwünscht. Bei einigen Familien wird verlangt, dass einer der Söhne oder eine der Töchter beim Pflegen anwesend sein sollen. In Notfällen hat aber die Behandlung Vorrang.
- Man sollte religiöse Ernährungsvorschriften berücksichtigen. Einige Patienten lehnen das Fleischessen in Krankenhäusern aus „ḥalal“-Gründen ab und leben in dieser Zeit ausnahmsweise vegetarisch. Ihre Angehörige besorgen ihnen ab und zu Fleischgerichte, wenn das medizinisch erlaubt ist. Die Lehre des Islam verlangt von dem Gläubigen, dass er mit Bewusstsein isst und genau wählt, was er isst. Sie verlangt auch, dass der Gläubige nicht essen darf, was er noch nicht kennt oder wenn er an den Zutaten zweifelt.

- Man sollte eventuell vorhandene Sprachbarrieren berücksichtigen, besonders die Ausdrucksweise der Patienten.
- Einige Muslime glauben nicht daran, aus Tradition und nicht aus Religion, wenn der Arzt ihnen frohe Botschaft gibt, dass sie gesund sind und es kein Rezept gibt. Das ist eine Schwäche des inneren Glaubens.
- Man sollte Konflikte bei der Ablehnung einer Therapie vermeiden, z.B. wenn das Medikament Alkohol als Lösungsmittel oder Gelatine aus Schweinehaut[597] enthält. Ein Konflikt kann auftreten, wenn ein Medikament die Steuerung des Patienten blockiert, so dass er beispielsweise nicht beten kann, wie bei einigen Psychopharmaka, Schmerz- oder Beruhigungsmitteln. Handelt es sich um einen Notfall, so gelten die Regeln des Notfalls. Xenotransplantate, z.B. Herzklappen von Schweinen, bedürfen noch religiöser Fatwas.
- Man sollte Verständnis für solche Gewohnheiten aufbringen, wie viele Besuche auf einmal einen Patienten im Krankenhaus besuchen kommen. Das Besuchen der Kranken ist Pflicht im Islam. Das Personal und auch andere Erkrankte sollen sich nicht wundern, wenn muslimische Patienten mehr Besucher bekommen als andere. Wenn zu viele Besucher eines Patienten zu Unruhe oder zu einer Behinderung des Personals führen, kann die Anzahl der Besucher vorübergehend reduziert und ein Mittelweg zwischen der Gesamtlage und den Wünschen der Angehörigen, Freunde und Glaubensgeschwister gesucht werden. Die Behandlungsnotwendigkeiten für die Patienten sind wichtiger als der Besuch.
- Man sollte, wenn möglich, Patienten eine muslimische Seelsorge anbieten[598], um die Probleme, Schmerzen, Angst und Nöte der Muslime zu verstehen. Zur Aufgabe der Seelsorger gehört das Beruhigen des Patienten, religiöse Empfehlungen für den Umgang mit dem Patienten auszusprechen, gegenseitiger Respekt und freundlicher Umgang, und natürlich die Schweigepflicht der Seelsorger. Der Gesandte sagte:

" من نفس عن مؤمن كربة من كرب الدنيا نفس الله عنه كربة من كرب يوم القيامة "

Wahrlich, wer eine der weltlichen Krisen eines Frommen erleichtert, dem wird Gott eine seiner Jenseitskrisen erleichtern.

(Ṣaḥîḥ Muslim 2699. HS)

Dieses Zitat kann man eigentlich als das *Grundprinzip der Seelsorge* im Islam definieren. Die weltliche Krise kann eine gesundheitliche oder seelische aber auch eine finanzielle sein. Ähnlich ist es auch beim Verhalten des Großgelehrten Ibn Àbbas:

---

597 Empfohlen ist reine Gelatine aus Pflanzen oder aus Rind und Schaf.

598 Eine Fachausbildung zum Seelsorger wie im Christentum gibt es bei vielen muslimischen Imamen nicht. Momentan werden muslimische Seelsorger von christlichen Theologen fortgebildet, um später eine ähnliche Seelsorgetätigkeit auszuüben. Viele muslimische Imame sind religiös ausgebildet, aber nicht psychologisch und medizinisch.

„عن ابن عباس أنه كان معتكفا ودخل عليه رجل فسلم عليه، فقال له ابن عباس: أراك حزينا كئيبا، قال: نعم يا ابن عم رسول الله، لفلان علي حق، لا وحرمة صاحب هذا القبر ما أقدر عليه، قال: أولا أكلمه لك؟ قال: إن أحببت، قال: فانتعل ابن عباس وخرج من المسجد، وقال له الرجل: أنسيت ما كنت فيه؟ قال: لا، ولكن سمعت صاحب هذا القبر، والعهد به قريب يقول: " من مشى في حاجة أخيه، وبلغ فيها كان أفضل من اعتكاف عشر سنين"""

Ibn Àbbas isolierte sich in der Moschee, um Allāh freiwillig zu dienen. Ein Mann kam rein und grüßte ihn. Ibn Àbbas fragte ihn: „Ich sehe, dass du traurig und depressiv bist". Der Mann antwortete: „Ja, oh du Vetter des Gesandten. Ich schulde Soundso Geld. Doch, bei dem Schutz dieses Grabbesitzers (Grab des Gesandten (ﷺ)) kann ich dies nicht zurückzahlen". Ibn Àbbas fragte: „Soll ich mit ihm deinetwegen reden?". Er sagte: „Wenn du magst! ". Ibn Àbbas zog seine Schuhe an und verließ die Moschee. Der Mann sagte ihm: „Hast du vergessen, warum du hier warst? (für freiwilligen Gottesdienst)". Ibn Àbbas sagte: „Nein. Aber ich hörte vor kurzem den Besitzer dieses Grabes sagen: „Wer geht, um eine Sache seines Bruders zu erledigen, und sein ‚Ziel' erreichte, wäre besser als sich zehn Jahre in der Moschee einzuschließen, um Gott freiwillig zu dienen".

(Al-Targhib Wal Tarhib 192. HH)

- Man sollte berücksichtigen, dass Muslime Wasser zum Reinigen nach der Notdurft benutzen. Man darf sich nicht wundern, wenn sie im Krankenhaus ein Gefäß mit Wasser auf die Toilette mitnehmen. Es ist empfohlen, dass sie möglichst selbst ihren Intimbereich reinigen und nicht eine fremde Person. Dürfen sie aus medizinischen Gründen Körperabschnitte nicht waschen, so können sie Tayammum (symbolisch mit einem glatten Stein) anwenden. Ist auch das nicht möglich, darf ohne rituelle Waschung gebetet werden.
- Man sollte Muslimen, die während der beiden islamischen Feste stationär behandelt werden, in einer einfachen, medizinisch erlaubten Form ermöglichen ihre religiösen Feste feiern zu können. Wenn möglich, sollten sie am ersten Festtag zur Moschee oder Gemeinde fahren und dort für paar Stunden mit den Angehörigen oder Religionsgeschwistern feiern. Das kann für sie eine Hilfe und Motivation sein, ihre Schmerzen zu ertragen. Besonders ist das für Kinder wichtig, weil sie zum Fest Geschenke wie Kleider, Geld und Süßigkeiten bekommen.

In der Kinderklinik

Wer noch nicht die Pubertät erreicht hat, gilt im Islam als Kind. Das wichtigste ist wie auch sonst das Verständnis zwischen dem Arzt und den Eltern. Wenn die Eltern oder einer von ihnen mit dem Kind im Krankenhaus übernachtet, so sind ähnliche Regeln wie bei Erwachsenen in Krankenhäusern zu empfehlen. Es ist zu empfehlen, dem Kind gute und gesunde Bewegung und Ernährung nahezubringen und über Fernsehen zu sprechen, weil viele Migrantenkinder gewöhnt sind sehr lange Zeit vor dem Fernsehen zu sitzen.[599] Ein Beispiel über kulturelle Unterschiede der Kindererziehung ist folgendes: Wenn ein deutsches Kind von seinem Lehrer getadelt wird, blickt es in das Gesicht des Lehrers. Ein türkisches oder arabisches Kind blickt auf dem Boden.

---

[599] Vgl. Interkulturelle Öffnung im Gesundheitssystem. Nds Ministerium für Inneres, Sport und Integration. 2010.

In psychiatrischer Behandlung

Psychiater und Psychologen tendieren dazu, dem Patienten Entlastung verschaffen zu wollen. Dabei wird manchmal vorschnell eine Erlaubnis durch den Arzt erteilt, bestimmte religiöse Pflichten wie das Gebet oder das Fasten auszusetzen oder einzuschränken. Solch eine Erlaubnis sollte nur gut durchdacht und gegebenenfalls nach Rücksprache mit Fachkundigen in religiösen Angelegenheiten erteilt werden, da im Islam die Erlaubnis oder Anweisung eines Arztes legitimieren kann, einer religiösen Pflicht anders nachzukommen als üblich.[600]

In der psychiatrischen Medizin wäre es wegen der persönlichen Geheimnisse und des Eintauchens in die Tiefe des Patienten wünschenswert sprachkundige Ärzte hinzuzuziehen, um die Probleme der Patienten ohne Dolmetscher zu verstehen. Bei psychischen Erkrankungen bleiben die Angehörigen meistens in Ratlosigkeit, was entweder zu Ablehnung oder zu einem schlechten Gewissen der Angehörigen führen kann. Ein Gespräch mit einem Seelsorger ist empfehlungswert und kann dem Patienten und seinen Angehörigen helfen.

Psychotherapie kann unter bestimmten Bedingungen zu einer Entfremdung und damit zum Konflikt des Patienten mit seiner Familie führen, besonders dann, wenn die Familie hierarchisch orientiert ist. Hier spielen traditionelle und religiöse Gewohnheiten eine entscheidende Rolle. Man sieht manchmal, dass manche zum Islam konvertierten Deutsche die Beziehung zu ihren nicht-muslimischen Eltern komplett abbrechen. Dies ist islamisch falsch.

Die Frage der Behandlung durch Methoden der Tiefenpsychologie und Hypnose, wobei der Arzt in die Tiefe des Denkens eines Menschen geht, bleibt noch offen und bedarf religiöser Bewertung.

Häusliche Pflege von muslimischen Patienten

Wird man im Islam alt, so bleibt man üblicherweise zusammen mit den Kindern wohnen. Wird man pflegebedürftig, so pflegen die direkten Angehörigen. Folgende Ḥadîthe zeigen den Stellenwert der Elternpflege:

" جاهمة جاء إلى النبي ﷺ فقال يا رسول الله أردت أن أغزو وقد جئت أستشيرك فقال: "هل لك من أم" قال: "نعم " قال: "
فالزمها فإن الجنة تحت رجليها "

Dschahima kam zum Gesandten und sagte: „Oh du Allāhs Gesandter, ich möchte auf Gottes Weg kämpfen und komme um dein Rat zu holen. Er sagte: „Hast Du eine Mutter?“. Er antwortete: „Ja“. Er sagte: “Kümmere dich um sie, weil das Paradies liegt unter ihrer Füssen.“

(Sunan Al-Nassaaii 3053. HH)

[600] Laut manchen islamischen Gelehrten muss eine medizinisch begründete religiöse Erlaubnis von drei gläubigen und in der Gemeinschaft anerkannten Fachärzten ausgesprochen werden, um gültig zu sein.

" عبد الله بن عمرو بن العاص قال أقبل رجل إلى نبي الله ﷺ فقال أبايعك على الهجرة والجهاد أبتغي الأجر من الله قال: " فهل من والديك أحد حي قال نعم بل كلاهما قال فتبتغي الأجر من الله قال نعم قال فارجع إلى والديك فأحسن صحبتهما "

Ein Mann kam zum Gesandten (ﷺ) und sagte ihm, dass er ihm den Treueid für das Auswandern und den Kampf auf Gottes Weg (Dschihad) geben möchte, um die Belohnung bei Gott zu bekommen. Er (der Gesandte) sagte ihm: „Ist einer deiner Eltern noch am Leben?“ Er antwortete: „Beide leben noch“. Er fragte: “Möchtest du den Lohn bei Allāh haben?“ Er sagte: „Ja“. Der Gesandte sagte: „Kehr zu deinen Eltern zurück und begleite sie am besten freundlich.”

(Saḥiḥ Muslim 4624. HS)

Man sieht hier, dass die Verbindung zu den Eltern höheren Wert haben könnte, als in den Krieg für Gottes Wort zu gehen. Das Wort Begleiten hat hier eine erweiterte Bedeutung im seelischen und körperlichen Sinne, wie pflegen, gütig zu ihnen sein, freundlich sein und sie finanziell zu unterstützen. Es ist eine Grundregel, dass die Elternpflege eine „Muss-Handlung“ ist und nicht eine „Soll-Handlung“ im Vergleich zum Dschihad, der nur eine „Soll-Handlung“ ist.

Weil der Begriff „freundlich begleiten oder Verwandte verbinden“ vielbedeutend ist und auch die medizinische und soziale Pflicht die Eltern zu pflegen enthält, verbot Gott das Paradies für diejenigen, die ihre Verwandten nicht pflegen:

" جبير بن مطعم أخبره أنه سمع النبي ﷺ يقول: " لا يدخل الجنة قاطع رحم "

Wahrlich, keiner betritt das Paradies, der seine Verwandten nicht verbindet.

(Saḥiḥ Al-Buchari 5525 und Saḥiḥ Muslim 4636. HS)

Über den Wert der Eltern berichteten die Chroniker folgende Geschichte über den bekannten Gefährten Ibn Ùmar, der einen Mann beim Pilgern traf. Dieser trug seine Mutter auf seinen Schultern. Er fragte Ibn Ùmar, ob er ihre Rechte dadurch zurückgegeben habe. Ibn Ùmar antwortete ihm, dass seine Tat, nämlich seine Mutter die ganze Zeit der Pilgerfahrt auf seinen Schultern zu tragen, noch nicht den Wert der Weheschmerzen seiner Mutter bei seiner Geburt habe.[601]

Altenpflegeheime

Hier gelten grundsätzlich die gleichen Regeln und Pflichten wie im Krankenhaus. Die Pflege der alten Menschen ist manchmal eine Last für die Familie, besonders bei intensiver Alltagspflege. Eine jährliche gemeinsame Veranstaltung zwischen Pflegepersonal und den religiösen Gemeinden ist empfohlen und wichtig, um über die religiösen Bedürfnisse der Altenheimbewohner zu sprechen.

Im Hospiz

In deutschsprachigen Ländern verbringen Patienten, die schwer krank und nicht mehr heilbar sind, ihre letzten Tage oft im Hospiz. In den islamischen Ländern werden sie das meistens bei ihren Angehörigen erleben. Sterben ist im Islam kein Tabuthema. Der Gesandte betonte in zahlreichen Ḥadîthen das Denken an den Tod. Vor dem Tod soll der Sterbende nur Gutes über Gott und seine Barmherzigkeit denken:

---

[601] Vgl. Das Buch: النهاية في غريب الحديث والأثر in: www.islamweb.net/newlibrary/display_book.php?bk_no=121&ID=336&idfrom=2338&idto=2347&bookid=121&startno=6.

" عن جابر بن عبد الله قال: سمعت النبي ﷺ يقول قبل موته بثلاث: " لا يموتن أحدكم إلا وهو يحسن الظن بالله جل وعلا "
Wahrlich, keiner von euch darf sterben, bevor er gut über Gott, erhaben und erhöht ist Er, denkt.
(Ibn Habban 664. HS)

- Man sollte auf Palliativstationen und im Hospiz den Patienten fragen, ob er zu einer muslimischen Moscheegemeinde gehört oder einen Seelsorger sprechen möchte. Ist es soweit, dass die Sedierungsdosis erhöht werden sollte und eventuell sogar eine „Tiefschlafphase" (induziertes Koma) zur Schmerzbehandlung vor dem Tode nötig wird, so sollte man dem Patienten/der Patientin zuvor das Aussprechen des Glaubenszeugnisses mit innerer Überzeugung und nicht als Lippenbekenntnis ermöglichen (Talqin Al-Schahada; أشهد ان لا إله إلا الله وأن محمداً رسول الله, Ich bezeuge, dass Allāh der einzige Gott ist, und dass Muḥammad sein Gesandter ist), und ihm/ihr ermöglichen Reue für Sünden bei Gott zu zeigen, sowie Rechte der anderen zurückzugeben Die Bitte um Verzeihung von Fehlern, unter denen andere gelitten haben, ist für gläubige Muslime wichtig[602].
- Man sollte dem Patienten auf Wunsch ermöglichen, dass er im Koran liest oder ihm von Besuchern aus dem Koran vorgelesen wird. Ist der Patient in Koma, dann dürfen auch die Angehörigen oder Seelsorger den Koran bzw. Bittgebete für ihn laut rezitieren. Der Patient hört das, aber meistens kann er nicht darauf reagieren bzw. seine Reaktion ist unverständlich. Empfohlen ist, dass der Raum keine Bilder enthält.
- Man sollte den Patienten erinnern, falls nötig ein Testament, eine Vollmacht oder Patientenverfügung zu schreiben. Viele Muslime beauftragen mündlich ihre Verwandten, ihre Mekkareise für sie nachzuholen, wenn sie im Leben nicht konnten. Bei einem mündlichen Testament sollen die Zeugen ehrenhafte und glaubwürdige Leute sein, die von der Gemeinde anerkannt werden, um Missbrauch und Konflikte unter den Erben zu vermeiden.
- Man sollte dem Patienten ermöglichen, seine Pflichtgebete nachzuholen oder seine Zakat-Gelder an die Armen abzugeben, bevor er stirbt, damit Gott ihm verzeiht und er nicht danach gefragt wird. Wenn der Patient nicht stehend beten kann, so kann er sitzend oder liegend beten. Wenn er gelähmt ist, kann er mit der Bewegung der Augen beten. Gleichzeitig muss aufgepasst werden, den Patienten nicht seelisch mit zu vielen Gesprächen über Feuer und Hölle zu belasten. Schuldgefühle, persönliche Vorwürfe und Reue sollen am besten mit den Verwandten und einem muslimischen Seelsorger besprochen werden, um die Last zu erleichtern und dem Patienten Hoffnung zu geben. Gott sagt:

" قُلْ يَا عِبَادِيَ الَّذِينَ أَسْرَفُوا عَلَى أَنفُسِهِمْ لَا تَقْنَطُوا مِن رَّحْمَةِ اللَّهِ إِنَّ اللَّهَ يَغْفِرُ الذُّنُوبَ جَمِيعًا إِنَّهُ هُوَ الْغَفُورُ الرَّحِيمُ "
Sprich: „Oh meine Diener, die ihr euch gegen eure eigenen Seelen vergangen habt, verzweifelt nicht an Allāhs Barmherzigkeit; denn Allāh vergibt alle Sünden; Er ist der Allverzeihende, der Barmherzige."
(Sure Al-Zumar 39: Vers 52-56)

---

[602] Optimal wäre, wenn die Ärzte die Schmerzmitteldosis erhöhen und der Patient wahrscheinlich in einem Koma-ähnlichen Zustand verfällt, dass der Patient sich zuvor von seinen Angehörigen verabschiedet, Wünsche, Testament oder Patientenverfügung unterschreibt und freiwillig mit voller Überzeugung das Glaubensbekenntnis als letztes Wort ausspricht.

- Man sollte empfehlen, dass nur die engen Verwandten auf Krankenbesuch kommen. Die Körper der Besuchenden (Männer und Frauen) sollten rituell rein sein, am besten durch Wudhuu.
- Man sollte den Patienten, wie der Gesandte empfahl, mindestens ein Mal in der Woche ganz waschen, solange die Behandlung es erlaubt. Kann sich der Patient nicht bewegen und nicht transportiert werden, um duschen zu können, so kann unter religiöser Fatwa die Waschung am Ort mit einem Schwamm und Tüchern vorgenommen werden.
- Empfohlen ist dem Patienten Blumen zu schenken. Der Gesandte Allāhs empfahl das in Ṣaḥîḥ Muslim 4183.

Man soll keine Vorurteile über den Sterbenden hegen[603]. Der Islam beurteilt nach dem äußeren Verhalten der Menschen. Die innere Absicht (Niya) kennt nur Gott. Der Gesandte (ﷺ) sagte:

وعن أبي سعيد قال رسول الله ﷺ: لم أؤمر أن أنقب عن قلوب الناس، ولا أشق بطونهم

Wahrlich, mir ist nicht befohlen die Herzen der Menschen zu öffnen und ihre Bäuche zu schneiden!

(Ṣaḥîḥ Al-Buchâri 4351. HS)

Zwischen Palliativ- und Hospizphase liegt eine kulturell-religiöse Lücke. In vielen Ländern gibt es überhaupt keine Hospize bzw. wenige gut ausgerüstete Hospize. Viele Familien fanden den Aufenthalt ihres Angehörigen in einem Hospiz schwer zu ertragen, ungewöhnlich, auch belastend, weil sie wünschen, dass der Patient bei ihnen zu Hause stirbt. Manche wünschen, dass der Sterbende in ihren Händen stirbt. Das kann zu Problemen und Konflikten führen, besonders wenn es sich um die medizinische Versorgung zu Hause handelt, die nicht in jeder Lage machbar ist. Eine extra ambulante medizinische Versorgung für zu Hause, um den Patienten nicht im Hospiz aufzunehmen, ist erfahrungsgemäß nach Absprache mit den Angehörigen und ohne den Tod des Patienten zu beschleunigen möglich. In den Herkunftsländern kommt entweder der Arzt nach Hause oder Pflegepersonal, die diese Aufgabe erfüllen. Die Angehörigen beruhigen sich, dass er bei ihnen stirbt.

Als Beispiel berichtete Àischa, die Frau des Gesandten ﷺ, dass der Gesandte bei ihr starb, sein Kopf lag auf ihrem Schenkel und in ihren Händen[604]:

„إنَّ مِن نِعَمِ اللَّهِ عَلَيَّ: أنَّ رَسولَ اللَّهِ ﷺ تُوُفِّيَ في بَيْتِي، وفي يَومِي، وبيْنَ سَحْرِي ونَحْرِي، وأنَّ اللَّهَ جَمع بيْنَ رِيقِي ورِيقِهِ عِنْدَ مَوْتِهِ: دَخَلَ عَلَيَّ عبدُ الرَّحْمَنِ، وبِيَدِهِ السِّوَاكُ، وأَنَا مُسْنِدَةٌ رَسولَ اللَّهِ ﷺ، فَرَأَيْتُهُ يَنْظُرُ إلَيْهِ، وعَرَفْتُ أنَّه يُحِبُّ السِّوَاكَ، فَقُلتُ: آخُذُهُ لَكَ؟ فأشَارَ برَأْسِهِ: أنْ نَعَمْ فَتَنَاوَلْتُهُ، فَاشْتَدَّ عليه، وقُلتُ: أُلَيِّنُهُ لَكَ؟ فأشَارَ برَأْسِهِ: أنْ نَعَمْ فَلَيَّنْتُهُ، فأمَرَّهُ، وبيْنَ يَدَيْهِ رَكْوَةٌ أوْ عُلْبَةٌ - يَشُكُّ عُمَرُ - فِيهَا مَاءٌ، فَجَعَلَ يُدْخِلُ يَدَيْهِ في المَاءِ فَيَمْسَحُ بهما وجْهَهُ، يقولُ: لا إلَهَ إلَّا اللَّهُ، إنَّ لِلْمَوْتِ سَكَرَاتٍ ثُمَّ نَصَبَ يَدَهُ، فَجَعَلَ يقولُ: في الرَّفِيقِ الأعْلَى حتَّى قُبِضَ ومَالَتْ يَدُهُ“.

Von Gott Gnaden auf mich, dass Allāhs Gesandter ﷺ an dem Tag, an dem er die Runde bei mir in meiner Wohnung machte starb. In dem Augenblick, als sein Kopf an meiner Brust unter meinem Kinn lag und Allāh ließ seinen Speichel mit dem meinigen („durch

---

[603] Besonders in Suizid-Fälle.

[604] Vgl. Saḥiḥ Muslim 2444. HS.

einen Kuss“) vermischen.“. Abdul Raḥman trat zu mir ein, er hat in seiner Hand einen Siwak und ich stütze Allāhs Gesandten ﷺ. Ich sah, der Gesandten sieht den Siwak. Ich wusste, dass er es mag. Ich sagte: „Soll ich ihn für dich nehmen? Er deutete mit Kopfnicken mit ja. Ich nahm den Siwak. Seine (Sterbe-)Lage ist härter geworden. Ich sagte ihm: „Soll ich den Siwak weicher machen?“ Er deutete mit Kopfnicken mit ja und er hielt in seinen Händen ein kleines Wassergefäß aus Leder, führte seine Hände ins Wasser, rieb damit sein Gesicht und sagte: „La Ilāha illa-Lāh (Es gibt keinen Gott außer Allāh)! Wahrlich, mit dem Tod treten Benommenheitsphasen auf. „Darauf streckte er seine Hand nach oben und sagte: „Zu der Gegenwart des Allerhöchsten!“ In dieser Stellung starb er, und seine Hand neigte sich nach unten.

(Saḥiḥ Al- Buchâri 4449. HS)

Konflikte können manchmal in der Zeit der künstlichen Beatmung entstehen und „eskalieren“, besonders, wenn der Patient klinisch tot ist und die Beatmungsgeräte ausgeschaltet werden müssen. Wenn einige Mitglieder der Patientenfamilie nicht damit einverstanden sind, dann verweigern sie die Zustimmung des künstlichen Beatmungstopps und verlangen, dass die Geräte an bleiben. Das Behandlungsteam beruft sich auf die gesetzliche Lage und kann die Ethikkommission berufen, die gegen die Entscheidung der Familie sein kann. Der Seelsorger kann versuchen die Familie zu beruhigen und zu helfen, besonders, wenn ein Teil der Familie einem anderen vorwerfen würde, geholfen zu haben den Tod des Patienten zu beschleunigen. Die Entscheidung der Ethikkommission (nach besten medizinischen Kriterien) löst diesen „Konflikt“, entläst die Famile aus der Verantwortung und übernimmt selbst die gesetzliche Verantwortung dafür. Auch der Verdacht bezüglich einer Organspende kann die Vermutung, die Beatmungsgeräte zu stoppen, beschleunigen.

Stirbt der Patient, so sollen seine Augen geschlossen, die Beine gestreckt und die Hände an seinen Seiten auch gestreckt werden. Der untere Kiefer kann mit einem Tuch am Kopf befestigt werden, um den Mund zu schließen. Hatte der Tote Goldzähne, so können sie entfernt werden, ohne die anderen Zähne zu beschädigen, ansonsten werden sie mitbeerdigt. Der Körper des Verstorbenen soll mit einer Decke komplett zugedeckt werden. Da er im Iḥram-Zustand (die Kleidervorschrift beim Betreten von Mekka zur Pilgerfahrt) ist, darf sein Kopf unbedeckt bleiben. Die Verwandten dürfen den Verstorbenen kurz besuchen, um sich von ihm zu verabschieden und ihn zu küssen. Alle Anwesenden sollen nur Gutes sagen. Dass der Körper des Verstorbenen von Nicht-Muslimen nicht berührt werden darf, ist bei manchen Muslimen eine Traditon und nicht Religion.

Vor der Beerdigung wird der Verstorbene gewaschen (rituelle Totenwaschung). Die Angehörigen dürfen den Leichnam selbst waschen, wenn sie es können, und nicht. z.B. die Bestattungsunternehmer, wie Àischa, die Frau des Gesandten berichtete:

„عن عائشة قالت رجع رسول الله ﷺ من البقيع فوجدني وأنا أجد صداعا في رأسي وأنا أقول وا رأساه فقال بل أنا يا عائشة وارأساه ثم قال ما ضرك لو مت قبلي فقمت عليك فغسلتك وكفنتك وصليت عليك ودفنتك"

Der Gesandte Allāhs kam aus Al-Baqi`zurück, fand mich Kopfschmerzen habend, und sage: „Oh, mein Kopf". Er sagte: „Doch ich sage auch, oh mein Kopf", oh du Àischa". Dann sagte: „Wird dir es schaden, wenn du vor mir sterben würdest, hätte ich dich betreut, dich „toten"gewaschen, mit „Kafan-Kleidern" umgezogen, für dich das Totengebet verrichtet und dich beerdigt"

(Sunan Ibn Madschah 1456. HS)

Regeln zur Beerdigung (قواعد الدفن)

Empfohlen ist es, dass die Mitarbeiter von Beerdigungsinstituten sich ruhig verhalten und die Familie nicht bei rituellen Vorschriften hetzen. Der Verstorbene soll möglichst schnell mit Sidr-Wasser gewaschen und nach islamischem Ritus mit einem weißen Tuch, das aus drei Teilen besteht, umwickelt und beerdigt werden. Er wird auf seine rechte Seite gelegt und sein Gesicht liegt in Richtung Mekka. Den Toten in Richtung Qibla (Mekka) vor dem Beerdigen auszurichten, ist religiös allerdings nicht bestätigt.

Bei Unfällen oder ähnlichem sollen alle Körperteile des Verstorbenen gesammelt, gewaschen und beerdigt werden. Amputierte Teile sollen auch beerdigt werden. Organe zur Transplantation, die zu lebensverlängernden Maßnahmen gehören, dürfen nur von Ärzten im Krankenhaus entnommen werden, wenn der Verstorbene zu Lebzeiten testamentarisch oder mittels Organspendeausweis zugestimmt oder eine religiös glaubwürdige Person mündlich entsprechend beauftragt hat, oder die Familie zustimmt.

Eine Beerdigung ohne Sarg nach islamischem Ritus ist in europäischen Ländern je nach Verwaltungsvorschriften seit einigen Jahren mit Ausnahmegenehmigung erlaubt. Empfohlen ist es, den Toten im Heimatland zu beerdigen, so ferne er keine Verwandten hat, die im Sterbeland sein Grab pflegen. Verstorbene, die im Ausland beerdigt werden sollen, sollen zuerst gewaschen werden. Der Sarg wird verplombt und darf laut internationalen Gesetzen im Ausland nicht geöffnet werden (Gemeinde informieren, wenn der Patient/die Patientin keine Angehörige hat, ansonsten wird die Leiche laut Verwaltungsvorschriften verbrannt).

Eine forensische Autopsie oder eine Exhumierung sind im Islam unerwünscht, aber in seltenen Ausnahmen wie bei kriminologischem Verdacht zulässig. Eine klinische Autopsie, um sich über die Umstände einer Erkrankung zu vergewissern und daraus Schutzmaßnahmen zu lernen, ist genauso erlaubt wie eine Autopsie zur Lehre und Forschung, wenn der Verstorbene seine Leiche ausdrücklich dafür zur Verfügung gestellt hat. Danach müssen alle Teile mitbeerdigt werden.[605]

Die öffentliche Trauer im Islam dauert nach der prophetischen Lehre für alle nur drei Tage[606]. Für die Frau des Verstorbenen gelten vier Monate und 10 Tage (Ìddah). Es ist verboten aus Trauer zu schreien, die Kleider zu zerreißen oder aggressiv zu werden, weil das die Seele des Verstorbenen quält, wie der Gesandte sagte. Schwarze Kleider sind nicht Pflicht. Es ist mehr eine Tradition. Die Trauerzeit ist für die Familie, Verwandte und Freunde eine Zeit zum Nachdenken an ihren eigenen Tod.

Es kann sowohl aus islamischen Regeln, die Ruhe des Verstorbenen zu bewahren, als auch aus Verwaltungsregeln für die Angehörigen, die neu in Deutschland sind (z.B. Flüchtlinge und Asylanten), schwierig sein,wenn ein Angehöriger stirbt und an dem ersten Aufenthaltsort beerdigt wird, aber die Angehörigen müssen oder wollen umziehen.

---

[605] Abu Zaid, 2011.

[606] Die Trauer vom siebten, vierzigsten, zweiundfünfzigsten Tag oder einem Jahr ist in der sunnitischen Rechtsschule nicht religiös begründet und gilt als Volksgewohnheit. In der schiitischen Rechtsschule ist die genannte Trauerfolge religiös begründet.

Es stellt sich die Frage, ob und in wie weit es erlaubt ist den Leichnam im neuen Wohnort zu beerdigen.

Es gibt mehrere Ḥadîthe über die genauen Bittgebete für den Verstorbenen bei Totengebet und Beerdigung. Der Gefährte Àuf hörte den Gesandten beim Totengebet sagen:

" عَوْفَ بْنَ مَالِكٍ يَقُولُ سَمِعْتُ رَسُولَ اللَّهِ ﷺ يُصَلِّي عَلَى مَيِّتٍ فَسَمِعْتُ فِي دُعَائِهِ وَهُوَ يَقُولُ اللَّهُمَّ اغْفِرْ لَهُ وَارْحَمْهُ وَعَافِهِ وَاعْفُ عَنْهُ وَأَكْرِمْ نُزُلَهُ وَوَسِّعْ مُدْخَلَهُ وَاغْسِلْهُ بِالْمَاءِ وَالثَّلْجِ وَالْبَرَدِ وَنَقِّهِ مِنْ الْخَطَايَا كَمَا نَقَّيْتَ الثَّوْبَ الْأَبْيَضَ مِنْ الدَّنَسِ وَأَبْدِلْهُ دَارًا خَيْرًا مِنْ دَارِهِ وَأَهْلًا خَيْرًا مِنْ أَهْلِهِ وَزَوْجًا خَيْرًا مِنْ زَوْجِهِ وَأَدْخِلْهُ الْجَنَّةَ وَنَجِّهِ مِنْ النَّارِ أَوْ قَالَ وَأَعِذْهُ مِنْ عَذَابِ الْقَبْرِ "

Oh Allāh, vergib ihm, erbarme dich seiner, heile ihn, verzeihe ihm, ehre seine Unterkunft (unter der Erde), erweitere seinen Eingang und wasche ihn mit Wasser, Schnee und Hagel[607], reinige ihn von seinen Übeltaten, wie Du das weiße Kleid vom Schmutz reinigst, ersetze ihm ein Haus besser als seins und eine Familie besser als seine und einen Partner besser als seinen. Lass ihn ins Paradies eintreten und schütze ihn vor der Qual des Grabes.

(Sunan Al-Nassaaii 1984. HS)

Beim Beerdigungszug darf man nicht laut Koran lesen oder religiöse Sprüche bzw. Bittgebete aussprechen.

„كان أصحاب النبي ﷺ يكرهون رفع الصوت عند الجنائز.“

Die Gefährten des Gesandten ﷺ haben nicht gemocht laut während der Beerdigung zu sprechen.

(Al-Albani 92. HS)

Nach der Beerdigung stehen die Menschen um das Grab und beten für den Verstorbenen Bittgebete. Die am meisten zitierten Koranverse bei Trauerfällen, auch bei Leid und Katastrophen, sind nach der prophetischen Empfehlung folgende:

" حَسْبُنَا اللهُ وَنِعْمَ الْوَكِيلُ "

Uns genügt Allāh, und Er ist der beste Anwalt!

(Sure Aali Imran 3: Vers 173)

" إِنَّا لِلهِ وَإِنَّـا إِلَيْهِ رَاجِعونَ "

Wir gehören Allāh und zu Ihm kehren wir zurück

(Sure Al-Baqara 2: Vers 156)

" لاحول ولا قوة إلا بالله "

Es gibt keine Macht und Gewalt außer bei Allāh.

(Sure Al-Kahf 18: Teil vom Vers 39)

Nach Unfällen, bei Organentnahmen zu Ausbildungszwecken oder bei pathologischen oder forensischen Untersuchungen, z.B. beim Verdacht auf nicht natürliche Todesursache, sollen alle Organe und Organteile in den Körper zurückgelegt und mit beerdigt werden. Eine Spende des Leichnams einer muslimischen Person zur anatomischen Ausbidung der Medizinstudenten ist in muslimischen Ländern unter der Voraussetzung möglich, dass dies nur für diesen Zweck getan wird und es keine andere Möglichkeit gibt.[608] Manche muslimische Länder wie Saudi Arabien kaufen und importieren in For-

[607] Gemeint ist Schnee und Hagel als Kühlung gegen das Höllenfeuer am Tage der Auferstehung.
[608] https://islamweb.net/ar/fatwa/6777/

malin konservierte Leichen für die Anatomielehre[609]. Ob das auch für nicht-muslimische Länder gilt, ist noch offen.

[609] https://twasul.info/1306856/%D8%A7%D8%B3%D8%AA%D9%8A%D8%B1%D8%A7%D8%AF-%D8%AC%D8%AB%D8%AB-%D9%85%D9%88%D8%AA%D9%89-%D8%A8%D8%B9%D8%B4%D8%B1%D8%A7%D8%AA-%D9%85%D9%84%D8%A7%D9%8A%D9%8A%D9%86-%D8%A7%D9%84%D8%B1%D9%8A%D8%A7%D9%84/

Religiöse Fachgutachten (Fatwas) zu medizinischen Fragen (فتاوى حول أسئلة طبية)

Fiqh-Schulen (Rechtsschulen) sind die Schulen, die nach dem Tod des Gesandten entstanden, um seine Lehrwerke zu interpretieren. Die größten von ihnen sind die Ḥanafi-, Schafi`i-, Maliki- und Ḥanbali-Schulen bei den Sunniten und die Dscha`fari-Schule bei den Schiiten.

Fatwa ist ein religiöses Rechtsgutachten, es kann verbindlich sein oder unverbindlich und kann individuell oder allgemein gegeben werden. Voraussetzung ist ein höheres Wissen dessen, der die Fatwa ausspricht. Die Stufen dafür sind, laut Ägyptens Großmufti Ali Jumà, das Verstehen der Frage, die der Fatwa zugrunde liegt, sowie eine Vorstellung der Begleitumstände, die Methoden der Urteilsfindung bzw. des Erstellens der Fatwa und deren Verbindung durch Vergleich und Anpassung zu den Rechtsschulen und zuletzt das Aussprechen des Urteils, der eigentlichen Fatwa, sowie das Veröffentlichen und Bekanntmachen.[610]

Wer nicht über ein Thema Bescheid weiß, darf keine Fatwa aussprechen bzw schreiben, und soll eine Person fragen, die über das Thema Bescheid weiß, deshalb ist es wichtig fachärztliche Stellungnahmen einzubeziehen. Auf einer Islam-Fachtagung in Mauretanien entschieden im Jahr 2015 die Gelehrten, dass beispielsweise eine Krankheit nur von einem (Fach)arzt bestimmt werden kann. Die Person, die das religiöse Gutachten ausstelle, darf nur entscheiden, was das Leben und die Religiosität schützt. Bei unterschiedlichen Meinungen zwischen Medizinern und Theologen, soll man beide Meinungen annähern.[611]

Muslimische Gelehrte, die meistens von muslimischen Ärzten beraten werden, bemühen sich in Fragestellungen moderner medizinischer Diagnosen und Therapien islamkonforme Kompromisse zu finden. Manchmal ist ihr Urteil nur im Einzelfall bindend, manchmal gilt es als allgemeine Regelung und ethisch-religiöse Begründung für die ganze muslimische Gemeinschaft (Umma), um die beurteilte medizinische Maßnahme sündenlos bei Gott annehmen zu können. Die meisten der Fälle liegen in einer grauen Zone, die zwischen erlaubt und nicht erlaubt liegen. Der Gesandte sagte:

" النعمان بن بشير يقول: سمعت رسول الله ﷺ يقول: " الحلال بين والحرام بين، وبينهما مشبهات لا يعلمها كثير من الناس، فمن اتقى المشبهات استبرأ لدينه وعرضه، ومن وقع في الشبهات كراع يرعى حول الحمى يوشك أن يواقعه "

Das Erlaubte ist deutlich und das Unerlaubte ist deutlich. Zwischen denen gibt es ähnliche Situationen, die die meisten Menschen nicht kennen. Wer sich vor diesen Ähnlichkeiten schützt, hat seine Religion und Ehre geschützt. Und wer darin fällt, ist wie ein Schäfer, der um die Schutzzonen (Schutzgräben) weidet und beinahe darin fällt.

(Ṣaḥîḥ Al-Buchâri 51. HS)

Behandlungspflicht

Die Hauptziele und Grundaufgaben des Islam (مقاصد الشريعة Maqassid Al-Scharià) sind das Schützen der Seele (النفس), des Verstandes (des Denkens العقل), der Religion (الدين),

[610] Jumà, 2010.

[611] Der Höchste Rat für religiöse Gutachten in Mauretanien. www.ami.mr/Depeche-39495.html, 2015.

des Vermögens (des Geldes المال), und der Familie und der Ehre (العرض). Drei von diesen Schutzbereichen sind mit der Gesundheit direkt verbunden.

Innerhalb der vier sunnitischen Rechtsschulen (Fiqh-Schulen) gibt es verschiedene Ansichten hinsichtlich der Pflicht sich behandeln zu lassen:

- Die Ḥanafiten (الإحناف Al-Aḥnaf) sagen, sich behandeln zu lassen sei eine Pflicht.
- Die Ḥanbaliten (الحنابلة Al-Ḥanabila) sagen, sich behandeln zu lassen sei zwar erlaubt, es wäre aber besser sich nicht behandeln zu lassen.
- Die Schafiiten (الشافعية Al-Schafi`ya) sagen, sich behandeln zu lassen sei zwar erlaubt, es wäre aber besser sich nicht behandeln zu lassen, um eine Belohnung bei Gott zu bekommen. Wer sich nicht behandeln lässt, bekommt eine gute Tat dafür, wer sich aber behandeln lässt, begeht keine Sünde. ([612]مندوب = ist eine Sollhandlung, aber nicht bindend).
- Die Malikiten (المالكية Al-Malikiya) sagen, dass beides erlaubt sei.

Eine Behandlungspflicht ist jedenfalls in bestimmten schweren Fällen gegeben, die die Gemeinschaft bedrohen können. Der Großgelehrte Al-Ìz Ibn Salam sagte: Die Behandlung ist wie die religiösen Gesetze (الشرع) entstanden, um den Stand der Heilung und Sicherheit zu fördern und unerwünschte Erkrankungen und Behinderungen zu vermeiden.[613] Bei gefährlichen Situationen soll die Verwaltung bzw. die Gesellschaft den Erkrankten zwingen sich impfen oder behandeln zu lassen, wie im Fall von infektiösen Erkrankungen, die dazu führen einen Teil der Gesellschaft mit dem Tode zu bedrohen. Al-Barr kommentierte, dass eine solche Behandlung nicht gegen das Prinzip des „Tawakkul, sich auf Gott Verlassen" ist.

Im Falle einer Erkrankung, die langfristig zu einem Verlust von Fähigkeiten des Erkrankten führt, die seine Familie oder die Gesellschaft brauchen, ist das Zulassen einer Behandlung Pflicht. Einige strenge Sufis und der Großgelehrte Al-Nawawi lehnen eine Behandlung auch unter diesen Umständen ab.[614]

Sterbehilfe (المساعدة على الموت)

Die Sterbehilfe ist facettenreich. Es bedarf zunächst einer Kategorisierung. Dabei soll die deutsche Rechtsprechung als Richtschnur herangezogen werden. Die höchstrichterliche Rechtsprechung unterscheidet zwischen der echten und der unechten Sterbehilfe.

Die echte und immer erlaubte Sterbehilfe zeichnet sich dadurch aus, dass eine Person den Sterbenden in der akuten Sterbephase mit Trost, beispielsweise geistlicher Seelsorge, begleitet.

Die unechte Sterbehilfe hingegen tritt in Form der aktiven und der passiven Sterbehilfe auf. Die aktive Sterbehilfe unterliegt § 216 StGB[615] und ist bei Strafe verboten. Die passive Sterbehilfe wiederum unterteilt sich zum einen in die indirekte und zum anderen in

---

[612] „موجود في الشرع لكن لايعاقب عدم فعله ويثاب فعله".

[613] Al-Ìz Bin Salam, 2011.

[614] Al-Barr, 1992.

[615] § 216 Abs. 1 StGB: „Ist jemand durch das ausdrückliche und ernstliche Verlangen des Getöteten zur Tötung bestimmt worden, so ist auf Freiheitsstrafe von sechs Monaten bis zu fünf Jahren zu erkennen."

die direkte Sterbehilfe. Die indirekte Sterbehilfe ist gleichbedeutend mit palliativmedizinischen Maßnahmen, die schmerzlindernd, aber zum Teil lebensverkürzend sein können. Sie ist erlaubt.[616] Die direkte Sterbehilfe hingegen gestattet es dem Arzt, in der - nach dem jeweils gegenwärtigen Stand der Medizin - irreversiblen Sterbephase lebenserhaltende Maßnahmen zu beenden, wenn eine entsprechende Patientenverfügung verfasst worden ist.[617] Wenn diese Voraussetzungen erfüllt sind, bleibt der Arzt straffrei.

Die aktive Sterbehilfe ist im Islam ebenfalls verboten. Auch palliativmedizinische schmerzlindernde, aber gegebenenfalls lebensverkürzende Maßnahmen werden im Islam kritisch gesehen und können unter Umständen als Hilfe zum Mord gelten. Im Ḥadîth Ṣaḥîḥ Al-Buchâri 6116 wurde erklärt, dass das Nichtertragen der Schmerzen nicht zum Selbstmord führen darf. Wirkt die Geräteanwendung nicht mehr hilfreich und verbessert die Lage des Patienten nicht, so kann das Gerät ausgeschaltet oder entfernt werden.

Die Ablehnung der Behandlung ist erlaubt, wenn es ein Medikament gibt, dessen Wirkung noch nicht nachgewiesen wurde. Es ist offen, ob die Ablehnung der Behandlung erlaubt ist, wenn es ein Medikament gibt, das die Schmerzen mildert, aber das Leben nicht verlängert, z.B. Morphium. Das Vorenthalten eines Medikaments kann umgekehrt nicht immer als Tötung anerkannt werden, weil die Heilung islamisch gesehen verweigert werden kann.[618] Schmerzmittel sind prinzipiell erlaubt, solange sie den Patienten nicht in eine schlimmere Lage bringen oder den Tod des Patienten verursachen. Unerlaubt ist aber, wenn ein Arzt ein kausal und nicht palliativ wirkendes Medikament anwenden möchte, obwohl er weiß, dass der Patient nicht heilbar ist. Offen bleibt, ob eine Therapie mittels Placebo erlaubt ist.

Die Sterbehilfe bedarf noch einer Fatwa der bekannten großen Gelehrten. Bisherige Gelehrtenmeinungen sind unterschiedlich: Wenn ein erwachsener Mensch vom Anderen seine Tötung freiwillig und mit voller Fähigkeit verlangt, aber wenn der Gefragte es nicht tut und der Verlangende droht ihn zu töten, und der Gefragte schließlich dem Verlangen zur Tötung nachkommt, so darf er laut Al-Schafiì und Al-Ḥanbali nicht zur Rechenschaft gezogen werden und muss keinen Schadenersatz an die Angehörigen[619] zahlen.[620] Die Ḥanafiten meinen, dass es doch zu Schadenersatz kommt. Die Malikiten erlauben die Schadenersatzforderung und sogar das Töten des gefragten Täters unter bestimmten Bedingungen. Dem Arzt kann „Hilfe beim Töten" vorgeworfen werden.

Islam-Fachwissenschaftler entschieden im Jahr 1986/1987 auf einem Kongress in Amman in Jordanien, dass ein Mensch als tot gilt, wenn sein Herz und seine Lunge stillste-

[616] Dabei ist nicht klar, ob die dadurch begangene Körperverletzung bereits tatbestandsmäßig nicht verwirklicht ist oder ob ein Rechtfertigungsgrund eingreift.

[617] Die islamische Patientenverfügung kann leicht von der deutschen abweichen. Im Islam hat der Vater vor der angeheirateten Ehefrau des sterbenden Sohnes das Recht zu entscheiden, ob z.B. lebenserhaltende Maßnahmen für den sterbenden Sohn abgebrochen werden sollen. Der älteste Sohn des Sterbenden hat auch ein Mitenscheidungsrecht neben seiner Mutter, also der Ehefrau des Sterbenden, wenn sein Großvater, der Vater des Sterbenden, nicht mehr lebt.

[618] Al-Barr, 1992.

[619] Das können nicht nur Angehörige sondern auch islamische Versicherungen, islamische Gewerkschaften oder Ärzte oder Verwaltungsstellen sein. Al-Barr, 1992.

[620] Al-Scharbini (1589 u. Z.) مغنى المحتاج في شرح منهاج الطالبين للنووي zitiert von http://makhtota.ksu.edu.sa/makhtota/3238/1

hen und keine Wiederbelebungsmöglichkeiten mehr helfen oder wenn alle Bereiche des Gehirns nicht mehr funktionsfähig sind und Fachärzte bescheinigen, dass dies irreversibel ist. In dieser Situation dürfen die medizinischen Apparate abgeschaltet werden, auch wenn noch einige Organe mit Hilfe dieser Geräte funktionieren.[621]

Klonen und Stammzelltherapie (الإستنساخ والعلاج بالخلايا الجذعية)

Klonen ist laut den meisten muslimischen Fachwissenschaftlern nicht erlaubt, weil damit die moderne Wissenschaft keine neue Schöpfung erfindet oder schafft, sondern die Schöpfung Gottes verändert bzw. die von Gott bisher empfohlene Methode ändert.[622] Al-Bouti, der Großgelehrte, erlaubt das Klonen unter der Voraussetzung, dass dadurch keine Schäden an Menschen oder Tieren entstehen können.[623] Muslimische Gelehrte und Forscher diskutieren über den Sinn und mögliche Folgen des Klonens. Al-Tamtami stellt die Frage, ob eine Mutter sich nicht benachteiligt fühlt, wenn der Vater kloniert wird, weil der Klon ein „Zwilling" des Vaters sein kann. Die Rolle der Mutter geht dabei verloren, weil die Eigenschaften des Kindes nur die des Vaters sind.[624] Handelt es sich um eine „Teilklonierung", wie Gewebezüchtung aus induzierten pluripotenten Stammzellen (IPS-Zellen), so ist das religiös unbedenklich.[625] Die Transplantation neuronaler Zellen ist erlaubt, auch wenn sie aus einem Tierembryo stammen, solange es keine islamischen Bedenken gibt.[626] Al-Azhar als eine bekannte Fatwa-Institution erlaubte unter bestimmten Bedingungen die embryonale Zell-Therapie in den Frühstadien der Entwicklung für den Vater oder die Mutter anzuwenden.[627]

Die Diskussion um Stammzellen und den Umgang damit bleibt kontrovers. Islamisch gesehen ist das eine von Nicht-Muslimen importierte Technik und „Ethik" und es bedarf zur Erlaubnis einer Fatwa. Die Meinungen, Ethik, Religionen und Lebensart im Westen unterscheiden sich oft gravierend von den islamischen Gesetzen.

Organspende und Transplantation (منح وزرع الأعضاء)

Organtransplantation gilt als lebensverlängernde und nicht lebensrettende Maßnahme. Einen Wettlauf gegen den Tod kann man nicht gewinnen. Gott sagt:

„قُلْ إِنَّ الْمَوْتَ الَّذِي تَفِرُّونَ مِنْهُ فَإِنَّهُ مُلَاقِيكُمْ ..."

Sprich: „Der Tod, vor dem ihr flieht, wird euch sicher ereilen..."

(Sure Al-Dschumuàh 62: Vers 8)

Die Organspende wird unter den muslimischen Gelehrten unterschiedlich bewertet. Es gibt Befürworter und Gegner, je nachdem wie sie die Definition von Seele, Leben und Tod verstehen und beurteilen.

Der Teufel sagte zu Gott:

---

621 Habasch, 2008 und 2009, European Council for Fatwa and Research, 2009.
622 Dirassat Islamiya, 2003.
623 Al-Bouti, 2008.
624 Al-Tamtami, 2003.
625 Zaqzouk, 2003.
626 European Council for Fatwa and Research, 2009.
627 Chalil, 2005.

" وَلَآمُرَنَّهُمْ فَلَيُغَيِّرُنَّ خَلْقَ اللهِ "

Und ich werde ihnen befehlen, und sie werden Allāhs Schöpfung verändern.

(Sure Al-Nissaa 4: Vers 119)

Einige Gelehrte meinen, dass dieser Vers auch die Organtransplantation miteinschließt, und verbieten bzw. lehnen die Organspende ab, weil der Körper Gott gehört und nicht den Menschen.[628]

Al-Azhar erlaubte andererseits in einer anderen umstrittenen Fatwa den Ärzten, die Organe der zum Tode verurteilten Sträflinge nach der Vollstreckung zur Transplantation zu nutzen, ohne sie vorher zu fragen.[629] Einzelne muslimische Staaten erlauben gesetzlich die Organtransplantation. Manche Gelehrte erlauben die Organspende und die Transplantation aus humanen Gründen. Eine autologe Transplantation ist ohne Bedenken erlaubt.[630]

Kritisch wird auch gesehen, dass die schnelle Bestimmung des klinischen Todes zu einer schnellen Organtransplantation führt, soweit der Verstorbene zu Lebzeiten der Organentnahme zugestimmt hatte. Die Würde des Toten wird hierbei für eine Weile unterbrochen, damit ein anderer die Organe bekommen kann.

Eine Einschränkung bei der Transplantation ist bei den Schiiten zu sehen, die ihre Organe postmortal ausschließlich nur einem anderen Muslim spenden dürfen. Organe empfangen dürfen sie dagegen auch von Andersgläubigen.[631]

Eine bisher offenbar noch nicht berücksichtigte Frage an die Gelehrten, die die Organtransplantation erlauben, ist ob der Körper von Märtyrern für Organentnahmen zur Transplantation herangezogen werden kann.[632] Der Geist der Märtyrer ist im Paradies und sie sind, laut Ḥadîthen des Gesandten, dort in Freude. Die Gefährten sagten, dass Märtyrer tot seien, Gott hat aber offenbart, dass sie lebend sind:

" وَلاَ تَحْسَبَنَّ الَّذِينَ قُتِلُواْ فِي سَبِيلِ اللهِ أَمْوَاتًا بَلْ أَحْيَاء عِندَ رَبِّهِمْ يُرْزَقُونَ "

Und betrachte nicht diejenigen, die auf Allāhs Weg gefallen sind, als tot. Nein! Sie leben bei ihrem Herrn, und sie werden dort versorgt.

(Sure Aali Imran 3: Vers 169)

In vitro-Fertilisation und Präimplantationsdiagnostik (التلقيح الصناعي وتشخيص بويضة الجنين قبل الزرع)

Die künstliche Befruchtung findet unter den Muslimen sowohl Befürworter als auch Gegner. Vor allem wird es problematisch gesehen, wenn die Samen von einem anderen Mann als dem Ehemann stammen. Eine künstliche Befruchtung kann auch ohne Kenntnis des Samenspenders erfolgen, was die türkische Regierung verbot und unter Gefängnisstrafe stellte.[633] Eine Insemination durch einen anderen als den Ehemann ist islamisch nicht erlaubt, auch weil danach das Familien-, Stamm- und Erbrecht zu Gunsten

[628] Al-Scha`rawi, 1994.
[629] Al-Ahram, 2009.
[630] Abu Zaid, 2011.
[631] Holznienkemper, 2011.
[632] Hier gilt die Definition des Gesandten über „Märtyrer = Schahid“
[633] BBC, 2010.

eines fremden Mannes verschoben werden könnte. Im Fall einer künstlichen Befruchtung durch einen anderen Mann hätte das Kind keinen Anspruch auf das Erbe und gehört nicht zur Familie des Mannes.

Das internationale islamische Fiqh-Kollegium gab am 16.10.1986 in Amman/Jordanien eine klare Stellungnahme in sieben Punkten zu diesem Thema ab, wobei die ersten fünf Punkte absolut nicht zulässig sind:

1. Die Befruchtung durch Samen eines Ehemanns mit dem Ei einer Frau, die nicht seine Ehefrau ist (Eispenderin), und das befruchtete Ei im Uterus seiner Ehefrau einzupflanzen;
2. Die Befruchtung durch Samen eines mit der Frau nicht verheirateten Samenspenders mit dem Ei einer Ehefrau und das befruchtete Ei in ihren Uterus einzupflanzen;
3. Die Befruchtung durch Samen eines Ehemanns mit dem Ei seiner Ehefrau und das befruchtete Ei im Uterus einer anderen freiwilligen Frau (Leihmutter) einzupflanzen;
4. Die Befruchtung durch Samen eines Samenspenders mit dem Ei einer Eispenderin und das befruchtete Ei im Uterus einer anderen Frau einzupflanzen;
5. Die Befruchtung durch Samen eines Ehemanns mit dem Ei seiner Ehefrau und das befruchtete Ei im Uterus einer zweiten Ehefrau (als „familiäre" Leihmutter) einzupflanzen.

Zusammengefasst, Samenspende, Eispende oder Leihmutterschaft sind nicht erlaubt.

Die folgenden zwei Methoden sind unter der Anwendung aller Vorsichtsmaßnahmen (u.a keine Verwechselung oder bewusste Täuschung mit anderen Paaren) erlaubt:

6. Die Befruchtung durch Samen eines Ehemanns mit dem Ei seiner Ehefrau und das befruchtete Ei im Uterus seiner Frau einzupflanzen;
7. Das Einspritzen des Samens des Ehemanns in die Vagina oder den Uterus seiner Ehefrau.[634]

Zusammengefasst, in vitro-Fertilisation oder artifizielle Insemination unter Eheleuten sind erlaubt.

Bei der Präimplantationsdiagnostik handelt es sich um die genetische Untersuchung befruchteter Eizellen nach den ersten Zellteilungen außerhalb des Mutterleibs, bevor die Zellen in den Uterus eingepflanzt werden. Der Zentralverband der Muslime in Deutschland (ZMD) erlaubt diesen Eingriff unter bestimmten Bedingungen.[635] Weitere Stellungnahmen von Großgelehrten sind zu erwarten.

---

[634] www.iifa-aifi.org/1661.html

[635] ZMD, 2011.

Schwangerschaft und Abortus (الحمل والإجهاض)

Beabsichtigter Abortus ist im Islam grundsätzlich nicht erlaubt, es gibt aber Ausnahmen. Trägt eine Schwangere mehr als einen Fötus und droht ihr dadurch eine Lebensgefahr, so darf vor dem 120. Tag der Schwangerschaft die Anzahl der Föten reduziert werden.[636] Im Falle einer Schwangerschaft nach Vergewaltigung erlaubt das ägyptische Fatwa-Haus einen Abortus vor dem 120. Tag der Schwangerschaft, weil dadurch der Ruf und die Ehre der Frau geschützt werden.[637] Al-Dassouqi von der Universität Kairo lehnt die Frist mit der Begründung ab, dass das Leben nach dem Zusammenschmelzen von Ei und Samen entsteht.[638]

Liegt eine schwangere Frau im Sterben oder ist sie durch einen Unfall gestorben, so soll ihr Kind durch Kaiserschnitt sofort gerettet werden.[639]

Nachdem einige Eltern den Uterus ihrer geistesbehinderten Töchter in Jordanien entfernen ließen, verbot der Generalsekretär des Awqaf- und islamischen Gelegenheitsministerium das und verglich es mit „lebend begraben, wie es vor dem Islam stattfand".[640]

Die Großgelehrten der Fiqh Versammlungsliga verboten Methoden und Medikamente, die zur Zerstörung der Ovarien oder der Samen und damit zu einer Verhinderung einer Schwangerschaft führen, wie auch Maßnahmen zur Verhütung, so lange keine medizinische Notwendigkeit vorliegt.[641]

Stirbt eine schwangere Frau und man merkt, dass das Kind im Bauch sich bewegt, so ist es, laut der Ḥanafiten, Schafiiiten und anderen, erlaubt einen sofortigen Bauchschnitt (Kaiserschnitt) zu unternehmen und den Säugling zu retten, weil die Rettung eines Lebewesens wichtiger ist als die Verletzung des Leichnams.[642]

Intersexualität (الخنوثة)

Ein altes und neues Schöpfungsphänomen beschäftigt immer noch den Menschen. In Deutschland gibt es mehr als 100.000 Menschen, die intersexuell sind, d.h. sie besitzen von Natur her sowohl männliche als auch weibliche Geschlechtsorgane. In der islamischen Lehre ist das bekannt:

„عن الحسن بن كثير سمع أباه، قال: شهدت علياً ﷺ في خنثى قال انظروا مسيل البول فورثوه منه. وفي رواية: فقال علي رضي الله عنه: إن بال من مجرى الذكر فهو غلام وإن من مجرى الفرج فهو جارية."

Der Vater von Alḥasan bin Kathier sagte: „Ich war bei Ali ﷺ als er über eine intersexuelle Person sagte „Sehet ihr, wo der Urinfluss läuft und gebt ihm danach sein Erbe. Wenn er uriniert vom Penis, dann ist er ein Junge, und wenn er von der Scheide uriniert, dann ist er ein Mädchen.""

(Sunan Al-Bayhaqi[643])

[636] Dar Al-Iftaa, 2010.

[637] Vgl.: http://arabic.arabianbusiness.com/society/culture-society/2008/apr/20/5468/

[638] Vgl. auch: www.aawsat.com/details.asp?section=17&article=518798&issueno=11123

[639] Abu Zaid, 2011.

[640] Murad, 2009.

[641] Fatwa des muslimischen Arztes. www.saaid.net/tabeeb/15.htm

[642] https://www.islamweb.net/ar/fatwa/57431. Vgl. auch www.med-ethics.com/artclsDetails.asp?d=1&dt=2&c=68&a=92

[643] https://www.islamweb.net/fatwa/index.php?page=showfatwa&Option=FatwaId&Id=54591

Intersexualität wird als eine Schöpfungssache angesehen und ist nicht von Menschen verursacht. Deshalb dürfen daraus keine Vorurteile oder Nachteile entstehen. In diesem Zusammenhang folgen die Gelehrten der Meinung von Fachärzten und erlauben die Umwandlung zu einem der beiden Geschlechter, je nach Körpererscheinung und Chromosomen-Tests[644].

Schönheitsoperationen (العمليات التجميلية)

Der Wunsch nach Verbesserung des Aussehens war auch zu Lebzeiten des Gesandten bekannt und wurde am bereits genannten Beispiel der goldenen Nase überliefert[645]. Es gibt keine einheitliche Meinung dazu, aber zum Beispiel lehnen viele Männer in den Golfländern ab, Frauen mit operativ vergrößerten Brüsten zu heiraten.[646] Plastische Operationen aus medizinischen Notwendigkeiten, wie bei Verbrennungen oder Knochenbrüchen sind bedenkenlos, aber Operationen, die die Schönheit und das Aussehen verbessern, gelten laut muslimischen Gelehrten als „Täuschung" und Schöpfungsänderung und die mitwirkenden Ärzte begehen bei Gott eine schlechte Tat, wie Gelehrte das interpretieren[647].

Offene Fragen

- Offen ist die religiöse Bewertung, wenn Medikamente die Zerstörung der Samen bei Männern verursachen oder bei Frauen zu einer Schädigung der Ovarien führen können.
- Offen ist die religiöse Bewertung, ob man eine Operation durchführen soll, die das Leben kurzfristig verlängern kann, aber nicht langfristig die Erkrankung beseitigen kann. Die meisten Ärzte neigen dazu solche Operationen nicht durchzuführen.
- Offen ist die religiöse Bewertung, wie mit der Pflege schwerkranker Patienten umgegangen werden soll. Die Krankenhäuser wollen sie nicht haben, weil die Kosten zu hoch sind, und die Angehörigen können oder wollen oft auch nicht pflegen, weil das für sie eine seelische Belastung und Überforderung ist. Manche Verwandten besuchen diese Patienten nicht mehr.
- Ein neues Problem wartet noch auf die Antwort der Gelehrten. Künstliche Befruchtung macht es möglich, dass als „Wunschkind" nur Knaben oder nur Mädchen geboren werden. Logischerweise lebt die Welt von der Existenz beider, die sich ergänzen und die Fortpflanzung garantieren.

---

[644] Al-Munadschid, 2009 und www.fatawah.net/Fatawah/658.aspx
[645] Musnad Aḥmad, 19394. HH. S. Absatz vorne: Darf die Schöpfung von Menschen verändert werden?
[646] Vgl: www.elaph.com/Web/news/2012/2/719492.html
[647] Kamal, 2013.

Schlusswort (خاتمة)

Nachdem Johann Wolfgang von Goethe die erste deutsche Übersetzung der besonderen Poesie des in Persien geborenen Dichters Schams Al-Din Muḥammad Hafiz Al-Schirazi (Hafis, 1320 - 1390 u.Z.) durch seinen Zeitgenossen, den Grazer Orientalisten Joseph von Hammer-Purgstall, kennengelernt hatte, verfasste er seine Nachdichtung in der Gedichtsammlung „West-östlicher Divan". Wir möchten daraus zum Schluss unseres Buches zwei Gedichte zitieren, wovon das erste weniger bekannte Zitat Leiden und Wissen anspricht:

Wofür ich Allah höchlich danke?
Dass er Leiden und Wissen getrennt.
Verzweifeln müsste jeder Kranke,
Das Übel kennend, wie der Arzt es kennt.

Das zweite, allgemein bekannte Zitat passt sehr gut auch für das Anliegen des vorliegenden Buches, nämlich den anderen kennen zu lernen, damit besser zu kennen und anzuerkennen:

Wer sich selbst und andere erkennt,
wird auch hier erkennen:
Orient und Okzident
Sind nicht mehr zu trennen.

Appendix: ***Arabische Sprichwörter über Gesundheit*** **(أمثلة عربية حول الطب)**

Deutsch	Arabisch
Die letzte Medizin ist das Verbrennen	" أخر الطب الكي "
Ein Gramm Schutz ist besser als eine Tonne Medikation.	" درهم وقاية خير من قنطار علاج "
Ein Gramm Aufklärung ist besser als eine Tonne Schutz.	" درهم توعية خير من قنطار وقاية "
Der Magen ist das Haus der Erkrankungen und die Diät ist die Spitze des Heilmittels.	" المعدة بيت الداء والحمية رأس الدواء "
Die Gesundheit ist eine Krone über den Köpfen der Gesunden, die nur die Kranken sehen.	" الصحة تاج على رؤوس الأصحاء لايراها إلا المرضى "
Ein Apfel jeden Tag entfernt dich einen Tag vom Arzt.	" تفاحة كل يوم تبعدك عن الطبيب يوم "
Das Fenster, das dir Wind bringt, decke es mit deinen Kleidern und erhole dich.	" الشباك الذي يأتيك منه ريح سده بثوبك وإستريح".
Esse mittags und schlafe und esse abends und geh spazieren.	" تغدى وتمدى وتعشى وتمشى "
Richtige Ernährung ersetzt die Medikamente.	" إعدل عن الدواء بالغذاء "
Richtige Ernährung geht einer Medikation voraus.	" الدواء قبل الغذاء "
Die Schmerzen sind eine Botschaft an den Körper.	" الألم رسول الجسد ".
Die Wärme ist Gesundheit.	" الدفئ عافية، الدفا عفا "
Keiner fühlt die Schmerzen außer demjenigen, der sie bekommt.	" لايشعر بالألم إلا صاحبه "
Das Heilmittel ist ein Freund und Feind.	" الدواء صديق وعدو "
Das gesunde Denken ist im gesunden Körper.	" العقل السليم في الجسم السليم "
Manche Beduinen in der Wüste sagen: „Der Charakter der Menschen ähnelt den Tieren, die sie am meisten essen.“	" طباع الناس يمكن أن تقارب طباع الحيوانات التي يآكلونها "
Das Kamel humpelt durch seine Lippe.	" عرج الجمل من شفته "
Sei nicht hart, sonst wirst du gebrochen, und nicht weich, sonst wirst du gepresst.	" لاتكن صلباً فتكسر ولا ليناً فتعصر "
Der Hunger ist ein Verleugner.	" الجوع كافر "
Entlaste deinen „Geist”.	" خفف عن روحك "
Beruhige deine Seele.	" هدء نفسك "
Das Behandeln mit der Nahrung ist besser als das Behandeln mit der Arznei.	" العلاج بالغذاء أفضل من العلاج بالدواء "
Das Behandeln mit einer Arznei ist besser als das Behandeln mit vielen.	" العلاج بالدواء المفرد أفضل من العلاج بالدواء المركب "
Eine Stunde Schmerzen und nicht jede Stunde Schmerzen.	" وجع ساعة ولا وجع كل ساعة "
Die Sonne ist das Bad der Araber.	" الشمس حمام العرب "
Er sieht besser als eine Fledermaus bei Nacht.	" أبصر من الوطواط في الليل "

Und behandle mich mit der Sache, die die Erkrankung selbst ist. (Aus der Poesie des Dichters Abu Al-Nawas, gilt volkstümlich als Sprichwort).	قال الشاعر أبو النواس: "...وداوني بالتي كانت هي الداء "
Wer nicht eifersüchtig wird, wäre ein Esel.	" من لايغار فهو حمار "
Wer nicht von dem Genuss der Saiten entzückt wird, wäre entweder verstandlos oder ein Esel.	" من لم تطربه الإوتار فهو إما فاقد اللب أو حمار "
Das Haus, in das die Sonnenstrahlen eindringen, betritt der Arzt nicht.	" البيت الذي تدخله الشمس لايدخله الطبيب "
Die Kälte ist die Ursache jeder Erkrankung.	" البرد سبب كل علة "
Das Brotessen ohne etwas, macht die Schulter breiter.	" خبز الحاف بيعرض الأكتاف "
Bei dem langsamen Schritt ist der Frieden und bei der Eile ist die Reue.	" في التأني السلامة وفي العجلة الندامة "
Er hat Angst vor seinem Schatten.	" يخاف من خياله "
Der Brunnen[648] springt, welche ‚Wasserqualität' er hat.	" البئر ينضح بما فيه "
Schlaf nicht in den Gräbern, dann wirst du keine Alpträume sehen.	" لاتنام في القبور حتى لاترى منامات وحشة "
Sauberkeit ist vom inneren Glauben und Schmutz ist vom Teufel.	" النظافة من الإيمان والوساخة من الشيطان "
Erniedrige dein Geld und nicht deine Seele.	" ذل فلوسك ولا تذل نفوسك "
Der Anfang des Lebens ist das Weinen, das Mittlere ist das Leiden und das Letzte ist das Enden.[649]	" الدنيا، أولها بكاء وأوسطها عناء وآخرها فناء "
Die Todesgründe sind vielzählig und der Tod ist eins.	" تعددت الأسباب والموت واحد "
Wer die Menschen überwacht, stirbt aus Sorge.	" من راقب الناس مات هما "
Welche Farbe hast du? = Wie geht es dir? [650]	" شلونك" أي "شو لونك"
Das böse (neidische) Blickauge soll Blindheit bekommen.	" عين الحاسد تبلى بالعمى "
Der Neidische (mit bösem Blick) darf nicht herrschen	" الحسود لا يسود "
Die Leiden bei manchen Menschen sind für die anderen Menschen ein Nutzen.	" مصائب قوم عند قوم فوائد"
Zwei Schwache besiegen einen Starken.	" ضعيفان يغلبان قوياً "
Oh, du Hiob-Geduld.	" ياصبر أيوب "
Die Geduld ist der Schlüssel der Erleichterung.	" الصبر مفتاح الفرج "

[648] Gemeint „der Mensch oder die Seele".
[649] Von Kalif Àli. Weinen ist das Schreien des Kindes bei der Geburt.
[650] Das ist ein Hinweis auf die Gesichts- und Hautfarbe des Befragten. Durch die Farbe erkennt man die Lage des Betroffenen. Das ist manchmal als „Wie geht es dir?" im allgemeinen oder gesundheitlichen Fall gemeint.

Literaturverzeichnis (الفهرس)

" أُوْلَئِكَ يُسَارِعُونَ فِي الْخَيْرَاتِ وَهُمْ لَهَا سَابِقُونَ "
Sie sind es, die sich bei guten Werken beeilen und ihnen darin voraus sind.
(Sure 23 Al-Muminun: Vers 61)

Die Webseiten sind bei manchen Providern temporär, daher können sich einige der hier angegebenen Adressen ändern. Mit Suchmaschinen kann man sie meistens wiederfinden.

Ànz, Muḥammad Ali. 2010. الصيام بريء من تعطيل مصالح العباد (Das Fasten ist unschuldig an der Verhinderung der Arbeiten der „Gottesdiener"). Al-Ahram, Kairo/Ägypten. 14.08.2010. www.ahram.org.eg/258/2010/08/14/50/33837.aspx0

Aal-Thiab, Asmaa. 2011. الرعاية الصحية والطبية في القرن الأول هجري (Die Gesundheits- und Medizinpflege im ersten Jahrhundert Hidschri 622-719). MSc-Thesis. Al-Sharqa-Universität/Vereinigte Arabische Emirate.

Abassah, Muḥammad. 2006. الترجمة في العصور الوسطى . (Die Übersetzung im Mittelalter). Universität Mostghanim/Algerien. 16.12.2008. http://annales.univ-mosta.dz/ar5/abbassa.htm

Abdah, Abdul Rahman. 2008. Waqf-Ministerberater in Jordanien. Die Humanität im Islam. Vortrag. Hannover. FZH Vahrenwald. 28.08.2008.

Abdel-Halim, Rabie. 2008a. Contributions of Ibn Al-Nafis to the progress of medicine and urology. A study and translations from his medical works. Saudi Med J. 2008, 29:13-22.

Abdel-Halim, Rabie. 2008b. Contributions of Ibn Zuhr (Avenzoar) to the progress of surgery. A study and translations from his book Al-Taisir. Saudi Med J 2005; 26: 1333-1339.

Abdul Aziz, Muḥammad Kamal. 1991. عليكم بالشفائين العسل والقرآن (Ihr sollt beide Heilmittel nehmen, den Honig und den Koran). Ibn Sina-Verlag, Kairo/Ägypten.

Abdul Malik, Mina. 2010. النبوغ المصري في العلوم الطبية (Die ägyptische Genialität in der wissenschaftlichen Medizin). Al-Ahram, Kairo/Ägypten. 27.07.2010. www.ahram.org.eg/240/2010/07/27/4/31270.aspx

Abdul Sattar, Hiba. سماحة الإسلام (Die Toleranz des Islam) 2010. Al-Ahram, Kairo/Ägypten.. 08.09.2010. www.ahram.org.eg/283/2010/09/08/50/37937.aspx

Abel, Sabine. 2010. Tolle Knolle. Ingwer. Das scharfe Gewürz wärmt von innen und wirkt gegen Übelkeit und andere Leiden. Gesund (Beilage). Hannoversche Allgemeine Zeitung. 08.01.2010.

Abou Al-Majd, M. M. 2008. الطب الوقائي في الإسلام. (Die Präventiv-Medizin im Islam) Universität Al-Manssura/Ägypten. www.55a.net/firas/arabic/index.php?page=show_det&id=1426&select_page=3

Abu Al-Aàynayn, Muḥammad. 2010. على جمعة: من لم ينو الصوم لا صيام له (Ali Djumà: Wer nicht beabsichtet zu fasten, hat keine Fasten-„Belohnung"). 19.08.2010. www.ahram.org.eg/263/2010/08/19/50/34677.aspx

Abu Anas. علم الطب النبوي (Die Lehre der Propheten Medizin). 24.03.2003. www.rouqyah.com/archive/index.php/t-115.html

Abu Chalil, Schawki und **Nizar Abaza**, 2008. لوحات مضيئة في الحضارة العربية الإسلامية (Strahlende Bilder in der arabisch islamischen Zivilisation). Dar Al-Fikr-Verlag. Damaskus/Syrien. 162 S.

Abu Nadhir, Moris. 2010. «بيت الحكمة» أو مساهمة العرب في صحوة الغرب. (Beit Al-Hikma oder die Beteiligung der Araber bei dem Erwachen des Westens). 26.06.2010. Al-Hayat Org. Beirut/Libanon. http://international.daralhayat.com/internationalarticle/156511

Abu Schaar, Muḥammad Munir. 2007. طبيب عربي علّم كسرى (Ein arabischer Arzt lehrte „Kaiser" Kisra). Al-Thawra Online. # 13369. 23.07.2007. http://thawra.alwehda.gov.sy/_archive.asp?FileName=36207398920070722221216

Abu Schaar, Muḥammad Munir. 2008. من روائعنا الأثرية. البيمارستان القيمري (Aus unseren wunderschönen Spuren. Das Al-Qaymari Krankenhaus). Tishreen. Damaskus/Syrien. 22.11.2008. www.tishreen.info. Al-Thawra. رسالة الطب عند العرب (Die Medizin-Botschaft bei den Arabern. Risalat Al-Tibb Indal Arab.) 10.11.2008.
http://thawra.alwehda.gov.sy/_archive.asp?FileName=95546363620081109220254. التمريض في الحضارة العربية (Die medizinische Pflege in der arabischen Zivilisation) الأثنين 14.4.2008. Al-Thawra. www.thawra.com. طبية في الشرق بيمارستان النوري. أول جامعة (Al-Nuri-Krankenhaus, die erste Universitätsklinik im Orient). Tishreen. Damaskus/Syrien. 18.03.2008.
www.tishreen.info/_default.asp?FileName=82983056220080318012930 8. نفائس ابن النفيس الدمشقي. المكتشف الحقيقي للدورة الدموية الصغرى قبل وليم هارفي بأكثر من أربعمئة سنة. (Die Juwelen des Damaszener Ibn Nafis. Der echte Entdecker des kleinen Kreislaufes vierhundert Jahre vor William Harvey). Tishreen. Damaskus/Syrien. 22/01/2008. www.tishreen.info

Abu Zaid, Bakr. 2011. التشريح الجثماني والنقل والتعويض الإنساني (Die Körperobduktion, Organtransplantation und der humane Organaustausch). Präsident des islamischen Fiqh-Komitees. 03.06.2011. www.saaid.net/book/10/3144.doc

Agaoglu, 2005. Antimicrobial Effect of Seed Extract of Cardamom (*Elettarıa cardamomum* Maton). YYÜ Vet Fak Derg 2005, 16 (2):99-101

Al-Abiadh, Anis; 2009. غرائب من مشاهدات الرحّالة وملاحظاتهم. (Bewunderer über die Berichte der Chronisten und ihre Bemerkungen). Al-Hayat Online. 28.03.2009. Vgl. Al-Abiadh, Anis; 2009. هل يمكن الثقافة العربية أن تَحضُرَ عالمياً انطلاقاً من معطياتها التراثية؟. (Ist es möglich, die arabische Kultur weltlich durch ihre historische Ergiebigkeit zu präsentieren?). Al-Hayat Online. 07.03.2009. www.daralhayat.com/classics/03-2009/Article-20090306-dc6b58b3-c0a8-10ed-0042-76fd6d323de1/story.html

Al-Abiadh, Anis; 2011.كلام على الدور التاريخي والحضاري للثقافة العربية الإسلامية (Aussage über die historische und zivilisatorische Rolle der arabisch-islamischen Kultur.) 12.02.2011. www.sauress.com/alhayat/233337

Al-Abiadh, Anis. 2012. ملامح الإجتماع في المدينة الإسلامية. Dar Al-Hayat Online. 14.07.2012. http://alhayat.com/Details/418209

Al-Adam, Maḥmoud.2008. زيت النخيل يحتوي فيتامينا يقي من القرحة المعدية. (Das Palmenöl enthält ein Vitamin, das den Magen vor Geschwür schützt.) 16.10.2008. www.aljazeera.net/NR/exeres/F7E8F19D-C05A-45A2-A522-E25F6A0FD980.htm

Al-Aḥdab, Leila Aḥmad. 2006. من يمنع الشعوذة في مراكز الطب البديل؟ (Wer verbietet die Gaukelei in den Alternativmedizin-Zentren?). Al-Arabiya Online. www.alarabiya.net/views/2006/06/05/24382.html

Al-Aḥmadi, Ahmad. 2009. «هيئة» مكة تقبض على 132 مشعوذاً . العام الماضي» („Die Kommission" Mekka verhaftet 132 Zauberer letztes Jahr) Alriyadh Online-Zeitung. Al-Riyadh/Saudi Arabien. 15.03.2009. www.alriyadh.com/2009/03/15/article416029.html

Al-Ahram, 2007. شيخ الأزهر: للمغتصبة حق الإجهاض في أي وقت. (Scheich Al-Azhar: die Vergewaltigte hat das Recht jederzeit abzutreiben) 29.11.2007. www.ahram.org.eg/Index.asp?CurFN=fron22.htm&DID=9415

Al-Ahram, 2009. شيخ الأزهر: أعضاء من يتم إعدامهم مباحة دون استئذان (Scheich Al-Azhar: Die Organentnahme der zum Tode Verurteilten ist ohne vorherige Erlaubnis erlaubt). 12.03.2009. www.ahram.org.eg/Index.asp?CurFN=fron11.htm&DID=9884

Al-Albani, Nasser Al-Din. 2007. (كتاب الحديث. Buch Al-Ḥadîth.) 02.12.2010. http://arabic.islamicweb.com/Books/albani.asp?id=7242

Al-Àli, Abdu Lāh. 2009. الإعجاز العلمي (Der wissenschaftliche Beweis) Vortrag über die wissenschaftliche Erklärung des Vers 18:11 des Korans. 06.08.2009. www.metacafe.com/watch/2799534/

Al-Arabiya. 2007. مفتي الأردن يجيز إجهاض الأجنة المصابة بتشوهات شديدة (Der Mufti von Jordanien erlaubt das Abtreiben der Embryos, die schwere Schäden haben). 12.02.2007. www.alarabiya.net/articles/2007/02/12/31619.html

Al-Arabiya. 2008. فتوى تسمح بدخول الكلاب المرشدة للمكفوفين إلى مساجد بريطانيا (Fatwa erlaubt das Betreten der Moscheen mit Blindenhunden in Großbritannien.). 07.10.2008. www.alarabiya.net/articles/2008/10/07/57854.html

Al-Arabiya. 2009a. 25 Millionen Menschen bekommen kostenloses Essen für das Fastenbrechen in Ägypten. 05.09.2009. www.alarabiya.net

Al-Arabiya. 2009b. المشعوذون يسلبون العرب 5 مليارات دولار و55% من زبائنهم نساء. (Die Wahrsager „Gaukler" stehlen den Arabern 5 Milliarden Dollar, und 55% ihrer Kunden sind Frauen.). www.alarabiya.net/articles/2009/02/01/65438.html

Al-Arnaaout, Muḥammad M., Universität Jordanien. 2011. السيدة شغب أم الخليفة العباسي المقتدر بالله نموذجاً. (Ein Modell-Beispiel: Frau Schaghab, die Mutter des Abbasiden Kalifen Al-Mūqtādir Billāh). Dar Al-Hayat Online. Beirut/Libanon. 07.05.2011. http://international.daralhayat.com/internationalarticle/263662

Al-Asfahani, Abu Al-Faradj. 2011. Kitâb Al-Aghani (Das Buch der Lieder). 9 Bände. 17.02.2011. www.bramjnet.com/vb3/showthread.php?t=88708.

Al-Àskari, 2012. الأوائل (Die Ersten). 06.07.2012. http://islamport.com/w/tkh/Web/370/103.htm

Al-Aswani, Aḥmad. 2005. الذين صاموا قبلنا (Diejenigen, die vor uns fasteten). Al-Ahram, Kairo/Ägypten. 01.11.2005. www.ahram.org.eg/Archive/2005/11/1/RAMA3.HTM

Al-Àudhi, Nivin. 2010. أشكال جديدة لتقديم التمر . (Neue Formen, um Datteln anzubieten). Al-Ahram, Kairo/Ägypten. 07.09.2010. www.ahram.org.eg/282/2010/09/07/8/37632.aspx

Al-Bandari, Iftikar. الطب النبوي إفتراء على سيد الخلق: د. هيثم الخياط (Interview mit Dr. Haytham Al-Khayat: Die Propheten-Medizin ist eine Verleumdung gegen die Ehrenposition des Herren aller Menschen.) 20.08.2007. www.moheet.com/show_files.aspx?fid=3909

Al-Barr, Muḥammad Àli. 1992. أحكام التداوي. Religiöse Urteile über das Behandeln. Dar Al-Manara-Verlag. Jiddah, Saudi Arabien. 112 S.

Al-Barr, Muḥammad Àli. 1994. الختان. Die Beschneidung. Dar Al-Manara-Verlag. Jiddah, Saudi Arabien. 126 S.

Al-Batusch, Hassan. 2007. محمد بن عبدان إبن اللبودي (Muḥammad Bin `Abdan Ibn Al-Labudi). Al-Nashra. Royal Institute for Inter-Faith Studies. 04.01.2009. www.riifs.org/nashra/nashra%2038/page%2054.pdf

Al-Bouti, Muḥammad Said Ramadan. Großgelehrter, Fatwa. 2007. التداوي بالنجاسات (Das Therapieren mit den Unreinen) 10.10.2008. www.bouti.com

Al-Bouti, Muḥammad Said Ramadan. Großgelehrter, Fatwa. 2008. الإسلام والغرب (Der Islam und der Westen) Dar Al-Fikr-Verlag. Damaskus/Syrien. 214 S. Fatwa 2008. التداوي بالمحرم جائز إن قرر طبيب مسلم أن ذلك هو الدواء. (Das Behandeln mit unerlaubten Mitteln ist zulässig, wenn ein muslimischer Arzt entscheidet, dass das Medikament richtig ist.) Fatwa. 08.08.2008 www.bouti.com/qsearch.php, الضرر الذي قد ينتج عن ذلك للإنسان .محاولة الاستنساخ ليس فيها محظور إلا من ناحية أو للحيوان.. Fatwa. (Religiöses Rechtgutachten über das Klonen). 01.10.2008. www.bouti.com/qsearch.php

Al-Buhari. 1991. Das echte Buhari. Nachrichten von Taten und Aussprüchen des Prophet Muḥammad (ﷺ) Reclam Verlag. Stuttgart. 24 S. Vgl. Saḥiḥ Al-Buharyy - das echte Bucharyy. SKD Bavaria Verlag, München/Deutschland. 2001. 872 S.

Al-Chatib, Muḥammad Ajaj. 2008. السنة قبل التدوين (Die Sunna vor dem Dokumentieren). Dar Al-Fikr-Verlag. Beirut/Libanon. 352 S.

Al-Choudhari. MB. 1998. محاضرات تاريخ الأمم الأسلامية الدولة العباسية (Vorträge über die Geschichte der muslimischen Gemeinden. Der Abbassiden-Staat). Dar Al-Kutub Al-I`lmiyah Verlag. Beirut/Libanon. 472 S.

Al-Choudhari, MB. 2001. محاضرات في تاريخ الامم الاسلامية الدولة الاموية (Vorträge über die Geschichte der muslimischen Gemeinden. Der Umayyaden-Staat.) Verlag Al-Maktaba al-Assria, Beirut/Libanon. 416 S.
Al-Daghim, Maḥmoud Al-Sayid. 1995. قراءة في المجلد الأول من كتاب «العلوم والتقنية في العالم الإسلامي». (Lesung im ersten Band des Buches „Die Wissenschaft und Technologie in der islamischen Welt"). Al-Hayat Online. 19.01.2008. www.daralhayat.com/classics/01-2008/Item-20080118-8e1182b4-c0a8-10ed-01ae-81ab9577d776/story.html
Al-Dalati, Maḥmoud. 2010a. Predigt „الفأل الحسن" (Die gute Hoffnung). 16.04.2010. www.mdalati.com/show_khtb.php?id=82
Al-Dalati, Maḥmoud. 2010b. Predigt „ إنما يوفى الصابرون أجرهم بغير حساب" (Die Geduldigen bekommen ihren Lohn ohne Abrechnung). 18.06.2010. www.mdalati.com/show_khtb.php?id=90
Al-Damiri, Kamal Al-Din. 2006. طبقات الحيوان الكبرى (Großes Tierleben) 4 Bände. Dar Al-Ma`rifah. Beirut/Libanon. 1159 S.
Alder, Yasin. 2009. Religiöse Handlung oder nur Business? Islamische Zeitung. 27.10.2009. www.islamische-zeitung.de/?id=12551
Al-Dikr, Muḥammad Nizar. 2008a. أدب الطبيب في ظل الإسلام. (Die Gepflogenheit des Arztes unter dem Schatten des Islams.) www.55a.net/firas/arabic/index.php?page=show_det&id=545&select_page=3. Vgl. Al-Dikr, Muḥammad Nizar.2008. الطب ومكانته في التشريع الإسلامي (Die Medizin und ihre Rolle in der islamischen Gesetzgebung.) www.55a.net/firas/arabic/index.php?page=show_det&id=549&select_page=3
Al-Dikr, Muḥammad Nizar. 2008b. الحبة السوداء شفاء من كل داء. (Der schwarze Kümmel, Heilung für jede Krankheit) www.55a.net/words/black/black-w-pdf.pdf
Al-Dschassir, Muḥammad Taha.2008. التخدير. (Die Anästhesie). Dar Al-Fikr Verlag. Damaskus/Syrien. ISBN1-59239-730-1
Al-Dschusmani, Abdul Àli; 1997. القرآن وعلم النفس (Der Koran und die Psychologie-Lehre). Arab Scientific Publishers. Beirut/Libanon. 296 S.
Al-Ghazali, Muḥammad Abu Hamid.1980. إحياء علوم الدين (Die Belebung der religiösen Lehre). Verlag Abdul Wakil Al-Drubi. Damaskus/Syrien. 4 Bände. 1250 S.
Al-Ghazali. 2008. المُنقِذُ مِنَ الضَّلال (Der Retter vor der Irreführung). www.ghazali.org
Al-Hinnawi, Muḥammad Muḥammad. 2008. الحجامة بين القديم والحديث. (Der Aderlass zwischen Altertum und der Moderne.) www.arabmedmag.com/index.htm
Al-Humr, Bandar. 2009. بول الإبل للاستخدامات الصحية (Stutenurin für gesundheitliche Nutzungen). Okaz-Zeitung. Jiddah/ Saudi Arabien. 03.01.2010. www.okaz.com.sa/okaz/osf/20090207/Con20090207257241.htm
Al-Ìz Bin Salam. 2011. قواعد الأحكام في مصالح الأنام (Die Fundamente der religiösen Urteile im Interesse der Menschen). Band 1-4 (1181-1262). 02.02.2011. www.al-mostafa.info/data/arabic/depot3/gap.php?file=i003675.pdf
Al-Jauziah, Ibn Al-Qayim. 2006. الطب النبوي, Al-Tibb Al-Nabawi. Die Propheten-Medizin. Al-Scharika Al-Djazaairya Al-Lubnaniya. Algier/Algerien. ISBN 9953-81-275-6. 376 S. Vgl. Al-Jauziah, Ibn Al-Qayim. 2006. الطب النبوي. (Al-Tibb Al-Nabawi. Die Propheten-Medizin) Dar Al-Djil-Verlag. Beirut/Libanon. 260 S. Vgl. Al-Jauziah, Ibn Al-Qayim. 2006. زاد المعاد. (Reservoir des Treffens). منتديات الكويت Muntadaiyat Al-Kuwait/Kuweit. 18.10.2010. www.kw99.com/vb/showthread.php?t=2466
Aljazeera. 2009. داء الكلب يقتل أكثر من خمسين طفلا بأنغولا. (Die Tollwut tötet mehr als 50 Kinder in Angola). www.aljazeera.net/NR/exeres/CAB12DA9-7A61-46E3-A878-5DC9559CC018.htm

Al-Jaziri, Àbdur Rahman. 1987. كتاب الفقه على المذاهب الأربعة (Die Fiqh-Lehre in den vier Rechtsschulen). Dar-Al-Da`wa-Verlag. Istanbul/Türkei. 5. Bände. 2538 S. Vgl. Al-Jaziri, Abdul Rahman. 1987. الفقه على المذاهب الأربعة (Die Fiqh-Lehre in den vier Rechtsschulen). 03.10.2010. http://islamport.com/d/2/fqh/1/29/335.html

Al-Kaḥḥal, Alaa Al-Din. 2004. الأحكام النبوية في الصناعة الطبية (Die prophetischen Urteile in den Medizin-Werken. Die Propheten-Medizin von Al-Kaḥḥal). Dar Al-Fikr. Beirut/ Libanon. 480 S.

Al-Kilani, Schams Al-Din. 2010. محاولة لتأسيس مفاهيم حقوق الإنسان والبحث عنها في التراث (Ein Versuch Verständnis für die Menschenrechte zu begründen und sie im Erbe zu suchen.) 08.05.2010 http://international.daralhayat.com/internationalarticle/138750

Al-Kilani, Schams Al-Din. رحلة الطرطوشي إلى إمبراطورية أوتو الأكبر. (Die Reise des Al-Tartuschi in das Reich Ottos der Großen.) Al-Hayat-Zeitung. Beirut/Libanon. 05.06.2010. www.daralhayat.com/classics/08-2008/Article-20080829-0efa4079-c0a8-10ed-01bf-ee3367b86233/story.html.

Al-Kilani, Schams Al-Din.نظرة المؤرخ العربي إلى الفرنجة . (Der Blick des arabischen Chronisten zu den Franken.) Al-Hayat-Zeitung. Beirut/Libanon. 30.08.2008. http://international.daralhayat.com/internationalarticle/148805

Al-Kiswani, Hanan. 2009. مليون اردني يعانون اضطرابات نفسيه (Eine Million Jordanier leidet unter psychischen Störungen). Alghad Online-Zeitung. Amman/Jordanien. 15.03.2009. www.alghad.jo/index.php?news=403072

Al-Masri AN, Grabowski NT, Abuseir S, Upmann M, Klein G: Die Stellung des Tieres im Islam zu Lebzeiten des Propheten bis zum Kalifat (ca. 610 - 1492 n. Chr.) anhand religiöser Quellen (Teil 1: Die Stellung des Tieres in Koran und Sunna). Tierärztliche Umschau 2008, 63: 449-456.

Al-Masri AN, Grabowski NT, Abuseir S, Upmann M, Klein G: Die Stellung des Tieres im Islam zu Lebzeiten des Propheten bis zum Kalifat (ca. 610 - 1492 n. Chr.) anhand religiöser Quellen (Teil 2: Die Stellung des Tieres im Zeitraum von 632 - 1492 n. Chr.). Tierärztliche Umschau 2008, 63: 510-515.

Al-Mawsili, Muzzafar Aḥmad. 2008. نباتات طبية ذكرت في القرآن الكريم والسنة النبوية (Heilpflanzen, die im gnädigen Koran und der Propheten-Sunna erwähnt wurden). Dar Al-Salam. Alexandria/Ägypten. 264 S.

Al-Mhanna, Rafif Fayez. 2010. الطبيب النفسي ...ضرورة أم رفاهية؟ (Der Psychologiearzt - Wichtigkeit oder Luxus?) Syria News Online Zeitung. 24.06.2010. www.syria-news.com/readnews.php

Al-Munadschid, Muḥammad Salih. 2009. „متى يجوز إجراء عملية تحويل الجنس من ذكر لأنثى والعكس؟" Wann ist eine Operation für die Umwandlung vom männlichen zur weiblichen Geschlecht und umgekehrt erlaubt. 06.12.2009. https://islamqa.info/ar/answers/138451/%D9%85%D8%AA%D9%89-%D9%8A%D8%AC%D9%88%D8%B2-%D8%A7%D8%AC%D8%B1%D8%A7%D8%A1-%D8%B9%D9%85%D9%84%D9%8A%D8%A9-%D8%AA%D8%AD%D9%88%D9%8A%D9%84-%D8%A7%D9%84%D8%AC%D9%86%D8%B3-%D9%85%D9%86-%D8%B0%D9%83%D8%B1-%D9%84%D8%A7%D9%86%D8%AB%D9%89-%D9%88%D8%A7%D9%84%D8%B9%D9%83%D8%B3

Al-Nadawi, Abu Al-Hassan.1960. ماذا خسر العالم بانحطاط المسلمين (Was hat die Welt durch die Rückentwicklung der Muslime verloren). Al-Markaz Al-Àlami Lil Kitâb Al-Islami. Kuwait. 303 S.

Al-Naschra. 2008. الصوم في الكتاب المقدس. (Das Fasten in der heiligen Bibel). Al-Nahar-Zeitung. Beirut/Libanon. www.annahar.com/index.php

Al-Qadi. 2008. الحبة السوداء www.denana.com/articles.php?ID=104

Al-Qaradawi, Yusuf; 1987. الإيمان والحياة. (Der Glaube und das Leben). Al-Rissalah-Verlag. Beirut/Libanon. 372 S.

Al-Qaradawi, Yusuf; 2007. عالم الجن حقائق وأوهام (Die Welt der Dschinn. Wahrheiten und Illusionen). 25.03.2007. www.qaradawi.net/2010-02-23-09-38-15/4/812-2011-10-13-08-44-01.html

Al-Qaradawi, Yusuf; 2009. النفس وأمراضها (Die Seele und ihre Erkrankungen). Aljazeera Online. 05.04.2009. www.aljazeera.net/NR/exeres/9E9DFD52-7356-44EB-9023-2A656D8030D1.htm

Al-Quds Al-Arabi. 2009. جدل بعد فتوى شيخ الازهر إباحة إجهاض المغتصبة 'حسنة' السمعة (Streit nach der Fatwa des Scheich Al-Azhars zum Erlauben der Abtreibung der vergewaltigten Frau mit „gutem Ruf"). Al-Quds Online. 08.05.2009. http://81.144.208.20:9090/pdf/2009/05/05-07/All.pdf

Al-Qudsi, Jameel. 2008. www.dr-jameel.com

Al-Razi, Zain Al-Din. 1985. Mukhtar Al-Sihah (Arabisch-Arabisches Wörterbuch von 1250 u.Z.) Muassasat Al-Risala Beirut/Libanon.

Al-Rikabi, Abdul Zahra. 2010. أزمة التفكير الديني بين الدينامية والجمود (Die Krise des religiösen Denkens zwischen der Dynamik und der Erneuerung.) 09.05.2010. http://international.daralhayat.com/internationalarticle/138748

Al-Sabouni, MA. 1981. صفوة التفاسير (Die Auslese der Bedeutungen). Dar Al-Quran Al-Karim-Verlag. Beirut/Libanon. 1841 S. Vgl. Al-Sabouni, MA. 1981. مختصر تفسير ابن كثير (Die Kurzfassung des Stellenwertes von Ibn Kathîr). Dar al-Quran al-Karim-Verlag, Beirut/Libanon. 2062 S.

Alsallaby, Ali Muḥammad Muḥammad. 2006. الخليفة معالم التجديد والاصلاح الراشدي على منهاج النبوة الراشد والمصلح الكبير عمر بن عبد العزيز (Der Rechtgeleitete und Großreformer Ùmar Bin Àbdul Àziz). Dar Ibn Kathir. Damaskus/Syrien. 392 S.

Alsallaby, Ali Muḥammad Muḥammad. 2008. فصْل الخطاب في سيرَة ابْن الخطاب (Entscheidende Rede in der Biographie des Ibn Al-Chaṭṭab.) http://ahlalhdeeth.com/vb/attachment.php?s=2161e90b0b7938e0d729c777ca543b21&attachmentid=57936&d=1215344362

Al-Samʿâni, AS. 1999. الانساب (Al-Ansab - Die Genealogie). 1963 S. www.almeshkat.com/books/open.php?cat=17&book=1661

Al-Sayed, Abdul Basit Muḥammad. 2008. وصفات طبية من الكتاب والسنة (Medizin-Rezepte aus Koran und Sunna). 15.12.2008. www.almeshkat.net/books/open.php?cat=42&book=2478

Al-Sayouti, Muḥammad Said. 1986. معجزات في الطب للنبي محمد (ﷺ). (Wunder in der Medizin des Propheten Muḥammad). Muassasat Al-Rissala. Beirut/Libanon.

Al-Sayouti, JA. 1997. تاريخ الخلفاء (Die Chronik der Kalifen). Verlag Dar al-Jil, Beirut/Lib. 380 S.

**Al-Scha`rawi, Muḥammad Mitwali**, Grossgelehrter. 1994. Qura`n-Tafsir. Chawatir Fil Qura`n. Ägyptisches Staatsfernsehen. http://audio.islamweb.net/audio/index.php?page=lecview&sid=772. Vgl. Al-Scha`rawi, Muḥammad Mitwali, Grossgelehrter.الانسان لايملك جسده، فكيف يتبرع بأجزاه أو بيعها؟. In Abu Zaid. التشريح الجثماني والنقل والتعويض الإنساني. 17.06.2011. http://saaid.net/book/open.php?cat=83&book=4421

Al-Schak`a, Mustafa.. 1975. معالم الحضارة الإسلامية (Besonderheiten der islamischen Zivilisation. Dar Al-Ilm Lil Malayin. Beirut/Libanon.

Al-Scharaabi, Dschalal. 2008. جدل ديني وعلمي حول إقبال اليمنيات على العلاج علاج تساقط الشعر وأمراض أخرى ببول الإبل (Religiöse und wissenschaftliche Diskussion über die Anwendung von Kameleurintherapie durch Jemenitinnen gegen Haarausfall und andere Krankheiten.) www.alarabiya.net/default.html

Al-Scharif, Aḥmad. 2009. فتوى دينية في دبي تبيح حرق جثة مسلم مصابة بـ"السعار" (Religiöse Fatwa in Dubai erlaubt das Verbrennen der Leiche eines Muslims, der an „Tollwut" erkrankte. Al-Arabiya Online. 20.02.2009. www.alarabiya.net/articles/2009/02/19/66827.html

Al-Scharqawai, Maḥmoud. 2008. الثقافة الإسلامية وأثرها في الحضارة. (Die islamische Kultur und ihr Einfluss auf die Zivilisation). 03.01.2008. www.al3ez.net/vb/showthread.php?s=4d6a74b44ae18daec2b986581ce61498&t=4174

Al-Schiddi, Ali. 2008. مجلس الشورى وميثاق شرف إعلامي. 4749 العدد -م 10/2006/ 12. 18.11.2008. www.aleqt.com/2006/10/12/article_6689.html

Al-Schiezari, 2012. معالم القربة في طلب الحسبة (Die Zeichen der Nähe bei dem Verlangen nach Inspektion). 06.07.2012. http://islamport.com/d/2/sys/1/21/294.html
Al-Tamtami, Samiya. 2003. الاستنساخ يمكن ان يؤدي الى انتشار العقم الوراثي (Das Klonen kann zur Verbreitung der erblichen Sterilität führen) in الإستنساخ بين الدين والعلم Nr. 89. Awqaf-Ministerium. Kairo/ Ägypten. 264 S.
Al-Tawil, Tawfik.1985."في تراثنا العربي الاسلامي " : In unserem arabisch-islamischen Erbe. Àlam Al-Ma`rifah. Kuwait. 228 S.
Al-Teen RM, Said KN, Abu Alhaija ES. Siwak as an oral hygiene aid in patients with fixed orthodontic appliances. Int J Dent Hyg. 2006, 4:189-197.
Al-Ùmari, Ibn Fadhl. 1971. „مسالك الأبصار في ممالك الأمصار“ Die Sichtpfade in den Königreichen der Länder. 30.06.2019. https://waqfeya.com/book.php?bid=7613. 318 S.
Al-Wannus, Badiya. 2008. الحجامة شفاء لكل داء... أم للمتاجرة بصحة المواطن؟. (Aderlass, Heilmittel gegen jede Erkrankung oder ein Handel mit der Gesundheit des Bürgers?). Tishreen. Damaskus/Syrien. 21.06.2008. www.tishreen.info/__archives.asp?FileName=59730662020080621235531l
Al-Zahrani, Muḥammad Said. 2007. مكتشف «برايل» عالم بغدادي كفيف. (Der Entdecker von "Braille" ist ein blinder Wissenschaftler aus Baghdad.) 02.07.2007. Okaz-Zeitung www.okaz.com.sa/okaz/osf/20070702/Con20070702122273.htm
Al-Zawi, Aḥmad Imran. 2008. المحامي الدكتور أحمد عمران الزاوي جولة في كتاب نولدكه. تاريخ القرآن (Rundgang im Buch Nöldecke. Die Chronik des Korans.) Dar Tlas. Damaskus/Syrien. 288S.
Al-Zuḥayli, W. 1998. الخليفة الراشد العادل عمر بن عبد العزيز (Der rechtgeleitete und gerechte Kalif Ùmar Bin Àbdul Àziz). Verlag Dar Kutaibah, Damaskus/Syrien. 224 S.
Amr, Samir S., Abdulghani Tbakhi. 2008. Arab Muslim Physicians and Scholars - Abu Bakr Muḥammad Ibn Zakariya Al Razi (Rhazes): Philosopher, Physician and Alchemist. Ann Saudi Med 2007, 27: 305-307. http://saudiannals.net/pdfs/alrazi.pdf
Annual Spirituality Research Symposium. Meditation mapped in monks. 29.07.2008. www.uphs.upenn.edu/pastoral/events/spirit_research.html
Anon I. 1998. Die Bedeutung des Korans. SKD Bavaria Verlag, München/BRD. 5 Bände. 3060 S.
Anon II. 2008. http://Hadith.al-islam.com/Display/Display.asp?Doc=0&Rec=7442.
Anon III. Tishreen. Damaskus/Syrien. الافاعي لمنع الاجهاض ودرء الحسد وطرد الجن في العراق. 20.06.2008. www.tishreen.info/
Anon IV. 2008. صحف: السحر يجتاح السياسة بالجزائر.. وكويتية تلد وتهرب لتعاطي الهيروين . (Zeitungen: Die Schwarze Magie erobert die Politik in Algerien. Und eine kuwaitsche Frau gebärt und flieht, um Heroin zu konsumieren.) CNN Arabic. 14.12.2008. http://arabic.cnn.com/2008/middle_east/12/14/papers.dec14/index.html
Anon V. Al-Quds Al-Arabi. جدل حول فتوي تجيز تناول مشروبات تحوي كميات ضئيلة من الكحول. (Diskussion über eine Fatwa, die erlaubt Getränke zu nehmen, die eine minimale Menge an Alkohol enthalten.) 11.04.2008. www.alquds.co.uk
Anon VI. 2008. Avicenna. WHO'S WHO. Biografien international bedeutender Persönlichkeiten aus Geschichte und Gegenwart. 18.11.2008. www.whoswho.de/templ/te_bio.php?PID=2791&RID=1
Anon VII. 2008. Avicenna. Arzt, Naturwissenschaftler, Philosoph, Astronom. 18.11.2008. www.onmeda.de/lexika/persoenlichkeiten/avicenna.html
Anon VIII. 2007. مؤتمر"غير مسبوق" لعلماء دين مسلمين وأطباء لمحاربة الشعوذة (Ein „erstmaliger Kongress“ moslemischer Religionswissenschaftler und Ärzte für die Bekämpfung der Gaukelei). Al-Arabiya Online. 14.04.2007. www.alarabiya.net/articles/2007/04/14/33480.html
Anwar. 2010. الغذاء قبل الدواء - البطيخ الأحمر والأصفر (Die Nahrung vor der Medikation - Die Wasser- und Honigmelone). Al-Hayat. Beirut/Libanon. 05.08.2010. http://international.daralhayat.com/internationalarticle/169089

Arja, Hadil. 2010. مشفى نفسي من العصر المملوكي (Ein Psychiatrie-Krankenhaus aus der Mameluken-Zeit). Al-Hayat Online. Beirut/Libanon. 20.12.2010. http://international.daralhayat.com/internationalarticle/214365

Armstrong ML, Roberts AE, Koch JR, Saunders JC, Owen DC, Anderson RR. Motivation for contemporary tattoo removal: a shift in identity. Arch Dermatol 2008, 144: 879-884.

Arsalan, Prinz Schakib. 2004. لماذا تأخر المسلمون ولماذا تقدم غيرهم؟ (Warum sind die Muslime zurückentwickelt und die Anderen voranentwickelt. Al-Dar Al-Schamiyah-Verlag. Beirut/Libanon.

Arte, 2008. Wunderwelt. Dokumentation. Äthiopien: eine neue Frau für den Wunderheiler. Arte TV. 02.05.2008. www.arte.de

Awadh, Muḥammad Ridha. 2010. الـزهـراوي مقتطفات من عصر النهضة الإسلامية (Al-Zahrawi. Gepflücktes aus der Zeit der islamischen Renaissance). Al-Ahram. Kairo/Ägypten. 09.08.2010. www.ahram.org.eg/273/2010/08/29/50/36236.aspx

Bakdasch, Said. 1992. فضل ماء زمزم (Die religiösen Eigenschaften des Zamzam-Wassers). Al-Maktaba Al-Makkiyah Mekka/Saudi Arabien.

Bakkar, Abdul Halim. 2009. المفكّر الإسلامي عبدالكريم بكار: لا وجود الآن لحضارة إسلامية (Der Muslimische Denker Abdul Karim Bakkar: Momentan kein Vorhandensein einer islamischen Zivilisation.) Al-Arabiya Online. 04.03.2009. www.alarabiya.net/articles/2009/03/04/67730.html

Baum, Christopher. 2009. Institut für Experimentalhämatologie. Medizinische Hochschule Hannover. Persönliche Mitteilung.

BBC Online. 2010. تركيا: قانون يجرّم الحمل عبر التلقيح الاصطناعي (Türkei: Ein Gesetz stellt die Schwangerschaft mittels künstlicher Befruchtung unter Strafe). 15.03.2010. www.bbc.co.uk/arabic/lg/middleeast/2010/03/100315_dh_turkey_sperm_tc2.shtml

Bebel, August. (1997): Die Mohammedanisch-Arabische Kulturperiode. Verlag Das neue Berlin, Berlin/D, 236 S.

Benecke, Mark. 1997. Lexikon der Forscher und Erfinder. International Forensic Research & Consulting 04.01.2009. http://wiki.benecke.com/index.php?title=1997_Lexikon_der_Forscher_und_Erfinder#27

Bertelsmann Stiftung. 2007. Jeder fünfte Bundesbürger ist ein hochreligiöser Mensch. Neuer Religionsmonitor der ermittelten Verbreitung von Religiosität. 24.08.2008. www.bertelsmann-stiftung.de/cps/rde/xchg/SID-0A000F0A-9CE957AF/bst/hs.xsl/nachrichten_84470.htm

Bertelsmann Stiftung. 2009. Mehrheit der Bürger glaubt an Leben nach dem Tod. 03.04.2009. www.bertelsmann-stiftung.de/cps/rde/xchg/SID-818AB0AD-0EC20CDD/bst/hs.xsl/nachrichten_94744.htm

Bin Abdullāh, Abdul Aziz. 2012. الأعلام الطبية والصيدلانية في المغرب (Die berühmten Medizin- und Pharmazie-Persönlichkeiten in Marrokko.) www.islamset.com/arabic/aislam/civil/turath/bnabdalh.html, und الطب الإسلامي وابعاده في المغرب. (Die islamische Medizin und ihre Dimensionen in Marokko). www.landcivi.com/new_page_435.htm. 24.11.2012.

Bleich, Stefan. 2009. Klinik für Psychiatrie, Sozialpsychiatrie und Psychotherapie. Zentrum für seelische Gesundheit. Medizinische Hochschule Hannover. Persönliche Mitteilung.

Boulaaba, Annika. 2009. Untersuchungen zur Eutergesundheit von Ziegen sowie durchflusszytometrische Differenzierung capriner Milchzellen. Dissertation. Tierärztliche Hochschule Hannover.http://elib.tiho-hannover.de/dissertations/boulaabaa_ss09.pdf

Brand, Claudia. 2004. Die Medizin des Propheten und ihre Bedeutung in der Gegenwart – Traditionelle islamische Heilvorstellung in modernen Fatwas. Grin-Verlag. München. BRD. 21 S.

Brandenburg, Dietrich. 1975. Medizin und Magie. Heilkunde und Geheimlehre des islamischen Zeitalters. Berlin. 159 S.

Chalid, KM. 1987. خلفاء الرسول (Die Nachfolger des Propheten). Dar Al-Kitâb Al-Arabi. Beirut/Libanon, 795 S.

Chalil, Muḥammad. 2005. الأزهر: العلاج بالخلايا الجذعية المخلقة بالاستنساخ جائز. (Al-Azhar: Die Therapie mit durch Klonen hergestellten Stammzellen ist erlaubt.) Asharq Alawsat-Zeitung. 27.05.2005. www.asharqalawsat.com/details.asp?section=4&article=301789&issueno=9677
Chammasch, Nadjdah. 2008. دمشق في أزهى عصورها دمشق في صدر الإسلام. (Damaskus in seiner besten Epoche. Damaskus in der Frühphase des Islam). Al-Turath Al-Arabi-Magazin. 24.11.2008. www.awu-dam.org/trath/110/turath110-004.htm
Chidhr, Maḥmoud Yusuf. 2008. عمارة الأسوار والحصون والمياه الأندلسية في عصر الإمارة. (Die andalusischen Bauten von Mauern und Burgen und das Wasser in der Zeit des Fürstentums). Al-Hayat-Zeitung Online. 06.12.2008. www.daralhayat.com/classics/12-2008/Article-20081205-07fb81a2-c0a8-10ed-0088-d0c1f2fd4514/story.html
Christian Science Monitor, 2008. www.csmonitor.com/
Clarenbach, Arnulf H. 2006. Eurasische Medizin. Schwarzkümmel: Das Heilmittel des Propheten. 14.11.2008. www.eurasischesmagazin.de/artikel/?artikelID=20060313.
Curlin FA, Lawrence RE, Odell S, Chin MH, Lantos JD, Koenig HG, Meador KG. Religion, spirituality, and medicine: psychiatrists' and other physicians' differing observations, interpretations, and clinical approaches. Am J Psychiatry 2007, 164:1825–1831.
Czichos, Joachim. 2010. Alkohol in der Schwangerschaft könnte Fruchtbarkeit der Söhne verringern. Wissenschaft Aktuell. 01.07.2010. www.wissenschaftaktuell.de/artikel/Alkohol_in_der_Schwangerschaft_koennte_Fruchtbarkeit_der_Soehne_verringern1771015586930.html.
D'Aquili, EG, Newberg AB. Religious and mystical states: a neuropsychological model. J Religion & Science 1993, 28: 177-200. S. auch: BBC. 29.07.2008. http://news.bbc.co.uk/2/hi/science/nature/1847442.stm.
Dar Al-Iftaa, 2010. حكم إجهاض بعض الأجنة في حالة حمل المرأة بتوائم عدة (Rechtslage des Abortus im Fall, dass die Frau mehrere Föten trägt). Haus des Iftaa. Ministerium für Awqaf und Religionsangelegenheiten. Amman/Jordanien. 23.05.2010. http://aliftaa.jo/index.php/ar/fatwa/show/id/743
Dietrich, Manfried. 2008. Ugarit - Heimat des ältesten Alphabets der Welt. Vortrag. Freizeitheim Vahrenwald. Hannover. 19.11.2008.
Dirassat Islamiya. 2003. الإستنساخ بين العلم والدين . دراسات إسلامية. (Das Klonen zwischen der Wissenschaft und der Religion).Ministerium für Islamisches-Vermögen-Verlag. Kairo/Ägypten. 264 S.
Djawad, Aḥmad. 1987. الخنزير بين ميزان الشرع ومنظار العلم (Das Schwein zwischen der Waage des religiösen Gesetzes und dem Wissenschaftsblick). Dar Al-Salam-Verlag. Kairo/Ägypten. 272 S.
DPA-Aljazeera, 2010. النوم الكافي ضروري في رمضان (Genügend Schlaf ist notwendig im Ramadan). Katar. 14.08.2010. www.aljazeera.net/NR/exeres/F89E2BBD-1D38-4665-B8EC-FD421F706EB1.htm
Ehm S, Utsch M. 2011. Religion und Spiritualität. Einführung.12.07.2011. www.ekd.de/ezw/dateien/ezw_texte_208_einfuehrung.pdf
EKIR. Evangelische Kirche im Rheinland (Hrsg. 2003): Kunstreise durch drei Kulturen - Ausstellung „Ex Oriente" in Aachen. 30.06.03. www.ekir.de/ekir/13064_17911.php
EKKW, Evangelische Kirche Kurhessen-Waldeck 2012. Engel - Himmlische Heerscharen allerorten. 20.11.2012. www.ekkw.de/glaube/index_936.htm
El Domiaty, Adel. 2002. Abu Ḥamid Al-Ghazali O Kind! Ayyuha l-walad. Edition Minarett. Braunschweig/Deutschland. 110 S.
El-Doghim, Maḥmoud El-Saied. 1995. الانجازات العربية على الاصعدة الطبية استكملت ابداعات الحضارات السابقة. (Die arabischen Erfolge in den Medizin-Bereichen ergänzten die Erfindungen der vorherigen Zivilisationen.) 21.10.2008. www.dr-Maḥmoud.com/
El-Mahdaoui, Chalid. 2008. Islamologe und Privat-Dozent. Persönliche Mitteilung.

El-Tatari A, de Soet JJ, de Gee AJ, Abou Shelib M, van Amerongen WE. Influence of Salvadora persica (miswak) extract on physical and antimicrobial properties of glass ionomer cement. Eur Arch Paediatr Dent 2011, 12:22-25.

European Council for Fatwa and Research. 2009. ما حكم نقل أعضاء الإنسان لإنسان آخر؟ (Wie ist die rechtliche Lage bei der Organtransplantation von einem Menschen zum anderen?) in: المجلس الأوروبي للإفتاء والبحوث. 27.08.2009. www.e-cfr.org/ar/index.php

Farrouch, Ùmar. 1980. تاريخ العلوم عند العرب (Die Geschichte der Wissenschaften bei den Arabern). Verlag Dar al-Ilm lil-Malayin-Verlag. Beirut/Libanon. 575 S.

Forbes, RJ. 1970. Short History of the Art of Distillation from the Beginnings up to the Death of Cellier Blumenthal. BRILL. Chicago. USA.

Förster, Uly. 2001. Verlorene Paradiese. Cover story über Mauren. Lufthansa Magazin. Heft 3/ Jahr 2001. K+S Kunden und Service-Verlagsgesellschaft. Hamburg. 124 S.

Gammell, Caroline. 2008. Large glass of wine can increase bowel and liver cancer risk by 20 per cent. Telegraph Online. 29.12.2008. www.telegraph.co.uk/health/healthnews/3964718/Large-glass-of-wine-can-increase-bowel-and-liver-cancer-risk-by-20-per-cent.html

García-Villalba R, Carrasco-Pancorbo A, Oliveras-Ferraros C, Vázquez-Martín A, Menéndez JA, Segura-Carretero A, Fernández-Gutiérrez A. Characterization and quantification of phenolic compounds of extra-virgin olive oils with anticancer properties by a rapid and resolutive LC-ESI-TOF MS method. J Pharm Biomed Anal 2010, 51: 416-429.

Gayed, Riad. 1970. Das einzige Wörterbuch. Deutsch-Arabisch. Dar Al-Djil Verlag. Beirut/Lb.

Georgescu, Vlad. 2009. Gott ist jot. Dokcheck News Online. 13.03.2009. http://news.doccheck.com/de/article/158962-gott-is-jot/?utm_source=www.doccheck.com&utm_medium=referral&utm_campaign=Www-Home-Teaser-news

Ghazi, Ali. 2011. إبداع الطب النفسي العربي الإسلامي (Die Wunderleistung der seelischen arabisch-islamischen Medizin). Al-Hayat Online. Beirut/Libanon. 17.07.2011. http://international.daralhayat.com/internationalarticle/288370

Göpfrich, Peter. 2008. Arabische Welt und Technik. Technik-Wüste in der arabischen Welt. http://ihk-bielefeld.bloopark.de/fileadmin/redakteure/international/kv-Golfstaaten/technik.pdf

Gorawski, Alexie. 2000. الإسلام والمسيحية (Der Islam und das Christentum). Dar Al-Fikr-Verlag. Damaskus/Syrien. 234 S.

Götz, M. 1989. Schächten von Opfer- und Nutztieren nach islamischem Ritus zur Vorlage bei den zuständigen Bundes- und Länderministerien. www.vikz.de/public/schaechten_dr_manfred_goetz.html

Grabowski, Nils Th. 2009. Milch kommt nicht nur aus der Kuh! Vorlesung WS 2008-2009. Zentrum für Lebensmittelwissenschaften. Institut für Lebensmittelqualität und -sicherheit (AG Milchhygiene). Tierärztliche Hochschule Hannover.

Gramlich, Richard. 1984. Muḥammad Al-Ghazalis Lehre von der Stufe zur Gottesliebe. Steuner Verlag. Wiesbaden/Deutschland. 828 S.

Granados, José A. Tapia and Ana V. Diez Roux. Life and death during the Great Depression. PNAS 2009, 106: 17290-17295.

Grätzel, Philipp.2007. Zeig mir deine Wunde, Honey! 23.05.2007. http://news.doccheck.com/de/article/139762-zeig-mir-deine-wunde-honey/

Habasch, Muḥammad. ركن الفتاوى (Die Ecke der religiösen Gutachten). Al-Thawra. 16.05.2008. http://thawra.alwehda.gov.sy. Vgl. Habasch, Muḥammad. 2008. ركن الفتاوى. (Die Ecke der religiösen Gutachten). Al-Thawra, ودنيا دين. الجمعة. 09.05.2008. www.thawra.com. Vgl. Habasch, Muḥammad. ركن الفتاوى (Die Ecke der religiösen Gutachten). 23.01.2009. Al-Thawra Online. http://thawra.alwehda.gov.sy/_View_news2.asp?FileName=54461160200901222225855. Vgl. Habasch, Muḥammad. معرفـــة وعلــم. وليس عجائب وأسرارا ..الطـــب النبـــوي (Die Propheten-Medizin ist Kenntnisse und Wissenschaft und nicht Wunder und Geheimnisse). 13.02.2009. Al-Thawra Online. http://thawra.alwehda.gov.sy/_archive.asp?FileName=54176117120090213005722. Vgl. Habasch, Muḥammad. بمناسبة يوم البيئة العالمي ولا تفسدوا في الأرض بعد إصلاحها. (Aus Anlass des Welt-Umwelttages. Zerstört die Erde nicht, nachdem sie geheilt wurde) 6.6.2008. http://thawra.alwehda.gov.sy/_archive.asp?FileName=96071521220080605230342
Ḥadîth-Enzyklopädie. 2007. (Die größte Online Bibliothek und Lexikon aller neuen Haupt-Ḥadîth-Bücher im Islam). http://Ḥadîth.al-islam.com
Ḥadîth-Enzyklopädie. 2008. ما جاء في أكل الدجاج. (Was über Hühneressen berichtet wurde) http://Hadith.al-islam.com/Display/Display.asp?hnum=1750&doc=2
Happyplanetindex. 2009. Project Happy planet index. 22.12.2009. www.happyplanetindex.org/
Hassan, Aḥmad. 2010. الضيق من مجيء رمضان (Unruhe vor der Ankunft des Ramadan).Al-Ahram. Kairo/Ägypten. 15.08.2010. www.ahram.org.eg/259/2010/08/15/50/34035.aspx
Hassan, Mustafa Ibrahim. 2008. الداء والدواء في جناحي الذباب. (Die Krankheit und die Heilung in den Flügeln der Fliege) www.55a.net/firas/arabic/?page=show_det&id=1430&select_page=5
Heilpflanzen-Info. 2010. Ellagsäure aus Granatapfel hemmt Brustkrebs im Labor. 11.10.2010. http://heilpflanzen-info.ch/cms/blog/archive/2010/02/13/ellagsaeure-aus-granatapfel-hemmt-brustkrebs-im-labor.html
Hinli, Paul. 2009. هولندا: أول مزرعة اوروبية لانتاج لبن النوق وتسويقه تجاريا (Niederlande: Entstehen der ersten europäischen Farm für Kamelmilch und deren Vermarktung.). 02.10.2009. www.bbc.co.uk/arabic/scienceandtech/2009/10/091002_wb_camels_tc2.shtml
Holznienkemper, Thomas. 2011. Organspende und Transplantation und ihre Rezension in der Ethik der abrahamitischen Religionen. Lit-Verlag Münster. 240 S.
Homsi, Hala. 2010a. "المسامحة تؤثر "إيجابياً" في الصحّة... "تنمّي الإنسان وتغيّر العالم (Das Verzeihen beeinflußt „positiv“ die Gesundheit, erweitert den Horizont des Menschen und ändert die Welt). 03.01.2010. www.annahar.com/content.php
Homsi, Hala. 2010b. طقوس وعادات مختلفة وممنوعات تشمل الطعام والشراب والكلام والجنس (Verschiedene Rituale, Gewohnheiten und Verbote zu Essen, Reden und Sexualität). Al-Nahar Online. Beirut/Libanon. 21.02.2010. www.annahar.com/content.php
Homsi, Hala. 2011. الطب يعجز عن فهم بقاء أجساد قديسين سليمة (Die Medizin ist nicht fähig zu verstehen, warum die Körper der Heiligen sich nicht zersetzen). Al-Nahar Online. Beirut/Libanon. 09.01.2011. www.annahar.com
Homsi, Hala. 2012. ممارسات دينية عند المسيحيين والمسلمين... الى حدّ "التطرف" صلب لا يمنع وقفز في ماء بارد لا مانع له وضرب بالشيش مرفوض. (Religiöse Praktiken bei Muslimen und Christen - bis zum „Extremismus“). Al-Nahar-Online. Beirut/Libanon. 07.05-2012. www.annahar.com/article.php?t=beea&p=3&d=24742&dt=2012-05-23 00:00:00
Howe, Gemma. 2009. Is the person next to you washing their hands with soap? London School of Hygiene & Tropical Medicine. London/UK. 15.10.2009. www.lshtm.ac.uk/news/2009/handwashingday.html
Hunke, S. 1976. Kamele auf dem Kaisermantel. Deutsch-Arabische Begegnungen seit Karl dem Großen. Deutsche Verlags-Anstalt. Stuttgart. DeutschlandHunke, S. 2004: Allāhs Sonne über dem Abendland. Unser arabisches Erbe. Fischer Verlag, Frankfurt am Main/Deutschland.
Ibn Àssaker, 2012. تاريخ مدينة دمشق (Chronik der Stadt Damaskus). 03.01.2012. http://archive.org/details/alhelawy08

Ibn Kathier. البداية والنهاية (Der Anfang und das Ende), vierter Band. Internet Archive. 10.12.2012. www.archive.org/details/alhelawy07

Ibn Manzour. 2012. مختصر تاريخ دمشق (Kurze Version der Damaskus-Chronik). 07.07.2012. 465 S. http://islamport.com/w/tkh/Web/346/3965.htm

Ibn Rassoul, Muḥammad Ibn Aḥmad. 1993. Ar-Rayyan und das Fasten im Ramadan. IB-Verlag. Köln/Deutschland. 175 S.

Ibrahim, Taha. 2011. الإعجاز العلمي في التين والزيتون. (Das wissenschaftliche Wunder in den Feigen und Oliven**)**. 13.03.2011. www.shatharat.net.

Isbir, Ali Muḥammad. 2008. عبدالرحمن بدوي وأفول التراث اليوناني في الحضارة الإسلامية. (Abdul Rahman Badawi und das Verschwinden des griechischen Erbes in der islamischen Zivilisation) 02.02.2008. www.daralhayat.com/classics/02-2008/Item-20080201-d59d81a9-c0a8-10ed-01dd-6f822a2766d6/story.html

Islamischer Kongress. 1985. قرارات وتوصيات مجمع الفقه الإسلامي. Djiddah-SA. http://216.157.8.181/bodies/default.aspx?d=1&bid=2&l=ar

Jabri, Muhammed Abed. 2009. ابن رشد والارتفاع بالطب إلى مرتبة العلم! (Ibn Ruschd und das Erheben der Medizin in den Wissenschaftsrang). 05.01.2009. www.aljabriabed.net/ibnrushd_medecine.html.

Jaffar M, Ashraf M, Saleem M. A comparative study of physico-chemical parameters and trace metal contents of holy water Zamzam and local potable as well as hot spring waters. Pakistan J Scientific Industrial Res 1987, 30:201-204.

Jakoub, Mari. 2010. مرفوض..الإجهاض بالقانون (Das Abtreiben - im Gesetz abgelehnt). Al-Ahram. Kairo/Ägypten. 11.04.2010. www.ahram.org.eg/133/2010/04/11/3/15370.aspx

Jugel, Wolfgang. 2000. Der Mensch und seine Stellung zwischen Tier und Engel. Nach einem Vortrag auf der »Langensteinbacherhöhe«. Gnade und Herrlichkeit. Paulus Verlag Heilbronn. www.come2god.de/wj_menschtierengel.pdf

Jumà, Ali, Großmufti Ägypten. 2010. مراحل الفتوي. (Die Stufen der Fatwa). Al-Ahram. Kairo/Ägypten. 16.10.2010. www.ahram.org.eg/321/2010/10/16/10/43826.aspx

Kaadan, Abdul Nasser, 2019. The Role of Some Muslim Physicians in Detection and Treatment of Diabetes Mellitus. (Ibn-Sina and al-Razi). 02.07.2019. International Society for the History of Islamic Medicine. https://www.ishim.net/2011/The%20Role%20of%20Some%20Muslim%20Physicians%20in%20Detection%20and%20Treatment%20of%20Diabetes%20Mellitus.doc.

Kamal, Husni. علماء الدين:جراحات التجميل تغيير لخلق الله والأطباء مشاركون في الإثم. (Religiöse Gelehrte: Schönheitsoperationen sind Änderung Allāhs Schöpfung und die Ärzte sind mitschuldig.). www.ahram.org.eg/News/1019/41/245209/فكر-دينى/علماء-الدين-جراحات-التجميل-تغيير-لخلق-الله-والأط.aspx. 30.11.2013.

Karima, Aḥmad. Interview. 10.06.2012. www.ahram.org.eg/Religious-throught/News/154210.aspx und Karima, Aḥmad. Interview. إجهاض الجنين المشوه.. جائز شرعا (Das Abtreiben des geschädigten Embryos ist religiös erlaubt) 05.12.2012. www.ahram.org.eg/Religious-thought/News/186861.aspx

Karrum, Hassaneen. 2008. Al-Quds Al-Arabi. شيخ يأمر مواطنا بشرب كوب شاي سقطت فيه ذبابة (Ein Scheich befiehlt einem Bürger ein Glas Tee zu trinken, in das eine Fliege fiel.) 20.02.2008. www.alquds.co.uk/index.asp?fname=today\27z95.htm&storytitle=ffstorytitlec=

Kassim, Àbduh Kassim. 2009. المسلمون في عيني أسير صيني. (Die Muslime in den Augen eines chinesischen Kriegsgefangenen) Al-Arabi Zeitschrift. 13.02.2009. www.alarabimag.com/arabi/data/2008/12/1/Art_86444.xml

Kataya, Suleiman. 2008. لقد شرح ابن النفيس جثة الإنسان (Wahrlich, Ibn Al-Nafis hatte die menschliche Leiche seziert). www.landcivi.com/new_page_356.htm

Kaufmann, Ingrid. 2006. Wörterbuch Deutsch-Hebräisch/Hebräisch-Deutsch. http://home.tiscalinet.ch/ingridmkaufmann/woerterbuch.pdf
Kaune, Juliane. 2009. Zahnschmerzen beim Einkaufen. Psychologe Hans-Georg Häusel lüftet die Geheimnisse des Konsumverhaltens. Hannoversche Allgemeine Zeitung. 28.10.2009.
Klein, Mathias. 2009. „400.000 Deutsche sind spielsüchtig“ Verbände fordern das Eingreifen des Staates bei den Spielhallen. Land erklärt sich für nicht zuständig. HAZ. 09.01.2009.
Kousch, Ùmar. 2009. الخلافة العثمانية ... التحديث والحداثة في القرن التاسع عشر (Das islamische Kalifat - Die Erneuerung und das Neue im 19 Jahrhundert). Al-Hayat Online. 28.02.2009.
Krankenkassen Deutschland. 2009. Suchtgefahr von Glücksspielen ist messbar - Automatenspiel ganz oben. Krankenkassen Deutschland. 04.02.2009. www.krankenkassen.de/dpa/145718.html
Krotkoff, G. 1987. Langenscheidts Taschenwörterbuch Arabisch. Langenscheidt, Berlin/Deutschland. 440 S.
Lee SWS, Schwarz N. Washing away postdecisional dissonance. Science 2010, 328: 5979. Vgl. Zhong CB, Liljenquist K. Washing away your sins: Threatened morality and physical cleansing. Science 2006, 313: 1451–1452
Levinger, IM.1996 Schechita im Lichte des Jahres 2000. Zentralrat der Juden in Deutschland. 223 S.
Lilly, Eli. 1986. Research. Manufacturer of fine Pharmaceuticals. spa Italia. Information. The Lilly Diary 1986. 00191. Rome/Italy.
Maalouf, Nidhal. 2007. سيريانيوز تدخل عوالم السحر والشعوذة وتكشف عن واحدة من اخطر القضايا على المجتمع السوري. (Syria-News tritt in die Welt der schwarzen Magie und Scharlatanismus ein und entdeckt eine der gefährlichsten Sachen der syrischen Gesellschaft). 09.12.2008. www.syria-news.com/readnews.php?sy_seq=60372
Madani, GBU. 2007..المسلمون وعلم الاحياء (Die Muslime und die Biowissenschaft). www.nooran.org/O/8/8(12).htm
Maḥmoud. 2008. دور العلماء المسلمين في الطب . (Die Rolle der muslimischen Wissenschaftler in der Medizin) Pal. Technical Colleges-Aroub. http://ptca.edu.ps/student_proj/Maḥmoud/contents/%C7%E1%D8%C8%20%C7%E1%C5%D3%E1%C7%E3%ED.doc
Massouḥ, Georg. 2007. انحطاط الخطاب الديني (Die Unterentwicklung des religiösen Appells) Al-Nahar Online. 16.01.2007. www.annahar.com/archive.php?type=archive_paid&table=archive&day=Tue
Matchmaker. 2008. Auf der Suche nach dem koscheren Mann. Dokumentarfilm von Gabrielle Antosiewicz. 3Sat. TV. 20.08.2008.
McCarrell EM, Gould SWJ, Fielder MD, Kelly AF, Waffa El Sankary, Naughton DP. Antimicrobial activities of pomegranate rind extracts: enhancement by addition of metal salts and vitamin C. BMC Complementary and Alternative Medicine 2008, 8:64. www.biomedcentral.com/1472-6882/8/64
Menendez JA, Vazquez-Martin A, Garcia-Villalba R. et al. Anti-HER2 (erbB-2) oncogene effects of phenolic compounds directly isolated from commercial Extra-Virgin Olive Oil (EVOO). Cancer J 2008, 8:377.
Muḥammad, Maḥmoud Al-Ḥadsch Kassim. 2008a. الطب والمستشفيات في عصر صلاح الدين الأيوبي. (Die Medizin und die Krankenhäuser in der Epoche des Salahud Dins Al-Ayyoubi). 31.12.2008. www.arabmedmag.com/general/isuue-15-11-2005/general03.htm
Muḥammad, Maḥmoud Al-Ḥadsch Kassim. 2008b. مساهمات الأطباء العرب والمسلمين في علم التشريح (Die Beteiligung der arabischen und muslimischen Ärzte an der Anatomie-Lehre). www.arabmedmag.com/index.htm

Muḥammad, Maḥmoud Al-Ḥadsch Kassim. 2008c. صحة البيئة في التراث العربي الإسلامي. (Die Umwelt-Gesundheit in der arabisch-islamischen Altliteratur). www.arabmedmag.com/index.htm
Muḥammad, Maḥmoud Al-Ḥadsch Kassim. 2008d. الأزهر يبيح تحديد نوع الجنين وزواج المعاقين ذهنيا لإشباع غريزتهم. (Al-Azhar erlaubt das Bestimmen des Geschlechts und die Heirat von psychisch Kranken, um ihre Bedürfnisse zu befriedigen.) Al-Arabiya Online. 27.03.2008. www.alarabiya.net/articles/2008/03/27/47529.html
Munir, Àmru Abdul Aziz. 2009a. القدس وفرسان التيوتون ... الدين والسياسة. (Die Religion und die Politik; Jerusalem und die Theoton-Ritter; Die Religion und die Politik). Al-Hayat-Zeitung. Beirut/Libanon. 19.09.2009. http://international.daralhayat.com/internationalarticle/57914
Munir, Àmru Abdul Aziz. 2009b. المسلمون وأوروبا... وإشكالية ثنائيات الآخر. (Die Muslime und Europa und die Polemik der Doppel-„Identität" des Anderen.). Al-Hayat-Zeitung. Beirut/Libanon. 22.02.2009. www.daralhayat.com/classics/02-2009/Item-20090220-9413cf4b-c0a8-10ed-004f-71a374d6b1a5/story.html
Murad, Hamdi. 2009. Interview mit BBC جدل في الاردن حول إزالة أرحام الفتيات المعاقات (Diskussion in Jordanien über die Entfernung des Uterus von geistesbehinderten Frauen). 09.07.2009. www.bbc.co.uk/arabic/middleeast/2009/07/090708_om_jordan_mental_uterus_tc2.shtml
Murra, Salim. Interwiew. 10.06.2012. www.ahram.org.eg/Religious-throught/News/154210.aspx
Mustafa, Schakir. 1998. في التاريخ الإسلامي (Über die islamische Geschichte). Dar Talas-Verlag. Damaskus/Syrien. 208 S.
News & Blog. 2010. Orthomolekularer Medizin-Sommer, Sonne, Carotinoide. 13.10.2010. http://webcache.googleusercontent.com/search?q=cache:pt56Dxb2vtkJ:focus-blog.pharmxplorer.at/2009/05/orthomolekulare-medizin-sommer-sonne-carotinoide/+Licopin+WasserMelone&cd=1&hl=de&ct=clnk&gl=de
Ni`mah, Anwar. 2009. داء الكَلَب القاتل ..ً عضاً ولعاباً وتنفسا (Die tödliche Tollwut-Erkrankung. Beißend, speichelnd und atmend). Al-Hayat Online. 29.01.2009. www.daralhayat.com/
Nolte. 2002. Ein ganz besonderer Saft? Seit einiger Zeit ist die Eigenurintherapie wieder in Kommen. Hannoversche Allgemeine Zeitung. 05.02.2002.
Ohlig, Karl-Heinz. 2000. Der Islam (XIX) Wissenschaft, Philosophie und Theologie im Islam. Blüte und Niedergang der Wissenschaften. www.phil.uni-sb.de/projekte/imprimatur/2000/imp000206.html
Papst Schnudah III. 2008. حكمة الله بقلم: البابا شنودة الثالث (Allāhs Weisheit). Al-Ahram. Kairo/Ägypten. 24.08.2008. www.ahram.org.eg/Index.asp?CurFN=opin2.htm&DID=9684
Papst Schnudah III. 2009. البابا شنودة الثالث حيل أخري للشيطان (Andere Tricks des Teufels). Al-Ahram. Kairo/Ägypten. 22.02.2009. www.ahram.org.eg
Parslo, Chose. 2007. أ ثر العلوم الإسلامية في تطور الطب (Der Einfluss der islamischen Wissenschaft bei der Entwicklung der Medizin.) Islamic organisation for medical sciences. www.islamset.com/arabic/aislam/civil/civil1/koseh.html
Pfaffenbichler, Matthias. 2006. Die Welt des Orients - Kunst und Kultur des Islam. Verlag Kunsthalle Leoben/Österreich. 10.01.2009. 214 S. www.praetoriusstiftung.de/content/buchbesprechung.php?aktuelles.
Pharmazeutische Zeitung Online. 2011. 50 Jahre Anti-Baby-Pille. 13.07.2011. www.pharmazeutische-zeitung.de/index.php?id=33174
Phönix. 2009. Der erste Ritter. Dokumentation. 11.07.2009. www.phoenix.de/content/phoenix/tv_programm/der_erste_ritter/248114
Pulkki-Råback L, Kivimäki M**,** Ahola K**,** Joutsenniemi K**,** Elovainio M**,** Rossi H**,** Puttonen S**,** Koskinen S**,** Isometsä E**,** Lönnqvist J**,** Virtanen M. Living alone and antidepressant medication use: a prospective study in a working-age population. BMC Public Health 2012, 12: 236.
Rajab, Iktimal. 2008. السمات في أسماء النبات (Die Eigenschaften bei den Pflanzennamen). Majallat Al-Turath Al-Arabi. Damaskus/Sy. 22.06.2011. www.awu-dam.org/trath/110/turath110-003.htm

Rashid, Jinan. 2007. Die Zahnheilkunde des Ibn Sina (Avicenna) in seinem Qanun fi t-tibb (Richtschnur der Medizin): Übersetzung und Bearbeitung des Abschnitts über die Zähne und ihre Krankheiten in Buch III. Dr. med. dent. Dissertation. Uni Hamburg. www.sub.uni-hamburg.de/opus/frontdoor.php?source_opus=3361
Rassoul, MA. Hrsg. 1988. Al-Quran Al-Karim und seine ungefähre Bedeutung in deutscher Sprache. Islamische Bibliothek, Köln/Deutschland.
Rösch, G.M. 2007. Kulturgeschichte des Tieres in der Literatur – VL 1: Einführung 1. www.uni-regensburg.de/Fakultaeten/phil_Fak_IV/Germanistik/Roesch/TierLit-VL/T01einfpap1.pdf
Saad Al-Din, Usama. 2008. دعا لاستبدال مصطلح (أهل الذمة) بمسمى (مواطنين) القرضاوي: تهنئة النصارى بأعيادهم من أعمال البر. (Er rief zum Austausch des Begriffes „Buch-Besitzer“ mit so genannten „Bürgern“: Al-Qaradawi: Gratulation der Christen zu ihren Festen ist eine Tat der Güte.) All4Syria Online. 31.12.2008. http://all4syria.info/content/view/1590/64/
Sabri, Akramah. 2012. الاسلام، ويوم الصحة العالمي (Der Islam und der internationale Tag der Gesundheit). 11.11.2012. http://ekrimasabri.net/index2.php?option=com_content&task=view&id=388&pop=1&page=0&Itemid=1
Sarḥan, Haitham. 2007. هيثم سرحان . رحلة ابن جبير والطريق إلى بيت الله الحرام. مقاربة سيميائية. (Die Reise des Ibn Djubayr und der Weg zu Allāhs Heiligen Haus. Ein Hauptvergleich). Al-Hayat-Zeitung. Beirut/Libanon. 22.12.2007. www.daralhayat.com/
Sayid Al-Ahl, AA. 1977. الخليفة الزاهد عمر بن عبد العزيز (Der mystische Kalif Ùmar Bin Abdul Aziz). Verlag Dar al-Ilm lil-Malayin, Beirut/Libanon. 178 S.
Sayid, Muḥammad Àbd Rabb Al-Nabi. 2009. (فضل العرب على الغرب في المجال التجريبي) (Das Bevorzugen der Araber über den Westen im Bereich der angewandten Wissenschaft). Dar Al-Salam-Verlag. Kairo/Ägypten. 216 S. www.dar-alsalam.com
Schamsi Bascha, Hassan. 1998. (يوم كنا...هكذا كانو . So waren sie am Tag, wo wir waren. Die Medizin in Europa und bei den Muslimen). Dar Al-Manarah-Verlag. Jiddah/Saudi Arabien. 131 S.
Schamsi Bascha, Hassan. 2007. تطور المعارف الطبية في الإسلام (Die Entwicklung der islamischen Kenntnisse im Islam). Al-Thawra-Zeitung, Damaskus/Syrien. 04.06.2007. www.Al-Thawra.com
Schandry R. The effect of Camphor crataegus berry extract combination on blood pressure and mental functions in chronic hypotension – randomized placebo controlled double blind design. Phytomedicine 2008, 15: 914-922
Schinkel, Andreas. 2008. Annährung an das Unfassbare. HAZ. Nr. 124. 29.05.2008.
Schmitz B. 2006. Einführung in die feministische Ethik. Praktische Philosophie. Institut für Philosophie. Universität Würzburg. wwwalt.uni-wuerzburg.de/philosophie/vv/index.php?seite=vorlesungenSS06&navi=navi_lehre
Schubert, Reiner. 2004. Wenn Nahrungsmittel heilen helfen. Institut für Ernährungswissenschaften der Universität Jena. 20.08.2008. www.uni-jena.de
Schüle, Christian. Geld lehrt beten. Wie die amerikanische Templeton Foundation ihren Reichtum einsetzt, um die Wissenschaft auf dem Weg des Glaubens zu bringen. Die Zeit, 04.05.2006. www.zeit.de/index
Sedmak, Clemens. 2003. Christentum und Islam im Mittelalter. Universität Salzburg. Vorlesungsunterlagen. www.sbg.ac.at/ger/samson/rvws2002-03/sedmak2002.pdf.
Şen F, Goldberg A. Türken in Deutschland. Beck Verlag. 1994. München/Deutschland. 144 S.
Sezgin, Fuat. 2003. Wissenschaft und Technik im Islam (Vol. I-V). Universität Frankfurt. Institut für Geschichte der Arabisch-Islamischen Wissenschaft. 1157 S.
Shafy, Samiha. 2010. Gottesfürchtige Giftmischer. Der Spiegel 12/201. www.spiegel.de
Shnall E, Wassertheil-Smoller S, Swencionis C, Zemon V, Tinker L, O'Sullivan MJ, Van Horn L, Goodwin M. The relationship between religion and cardiovascular outcomes and all-cause mortality in the Women's Health Initiative Observational Study. Psychology Health 2010, 25: 249-263.

Smart, Ninian. 2000. Atlas der Welt-Religionen. Könemann Verlag. Köln/Deutschland.
Smellie, Alice. 2012. How the third of Britons who live alone are 80% more likely to suffer from depression. One in 20 Britons is on antidepressants. Daily Mail Online. 21.05.2012. www.dailymail.co.uk/health/article-2146922/Living-raises-risk-depression.html und www.dailymail.co.uk/health/article-2146922/Living-raises-risk-depression.html#ixzz1vUdDpWVH
Sofrata AH, Claesson RL, Lingström PK, Gustafsson AK. Strong antibacterial effect of miswak against oral microorganisms associated with periodontitis and caries. J Periodontol 2008, 8:1474-1479.
Sternstunde Philosophie. 3SAT. TV. Die Wiederauferstehung des Atheismus? Michael Salomon-Schmidt diskutiert mit Arabelle Frey und Michael Pfister. 16.12.2007. 9.15 Uhr.
Stövel, Heike; 2009. Nicht einen Tropfen Alkohol. Schwangerschaft - auch kleine Mengen können dem ungeborenen Kind schaden. Gesundheit. Supplement. Hannoversche Allgemeine Zeitung. 06.03.2009.
Suleiman, Ùmar. 2010. رقية وسحر وشعوذة لفك السحر في ريف دمشق: العدو على رأس المريض (Ruqia, schwarze Magie und Gaukelei um die Magie aufzulösen: Der Feind über dem Kopf des Patienten) Abiad wa Asswad-Magazin. www.all4syria.info/content/view/26950/70/ 09.05.2010.
Szulc, Tad. 2001. Abraham - der Patriarch des Friedens. National Geographic Deutschland. Dezember. 2001.www.nationalgeographic.de/php/magazin/topstories/2001/12/topstory4.htm
Thielmann, Jörn; 2008. Bertelsmann Stiftung, Religionsmonitor 2008 - Muslimische Religiosität in Deutschland. 26.92008. www.bertelsmann-stiftung.de/cps/rde/xbcr/SID-0A000F0A-4728DEA4/bst/xcms_bst_dms_25864_25865_2.pdf
Tilly, Jane. 2012. Therapeutic grade essential oils. Young Living Independent Distributor, http://www.ylr2h.com/images/templeteoils.pdf
Todt, K.P. 1994. Ricoldo da Monte Croce. In: Bautz, T.: Biographisch-bibliographisches Kirchenlexikon Bd. VIII. Verlag Traugott Bautz, 800 S., www.bautz.de/bbkl/r/riccoldo_d_m_c.shtml
Tucek, Gerhard. 2007. Die Methode. Grundlagen zur Altorientalischen Musiktherapie. Institut für Ethno-Musik-Therapie. 20.11.2007. www.ethnomusik.com/EthnoMusik.php4?S=Startseite
UN. 2010. People with mental disorders and psychosocial disorders. 16.09.2010. http://article.wn.com/view/2010/09/16/People_with_mental_disabilities_must_be_included_in_development/
Unicef. 2009. Internationaler Tag des Händewaschens am 15. Oktober. Händewaschen kann Leben retten! 06.12.2009. www.unicef.at/einzelansicht.html?&tx_ttnews%5Btt_news%5D=718&tx_ttnews%5BbackPid%5D=7&cHash=6e7b501e01&wc=nl211008
Universitätsklinikum Freiburg. 2009. Aktuelle Meldungen. Angola: Tollwut-Todesfälle in Luanda. 20.01.2009. www.if-freiburg.de/reisemedizin/Aktuelle-Meldungen.html?newsid=3277&ausgabe=detail
Van Oyen Witvliet C, Ludwig TE, Vander Laan KL. Granting forgiveness or harboring grudges: implications for emotion, physiology, and health. Psychol Sci 2001, 12: 117-123.
Vetion, 2012. Ab 2011 kann Kamelmilch in den Supermärkten der EU vertrieben werden. www.vetion.de/aktuell/archiv/aktuellsearchresult.cfm?aktuell_id=14896&search1=xxx&search2=xxx
von Schumann, HJ, von Schumann N. Kurze Geschichte der spanischen Veterinärmedizin. Berliner und Münchener Tierärztliche Wochenschrift 1987, 100: 203-206.
Walstab, J, Krüger D, Stark T, Hofmann T, Demir IE, Ceyhan GO, Feistel B, Schemann M, Niesler B, Ginger and its pungent constituents non-competitively inhibit activation of human recombinant and native 5-HT3 receptors of enteric neurons. Neurogastroenterol Motil (2013) 25, 439-e302

Watt, M. 2004. Der Einfluss des Islam auf das europäische Mittelalter, Verlag Klaus Wagenbach, Berlin/Deutschland. 128 S.
Weirauch, Dieter. 2010. Weihrauch gegen Krebs. Gesund (Beilage). HAZ. 05.02.2010.
Weiss, WM. 2003. DuMont Schnellkurs Islam, DuMont, Köln/Deutschland, 190 S.
Wendlandt, Torsten. 2010. Die Lügner. Pseudologie: Wer zwangshaft lügt, leidet meist an einer narzisstischen Persönlichkeitsstörung. Starker Geltungsdrang. Gesundheit (Beilage) Nr. 10. Hannoversche Allgemeine Zeitung. 16.04.2010.
WHO. Aderlass. 2008. www.who.int
WHO. 2010. Mental Health Gap Action Programme (mhGAP). 2nd meeting of the mhGAP Forum. Annex F. 19.03.2011.
www.who.int/mental_health/mhgap/mhgap_forum_oct2010_annex_f.pdf
WHO. 2011a. WHO to define information standards for traditional medicine. 04.03.2011. www.who.int/mediacentre/news/notes/2010/trad_medicine_20101207/en/
WHO. 2011b. Action needed to reduce health impact of harmful alcohol use. 13.02.2011. www.who.int/mediacentre/news/releases/2011/alcohol_20110211/en/index.html
Wikipedia. 2009. Silvester II. 01.01.2009. http://de.wikipedia.org/wiki/Silvester_II.
Wikipedia. 2011. Harnsäure. 22.03.2011. http://de.wikipedia.org/wiki/Harns%C3%A4ure
Wikipedia, 2012. Bipolare Störung. http://de.wikipedia.org/wiki/Bipolare_St%C3%B6rung
Wikipedia, 2018. Friedrich_II . 01.07.2019.
https://de.wikipedia.org/wiki/Friedrich_II._(Preu%C3%9Fen)
Wikipedia I, 2019. Ahmad Bin Al-Dschazar.
https://ar.wikipedia.org/wiki/%D8%A3%D8%AD%D9%85%D8%AF_%D8%A8%D9%86_%D8%A7%D9%84%D8%AC%D8%B2%D8%A7%D8%B1
Wikipedia II, 2019. „تين" Feigen. 01.07.2019.
https://ar.wikipedia.org/wiki/%D8%AA%D9%8A%D9%86_%D8%B4%D8%A7%D8%A6%D8%B9
Wikipedia III, 2019. Saladin. 01.07.2019. https://de.wikipedia.org/wiki/Saladin
Wunn, Ina. 2006. Muslimische Patienten. Kohlhammer Verlag. Stuttgart. 219 S.
Zaidan, Amir MA., Al-ʿAqida. 1999. Einführung in die Iman-Inhalte. Adib-Verlag.
Zaidan, Amir MA. 2006. Fiqhu l-ibadat. Einführung in die islamischen ìbadah-Handlungen. Islamologisches Institut e.V. Wien/Österreich. 164 S.
Zaqzouq, Maḥamoud Ḥamdi. 1997. المنهج الفلسفي بين الغزالي و ديكارت (Die philosophische Denkart zwischen Al-Ghazali und Descartes). Dar Al-Maàrf-Verlag. Kairo/Ägypten. www.al-mostafa.info/data/arabic/depot2/gap.php?file=010310.pdf
Zaqzouq, Maḥamoud Ḥamdi. 2003 الإستنساخ في التصور الإسلامي (Das Klonen in der islamischen Betrachtung in الإستنساخ بين الدين والعلم Nr. 89. Awqaf-Ministerium. Kairo/Ägypten. 264 S.
ZMD. Zentralrat der Muslime in Deutschland. 2011. Die Präimplantationsdiagnostik (PID) aus islamischer Sicht. http://islam.de/18225.php

" وَقُل رَّبِّ زِدْنِي عِلْمًا "
Sprich: „Oh mein Herr, mehre mein Wissen".
(Sure Taha 20: Vers 114)

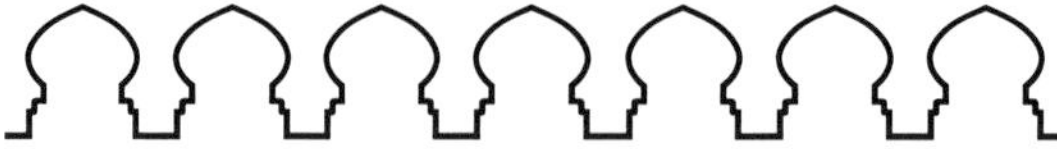

Die Autoren

Dr. rer. nat. Abdul Nasser Al-Masri, geboren 1957 in Homs/Syrien, hat Biologe mit den Schwerpunkten Mikrobiologie, Genetik und Biochemie studiert und in der Immunologie promoviert. Nach wissenschaftlichen Tätigkeiten an der Tierärztlichen Hochschule Hannover und der Medizinischen Hochschule Hannover arbeitet er gegenwärtig als wissenschaftlicher Consultant, Übersetzer und im Bereich „Interkulturelle Medizin mit Patienten". Ehrenamtlich ist er seit über 15 Jahren für Migranten und muslimische Vereine und seit kurzem als Projektleiter und Referent für muslimische Seelsorgeausbildung in Krankenhäusern und JVAs tätig.

Prof. Dr. med. Dr. phil. Dr. h.c. Gerhard Franz Walter, geboren 1948 in Graz/Österreich, hat Medizin sowie Biologie mit den Schwerpunkten Zoologie und Biochemie, und Philosophie studiert. Nach wissenschaftlichen Tätigkeiten an der Universität Graz, der Freien Universität Berlin, der Université Catholique de Louvain und der Medizinischen Hochschule Hannover leitete er als Gründungsrektor die Medizinische Universität Graz. Gegenwärtig ist er als Dekan für das transdisziplinäre PhD-Programm „Clinical Neurosciences" am International Neuroscience Institute Hannover tätig.